Grigori Grabovoi

# DIE AUFERWECKUNG VON MENSCHEN UND DAS EWIGE LEBEN - VON NUN AN UNSERE REALITÄT!

Jelezky Publishing, Hamburg 2013

Jelezky Publishing, Hamburg
www.jelezky-publishing.eu

1. Auflage
Deutsche Erstausgabe, September 2013
© 2013 der deutschsprachigen Ausgabe
Jelezky Publishing, Hamburg
Dimitri Eletski, Hamburg (Herausgeber)
**Auflage: 2013-1, 24.09.2013**

Übersetzung: Irina Proskurina
Cover: Sergey Jelezky

GRIGORI GRABOVOI®

**Weitere Informationen zu den Inhalten:**
SVET Zentrum, Hamburg
www.svet-centre.com, info@svet-centre.com

© SVET UG (haftungsbeschränkt),
Die Verwertung der Texte und Bilder, auch auszugsweise, ist ohne Zustimmung des Verlags urheberrechtswidrig und strafbar. Dies gilt auch für Vervielfältigungen, Übersetzungen, Mikroverfilmung und für die Verarbeitung mit elektronischen Systemen.

ISBN: 978-3-943110-81-4                © Г. П. Грабовой, 2001

## Haftungsauschluß

Die hier zuvor gegebenen Informationen dienen der Information über Methoden zur Selbsthilfe, die auch für andere Menschen anwendbar sind. Die Methoden haben sich seit vielen Jahren bewährt, doch eine Erfolgsgarantie kann nicht übernommen werden. Die vorgestellten Methoden von Grigori Grabovoi sind mentale Methoden der Ereignissteuerung. Sie basieren auf der individuellen geistigen Entwicklung. Jeder, der diese Methoden für sich oder andere anwendet oder auch weitergibt, handelt in eigener Verantwortung.

Die Nutzung des hier vorgestellten Inhaltes ersetzt nicht den Arztbesuch und das ärztliche Tun in Form von Diagnose, Therapie und Verschreibungen. Auch die Absetzung verschriebener Medikamente darf aus dem Inhalt dieser Schrift nicht abgeleitet werden.

Wir möchten ausdrücklich darauf hinweisen, daß diese Steuerungen keine „Behandlung" im konventionellen Sinne darstellen und daher die Behandlung durch Ärzte nicht einschränken oder ersetzen sollen.

Im Zweifelsfall folgen Sie also den Anweisungen Ihres behandelnden Arztes, oder eines sonstigen Mediziners, oder Apothekers Ihres Vertrauens!
(Und erzielen dementsprechend die konventionellen Ergebnisse.)

Jelezky Publishing UG

# INHALTSVERZEICHNIS

**EINLEITUNG** ............................................................................. 7

**KAPITEL 1**

KONKRETE FAKTEN DER AUFERWECKUNG
VON MENSCHEN .................................................................. 34
FAKT 1 ................................................................................... 34
FAKT 2 ................................................................................... 48
FAKT 3 ................................................................................... 79
FAKT 4 ................................................................................... 86

**KAPITEL 2**

GRUNDPRINZIPIEN DER AUFERWECKUNG ........................ 91
NIVEAU 1 ............................................................................... 91
NIVEAU 2 ............................................................................. 121
NIVEAU 3 ............................................................................. 142
NIVEAU 4 ............................................................................. 215
Zusammenstellung der Grundprinzipien
der Auferweckung .............................................................. 244

**KAPITEL 3**

METHODEN DER AUFERWECKUNG VON MENSCHEN ...... 252

**KAPITEL 4**

PRINZIPIEN DER AUFERWECKUNG UND DAS
ALLTÄGLICHE LEBEN ....................................................... 309
§ 1. Die neue Medizin als eine der Folgen der Prinzipien
der Auferweckung ............................................................... 313
§ 2. Die Grundprinzipien der neuen Medizin – der Medizin der
Zukunft und bereits der Gegenwart ..................................... 349
§ 3. Die konkreten Fakten der Heilung von Krankheiten, die als

nicht heilbar gelten..................................................................................366

§ 4. Die Rettung der Menschen durch Verhinderung von Havarien und vorbeugende Prognostizierung von politischen, ökonomischen und sozialen Ereignissen. Konkrete Fakten ......................377

§ 5. Die Erscheinungen der Materialisierung und Dematerialisierung.Konkrete Fakten...................................392

§ 6. Die Nutzung technischer Einrichtungen für die Auferweckung von Menschen und für die Wiederherstellung verloren gegangener Organe..................................................................................415

§ 7. Die Heilung von beliebigen Krankheiten mit Hilfe von Zahlenreihen .........................................................................428

§ 8. Die Methoden der Schaffung einer beliebigen Materie auf der Grundlage des eigenen Bewusstsein..................................439

**ZUSAMMENFASSUNG**..............................................................453
   ANLAGE (A)..........................................................................475
   ANLAGE (B)..........................................................................488
   ANLAGE (C)..........................................................................509
   ANLAGE (D)..........................................................................549
   ANLAGE (E)..........................................................................578
   ANLAGE (F)..........................................................................643
   ANLAGE (G)..........................................................................651

**NACHWORT**..................................................................................723
**LITERATURVERZEICHNIS**........................................................726

© Г. П. Грабовой, 2001

# DIE AUFERWECKUNG VON MENSCHEN UND DAS EWIGE LEBEN - VON NUN AN UNSERE REALITÄT

© Г. П. Грабовой, 2001

## EINLEITUNG

In diesem Buch berichte ich über meine praktische Arbeit zur Auferweckung der Menschen. Man kann nicht nur über die Auferweckung oder Wiederherstellung von Menschen sprechen, sondern das gilt auch für Tiere, Pflanzen und beliebige andere Objekte. In diesem Buch aber werde ich hauptsächlich über die Auferweckung von Menschen sprechen.

Für viele Menschen ist die Auferweckung eher etwas Symbolisches, obwohl auf geistiger Ebene jeder die Auferweckung als eine zu beliebiger Zeit existierende Realität der Welt wahrnimmt. Viele Menschen müssen sich jedoch noch weiter entwickeln, um die Welt auf der geistigen Ebene wahrzunehmen, solange sie das Wort "Auferweckung" in seinem direkten Sinne nicht wahrnehmen - so wie es in Wirklichkeit wahrzunehmen ist. Bei solchen Vorstellungen muss sich der Mensch bemühen, um zu verstehen, wie der Dahingegangene plötzlich tatsächlich zurückkommen kann.

Es ist einfach so, dass es Leute gibt, die sich, was das Ziel betrifft, keine Gedanken darüber machen, wie die Welt aufgebaut ist, wie deren Gesetze sind und was das eigentliche Leben ist. Deshalb können neben der Auferweckung auch viele andere Tatsachen mit Erstaunen aufgenommen werden, z.B. solche wie die Heilung von Krebs und AIDS der 4. Stufe, und zwar ohne direkten Kontakt und über die Entfernung. Ferner gehören dazu auch noch die Steuerung des Wetters, genaue Hinweise für Störungen sowie technische Defekte eines beliebigen Schwierigkeitsgrades, u.a. kosmischer Objekte, die Materialisierung und Dematerialisierung verschiedener Gegenstände, die Computer-Fernsteuerung mittels Gedankenkraft, Veränderung der

© Г. П. Грабовой, 2001

Vergangenheit, Gegenwart und Zukunft, die Wahrnehmung eines Gespräches zwischen Menschen in einer beliebigen Entfernung und in einer beliebigen Sprache und noch vieles andere mehr.

Alle diese Fakten sind mit offiziellen Dokumenten bestätigt, die bereits einige Bände füllen. Viele dieser Tatsachen können als Wunder aufgefasst werden, dennoch ist folgendes zu vermerken: bekanntlich widerspricht ein Wunder nicht den Gesetzen der Natur, sondern das Wunder widerspricht unseren Vorstellungen über die Naturgesetze.

Es ist an der Zeit, die veralteten Vorstellungen über unsere Umwelt und deren Aufbau zu verändern. Und besonders wichtig ist das an der Schwelle des neuen Jahrtausends zu tun und damit auch für die Rettung der Welt. Dieses Buch gehört zu einer Serie von Büchern, die der Darstellung des wahren Bildes von der Welt gewidmet sind.

***

Wir sind Augenzeugen einer ungestümen Entwicklung von Wissenschaft und Technik und diese Entwicklung vollzieht sich in einem immer schnelleren Tempo. Nun, lassen Sie uns die Frage stellen: und was geschieht dabei mit dem Menschen selbst? Entwickelt er sich? Wenn ja, worin liegt seine Entwicklung? Womit muss man überhaupt die Entwicklung des Menschen verbinden, seinen Fortschritt, seine Evolution?

In Wirklichkeit ist die Entwicklung des Menschen und seine Vervollkommnung mit der Entwicklung seines Bewusstseins verbunden. In dieser gegenwärtigen Entwicklungsetappe befindet sich gewöhnlich der Mensch in einem der beiden Bewusstseinszustände: im Schlafzustand oder im Wachzustand. Alle kennen diese Zustände sehr gut. Dabei meine ich nicht die prophetischen Träume, da gerade der prophetische Traum den Ausgang in andere Bewusstseins-Zustände darstellt. Jetzt rede ich über einen gewöhnlichen Traum.

Also verbringt der Mensch den grössten Teil seines Lebens in zwei Bewusstseins -Zuständen: im Schlafzustand und im Wachzustand. Im Wachzustand kann der Mensch sich bewegen, seine Gedanken äussern, Entscheidungen treffen und für ihn ist vieles allgemein zugänglich, was im Schlafzustand nicht möglich ist. Es stellt sich aber heraus, dass es noch höhere Zustände des Bewusstseins gibt, und im Vergleich mit diesen ähnelt der gewöhnliche Wachzustand dem eines Schlafzustandes.

Lassen Sie uns also anschauen, wie sich die Wahrnehmung der Welt eines Menschen in der Verbindung mit der Veränderung seines Bewusstseins ändert. Beim gewöhnlichen Schlaf ist die Wahrnehmung der Welt transformiert. Im Wachzustand nimmt der Mensch die Welt über das Prisma des dreidimensionalen Raumes sowie der eindimensionalen Zeit wahr. Hier kann man den folgenden Vergleich anführen. Nehmen wir an, dass einem Menschen bei der Geburt Kontaktlinsen in irgendeiner Farbe eingesetzt wurden, und er darüber aber nichts weiss. Dann nimmt er alles in dieser Farbe wahr. Und da er die Welt von der Geburt an so sieht, zweifelt er selbstverständlich auch nicht daran, dass die Welt gerade so ist. Man kann aber die Kontaktlinsen auch wegnehmen, und dann erscheint die Welt ganz anders, in einem prachtvollen Farbengamma. So ähnlich ist es auch, wenn man die Einschränkungen des wachen Bewusstseins und die damit verbundene dreidimensionale Wahrnehmung des Raumes und der Zeit entfernt, d.h. zu einem höheren Bewusstseins-Zustand übergeht, so wird sich die Welt ganz anders präsentieren.

Diese Wahrheit ist schon aus uralten Zeiten bekannt. Schauen wir, was über den Raum im Epheserbrief des Apostels Paulus gesagt wird (3, 18):

"...Damit Ihr, in der Liebe angewurzelte und gefestigte mit allen Heiligen begreifen könnt, was die Breite und die Länge und die Tiefe und die Höhe ist"...

Hier sind die vier Raumdimensionen aufgezählt. Das bedeutet, der Mensch beginnt im Ergebnis einer bestimmten Arbeit und auch unter bestimmten Bedingungen – vor allem, nach Apostel Paulus, unter den Bedingungen der Verwurzelung und Festigung in der Liebe – die vier Raum-Dimensionen wahrzunehmen. Das geht auf Grund der Veränderung des Bewusstseins-Zustandes vor sich, ergänze ich. In Wirklichkeit kann der Mensch beginnen, mit der Änderung des Bewusstseins-Zustandes den Raum mit einer beliebigen Anzahl von Dimensionen wahrzunehmen.

Was bedeutet aber in der Praxis die Möglichkeit, die Fähigkeit zu haben, die vier Dimensionen des Raumes wahrzunehmen? Zur Klärung der Situaion betrachten wir ein bekanntes anschauliches Beispiel. Stellen wir uns eine gerade Linie vor. Wenn man auf dieser Geraden irgendeinen Punkt vermerkt, so teilt dieser Punkt die Gerade in zwei Teile. Wenn man jetzt diesen Punkt als eine Schranke betrachtet, so teilt diese die Gerade in zwei Teile ein und dadurch sieht man von den Punkten aus, die sich in der einen Hälfte befinden, nicht die Punkte in der anderen Hälfte (so ähnlich, wie man bei Ihnen zu Hause wegen der Wand nicht sieht, was sich hinter ihr befindet). Eine gerade Linie aber kann man aus der Sicht der Mathematik als einen eindimensionalen Raum betrachten. Wenn wir in einen zweidimensionalen Raum hinausgehen können, d.h. in eine Fläche, so können wir unsere

Gerade von der Seite aus sehen und dadurch können wir die beiden Hälften der Geraden gleichzeitig sehen.

Betrachten wir jetzt irgendeine Fläche z.B. die Fläche eines Tisches und zeichnen auf dieser Fläche einen Kreis. Dieser Kreis teilt die ganze Fläche in zwei Teile ein: er trennt das, was sich innerhalb des Kreises befindet, von dem, was sich ausserhalb des Kreises befindet. Wenn wir aber in den dreidimensionalen Raum hinausgehen, d.h in diesem Fall uns über den Tisch hinausheben, so können wir auf die Tischfläche von oben schauen und gleichzeititg das sehen, was sich innerhalb des Kreises und auch ausserhalb des Kreises befindet.

Jetzt sind wir letztendlich bei dem Fall eines dreidimensionalen Raumes angelangt. Nehmen wir eine Sphäre. Sie teilt den ganzen Raum in zwei Teile ein, in das, was sich innerhalb der Sphäre befindet und in das, was sich ausserhalb befindet. Wenn Sie aber die Fähigkeit erworben haben, die vier Dimensionen des Raumes wahrzunehmen, so können Sie gleichzeitig auch das sehen, was sich innerhalb und ausserhalb der Sphäre befindet. Sie werden gleichzeitig das sehen können, was sich innerhalb des Hauses befindet und ausserhalb von ihm.

Kommen wir nunmehr auf unser Beispiel mit der Tischfläche zurück. In unserem Beispiel mit dem Kreis auf einer Fläche können Sie einen beliebigen Gegenstand, z.B. eine Münze, aus dem inneren Teil herausnehmen, und diesen durch die Luft in den äusseren Teil überführen. Dabei überqueren Sie den Kreis nicht, d.h. die Grenze, welche die zwei Flächenteile trennt. Sie können, ohne die Grenze zu überqueren, den Gegenstand deshalb aus dem inneren Teil eines zweidimensionalen Raumes in den äusseren verschieben, da Sie den Ausgang in den dreidimensionalen Raum benutzen, d.h. in den Raum mit der grösseren Anzahl an Dimensionen.

So ähnlich können Sie in der dreidimensionalen Welt aus dem einem Zimmer in das andere hinübergehen, ohne die Tür dabei zu benutzen, als ob Sie durch die Wand gegangen wären, und in Wirklichkeit benutzen Sie dabei die vierte Dimension. Für die Bewohner der Zimmer aber wird das ein Wunder sein, und Sie können z.B. sofort eine beliebige Zeitungsredaktion anrufen, um einen unvorstellbaren und unwahrscheinlichen Vorfall zu melden.

Wir haben mit Ihnen das Problem des Raumes besprochen. Hören wir uns jetzt an, was über die Zeit in den Offenbarungen von Johannes den Theologen (10,6) gesagt wird: "Und schwörte..., dass es schon keine Zeit mehr gibt".

Wenn wir diese Aussage über die Zeit mit der Aussage von Apostel Paulus über den Raum verbinden, so sehen wir, dass schon immer ein Verständnis dafür existierte, dass die Wahrnehmung der Welt über das Prisma des dreidimensionalen Raumes und der Zeit begrenzt ist und dass diese begrenzte Wahrnehmung der Welt mit dem Niveau des Bewusstseins zusammenhängt, welches der Mensch in dieser Entwicklungsetappe besitzt.

Diese Sachlage kann man aber verändern. Diese zwei aufgeführten Aussagen, die aus den kanonischen Texten entnommenen sind, zeugen davon, dass die Möglichkeit besteht, über den Rahmen einer gewöhnlichen Wahrnehmung hinauszugehen.

In der Tat sind die Naturgesetze, denen eine Vorstellung über den dreidimensionalen Raum und die Zeit zugrunde liegen, lediglich nur eine oberflächliche Beschreibung dieser Welt. In Wirklichkeit existiert eine tiefere und fundamentalere Verbindung der weltlichen Strukturen, anhand derer die Veränderungen in dieser Welt nur über einen eigenartigen Willensakt hervorgerufen werden können.

Um fähig zu sein, ähnliche Veränderungen vornehmen zu können, muss man über einen höheren Bewusstseins-Zustand verfügen oder sich wenigstens dann in diesem Zustand befinden, wenn sich der Willensakt vollzieht, der für die Erlangung des erwünschten Ereignisses erforderlich ist.

Allen ist das Evangelium gut bekannt. Es wird aber gefragt, welches Wort und welcher Begriff darin schlüssig sind? Wenn man das Evangelium aufmerksam liest, wird einem klar, dass das Schlüsselwort darin der Begriff "Reich Gottes" ("Himmelsreich") ist. Jesus Christus ruft zum Beispiel im Fall von verschiedenen Allegorien immer wieder dazu auf, auf alles zu verzichten, um das Reich Gottes zu erwerben, und erklärt, falls es einem gelingt, das Reich Gottes zu erwerben, dann wird alles andere von selbst dazu kommen.

So also ist auch das Gottesreich in erster Linie ein höherer Bewusstseins-Zustand. Und der Aufstieg zu den immer höheren Bewusstseins-Zuständen – das ist eigentlich der Weg zu Gott. Und dadurch wird die Phrase "Das Reich Gottes ist in uns"... verständlich, da gerade das Gottesreich einen höheren Bewusstseins-Zustand bedeutet, und gerade deshalb ist es in uns.

Und wenn Jesus immer wieder und wieder sagt "Wach auf!".., so meint er nämlich den direkten Sinn dieses Wortes, da im Vergleich zu einem höheren Bewusstseins-Zustand der gewöhnliche Wachzustand einen tiefen Schlaf darstellt, so ähnlich wie im Vergleich zu unserem Wachzustand Schlaf als unser gewöhnlicher Schlaf gilt.

Und beim Erwerb des Reiches Gottes wird alles andere hinzugefügt, da der Mensch mit einem höheren Bewusstseins-Zustand vom dem ihn begrenzenden dreidimensionalen Modell des Raumes und der Zeit befreit wird, d.h. von dem Verfahren zur Wahrnehmung der Welt, das dem gewöhnlichen Wachzustand eigen ist, und der Mensch gelangt in den Zustand, in dem er die fundamentale Realität wahrzunehmen beginnt.

In diesem höheren Bewusstseins-Zustand erweist sich der Mensch als fähig, solche Taten zu vollbringen, die aus der Sicht des gewöhnlichen, wachen Bewusstseins als unwahrscheinlich und phantastisch erscheinen, z.B. solch eine wie den Umgang mit den Dahingegangenen. Man kann die Fähigkeit erwerben, die Dahingegangenen zu sehen und mit ihnen umzugehen. Man kann ihnen aber auch helfen, wieder hierher zurückzukommen, da es einfach so ist, dass es nur wenigen gelingt, mit eigenen Anstrengungen in unsere Welt zurückzukehren.

Es ist übrigens zu bemerken, dass diejenigen, die wir als Dahingegangene bezeichnen, nur noch vom Standpunkt des gewöhnlichen wachen Bewusstseins dahingegangen sind.

Als eine gewisse Analogie kann man folgendes Beispiel anführen. Stellen wir uns vor, dass wir zu Hause folgenden Versuch durchführen. Nehmen wir ein Stück Eis und legen es auf einen Teller. Jetzt ist das ein festes Material, man kann es in die Hand nehmen und abschätzen, wieviel es wiegt. Wenn aber dieses Stück eine gewisse Zeit bei uns im Zimmer liegt, so werden wir feststellen, dass jetzt bei uns auf dem Teller nur noch Wasser vorhanden ist. Wie die Physiker sagen, es hat sich ein Phasenübergang vollzogen: der Stoff ist aus der festen Phase in die flüssige übergegangen. Lassen wir das Wasser auf dem Teller und betrachten, was weiter geschieht. Das Wasser wird verdunsten und nach einer gewissen Zeit bleibt nichts mehr auf dem Teller.

Es hat sich noch ein Phasenübergang vollzogen: das Materiel ist aus dem flüssigen in den gasförmigen Zustand übergegangen. Wenn wir uns nach allen Seiten umschauen, so finden wir das Wasser nicht mehr, welches eben noch auf dem Teller war. Wenn es aber in Ihrer Wohnung ein Rohr gibt, in dem kaltes Wasser fliesst, so kann man im Winter manchmal feststellen (wenn das fliessende Wasser besonders kalt ist), dass auf diesem Rohr Wassertropfen erscheinen. Da ist Wasserdampf aus der Luft, der auf der kalten Rohroberfläche kondensiert. Wenn von diesem Wasser etwas eingesammelt und im Kühlschrank untergebracht wird, so erhalten wir wieder Eis.

Dieses Beispiel habe ich dafür angeführt, um damit folgendes zu sagen. Es stellt sich heraus, dass der Übergang vom Zustand des Lebens in den Zustand, in dem sich die Dahingegangenen befinden, in etwa dem Phasenübergang ähnelt. Wenn sich das Wasser in Dampf verwandelt, befindet es sich neben uns, um uns herum, obwohl wir es selbst nicht sehen. So auch die Dahingegangenen: sie befinden sich neben uns. Erinnern wir uns an die Erzählungen von denen, die den klinischen Tod erlebt haben. Diese Menschen haben von irgendwo von der Decke aus gesehen, wie sich die Ärzte mit ihrem Körper beschäftigt haben, und haben auch gehört, was diese gesagt haben, und danach, nach der Reanimierung haben sie zum masslosen Erstaunen der Ärzte ausführlich beschrieben, was sie gesehen und gehört haben.

Natürlich kann die Analogie mit der Umwandlung des Eises in unsichtbaren Dampf mit nachfolgendem Umkehr-Übergang nicht vollkommen sein, wie auch jede beliebig andere Analogie. Beim Sterben und der nachfolgenden Rückkehr ins Leben werden die Übergänge in andere Räume benutzt, worüber wir im weiteren sprechen. In diesem Zusammenhang wäre es sogar besser, eine andere Terminologie zu verwenden und nicht über die Lebendigen und Dahingegangenen zu sprechen, sondern über diejenigen, die Lebendige genannt werden, und über diejenigen, die als Dahingegangene bezeichnet werden. In Wirklichkeit stellt das eine oder andere einen Bewusstseins-Zustand dar, jedoch nur in verschiedenen Formen (so, wie es in unserem Beispiel mit dem Eis-Wasser-Wasserdampf der Fall ist, wo das alles H2O ist). In diesem Zusammenhang kann man sagen, dass von einem gewissen Standpunkt aus die Auferweckung eine Standardprozedur darstellt, die den Bewusstseins-Zustand bis zum Leben entwickelt. Und gerade deshalb kann man die Auferweckung auch lehren, wie jede andere beliebige Standardprozedur.

In den Büchern dieser Serie werden wir uns damit auseinandersetzen, wie man anhand der Kenntnisse der fundamentalen Gesetze der Beschaffenheit der Welt und in Übereinstimmung mit der Aufgabe der Verwirklichung des ewigen Lebens die Vergangenheit, Gegenwart und Zukunft verändern kann. In Wirklichkeit gilt das nur vom Standpunkt des gewöhnlichen wachen Bewusstseins aus, d.h., ich wiederhole nochmals, eines Bewusstseins, welches das Modell des dreidimensionalen Raumes und der Zeit benutzt. Und nur vom Standpunkt dieses Bewusstseins gab es die vorigen Leben in der Vergangenheit und die vergangenen Ereignisse dieses Lebens in der Vergangenheit, das Gegenwärtige existiert in der Gegenwart und die Zukunft wird in der Zukunft existieren. In der Tat oder besser gesagt für einen Menschen mit einem höheren Bewusstseins-Zustand existieren die Vergangenheit, die Gegenwart und die Zukunft gleichzeitig, oder mit anderen Worten, sie befinden sich im statischen Zustand (Erinnern wir uns:"Und schwörte…dass es schon keine Zeit mehr gibt"). Gerade deshalb kann man einen Menschen aus der "Vergangenheit" in die "Gegenwart" überführen, d.h. man kann den Dahingegangenen wieder in unsere Welt zurückholen. Dabei sieht der Zurückgeholte in seiner Rückkehr nichts besonderes und um so mehr auch nichts unwahrscheinliches. Für ihn ist alles selbstverständlich. Er nimmt diesen Übergang so auf, wie der Mensch im alltäglichen Leben den Übergang zu einem normalen Gesundheitszustand nach einem Schnupfen oder einer Grippe. Sie können sich davon überzeugen, indem Sie mit irgendeinem von diesen Zurückgekehrten sprechen. Heutzutage gibt es immer mehr von diesen.

\*\*\*

Man muss noch einige Worte zu dem Unterschied der zwei Herangehensweisen an die Erkenntnis der Welt verlieren: eines davon ist das Herangehen eines Gelehrten, das andere – eines Menschen, der eine harmonisch geistige Steuerung der Realität entwickelt, die man als ein inneres Sehen charakterisieren kann.

Das erste Herangehen ist gut bekannt. Anhand von Beobachtungen und Experimenten versuchen die Gelehrten, hinter den einzelnen Erscheinungen das Gemeinsame, was sie verbindet, zu erkunden, obwohl sie vom ersten Blick aus keine Verbindung miteinander haben. Und im Falle eines Erfolges wird ein Gesetz geschaffen, das durch eine einheitliche Formel verschiedene Erscheinungen miteinander verbindet. Wir kennen noch alle von der Schule die Newtonschen Gesetze, anhand derer man die Bewegung eines Fussballes oder eines Flugzeuges oder auch der Planeten des Sonnensystems berechnen kann. In ihrer Arbeit benutzen die Gelehrten Geräte, die in Betrieben hergestellt wurden. Und die Vervollkommnung der Geräte ermöglicht es, eine neue Information zu erhalten.

Die zweite Herangehensweise an die Erkenntnis der Welt ist ganz anders. Hier benutzt der Mensch in seiner Arbeit keine Geräte, die in Labors oder Betrieben hergestellt wurden, d.h. künstlich geschaffene Geräte, nein, er benutzt ein Gerät, das vom Herrgott erschaffen wurde – seinen eigenen Organismus. Gerade mit diesem "Gerät" erfolgt die Arbeit. Und damit kann man auch gleich sagen, dass alle Bücher dieser Serie auf diesem zweiten Herangehen basieren. Und wie wir im weiteren sehen, soll gerade diese Vorgehensweise als primäre und damit grundlegende gelten.

Man kann aber auch jetzt schon sagen: ein Beweis für die Notwendigkeit dieser Heransgehensweise liegt in der Überwindung der vorhandenen Gefahr der globalen Vernichtung sowie der Herstellung der geistigen Kontrolle über die Entwicklung der Technik. Da es klar ist, dass eine kontinuierliche anhäufende Entwicklung der technischen Systeme gefährlich sein kann, wenn diese nicht auf der Steuerung durch das Bewusstsein des Menschen basieren, weil gerade das Bewusstsein sich harmonisch und gleichzeitig mit der Entwicklung der ganzen Welt entwickelt.

Die Gelehrten, die an der vordersten Front der Wissenschaft tätig sind, verstehen ausgezeichnet, dass für die Erklärung der Erscheinungen dieser Welt die Schaffung von Theorien notwendig ist, die die mehrdimensionalen Räume benutzen, d.h. die Räume, bei denen die Zahl der Dimensionen grösser als drei ist. Und die Gelehrten verstehen das nicht nur, sie tun es. Wenn sie aber solche Räume nicht wahrnehmen können, so schränkt sie das sofort wesentlich ein. Deshalb besteht auch hier, wie auch überall, die Aufgabe, sich irgenwie von den Einschränkungen unserer heutigen Wahrnehmung zu befreien.

Die Frage besteht einfach nur darin, wie das zu machen ist. Diese Frage steht vor jedem Menschen, unabhängig von der Art seiner Tätigkeit. Das ist übrigens eine der Schlüsselfragen. Oben habe ich bereits erwähnt, dass die Änderung des Bewusstseins-Zustandes und der Aufstieg in viel höhere Bewusstseins-Zustände eine der wichtigsten Aufgaben der Menschheit ist.

Was der Mensch konkret für seine Entwicklung und vor allem für die Entwicklung seines Bewusstseins machen muss – das ist ein grosses separates Thema und findet seinen Platz in dieser (Buch-)Serie. Damit Sie aber schon jetzt beginnen, Ihren Organismus zu verändern und seine Arbeit in Einklang mit dem Pulsschlag des Weltalls zu bringen, sind am Ende dieses Buches, in der Anlage, die Übungen für jeden Tag des Monats aufgeführt. Obwohl deren Anwendung lediglich einige Minuten am Tag in Anspruch nehmen kann, wird aber das Ergebnis spürbar sein, da diese Übungen für jeden bestimmten Tag eines Monats ein Training anbieten, das gerade für diesen Tag besonders gut geeignet ist. Und deswegen sichern sie eine maximale Effektivität bei minimalem Kraft-und Zeitaufwand.

Mit der Wichtigkeit dieser Frage über die Veränderung unseres Bewusstseins-Zustandes werden wir auf Schritt und Tritt konfrontiert. Das Leben selbst stellt uns immer wieder vor diese Frage.

Stellen Sie sich vor, Sie befinden sich in einem Park und sehen plötzlich eine blühende Rose. Sie schauen sich die wunderschönen Farben der einzigartigen Blätter an, riechen das feine Aroma, das von der Blume ausströmt, und es könnte sein, dass ein Wassertröpfchen nach dem Regen auf dem Blättchen in der Sonne glänzt. Sie bewundern diese göttliche Schönheit und sowohl diese Schönheit als auch dieser Wohlgeruch bezaubern Sie. Sie verspüren ein anderes Leben.

© Г. П. Грабовой, 2001

Sie möchten es verstehen. Wie kann man das aber machen?

Sie fühlen, dass die Antwort irgendwo in der Nähe ist. Sie fühlen das mit ihrem ganzen Wesen. Aber gleichzeitig geht es Ihnen so, als ob Ihnen irgend etwas fehlt. Die Blume ist ganz nahe, sie ist vor Ihnen, aber es scheint so, als ob eine unsichtbare Barriere Sie von ihr trennt. Eine Antwort kommt auf Sie zu, Sie fühlen das, aber diese scheint in einer anderen Sprache zu sein. Sie haben das Gefühl, als ob Sie durch irgend etwas nicht eindringen können. Und es bleibt die Frage: wie könnte man sich erklären, was eine Rose ist?

Wenden wir uns jetzt der Wissenschaft zu. Die Wissenschaft kann eine chemische Analyse der Blume durchführen, den prozentualen Gehalt der einzelnen chemischen Elemente darin ermitteln, die sich in den Blumengeweben vollziehenden Prozesse studieren und vieles andere mehr. Die Kenntnis aber all dieser prozentualen Verhältnisse und Typen der Prozesse wird uns nicht besonders helfen, um zu erkennen, zu verstehen und zu fühlen, was eine wunderschöne, wohlriechende, lebendige Blume darstellt.

Und deshalb taucht wieder die Frage auf: wie soll das letzlich doch gemacht werden? Wie kann man klären, was eine Rose ist? Und kann man das überhaupt? Es stellt sich heraus, man kann. Das kann aber nur mit dem einen Verfahren gemacht werden. Und dieses Verfahren besteht im folgenden.

Um zu erkennen, was eine Rose ist, muss man zu einer Rose werden. Man muss sich mit ihr verschmelzen. Wenigstens für einen Augenblick. Und das ist möglich, jedoch aber in einem höheren Bewusstseins-Zustand.

Und das gerade ist derjenige Weg zur Erkenntnis der Welt, der als der grundlegende gilt. Er muss grundlegend sein.

Richten Sie Ihre Aufmerksamkeit darauf: um auf diesem Weg Kenntnisse zu erlangen, muss man die Blume nicht zerschneiden und sie auch nicht abtöten. Das ist eine prinzipiell andere Technologie zum Erwerb des Wissens. Das ist das Erwerben des Wissens ohne Zerstörung.

Unternehmen wir eine kleine Abschweifung. Wir haben eben darüber gesprochen, dass in einem höheren Bewusstseins-Zustand eine ganz andere Wahrnehmung der Welt möglich ist. Man muss aber auch im Auge behalten, dass jener Zustand, in dem wir uns gewöhnlich befinden, auch nicht immer ein und derselbe bleibt. Die einfache Eigenbeobachtung deckt das schnell auf. Denken Sie an Ihre Wahrnehmung irgendeines sich wiederholenden Ereignisses und erinnern Sie sich dabei an Ihre Empfindungen. Sie werden sich erinnern, dass die Wahrnehmung nicht immer ein und dieselbe war. Die Eindrücke waren unterschiedlich. Diese Erfahrung haben wir alle. Manchmal vollzieht sich die Wahrnehmung wie im Nebel, manchmal aber ist es so, als ob sich der Nebel verzieht und die Wahrnehmung wird immer klarer und deutlicher und wir bemerken, dass uns dieses Ereignis oder dieser Mensch plötzlich dieses Mal, heute viel mehr berührt.

All das ist in grossem Masse damit verbunden, dass wir uns praktisch nie in ein und demselben Bewusstseins-Zustand befinden, dieser verändert sich ständig in bestimmten Grenzen, die unserem Entwicklungs-Niveau in diesem Moment entsprechen.

Und wenn es so geschieht, dass wir besondere Zustände empfinden, z.B. einen Zustand des Aufstieges, das Empfinden der Fülle des Lebens, der Fülle von Freude und Glück – so sind das Merkmale eines höheren Bewusstseins-Zustandes im Vergleich zu unserem gewöhnlichen. Und das sind gerade jene Momente, die sich einprägen, manchmal auch für das ganze Leben.

Es kann natürlich auch so geschehen, dass sich der Übergang von unserem gewöhnlichen Bewusstseins-Zustand plötzlich in einen wesentlich höheren vollzieht, dann empfindet der Mensch so etwas wie eine Erleuchtung, eine Glückseligkeit, eine unbegrenzte Freude des Daseins, man kann aber diesen Zustand nicht mit Worten beschreiben, das muss man selbst erleben. Mit Hilfe einer richtigen geistigen Bestrebung, eines richtigen Verständnisses und einer richtigen regelmässigen Praxis kann man erreichen, dass diese höheren Bewusstseins-Zustände immer bei Ihnen vorhanden sind.

*** 

An die von uns erörterten Fragen kann man aber auch von einer etwas anderen Seite herangehen.

Stellen Sie sich vor, dass Sie bei sich auf der Datscha im Abstellraum oder auf dem Dachboden ein Vergrösserungsglas finden, das Sie einst dort hingelegt haben. Es lag dort über eine lange Zeit und ist deswegen sehr verstaubt. Sie gehen aus dem Haus auf den Hof und sehen plötzlich eine Ameise, die über den Fussweg kriecht. Sie möchten sie näher betrachten und beugen sich dafür, aber trotzdem ist sie schlecht zu sehen - die Ameise ist zu klein. Und plötzlich erinnern Sie sich, dass Sie ja gerade das gefundene Vergrösserungsglas in der Hand haben. Sie gehen damit näher an die Ameise heran und beginnen schon, einige Details undeutlich zu unterscheiden, dennoch vollzieht sich keine wesentliche Verbesserung.

Dann kann man an die Sache vom wissenschaftlichen Standpunkt herangehen. Man kann das Glas an die Ameise annähern und wieder wegziehen, indem man die Veränderungen des beobachteten Bildes analysiert, man kann die Ameise unter verschiedenen Gesichtswinkeln beobachten, indem man die eigene Position verändert, man kann einen komplizierteren Algorythmus für Handlungen entwickeln und eine statistische Angabenbearbeitung einführen, kurz und gut, man kann ein seriöses Programm für die wissenschaftliche Forschung starten.

Man kann aber auch anders vorgehen. Man kann einen sauberen Lappen nehmen und das Glass abwischen. Und dann sehen wir die Ameise klar und scharf, ohne jegliche Algorythmen und statistische Bearbeitungen. Wir könnten schnell und einfach das erwünschte Ergebnis erreichen, da wir das wichtigste gemacht haben: wir haben das Gerät verbessert, welches wir für die Beobachtungen benutzt haben.

Also, um auf dem Weg der Erkenntnis der Welt erfolgreich voranzuschreiten, muss man vor allem unsere Wahrnehmung verbessern und den Zustand unseres Organismus verändern, z.B. die Arbeit des Gehirnes vervollkommnen, obwohl bereits die Änderung von nur einer Zelle zur Änderung des Zustandes des ganzen Organismus führen kann.

Und dann entsteht die Kardinalfrage: wie kann man diese Veränderung erreichen, wie könnte man das tun?

Es existieren viele Methoden zur Erreichung dieses Ziels, aber eine der einfachsten und gleichzeitig effektivsten ist die Meditation. Als Ergebnis der regelmässigen Meditationsübungen vollzieht sich eine prinzipielle Veränderung in der Arbeit des Gehirnes und allmählich beginnen immer mehr und mehr Bereiche des Gehirnes aufeinander abgestimmt zu arbeiten. Das bestätigen die wissenschaftlichen Forschungen mit dem Elektroenzephalogramm. Mit Hilfe des Elektroenzephalogramms hat man erforscht, wie die Meditationsübungen den Charakter der Gehirnwellen in verschiedenen Bereichen des Gehirns beeinflusst haben.Die Untersuchungen haben gezeigt, je mehr man sich in der Meditationspraxis nach vorn bewegt, umso mehr und mehr Bereiche des Gehirnes beginnen abgestimmt zu arbeiten. Und wenn der Mensch diese Praxis vollkommen erlernt hat, beginnt sein ganzes Gehirn abgestimmt zu arbeiten. In der Sprache der Physiker kann man sagen, dass das Gehirn des Menschen begonnen hat, kohärent zu arbeiten.

Alle wissen, welche Revolution in der Wissenschaft und Technik die Erfindung des Lasers hervorgerufen hat. Die Forschungsarbeiten auf diesem Gebiet wurden mit dem Nobelpreis für Physik geehrt. Der Sinn dieser Arbeiten besteht darin, dass es zum ersten Mal gelungen war, eine kohärente Strahlung zu erzeugen und die Prinzipien festzustellen, wie man diese erhält. Gerade die Kohärenz der Strahlung des Lasers erklärt alle seine einmaligen und erstaunlichen Eigenschaften.

In analoger Weise, wenn der Mensch im Ergebnis einer bestimmten Praxis erreicht, dass sein Gehirn beginnt, im kohärenten Regime zu funktionieren, so bekommt er ein qualitativ anderes Instrument in seine eigenen Hände. Und wie auch im Fall mit dem Laser, führt gerade das kohärente Regime der Gehirnarbeit dazu, dass es prinzipiell neue Eigenschaften und Möglichkeiten erwirbt.

Machen wir eine wichtige Anmerkung. Bei den erwähnten Experimenten hatten wir uns das Ziel gestellt festzustellen, wie sich während der Meditation die Arbeit des Gehirnes verändert, deshalb wurde darüber oben auch gesprochen. In Wirklichkeit aber vollzieht sich bei den Meditationsübungen die Änderung nicht nur in der Gehirnarbeit, sondern auch in der Arbeit des ganzen Organismus, in jeder seiner

Zellen.

Deshalb, wenn man eine Analogie zu dem Laser zieht und dabei berücksichtigt, dass mit dem Laser ein lebendiger Organismus verglichen wird, kann man auch verstehen, dass - obwohl der Unterschied in den Eigenschaften der Strahlung eines Lasers und gewöhnlichen Lichtquellen ungeheuer gross ist - der Unterschied in der Arbeit des Organismus nach und vor dem Erlernen der Meditation jedoch unvergleichbar grösser ist.

In Wirklichkeit ist dieser Unterschied so gross, dass der Mensch praktisch auf ein anderes Niveau des Daseins übergeht. Dabei muss man berücksichtigen, dass der menschliche Organismus ein System darstellt, das fähig ist, sich unbegrenzt zu vervollkommnen. Es ist sogar schwierig, sich alle Möglichkeiten dieses Systems vorzustellen.

Und noch eine Anmerkung. Wenn ich sage, dass eine der Methoden zur Veränderung des Bewusstseins die Meditation ist, so muss man berücksichtigen, dass auch die Meditation selbst sehr unterschiedlich sein kann. Es existieren viele Arten der Meditation. Ein Gebet z.B. stellt sinngemäss eine Meditation dar. Dabei muss nämlich ein Gebet geistig sein, wie auch jede wahre Meditation. In der christlichen Tradition ist u.a. das sogenannte geistreiche Gebet bekannt, das Gebet mit einem hohen geistigen Niveau, bei dem das Bewusstsein im Bereich des Herzens gehalten wird und das für den Eintritt in die höheren Bewusstseins-Zustände sehr effektiv ist.

Die schnellen Übergänge zu den höheren Bewusstseins-Zuständen kann man mit Hilfe verschiedener Konzentrationen verwirklichen. Bei der Durchführung der Konzentrationen können die Meditationen zum Bestandteil dieses Prozesses werden.

***

© Г. П. Грабовой, 2001

Um den Zustand der inneren Organe eines Patienten zu erfahren, benutzen die Ärzte Geräte und schicken deshalb den Patienten z.B. zum Röntgen oder zur Ultraschalldiagnostik. Ein Mensch jedoch mit einem entwickelten inneren Sehen geht anders vor. Als Gerät benutzt er seinen eigenen Organismus. Er überführt seinen Organismus in das erforderliche Regime der Arbeit und sieht alle inneren Organe des Patienten mit Hilfe des Hellsehens. Mit dem Hellsehen kann man nicht nur die inneren Organe erkennen, sondern auch ihre Bestimmung herausfinden sowie die Methoden für ihre Wiederherstellung.

Wobei die Antwort mit Hilfe des Hellsehens umgehend erhalten wird. Hier braucht man nicht, wie bei dem wissenschaftlichen Herangehen , Experimente durchzuführen, Angaben zu sammeln, diese zu analysieren, die Gesetzmässigkeiten zu suchen usw. Überhaupt werden alle diese Handlungen mit dem Ziel gemacht, eine Antwort zu bekommen. Eine Antwort aber gibt es in der Tat schon irgendwo, sie existiert irgendwo, man muss diese nur aufgreifen. Angenommen, uns interessiert z.B. solch ein Organ, wie der Appendix und wir wollen seine Bedeutung erkennen. Es ist klar, dass von Natur aus seine Bestimmung bekannt ist. Damit gibt es schon eine Antwort. Man muss nur noch die Hand ausstrecken und diese aufgreifen. Das kann man auch mit Hilfe des Hellsehens tun.

Das Hellsehen ist ein universelles Verfahren für den Zugang zu der Information. Womit könnte man die durch das Hellsehen erworbene Information vergleichen? In Wirklichkeit gibt es etwas ähnliches in unserem heutigen Leben. Das ist das globale Netz des Internets. Mit diesem Netz kann man jede darin vorhandene Information von einem beliebigen Punkt der Erde erhalten. So stellt sich heraus, dass eine Art eines Kosmischen Netzes vorhanden ist, eines Weltall-Netzes, wo es quasi alle Angaben über alles gibt. Man kann dabei den Menschen mit einem Operator vergleichen. Dann stellt das Hellsehen für den Operator ein Verfahren dar, mit dem dieser in das Kosmische Netz mit einer Anfrage eindringt. Aber die Handlungsgeschwindigkeit ist dort so hoch, dass eine Antwort praktisch umgehend gegeben wird. Ich möchte vermerken, dass es anstelle eines Kosmischen Netzes sinngemess besser ist, über ein einheitliches Informationsfeld zu sprechen.

Hier taucht eine interessante Frage auf: wie werden Erfindungen gemacht?

Die Erfindungen, manchmal auch herausragende, vollziehen sich in verschiedenen Bereichen des Lebens. Vor allem sieht man das am Beispiel der Wissenschaft, obwohl es diese natürlich auch auf anderen Gebieten gibt, z.B. irgend eine Veränderung in einem technologischen Prozess im Betrieb oder in der Gesellschaft. Das ist generell eine der Erscheinungen in unserem Leben, obwohl jedoch die Erfindungen am anschaulichsten am Beispiel der Wissenschaft nachzuvollziehen sind.

So ergibt sich die folgende Frage: was kann man von diesem Standpunkt aus über die Erfindungen von Menschen sagen, die über kein Hellsehen verfügen?

Wenn dem Menschen ein glänzender Gedanke in den Kopf kommt und er eine Erfindung macht, so ist dieser Gedankte die Antwort auf sein Suchen, natürlich aus der gleichen Datenbank, d.h. aus der Datenbank des Kosmischen Netzes. Und in einem bestimmten Sinne kommt ihm diese Antwort nicht zufällig, d.h. nicht zufällig in dem Sinne, weil sie oft nach langjähriger Suche und einer hartnäckigen Arbeit erhalten wird. Man kann aber niemals sagen, wann diese Antwort kommt und ob sie überhaupt kommt. So muss man eingestehen, dass dieser Durchbruch zu der Datenbank leider nur zufällig ist, da er

© Г. П. Грабовой, 2001

nicht kontrollierbar und nicht steuerbar ist.

Man kann den folgenden Vergleich anführen. Angenommen, es gibt zwei Menschen, die Wasser brauchen. Einer von ihnen hält die Handflächen auf, streckt die Hände nach vorn und wartet, bis es zu regnen beginnt, um ein bisschen Wasser zu sammeln. Der andere weiss aber von der Existenz einer Wasserleitung. Noch mehr, er weiss, wie diese zu handhaben ist. Deshalb, wenn er Wasser braucht, geht er einfach zum Wasserhahn, dreht ihn auf und nimmt ein Glas, einen Eimer oder ein Fass – so viel er eben braucht.

Man muss also die Standardprozedur für den Zugang zur Information im Griff haben. Es ist einfach so, dass es zu viele Fragen gibt, aber zu wenige zufällige Einfälle für die Antworten. Wenn wir z.B. die Frage über die Bestimmung des oben erwähnten Appendixes nehmen, so hat es den Einfall bis jetzt noch nicht gegeben, so wie in unzähligen anderen Fällen auch.

Zu dem oben Gesagten muss man eine wichtige Anmerkung machen. Ich habe die Nutzung des Hellsehens für die Anschaulichkeit mit dem Eintritt in das Kosmische Netz verglichen, in dem man eine Antwort auf eine beliebige uns interessierende Frage finden kann. Dieser Vergleich zeichnet mehr die äussere Seite der Erscheinung aus, wobei sich jedoch in ihr die echte Tiefe und Variabilität nicht widerspiegeln, und deshalb ist einiges zu präzisieren.

Und zwar, man kann natürlich, wie bereits erwähnt, für den Erhalt der Information mit einer Anfrage an das allgemeine Kosmische Netz herantreten. Man kann aber auch anders vorgehen. Man kann die Information unmittelbar von der Stelle entnehmen, wo sich der Geber befindet, der diese Information liefert. Mehr noch, und das ist sehr wichtig, die Information existiert bereits im Status desjenigen, der die Frage stellt, d.h. als direktes Wissen, wenn das Wissen noch nicht entschlüsselt ist, d.h. das Wissen bestimmt bereits das Benehmen des Menschen, ist aber von ihm noch nicht begriffen worden. Damit diese Information sofort begriffen und vom Menschen für die Bestimmung seiner Handlungsweise bewusst verwendet wird, braucht man ein hohes Niveau der Bewusstseins-Entwicklung, und das ist gerade das Ziel, von welchem ich schon gesprochen habe.

Weiter oben habe ich bereits das Problem des Appendixes erwähnt. Betrachten wir als Beispiel diese Frage etwas ausführlicher. Die moderne Wissenschaft, ich wiederhole noch ein Mal, weiss im wesentlichen noch nicht, was ein Appendix darstellt und was seine Bestimmung ist. Aber mit Hilfe des Hellsehens kann man alles über den Appendix herausfinden. Es stellt sich heraus, dass es ein wichtiges Organ ist, das einige Funktionen hat. Eine davon ist die folgende. Der Appendix widerspiegelt die Projektion der linken Halbkugel des Grosshirns über das Immunsystem des Organismus auf die rechte. Und eine der Bestimmungen des Appendixes ist es, die Balance dieser Systeme aufrecht zu erhalten. Bei der Entfernung des Appendixes wird die Funktion der Reservewiederherstellung des Immunsystems geschwächt. In diesem Fall soll sich das Immunsystem, um sich wiederherzustellen, bereits innerhalb der linken und rechten Halbkugel widerspiegeln, was eine Belastung für das Gehirn verursacht, und dadurch zur Gehirndrucksteigerung und anderen unerwünschten Folgeerscheinungen führt. Auf diese Weise erscheint der Appendix vor uns in einem ganz anderen Licht. Mehr noch, wir öffnen ihn zum ersten Mal. Ebenso kann man auch merkwürdige Sachen über die anderen Organe sagen. Was ist allein eine Hypophyse wert!

Im vierten Kapitel werden wir über eine neue Medizin sprechen, eine Medizin der Zukunft, aber auch bereits der Gegenwart. Dieser Medizin liegt die Praxis der Auferweckung zugrunde. Und gerade die Praxis der Auferweckung bestimmt die Prinzipien der neuen Medizin und vor allem das Prinzip der vollen Wiederherstellung der Materie. Diese neue Medizin hat bereits mit der Lösung ihrer Hauptaufgabe begonnen. Diese Aufgabe ist folgende – das Nicht-Sterben der Lebenden.

In einem der Bücher dieser Serie sprechen wir auch über die Numerologie – einer symbolischen Berechnung. Es ist einfach so, dass man für die Analyse konkreter Situationen sowie auch für die Prognostizierung diese Wissenschaft anwenden kann. Zum Beispiel, wenn ich mit Hilfe des Hellsehens eine Prognose über den Zustand des Flugzeuges anhand dessen Bordnummer gebe, so sehe ich, wie die Ziffern mit den konkreten Defekten im Zusammenhang stehen. Deswegen ermöglicht die Numerologie , eine Analyse der Situation vorzunehmen.

Ein Mensch, der sich mit der Numerologie nicht speziell auseinandergesetzt hat, versteht nicht, wie die einfachen Zahlen, die er noch von der Schularithmetik her kennt, mit den Ereignissen des realen Lebens verbunden werden können. Für ihn ist das ein Rätsel. Er sieht keine Verbindung. Wir werden uns damit auseinandersetzen, welche Verbindung hier existiert und wie die Numerologie im alltäglichen Leben zu nutzen ist.

Ein anderes interessantes Thema – das Leben der Tiere und Vögel. Von Kindheit an beobachten wir, wie die Vögel von einem Ast zum anderen flattern. Wir bewundern die Leichtigkeit und Ungezwungenheit, mit der diese das machen. Oder auch, wie sie hoch am Himmel schweben.

Jedoch beim Flug der Vögel gibt es viel Unerwartetes. Die Wissenschaft aber weiss noch nicht, dass die Vögel nur teilweise aufgrund der Flügelschläge fliegen. Bei ihrem Flug spielt eine wesentliche Rolle die von ihnen erzeugte Antigravitation. Bei einer Taube z.B. ist die Gravitation im Kopf zehnmal geringer als am Schwanzende, d.h. sie kann die Gravitaion verteilen, und dadurch entsteht eine ganz andere Dynamik des Fluges. Bei verschiedenen Vögeln vollzieht sich die Veränderung der Gravitation und deren Verteilung im Körper unterschiedlich. Und der Flug kann sogar aufgrund eines anderen Prinzips verwirklicht werden: so z.B. bei einer Eule, d.h. eines Nachtvogels, ist das Flugprinzip anders als bei Vögel, die am Tage fliegen.

Der interessanteste Fall ist der des Adlers. Dieser verfügt nicht nur über die Fähigkeit, eine Antigravitation zu erzeugen, sondern er hat dazu auch noch die Fähigkeit, sich zu dematerialisieren. Wenn man den Adler beobachtet, wenn dieser angreift, so scheint es, dass ein kleiner runder Klumpen fliegt. Man kann denken, dass er so klein geworden ist, weil er sich so stark zusammengezogen hat. Man muss aber berücksichtigen, dass der Adler sein Volumen nun um das Mehrfache ändern kann. So ist das keine Zusammenziehung, obwohl diese auch dabei vorhanden ist, der grösste Teil der Reduzierung des Umfanges geschieht aufgrund der Dematerialisierung einiger Bereiche des Körpers. Ein Adler kann sogar die Form des Körpers in Abhängigkeit mit der gestellten Aufgabe verändern. Seinen Fähigkeiten nach ist nur noch ein Falke teilweise mit einem Adler zu vergleichen.

Der Adler verfügt auch noch über andere merkwürdige Eigenschaften, über die wir im entsprechenden Buch noch reden werden. Nicht zufällig haben die Urvölker in der ganzen Welt die Gestalt eines Adlers mit dem Schöpfer verbunden. Es ist auch nicht zufällig, dass man die Darstellung eines Adlers auf einer Reihe der Wappen von Staaten sehen kann. Wir sehen die Darstellung eines Adlers auch auf dem Wappen Russlands. In diesem Fall ist das ein Doppeladler. Ein Doppeladler ist das Zeichen einer stabilen glücklichen Zukunft.

In den weiteren Büchern betrachten wir solche Erscheinungen wie Telepathie, Psychokinese, Teleportation und andere. Im Laufe einer langen Zeit zählten diese Erscheinungen zu den Rätseln. Es ist die Zeit gekommen, Antworten auf diese zu geben.

Die Menschheit ist im allgemeinen an der Schwelle einer qualitativ neuen Etappe ihrer Entwicklung angekommen, auf der Tagesordnung steht das Nicht-Sterben der Lebenden und die Auferweckung derer, die dahingegangen sind. Und diese Frage steht nicht mehr im theoretischen, sondern im praktischen Plan. Jetzt ist es endlich eine lebendige Realität, eine lebendige Realität der wirklichen Rettung aller.

Und wir bemerken auch, dass die Tatsachen der Auferweckung die Möglichkeit der Wiederherstellung der Materie beweisen, was seinerseits über die Unzweckmässigkeit und Unlogik einer beliebigen Zerstörung spricht.

In unserem Zeitalter der Anhäufung von Massenvernichtungswaffen wird die Praxis der Auferweckung zur Methode der Rettung. Sie zeigt einen alternativen Weg für die Entwicklung der Zivilisation.

Die Entwicklung der Regenerierungs- und Wiederherstellungsmechanismen erlaubt es, an die Lösung der Aufgaben der schöpferischen Entwicklung ohne Zerstörung heranzugehen. Das Prinzip der Wiederherstellung kann man leicht auf alle anderen Bereiche der menschlichen Tätigkeit übertragen. Es kann auch als Grundlage für die Entwicklung des schöpferischen Denkens der kommenden Generationen dienen.

Jedes beliebige, so genannte aggressive Milieu kann bei diesem Herangehen umgeformt werden und dann weiterhin auch in der umgestalteten Form als ein nicht aggressives Element des primären Milieus auftreten. Im Ergebnis kann man eine effektive Strategie der Verhaltensweise ausfindig machen, die hilft, eine ökologische Katastrophe zu vermeiden und die auch hilft, die weitere Entwicklung ohne Zerstörung der Umwelt zu sichern. Dabei muss man berücksichtigen, dass die Auferweckung in der Tat die Steuerung des ganzen äusseren Raumes bedeutet.

Eine grössere Harmonie mit der Umgebung kann man dadurch sichern, indem man z.B. Materialien schafft, die nicht verschleissen, oder Maschinen, bei deren Einsatz keine wesentlichen zusätzlichen Ressourcen erforderlich sind. Und das ist alles ganz real, sowie auch die Auferweckung. Und all das liegt in unseren Händen.

Und man muss sich dabei immer der einfachen Wahrheit bewusst werden: der Mensch wird für die Freude, das Glück und ein vollwertiges unendliches Leben geboren.

# KAPITEL I
# KONKRETE FAKTEN DER AUFERWECKUNG VON MENSCHEN

In diesem Kapitel erörtern wir einige konkrete Fakten der Auferweckung. Alle diese Fakten sind dokumentarisch bestätigt. Die Dokumente werden in der Anlage A aufgeführt.

Übrigens gibt es schon sehr viele Fakten der Auferweckung. Aus der ganzen Fülle der schon vorhandenen Fakten sind einfach einige ausgewählt, die verschiedene Fälle darstellen. Es geht darum, dass Bitten über die Auferweckung an mich manchmal schon sofort nach dem Eintritt des biologischen Todes ankommen und manchmal auch erst nach einer längeren Zeit, in diesem Zusammenhang unterscheiden sich die weiter unten erörterten vier Fälle, einer vom anderen dadurch, nach wieviel Zeit nach dem Eintritt des biologischen Todes die Auferweckung vor sich ging. Die aufgeführten Fakten sind diese: Auferweckung nach einigen Stunden nach Eintritt des biologischen Todes (Fall 4), nach einigen Wochen (3), nach einigen Monaten (1), nach einigen Jahren (2). In den Fällen (1) und (2) ist die Rede von der Auferweckung von Männern, in den anderen beiden geht es um die Auferweckung von Frauen.

1

Also, wir kommen jetzt zur Erörterung des ersten Falles. Die Texte der hier aufgeführten zwei Erklärungen sind aus dem Buch entnommen: Grigori Grabovoi. „Praxis der Steuerung. Weg der Rettung", Band 3, Blätter 194 – 195 und Blätter 196 - 197. Die Bücher wurden in Moskau im Jahre 1998 durch den Verlag „Sopritschastnost" herausgegeben. Die zitierten Erklärungen sind in der Anlage A wiedergegeben.

Die Erklärung von Rusanova Emilia Alexandrovna vom 27.05.1996.

(Anlage A, Seiten 476, 477.)

„Am 25. September 1995 habe ich mich während eines direkten Treffens mit Grabovoi Grigori Petrovitsch an ihn mit der Bitte der vollständigen Wiederherstellung meines Sohnes Rusanov A. E. gewandt, geboren am 22. August 1950 und gestorben am 16. Juni 1995. Mein Sohn wurde in Moskau geboren und ist ebenfalls in Moskau verstorben. Bis zu meiner Hinwendung an Grabovoi G. P. war ich in voller Verzweiflung, habe einen Infarkt überstanden. Nach der Hinwendung an Grabovoi G. P., irgendwann Anfang Oktober 1995, entstand bei mir die Hoffnung auf die Rückkehr meines Sohnes. Ich begann seine Anwesenheit (geistige) im Hause zu spüren. Ich fuhr zum Friedhof und, als ich zum Grab meines Sohnes gekommen war, sah ich, dass durch das gesamte Grab ein tiefer Riss ging, in der Mitte aber hatte sich eine Aushöhlung wie ein Auswurf von Erde aus dem Inneren gebildet.

Irgendwie, in der Mitte der Nacht, sah ich etwas Grelles (bei geschlossenen Augen). Von meiner Brust aus zogen sich zwei weiße Schnüre zum Grabe meines Sohnes zu der auf dem Grab gebildeten Aushöhlung. Es war, als ob ich diese Schnüre zu mir heranzerrte, wobei ich eine Schwere verspürte. All das dauerte einige Sekunden. Mein Sohn ist auf dem Wostrjakowskij Friedhof in Moskau beerdigt, aber meine Sicht seines Grabes war auf dem Niveau des Fensters meiner Wohnung, die sich in der 7. Etage befindet.

Als ich mich an Grabovoi G. P. mit der Bitte um die Wiederherstellung meines Sohnes Rusanov A. E. gewandt hatte, habe ich mich darüber mit der ehemaligen Frau meines Sohnes Kozlova Tatjana Iwanovna ausgetauscht. Mit ihr verblieben wir nach ihrer Scheidung in freundschaftlichem Verhältnis. Kozlova Tatjana Iwanovna war bei seiner Beerdigung anwesend. In der nachfolgenden Zeit, während unserer Gespräche in der Zeit vom Monat Oktober bis Februar, hat mir Kozlova T. I. einige Male darüber erzählt, dass sie in den Straßen der Städte Kaliningrad und Moskau oft Leute getroffen hatte, die meinem Sohn Rusanov A. E. ähnlich waren. Anfang Februar 1996 fuhr sie mit dem Zug „Jantar" von Moskau nach Kaliningrad Pribaltijskij und im Abteil des Wagens fuhr mit ihr ein Mensch, der sehr ähnlich meinem Sohn Rusanov A. E. war. Ähnlich nach dem Äußeren, den Manieren, dem Verhalten, den Gesten, dem Anblick, jedoch irgendwie abgeschieden, verloren. Er fuhr mit einem Menschen, der, als ob er ihn begleitete, ihn steuerte, jedoch nannte er ihn dabei nicht einmal bei seinem Namen. Kozlova T. I. war verwundert, als mein Sohn Rusanov A. E. bei der Ansicht des Geldes (1000 Rubel des neuen Musters) sein deutliches Nichtwissen dieser Gelder ausdrückte".

Erklärung Kozlova Tatjana Iwanovna vom 27.05.1996.

(Anlage A, Seiten 478, 479.)

„Vom Dezember 1975 bis Oktober 1982 war ich mit Rusanov A. E. verheiratet. Nach der Scheidung der Ehe mit Rusanov A. E. verblieb ich in freundschaftlichen Verhältnissen mit seiner Mutter Rusanova Emilia Alexandrovna. Während des Treffens mit ihr am 26. September 1995, geboren am 20. Juni 1927 im Moskauer Gebiet, hatte sie mir davon mitgeteilt, dass sie sich an Grabovoi Grigori Petrovitsch mit der Bitte über die Wiederherstellung ihres Sohnes Rusanov A. E., geboren am 22. August 1950 in Moskau, gewandt hatte. Rusanov A.

E. verstarb in Übereinstimmung mit der Sterbeurkunde am 16. Juni 1995 in Moskau. Danach, seit ich wusste, dass Grabovoi Grigori Petrovitsch die Arbeit zur Wiederherstellung Rusanovs A. E. durchführte, begann ich in der Zeit vom Oktober 1995 bis Februar 1996 auf der Straße Leute zu sehen, die dem Äußeren nach Rusanov A. E. ähnlich waren, und bei der Fahrt in die Stadt Kaliningrad des Kaliningrader Gebietes fuhr mit mir im Abteil ein Mensch, bei dessen Anblick sich in mir die Meinung bildete, dass er aus jener (anderen) Welt herausgezogen wurde. Dieser in das Abteil eingetretene Mensch entsprach Rusanov A. E., 1950 geboren, mit folgenden Kriterien: Farbe der Haare, Farbe der Augen, äußeres Aussehen und Oval des Gesichtes.

Die Manier des Verhaltens des in das Abteil Eintretenden entsprach genau der Verhaltensmanier von Rusanov A. E, die Charakterzüge ebenfalls. Er hatte auch die passenden Angewohnheiten (Schweigen, Hang zum Lesen; den großen Teil der Zeit las er Zeitung). Der ihn begleitende Mensch war ein Mann von mittlerer Grösse, der ihn während der Zeit der Reise nicht einmal beim Namen nannte. Und als dieser Mensch das Geld zeigte, so war der Rusanov entsprechende Mensch verwundert, indem er 1000 Rubel des neuen Musters sah, worauf der ihn begleitende Mensch erklärte, dass diese Gelder neuen Musters sind. Es ergab sich der Eindruck, dass er (der begleitete Mann) irgendeine Zeit lang aus dem realen Leben herausgerissen war. Obwohl er wahrscheinlich die professionellen Gewohnheiten beibehalten hatte, weil der ihn begleitende Mann gesagt hatte, dass sie Autos führen.

Das oben beschriebene Treffen fand am 2. Februar 1996 während meiner Fahrt entsprechend der Route Moskau – Kaliningrad im Zug „Jantar" statt."

So ist die Beschreibung dieses Falles, vorgestellt durch die unmittelbaren Teilnehmerinnen der gegebenen Ereignisse. In diesen Beschreibungen sind eine Reihe wichtiger Momente abgebildet, welche wir ausführlicher betrachten. Die Betrachtung beginnen wir mit der Erklärung von Emilia Alexandrovna, der Mutter des Davongegangenen.

Faktisch spricht Emilia Alexandrovna gleich zu Beginn der Erklärung darüber, dass nach Beginn meiner Arbeit zur Wiederherstellung ihres Sohnes bei ihr das Gefühl seiner geistigen Anwesenheit im Hause auftrat.

Die Sache besteht darin, dass, selbst wenn bei einem Menschen der biologische Tod eintritt und er die Etappe der Beerdigung durchgeht und sich in einem konkreten Grab befindet, sich in seinem Bewusstsein nach wie vor alle von ihm angeeigneten Kenntnisse erhalten und dieses Bewusstsein begreift seine Verbindung mit dem Körper, in welchem schon das Leben abwesend ist. Richtiger gesagt, das, was man gewöhnlich als Leben bezeichnet. Und im Zusammenhang damit reagiert der Körper (indem er selbst keine Lebensprozesse im Organismus hat, im gegebenen Falle der Körper des Sohnes,) bei der Fixierung auf ihn durch das Bewusstsein der Mutter adäquat auf die Berührung des äußeren Bewusstseins . Er reagiert auf die Information, die im Impuls des äußeren Bewusstseins enthalten ist, und deshalb kommt entsprechend eine adäquate Antwort. Hieraus ist ersichtlich, dass, indem man sich den Körper vorstellt, man der Seele das Wissen über die Auferweckung übergeben kann.

Im Weiteren, schon nach der Auferweckung bei den Erkundigungen des Auferstandenen, hat sich gezeigt, dass (im Moment der Hinwendung zu ihm durch ein äußeres Bewusstsein) er das alles real wahrgenommen hat und seinen physischen Körper auf sein eigenes „ich" bezogen hat, obwohl sich dieser physische Körper im Grab befunden hat und, natürlich, in seinen Möglichkeiten in vielen Verhältnissen eingeschränkt war. Mehr noch, das Zurückgekehrte zeigt (und das ist eine bekannte Tatsache, dass sein Auffinden auf dem allgemeinen Informationsniveau gezeigt hat), dass sich sein physischer Körper fortsetzt zu existieren und alle möglichen und notwendigen Qualitäten dafür hat, um sich fortzusetzen, d.h. ein Teil des allgemeinen Soziums zu sein, ein Teil der Gesellschaft. Dabei ist wichtig zu vermerken, dass dieses Wissen in sich sowohl die vergangene Information enthält, die zu den vergangenen Funktionen des gegebenen physischen Körpers gehört als auch die neue Information, die sich bereits auf seinen biologischen Tod bezieht.

Lesen wir die Erklärung weiter. Als Emilia Alexandrovna auf den Friedhof gefahren kam und zum Grab ihres Sohnes gekommen war, sah sie, dass durch das Grab ein tiefer Riss ging und in der Mitte sich eine Aushöhlung wie ein Auswurf von Erde aus dem Inneren gebildet hatte.

Die Erklärung dafür ist folgende: der erwähnte Auswurf aus dem Inneren ist als primäre Materialisierung des Bewusstseins zu betrachten, des Bewusstseins, welches sich im physischen Körper befand. Nach dem Beginn meiner Arbeit über die Auferweckung vollzog sich die primäre Materialisierung dieses Bewusstseins in eine kugelförmige Form und seine Ausfuhr in die Informationskarkasse des Planeten. Danach begann die Etappe der Schaffung der materiellen Struktur um die Seele herum, jener Struktur, die wir gewöhnlich sehen, indem wir die Menschen anschauen. Man kann sagen, dass man sowohl theoretisch als auch praktisch den Menschen als eine Struktur des Bewusstseins betrachten kann, die die gegebene körperliche Hülle hat.

Ich mache nun eine Randbemerkung. Ich habe über die primäre Materialisierung des Bewusstseins in die kugelförmige Form gesprochen. Also, nach dem Durchgang dieser Sphäre der Informationskarkasse des Planeten kann sich ihre Projektion entweder in die nächste Frucht (und dann vollzieht sich die Geburt eines Kindes) vollziehen oder ihre Projektion kann sich in die Struktur der Auferweckung vollziehen. Im vorliegenden Falle wurde die Projektion durch die Steuerung in die Struktur der Auferweckung vollzogen. Das heißt, es wurde der gleiche Körper wiederhergestellt, es wurde der gleiche Mensch wiederhergestellt. So, dass hier das Gleiche gemacht wurde, was Jesus Christus gemacht hatte, als er Lazarus auferweckte. Aber, in diesem Falle hier, nach dem biologischen Tod, vergingen nicht einige Tage, sondern einige Monate.

Weiter, Emilia Alexandrovna schreibt, dass sie einstmals, etwa um Mitternacht bei geschlossenen Augen grelles Licht gesehen hatte, als sich von ihrer Brust zwei weisse Schnüre zum Grab des Sohnes gezogen hatten, zu der auf dem Grab gebildeten Aushöhlung. Dann fühlte sie, als ob sie die Schnüre zu sich zerren würde. Dabei fühlte sie eine Schwere. Das alles dauerte einige Sekunden. Aus der weiteren Beschreibung folgt, dass der Sohn der Rusanova auf dem Wostrjakowskij Friedhof Moskaus begraben ist, ihre Sicht aber seines Grabes war auf dem Niveau des Fensters ihrer Wohnung, die sich in der 7. Etage befindet.

Die oben beschriebenen zwei Schnüre charakterisieren die Übergangsetappe. Die erste Schnur entstand bei der Geburt des Kindes durch die Mutter, das ist die Struktur der Geburt ihres Sohnes. Die zweite Schnur – das ist die Struktur der möglichen Prolongierung, der Verlängerung, der Fortsetzung seines Bewusstseins oder seines Wesens. Oben habe ich schon davon gesprochen, dass nach dem biologischen Tod des Menschen zwei Varianten möglich sind: Entweder die Geburt in einem anderen Kind (und, folglich, die Verwirklichung der Reinkarnation) oder die Auferweckung und, folglich, die Wiederherstellung dieses gleichen Körpers. Es handelt sich dabei nicht nur um die Wiederherstellung der ehemaligen Materie, sondern auch beliebiger Strukturen des Bewusstseins. In diesem Falle wird durch die äußere Steuerung die Variante der Auferweckung realisiert.

Die Erscheinung der zwei verbindenden Schnüre und die Wahrnehmung auf einem gemeinsamen Niveau, einerseits des Grabes des Sohnes und andererseits der Wohnung, die sich in der 7. Etage befindet, bedeutet die Verbindung der Strukturen des Bewusstseins des Sohnes und des äußeren Umfeldes.

In der Praxis der Auferweckung gibt es einen hinreichend arteigenen Moment, welcher die Anhänglichkeit des Körpers zu derjenigen Struktur (zu jener Stelle) charakterisiert, wo sich dieser Körper nach dem biologischen Tod befindet. Das heißt der Ort, wo der Körper untergebracht wird, ist der Ort seiner Anbindung. Die primäre Anbindung befindet sich im Radius von ungefähr zwei Metern vom physischen Körper. Das gesamte Gebiet der Anbindung existiert ungefähr im Radius von 50 m vom Grab, und weiter schon geht der Ausgang in die Informationskarkasse der äußeren Welt. Das Wissen der Anbindung und der mit ihr verbundenen Momente ist wichtig für die Prozedur der Auferweckung, weil der Rückübergang über den biologischen Tod in Wirklichkeit auch den Übergang durch die Struktur der Anbindung bedeutet. Und auch der Aufzuerweckende muss natürlich darauf orientiert sein, um aus dieser Anbindung herauszugehen. Übrigens, wenn man die Beschreibung der Vision, gegeben von Emilia Alexandrovna, von diesem Standpunkt aus betrachtet, so kann man sagen, dass sie die Form des Grabes als eine Variante der Anbindung des biologischen Körpers zu einem fixierten Ort gesehen hat.

Weiter begründet sich der Text in der Erklärung von Rusanova E. A. auf der Information, die sie von Kozlova, T. I. erhalten hat (so dass man die Beschreibung der weiteren Vorkommnisse von beiden nehmen kann).

Aus dem Text erklärt sich, dass (nachdem Emilia Alexandrovna sich mit der Bitte über die Auferweckung ihres Sohnes an mich gewandt und sich mit dieser Information mit der ehemaligen Frau ihres Sohnes Kozlova ausgetauscht hatte) sich Kozlova in den Straßen Kaliningrads und Moskaus mit Leuten getroffen hatte, die ihrem ehemaligen Mann Rusanov ähnlich waren. Und danach, als sie mit dem Zug „Jantar" von Moskau nach Kaliningrad fuhr, traf sie einen Menschen, der alle Merkmale von Rusanov hatte, schon nahe, direkt in ihrem Abteil.

Wenn man die Beschreibung dieses Treffens durchliest, gegeben von Kozlova, so kann der Eindruck entstehen, dass sie sich sehr passiv verhalten hat. Nun stellen sie sich vor, dass sie selbst in einem Zug fahren und plötzlich im Abteil des Wagens einen Menschen treffen, der wie zwei Tropfen Wasser ihrem Verwandten ähnelt, welchen sie vor einigen Monaten beerdigt haben. Wobei dieser Mensch auf sie keinerlei Aufmerksamkeit richtet. Wie denken Sie? Würden Sie zu ihm gehen und sagen: „Sei gegrüßt! Erkennst Du mich etwa nicht?" Oder kann es sein, dass sie vor Verwunderung erstarren, die Gabe zur Rede verlieren und keinen Schritt machen können, weil ihre Beine plötzlich wie Watte sind? Und obwohl Tatjana Iwanovna nicht über ihre Gefühle während des Treffens schreibt, kann man sich vorstellen, welchen Wirbel der verschiedenartigsten Gefühle sie umgeben hat: des Erstaunens und der Verwirrung und der Fassungslosigkeit und plötzlich eines auftretenden Begreifens einer reellen Vollendung der Auferweckung, trotz allem. Trotz allem, weil gegenwärtig die Auferweckung in noch von vielen als Wunder aufgenommen wird,. Und auch weil es zur Zeit noch Menschen gibt, bei denen es noch kein echtes Verständnis dafür gibt, dass in Wirklichkeit die Auferweckung eine Standardprozedur ist und dass bald die Auferweckung ganz natürlich aufgefasst und zu einer Norm des Lebens wird.

Aber gegenwärtig kann der Mensch, welcher plötzlich im Abteil des Zuges neben sich einen beerdigten Verwandten sah, zu keinerlei Schlussfolgerung kommen, weil er das mögliche Wunder nicht sofort annimmt oder er befürchtet, dass er das nicht so machen könnte. So muss man bei dem Nachlesen der Erklärung den Zustand des Menschen in einer solchen Situation berücksichtigen. Das vorliegende Buch bringt eben den Menschen zum Begreifen der echten Realität und gestattet, sich darüber klar zu werden, wie er sich bei ähnlichen Vorkommnissen zu verhalten hat. Beim ersten Treffen jedoch mit dem Auferweckten ist es besonders wichtig, das Gespräch mit ihm zu beginnen und ihm Hilfe vorzuschlagen.

Kommen wir zurück zur Erzählung von Rusanova, an diese Stelle, wo Kozlova darüber spricht, dass sie zu Beginn begann Leute zu treffen, ähnlich wie Rusanov. In den Straßen und danach während der Fahrt von Moskau nach Kaliningrad traf sie einen Menschen, der alle Merkmale Rusanovs hatte, schon nahe, direkt in ihrem Abteil.

In Verbindung mit dieser Berichterstattung ist zu sagen, dass die Davongegangenen, oder in diesem Falle ist es besser zu sagen die

Zurückkehrenden, sehr gut den Zustand dieser Leute empfinden, zu denen sie zurückkehren, und sie können in keinem Falle diese Leute einem zusätzlichen Stress aussetzen. Deshalb begann Rusanov zunächst in einer bestimmten Entfernung von seiner ehemaligen Frau zu erscheinen, indem er nach und nach sie zur Annahme der Möglichkeit seiner Rückkehr führte, umso mehr, da Kozlova schon darüber wusste, dass der Prozess der Auferweckung lief.

Deshalb, wenn sie schreibt, dass sie Leute beobachtete, die ihrenm ehemaligen Mann ähnlich waren, hat sie in Wirklichkeit schon reell den auferweckten Rusanov gesehen.

Man kann erklären, dass die Auferweckten sich so akkurat benehmen und mit einem solchen Verständnis, weil ihrem Bewusstsein Elemente der Auferweckung übergeben wurden. Und in Verbindung damit, dass ihnen diese Elemente übergeben wurden, entsteht bei ihnen eine andere psychische Struktur der Wahrnehmung der Realität. So meinen sie zum Beispiel, und das bestätigt ihre persönliche Erfahrung, dass das Leben ewig ist. Und bei ihnen tritt ebenfalls ein besonderes Verhältnis zu den Gesetzen des Makrokosmos auf. Viele Gesetze sind für sie absolut genau. Und sie übertreten diese niemals.

Sie kennen ebenfalls das Vorhandensein der fünfzigmetrigen Anbindung und bei Rückkehr auf das physische Niveau halten sie sich eine bestimmte Zeit hinter diesen fünfzig Metern von diesen Leuten weg, zu denen sie zurückkehren.

Nach der ersten Etappe des Kontaktes, bei dem die Zurückkehrenden auf dem Niveau der Empfindung wahrgenommen werden, vollzieht sich der Übergang zur zweiten Etappe, zur Etappe der Visualisierung, auf der der Auferweckte schon in nähere Kontakte mit den Lebenden zu treten beginnt. Wir sehen, dass Rusanov schon in unmittelbarer Nähe von seiner ehemaligen Frau, im Abteil des Zuges in Erscheinung tritt.

Achten sie darauf, dass hier bei dem Auferweckten schon die Beherrschung der Technik der Steuerung eintritt, im gegebenen Falle die Steuerung der Situationen. Diese Technik wird dem Auferweckten bei seiner Auferweckung gegeben. Im Ergebnis kann er schon selbständig auffinden und unter anderem auch Situationen schaffen, die für die Herstellung des Kontaktes mit denen notwendig sind, die ihn kannten und zu denen er zurückgekehrt ist.

Über den Eindruck, den ihr Sohn im Abteil des Wagens auf seine ehemalige Frau machte, schreibt Emilia Alexandrovna folgendes: „Ähnlich dem Äußeren, den Manieren, dem Benehmen, den Gesten, dem Blick, jedoch aber irgendwie ein Losgelöster, Verlorener. Er fuhr mit einem Menschen, welcher ihn scheinbar begleitete, ihn steuerte, dabei jedoch ihn nicht einmal bei seinem Namen nannte".

Hier sehen wir in den Handlungen des Auferweckten noch ein Element des Wissens, und zwar sein Verstehen des Zustandes des ihn kennenden Menschen. Wenn er allein erschienen wäre, so hätte bei seiner ehemaligen Frau die Konzentration der Aufmerksamkeit auf ihn so hoch sein können, dass das ihm die gleichmäßige Adaptation erschwert hätte und die vorgesehene Entwicklung der Vorkommnisse hätte ändern können.

Deshalb wird in die Situation ein Element eingeführt, das teilweise die Aufmerksamkeit der Kozlova auf sich zieht, . Ein Element in Form eines Menschen, der den Auferweckten begleitet. Dabei muss dieser zweite Mensch überhaupt nicht unbedingt ein realer Mensch im gewöhnlichen Sinne sein, er kann in Wirklichkeit nur eine visuelle Natur haben, aber diese schon technischen Details lasse ich jetzt in diesem Buch vorläufig bei Seite.

Früher habe ich über die Existenz der Primäranbindung im Radius von ungefähr zwei Metern vom physischen Körper gesprochen. So entspricht die teilweise oder stärkere Konzentration auf den zweiten Menschen (bei der Betrachtung dieser Vorkommnisse vom Standpunkt des feinen Planes) der Abbindung von der Primärzone, das heißt, von der Zone des Grabes selbst und dem Übergang dieser Zone zu dem begleitenden Menschen. Ich vermerke, dass das nicht unbedingt ein Mensch ist, das kann auch einfach irgendein Gegenstand, zum Beispiel irgendeine Maschine sein, in der der Auferweckte fährt, oder noch irgendetwas. Wichtig ist das Prinzip, das Prinzip der Abbindung des Auferweckten von der Primärzone.

Weiterhin, der Umstand, dass der begleitende Mensch in Anwesenheit von Kozlova nicht einmal Rusanov beim Namen nannte, spricht darüber, dass in dieser Situation das zu einem Schockzustand bei Kozlova führen könnte, und als Folge davon zur Zerstörung einiger ihrer Zellen. Aber ich habe schon darüber gesprochen, dass der Auferweckte die Situation gut fühlt und den Zustand des Menschen vor ihm. Er hat selbst ein tieferes Stadium der Destrukturierung und danach der Strukturierung des Bewusstseins durchgemacht. Deshalb, indem er sich nach vorn bewegt, handelt er sehr umsichtig.

Man kann den folgenden grundsätzlichen Moment in der Erklärung von Emilia Alexandrovna vermerken. Nach der oben erwähnten Phrase schreibt sie: „Kozlova T. I. war verwundert, als mein Sohn Rusanov A. E. ...". Rusanova spricht nicht über einen Menschen, der ihrem Sohn ähnlich ist, nein, sie spricht: „... als mein Sohn ...". Hier kann man sehen, dass nach den Erzählungen von Kozlova über das Treffen mit ihrem Sohn im Abteil des Zuges bei Rusanova sich eine vollständige Identifikation des Auferweckten gerade mit ihrem Sohn vollzogen hat, welcher früher tot war, aber jetzt als Lebender erschien. Ich vermerke, dass sich das im Weiteren endgültig bestätigte, und die beschriebene Geschichte vollzog sich glücklich.

Es gilt zu unterstreichen, dass die geistige Identifikation das Hauptkriterium dessen ist, dass sich die Auferweckung gerade des gegebenen Menschen vollzog.

Nächste Phrase in der Erklärung: „Beim Erblicken des Geldes (1 Tausend des neuen Musters) hat er das klare Nichtkennen dieser Gelder ausgedrückt".

Wann würde auf ähnliche Weise ein gewöhnlich lebender Mensch reagieren? Wenn er im Moment der Einführung neuer Gelder sich zum Beispiel im Ausland befunden hätte, dann hätte er ebenso seine Verwunderung zum Ausdruck gebracht, sobald er mit der neuen Realität zusammengestoßen wäre. Rusanov befand sich in der Zeit der Einführung neuer Gelder im geschlossenen Raum seines Grabes. Durch den Rahmen dieses Raumes war auch sein Bewusstsein begrenzt, das sich neben dem physischen Körper befand. Hieraus ist ersichtlich, dass das Bewusstsein der Davongegangenen (das heißt derjenigen, bei denen der biologische Tod eingetreten ist), dass also dieses Bewusstsein praktisch dasselbe ist, wie auch das Bewusstsein derer, die sich in dem Zustand befinden, welcher gewöhnlich als Leben bezeichnet wird. Deshalb ist auch die Reaktion die gleiche für ein und dieselbe Situation.

Aus der aufgeführten Darlegung ist nicht die Schlussfolgerung zu ziehen, dass das beschriebene Schema der Auferweckung ein Standardschema ist. Für die gegebene Zeit ist es wirklich ein recht typisches, in Verbindung mit der jetzigen Wahrnehmung durch die

Gesellschaft der Erscheinung der Auferweckung. Dem Wesen nach spiegelt es die realen Gesetze der Auferweckung wider. In Wirklichkeit hängt hier alles in großem Maße von der Stufe der Bereitschaft der Lebenden zur Rückkehr ihrer Nahen und Bekannten. Der gesamte Prozess der Auferweckung muss auch keine große Zeit benötigen. Und in der nahen Zukunft, wenn wenigstens einem bestimmten Teil der Gesellschaft klar wird, dass der Prozess der Auferweckung eine normale Standardprozedur ist, wird sich die Auferweckung schnell vollziehen, auf Grund der Bereitschaft der Gesellschaft zur Annahme dieser Erscheinung.

Die Zeugnisse über die Auferweckungen habe ich auf diese Weise ausgewählt, damit das Schema der Auferweckung ermöglicht, das Auferwecken durch die verallgemeinerte Analyse von Fakten zu erlernen.

Im zweiten Kapitel geht es ebenfalls um die Möglichkeit der praktisch momentanen Auferweckung, aber dafür muss der Auferweckende ein sehr hohes Niveau an geistiger Entwicklung besitzen.

## 2

Gehen wir über zur Erörterung des zweiten Falles der Auferweckung.

Erklärung von Kulikova Swetlana Alexejevna vom 26.01.1999.

(Anlage A, Seiten 480-482.)

„Im Zusammenhang damit, dass ich mich am 24.12.1998 anlässlich der Auferweckung meines getöteten, 26 Jahre alten Sohnes Valentin an Grigori Petrovitsch Grabovoi gewandt hatte, erkläre ich, dass Grabovoi Grigori Petrovitsch tatsächlich in der Lage ist, getötete Menschen aufzuerwecken.

Nach dem Empfang bei Grigori Petrovitsch Grabovoi und seinem Einverständnis, den im Jahre 1993 getöteten Sohn Valentin, geboren 1967, aufzuerwecken, habe ich verstärkt begonnen, seinen Vortrag zur Doktordissertation und das dreibändige Werk „Praxis der Steuerung. Weg der Rettung" zu studieren. Mit jedem Mal ist eine Unmenge von Fragen entstanden. Mitunter zeigt sich mein Nichtwissen, woher die Formeln genommen werden. Und die Unmöglichkeit, die lakonischen Phrasen der Dissertation zu begreifen, haben zur Verzweiflung geführt. Nach jedem neuen Durchlesen hat sich der Vortrag als ein anderer erwiesen, irgendetwas hatte sich in ihm verändert.

Und plötzlich, am 10.01.99 ca. 23 Uhr, nach dem nächsten Versuch, das Nichtverständliche zu verstehen, habe ich mich mit dem Herzen gedanklich um Hilfe an Grigori Petrovitsch gewandt und nach einiger Zeit ist alles verworrene Unverständliche irgendwohin gegangen. Im Bewußtsein haben sich völlig klare und verständliche Bestimmungen der kubischen Form der Zeit und Gesetze des Aufbaus der Welt niedergelegt. Es trat das Gefühl einer Freude und des Glückes ein. Einige Tage hatte mich die Frage gequält: „Wer aber ist dieser Grigori Petrovitsch Grabovoi?".

Am 13. Januar 1999, am Vorabend des alten Neuen Jahres, indem ich schon den Tisch für meine Verwandten gedeckt hatte, fühlte ich den unwiderstehlichen Wunsch zum Fenster zu gehen. Indem ich eng an das Fenster getreten bin, vertiefte ich mich mit Bewunderung in die herrliche Winterlandschaft mit dem funkelnden blauen Schnee. Es war die Zeit von 22.40 Uhr – 22.50 Uhr. Und in den Gedanken trat erneut die Frage auf: „Und wer ist doch dieser Grigori Petrovitsch Grabovoi?". Und sogleich begannen an Stelle des Schnees bei mir vor meinen Augen gewaltige schwarze Ziffern zu pulsieren: 14111963.

Danach erschienen zwischen ihnen die Zeichen des Addierens und alles hat sich in eine Gleichung umgesetzt: 1+4+1+1+1+9+6+3=8. Die Acht leuchtete leicht in einer flieder-violetten Farbe. Danach drehte sich die Acht um und legte sich, indem sie das Zeichen der Unendlichkeit ∞ bezeichnete. Ich wurde zum Tisch gerufen und die Ziffern verschwanden. Erst am nächsten Tag habe ich begriffen, dass die Ziffern das Geburtsdatum von Grigori Petrovitsch Grabovoi waren. Ihre Summe aber ergab 8 – die Ziffer von Jesus Christus, die, indem sie sich umgedreht hatte, die Unendlichkeit anzeigte.

Am 14.01.99 hatte meine Tochter Katja bei uns übernachtet, welche getrennt wohnt und welche ein Zwilling gemeinsam mit dem umgekommenen Sohn Valentin ist. Um 2 Uhr nachts, als alle zu Hause Anwesenden schon schliefen und Katja eben in ihr Zimmer ging, hörte ich einen Schlag, als ob ein Ballon geplatzt wäre, und nach einer bestimmten Zeit knisterte eine Folie, die im Sessel eines der Zimmer lag. Sogleich kam Katja aus ihrem Zimmer und sagte, dass buchstäblich vor ihren Augen eine Schachtel unter der Nähmaschine hervorgeflogen sei, als ob irgendein Unsichtbarer sie mit dem Fuß angestoßen hätte. Ich sagte, dass ich diesen Schlag gehört hätte und nuch noch das Rascheln der Folie im Sessel hörte. Wir sind gegangen, um den Sessel zu betrachten und haben gesehen, dass die Folie wie geknittert war und sich auf ihr der Abdruck einer erwachsenen menschlichen Hand befand. Und danach hatte sich im Hause ständig das Gefühl der Anwesenheit von irgendjemandem ergeben. Es ergab sich plötzlich ein Rauschen, die Vorhänge haben sich bewegt, der Fußboden quietschte.

Am 16.01.99 haben der Sohn (Dmitrij, geboren 1965) und der Enkel (Michail, geboren 1985) mit einer Stimme erzählt, dass, indem sie mitten in der Nacht aufgewacht sind, der Sohn Dmitrij an der dem Bett entgegengesetzten Wand, im Gebiet der großen Fotografie eines Löwen, den lebenden Valentin gesehen hätte. Der Sohn Dmitrij hat die Augen geschlossen und sie erneut geöffnet. Valentin war noch am Platz. Dann hat der Sohn den Enkel Michail geweckt und sich überzeugt, dass der Enkel ebenfalls Valentin sah. Wobei der Sohn bis dahin sehr skeptisch die Mitteilung über die Möglichkeit der Auferweckung von Valentin aufnahm. Jetzt ist er davon absolut überzeugt. Ich möchte ergänzen, dass (während des Empfangs bei Grabovoi Grigori Petrovitsch) ich von ihm eine Audiokassette mit seiner Stimme erhalten habe, wo seine Erklärung für mich aufgezeichnet war, was als Kriterium gilt und warum der Raum sekundär im Verhältnis zum Bewusstsein ist, und dass das Intervall der Bewegung primär ist. Nachdem ich das begriffen hatte, verschwand die Kassette, das heißt, sie hat sich dematerialisiert".

Also, Svetlana Alexejevna hatte sich mit der Bitte an mich gewandt, ihren Sohn aufzuerwecken. Ihr Sohn Valentin, 1967 geboren, war 1993 getötet worden. Sie hatte sich zuerst an mich mit der Bitte zur Auferweckung im Jahr 1998 gewandt. Auf diese Weise, gerechnet nach den Daten, ergibt sich, dass mehr als fünf Jahre vergangen waren, es lief schon das sechste Jahr nachdem er getötet wurde.

Allgemein wird für die Auferweckung ein gleicher Kraftaufwand verlangt, unabhängig davon, ob der Mensch vor kurzem oder vor langem starb. Jedoch der zeitliche Unterschied kann folgende Bedeutung haben. Je mehr Zeit seit dem Tage des biologischen Todes vergangen ist, im vorliegenden Fall im Ergebnis der Tötung, umso wahrscheinlicher wird es, dass diejenigen Faktoren sich erweichen oder völlig verschwinden, welche zum Tod (Tötung) geführt haben. Dieser gegebene Umstand vereinfacht die Auferweckung und kann sie viel schneller machen. Auf diese Weise ist es oft wichtig, bei der Auferweckung den Grund des Vorkommnisses zu verstehen, da das dann die Auferweckung selbst beschleunigt.

Beginnen wir mit der Untersuchung der Erklärung.

Svetlana Alexejeva schreibt, dass sie mein Werk „Angewandte Strukturen des schaffenden Informationsgebietes" und das dreibändige Werk „Praxis der Steuerung. Weg der Rettung" studiert hat, in dem konkrete Fakten aus meiner Praxis gesammelt sind, u. a. auch zur Auferweckung. Dabei hat sie einige Tage die Frage darüber ungewöhnlich beschäftigt, oder wie sie schreibt, sogar gequält, wer ich bin.

Offensichtlich war die Konzentration auf diesen Gedanken so tief, dass, als Svetlana Alexejeva einmal am Fenster stand und die Winterlandschaft bewunderte, sie in symbolischer Form die Antwort auf ihre Frage erhielt.

Dies geschah abends, am Vorabend des Neuen Jahres nach altem Stil. Sie schreibt: „… ich fühlte den unwiderstehlichen Wunsch, zum Fenster zu gehen. Indem ich eng an das Fenster herantrat, bewunderte ich die herrliche Winterlandschaft mit dem funkelnden hell-blauen Schnee. Die Zeit war 22.40 Uhr bis 22.50 Uhr. Und in den Gedanken trat erneut die Frage auf:

„Wer ist doch dieser Grigori Petrovitsch Grabovoi?", und sogleich begannen an Stelle des Schnees bei mir vor meinen Augen gewaltige schwarze Ziffern zu pulsieren: 14111963. Danach erschienen zwischen ihnen die Zeichen des Addierens. Und alles hat sich in eine merkliche Gleichung umgesetzt: 1+4+1+1+1+9+6+3=8. Die Acht leuchtete leicht in einer flieder-violetten Farbe. Danach drehte sich die Acht um und legte sich, indem sie das Zeichen der Unendlichkeit ∞ bezeichnete. Ich wurde zum Tisch gerufen und die Ziffern verschwanden. Erst am nächsten Tag habe ich begriffen, dass die Ziffern das Geburtsdatum von Grigori Petrovitsch Grabovoi waren. Ihre Summe aber ergab 8 – die Ziffer von Jesus Christus, die, indem sie sich umgedreht hatte, die Ewigkeit anzeigte".

Erste Bemerkung zum vorliegenden Ausschnitt. Datum 14.11.1963 – Tag meiner Geburt.

Und zweitens. Im Text wurde die Summierung der Zahlen nach der Regel durchgeführt, die in der Numerologie angewandt wird: Die Zahlen werden solange zusammengelegt, bis eine eindeutige Zahl erhalten wird. Im vorliegendem Falle haben wir: 1+4+1+1+1+9+6+3=26, 2+6=8.

Setzen wir das Analysieren der Erklärung fort. Es gibt Angaben, dass an dem Heiligen Abendmahl Jesus Christus seinen Schülern das Zeichen mit der Acht gegeben hatte, etwas gekippt, eben als Zeichen der Acht und gleichzeitig der Unendlichkeit. Das war das Symbol seines Niveaus; er hielt es in den Händen, und danach übergab er es den Schülern.

Wenn die Acht vertikal gelegen ist, so ist das eine gewöhnliche Acht, wenn aber horizontal, so ist das das Zeichen der Unendlichkeit. Die gewöhnliche Acht – das ist eine Zahl, das sind einfach die acht summierten Einsen, d. h. sie wird durch eine endliche Zahl von Elementen widergespiegelt.

Eine horizontal gelagerte Acht – das ist schon eine Acht eines völlig anderen Planes, das ist schon das Symbol der Unendlichkeit, das ist das Symbol einer unendlichen Menge von Elementen, das ist das Symbol einer unendlichen Anzahl von Verbindungen.

Bei Jesus war die Acht geneigt, das heißt, sie hatte eine Zwischenlage zwischen den zwei äußeren eingenommen, zwischen der vertikalen und der horizontalen Lage. Die auf diese Weise geneigte Acht – das ist ein bedeutsames Symbol, das der Überführung der Unendlichkeit in eine endliche Zahl entspricht. Es entspricht der Hauptstruktur, die die unendliche Anzahl von Erscheinungen mit einer konkreten verbindet, es bedeutet den Übergang der gesamten Vielfältigkeit der Welt konkret in das, was wir jetzt sehen, fühlen, wahrnehmen.

Dieses Zeichen symbolisiert das Prinzip der Verbindung des Geistigen und des Materiellen. Es bedeutet sinngemäß den Akt der Schaffung.

Diese Kenntnis war bis vor kurzem geheim, ich erschließe jetzt erstmalig die Eigenschaften dieses Zeichens.

Was jedoch Svetlana Alexejevna betrifft, so befand sie sich (indem sie mit leidenschaftlichem Wunsch bemüht war, in das Wesen des sich Vollziehenden einzudringen, selbst zu analysieren) im Verlaufe einer bestimmten Zeit ständig im Zustand einer besonderen Anspannung, und das führte dazu, dass die Kenntnisse, über die sie schreibt, wie eine Offenbarung zu ihr kamen. „Ein Suchender findet auch!". Natürlich nur ein ehrlich Suchender.

Wir lesen die Erklärung weiter:

„Am 14.01.99 hatte meine Tochter Katja bei uns übernachtet, welche getrennt wohnt und welche Zwilling gemeinsam mit dem umgekommenen Sohn Valentin ist. Um 2 Uhr nachts, als alle zu Hause Anwesenden schon schliefen und Katja eben in ihr Zimmer ging, hörte ich einen Schlag, als ob ein Ballon geplatzt wäre, und nach einer bestimmten Zeit knisterte eine Folie, die im Sessel eines der Zimmer lag. Sogleich kam Katja aus ihrem Zimmer und sagte, dass buchstäblich vor ihren Augen eine Schachtel unter der Nähmaschine hervorgeflogen wäre, als ob irgendein Unsichtbarer sie mit dem Fuß angestoßen hätte. Ich sagte, dass ich diesen Schlag gehört hätte und das Rascheln der Folie im Sessel hörte. Wir sind gegangen, um den Sessel zu betrachten und haben gesehen, dass die Folie wie geknittert war und sich auf ihr der Abdruck einer erwachsenen menschlichen Hand befand. Und danach hatte sich im Hause ständig das Gefühl der Anwesenheit von irgendjemandem ergeben. Es ergab sich plötzlich ein Rauschen, die Vorhänge haben sich bewegt, der Fußboden quietschte".

Hier muss man einen wichtigen Umstand vermerken. Wenn sich der Auferweckte einem lebenden Verwandten nähert, so kann bei diesem die Reaktion der Hypophyse des Großhirns vor sich gehen. Bei einer bestimmten Stufe der Reaktion sieht der Verwandte den Auferweckten, nimmt jedoch das vor sich gehende im Zustand der Erweiterung des Bewusstseins wahr. Das geschieht dann, wenn der Lebende noch nicht hinreichend bereit für ein direktes Treffen mit dem Auferweckten ist. Für ihn vollzieht sich dann das Treffen als ob wie in einem schonenden Regime.

In einer anderen Stufe der Reaktion der Hypophyse kann der Verwandte den Auferweckten überhaupt nicht sehen, obwohl andere Leute ihn auch sehen und mit Hilfe von Geräten fixieren können. Im vorliegenden Falle auf Grund der Reaktion der Hypophyse konnten die Verwandten von Valentin ihn nicht wahrnehmen.

Im Text wird noch eine interessante Besonderheit vermerkt. Valentin und Katja waren Zwillinge, aber ein Zwilling vom Standpunkt der Information – das ist die informationelle Widerspiegelung und deshalb ein besonders günstiger Kanal für das erste Niveau der Auferweckung.

Die Auferweckung vollzieht sich nach einem Mehrniveausystem. Wir behandeln jetzt diese Frage, jedoch zu Anfang vermerke ich folgendes.

Es existiert das Prinzip der Auferweckung, das darin besteht, dass, je mehr Leute die Auferweckung wünschen, desto einfacher ist der Zugang zu dem Aufzuerweckenden. Diese Bestimmung bezeichnet man als das Prinzip der Parallelisierung der Signale. Hieraus folgt, dass es für die Auferweckung notwendig ist, dass die Auferweckung nach Möglichkeit eine größere Anzahl von Menschen wünscht, vorzugsweise die nahen Verwandten, weil sich dann der Ausgang in die Welt der physisch Lebenden vereinfacht, und der Ausgang durch den Zwilling besonders günstig ist. Deshalb hatte Katja den günstigsten Kanal für das erste Niveau der Auferweckung gewährleistet. Und jetzt zu den Niveaus der Auferweckung.

NIVEAUS DER AUFERWECKUNG

Erstes Niveau – das ist der Fakt der Auferweckung selbst.

Zweites Niveau – das ist das Niveau der Harmonisierung, der Harmonisierung von zwei Arten der Realität. Eine von ihnen – das ist die Realität der Davongegangenen, das andere – die Realität der Lebenden. Das Wesen dieser Harmonisierung besteht darin, dass der Auferweckte eine bestimmte Zeit gleichzeitig auf diesen beiden Niveaus der Realität anwesend sein muss, wobei es selbstverständlich auch noch etwas Dazwischenliegendes zwischen ihnen gibt, das die ganze Zeit existiert, solange der Übergang von einem Niveau zum anderen verwirklicht wird.

Wenn die Registrierung vor sich geht und zum Beispiel die Analyse der Gewebe gemacht wird, so kann man das in großem Maße als den Ausgang aus dem Niveau der Davongegangenen betrachten.

<u>Drittes Niveau.</u> Bei dem dritten Niveau ist die Verbindung mit den Davongegangenen eine solche, dass der Davongegangene schon nicht mehr in die Struktur der Davongegangenen eingeht. Er geht schon in die Struktur der Lebenden ein, bei ihm vollzieht sich die Stabilisierung des physischen Körpers, aber bei ihm existiert noch der so genannte Balancekörper. Das ist ein Körper, in den bei Notwendigkeit der materielle Körper überführt wird. Dabei vollzieht sich der Übergang des materiellen Körpers in den Balancekörper auf Grund des Umfließens der Materie in ihn ungefähr ebenso, wie sich in verbundenen Gefäßen die Flüssigkeit aus einem Gefäß in das andere überfließt. Dieser Mechanismus arbeitet auf folgende Weise.

Stellen sie sich vor, dass der Auferweckte irgendjemanden von den Lebenden getroffen hat, einen von denen, der noch nicht bereit ist zum Treffen. Die Seele des Auferweckten nimmt diese Information auf. Und der Auferweckte, um den Menschen nicht zu traumatisieren, formiert die Reaktion seiner Hypophyse auf diese Weise, dass dieser das Vorsichgehende im Zustand der Erweiterung des Bewusstseins anfängt aufzunehmen. Und zu dieser Zeit realisiert der Balancekörper den Überfluss der Materie in eine andere Stelle der Raumzeit. Dabei muss man im Auge haben, dass die Seele, die den gesamten Prozess leitet, eine große Größe ist, dem Umfang nach ist das eine unendliche Struktur. Der Auferweckte findet sich dadurch an einer ganz anderen Stelle wieder. Das Vorhandensein dieser Fähigkeit hilft, die Anpassung der Auferweckten zu den Lebenden viel harmonischer zu machen.

Die beschriebene Erscheinung ist ähnlich einer Teleportation, jedoch ist das keine Teleportation. Der Unterschied zwischen ihnen besteht in folgendem.

Bei der Teleportation des Lebenden, der nicht gestorben war, wird die Kenntnis der genauen Koordinaten des Ortes der Teleportation gefordert, es ist eine hohe Entwicklung der Struktur der Steuerung notwendig, d. h. des Niveaus der Seele. In dem Fall jedoch, wenn der Zurückkehrende beginnt, die Materie an einen anderen Ort der Raumzeit zu überführen, ist die Situation einfacher, weil für ihn der Platz schon bereit ist.

Es gibt auch noch einen Unterschied. Das ist das, was eine Filmkamera in diesen zwei Fällen fixiert. Beim Betrachten des aufgenommenen Materials ist sichtbar, dass bei der Teleportation die Elemente des Körpers in Form von diskreten Bewegungen auftreten, während bei der Überführung der Materie in den Balancekörper, der sich an einem anderen Ort der Raumzeit befindet, alle Bewegungen sehr glatt sind, als ob wirklich die Materie aus einem Ort herausfließt und an einem anderen erscheint, am Platze der Registrierung.

<u>Viertes Niveau.</u> Beim vierten Niveau ist der Balancekörper praktisch schon nicht mehr nötig, weil es schon hergestellte Kontakte mit vielen Leuten gibt, die der Auferweckte früher kannte. Es gibt schon ausgefertigte Dokumente.

<u>Fünftes Niveau.</u> Auf dem fünften Niveau funktioniert der Auferweckte schon einfach als gewöhnlicher Mensch, er unterscheidet sich schon praktisch in nichts von den Lebenden.

Man muss sagen, dass der Auferweckte auswählen kann, ob er mit seinen Verwandten oder ehemaligen Bekannten zusammen sein wird oder nicht. Die Sache ist die, dass einige von ihnen nach seiner Auferweckung bei dem Treffen mit ihm sich nicht so benehmen könnten, wie es der Auferweckte wollte. So dass der Auferweckte auswählen kann. Und wenn er die Auswahl getroffen und die Entscheidung über den Wohnort getroffen hat, so ist das schon das fünfte Niveau. Und dann ist der zweite Körper, der Körper der Überströmung, für ihn schon nicht mehr nötig, weil er sich schon nicht mehr verstecken muss.

Es gilt allerdings zu vermerken, dass in der letzten Zeit der Übergang in den Balancekörper praktisch immer seltener und seltener vor sich geht. Das ist damit verbunden, dass in unserer aufgeklärteren Zeit schon ausreichend die Erklärung des Faktes der Auferweckung vorhanden ist.

∗∗∗

Setzen wir die Lesung der Erklärung fort.

„Am 16.01.99 haben der Sohn (Dmitrij, geboren 1965) und der Enkel (Michail, geboren 1985) mit einer Stimme erzählt, dass (indem sie mitten in der Nacht aufgewacht sind) der Sohn Dmitrij an der dem Bett gegenüberliegenden Wand, im Gebiet der großen Fotografie eines Löwen, den lebenden Valentin gesehen hätte. Der Sohn Dmitrij hat die Augen geschlossen und sie erneut geöffnet. Valentin war am Platz. Dann hat der Sohn den Enkel Michail geweckt und sich überzeugt, dass der Enkel ebenfalls Valentin sah."

Aus den allgemeinen Prinzipien der Auferweckung folgt, dass, wenn die Auferweckung in Anwesenheit von engen Verwandten vor sich geht, im gegebenen Falle Dmitrij und Michail, so erhöht sich die Geschwindigkeit der Auferweckung und der Zutritt in das Gebiet des Ausganges der Auferweckten entsteht leichter. Die Auferweckung vollzog sich bei diesen zwei Zeugen, sie sahen den Lebenden Valentin im Gebiet der großen Fotografie des Löwen.

Keine unwichtige Bedeutung hat hier die Anwesenheit im Gebiet der Auferweckung die Fotografie eines Vertreters der Tierwelt. Jedoch hätte anstelle der Fotografie auch eine lebende Katze oder ein Hund sein können oder irgendein Gewächs. Bei der Untersuchung des vorausgehenden Falles der Auferweckung hatte ich schon diese Frage berührt. Das Vorhandensein irgendeines anderen Objektes führt zur Zerstreuung der Aufmerksamkeit des Menschen und, folglich zur Verringerung der Belastung auf ihn, was der Beschleunigung der Auferweckung dient.

Auf diese Weise kann man folgende Regeln konstatieren:

Erstens, damit die Auferweckung schneller vor sich geht, muss man mehr Leute haben, die die Auferweckung der gegebenen Person wünschen.

Zweitens, es ist besser, wenn das Verwandte sind.

Und letztlich drittens, ist es sehr gut, wenn ein Vertreter der Tierwelt anwesend ist, möge das sogar auf dem Niveau der Fotografie sein, wie im gegebenen Falle eben dieser Löwe.

Im Übrigen, die Anwesenheit gerade eben des Löwen hatte hier zusätzlich eine interessante Besonderheit. Diese ermöglicht, eine Verbindung zwischen dem Aufzuweckenden und der umgebenden Welt zu sehen. In Verbindung damit erzähle ich über die informationellen Möglichkeiten des Löwen und des Adlers.

Es geht darum, dass im Unterschied zu anderen Lebewesen sich der Löwe bewegt, indem er vorher weiß, welche ungefähre Situation ihn erwartet, was mit ihm im allernächsten Zeitabschnitt vor sich gehen kann, ungefähr etwa bis zu einer Stunde. Um besser zu verstehen, was hier vor sich geht, wenden wir uns zu einer viel bekannteren Erscheinung.

In modernen großen Flughäfen landen die Flugzeuge manchmal jede Minute. Zur Gewährleistung der Sicherheit der Flüge müssen die Avia-Dispatcher auf dem Bildschirm der Radare die Bewegung aller Flugzeuge in der Luft sehen, um ihre Flüge und Landungen zu steuern. Betrachten wir kurz, wie ein Radar arbeitet oder anders, die Funkmeßstation.

Das Radar strahlt einen kurzen elektromagnetischen Impuls in irgendeine Richtung aus. Wenn es in dieser Richtung ein Flugzeug gibt, so wird der Impuls, indem er das Flugzeug erreicht hat, von ihm widergespiegelt und kehrt zurück: auf dem Bildschirm des Radars erscheint an dieser Stelle ein leuchtender Punkt. Und deshalb, je nach wieviel Zeit das widergespiegelte Signal zurückkehrt, wird die Entfernung bis zum Flugzeug bestimmt. Im folgenden Augenblick wird der Impuls in eine etwas andere Richtung geschickt, danach wird die Richtung erneut etwas geändert, all das vollzieht sich außerordentlich schnell, und im Ergebnis wird das Durchschauen des Luftraumes realisiert, so dass auf dem Bildschirm des Radars das vollständige Bild der Lage der Flugzeuge zum gegebenen Moment erscheint.

Ein solches Durchschauen des Luftraumes nennt man in der Sprache der Spezialisten Scannen.

Und so besitzt der Löwe die Eigenschaften, den Raum der zukünftigen Ereignisse in der Periode bis zu einer Stunde zu scannen, wobei er die zukünftigen Ereignisse wie auch die gegenwärtigen sieht. Merken wir an, dass anstatt über das Scannen des Raumes der zukünftigen Ereignisse zu sprechen, man auch über das Scannen der Zeit sprechen kann. Man kann auch einen solchen Ausdruck verwenden.

Von Zeit zu Zeit wirft der Löwe aus dem Brustkorb einen Impuls des Bewusstseins heraus und, indem er das widergespiegelte Signal annimmt, erhält er vorläufiges Wissen der zukünftigen Ereignisse.

Dieser Impuls formiert sich beim Löwen im Gebiet des Magens, spiegelt sich von den Wänden des Magens wider, geht durch das Gehirn und wird irgendwie von der Ebene des Magens herausgeworfen. Das ist das erste Signal, und das zweite wird sofort danach durch das Gehirn herausgeworfen, sie koppeln sich fast momentan aneinander, und der entstehende Impuls wird für das Scannen der Zeit genutzt. Wenn die Formierung dieses Impulses vor sich geht, zieht sich der Magen des Löwen etwas zusammen, wird zu etwas, was an einen Rugby-Ball erinnert und der Impuls kommt von einer seiner Spitzen. (Bem.: des ballähnlichen Magens).

Im Rahmen des jetzt erörterten Themas macht es Sinn, einige Worte über den Strauß zu sagen. Ein solcher Ausdruck wie „Straußpolitik" und andere analoge Ausdrücke sind mit der gängigen Vorstellung darüber verbunden, dass im Moment der Gefährlichkeit, anstatt zu handeln, der Strauß vor Angst den Kopf in den Sand steckt. In Wirklichkeit ist die Sache anders.

Der Strauß kann die Zeit ungefähr bis zu einer Minute voraus scannen. Und wenn er eine reelle Gefahr sieht, so rennt er davon. Das haben die Experimente amerikanischer Wissenschaftler mit dem Werfen von Kugeln bestätigt. Selbst wenn es eine potentielle Gefahr gibt, sie aber in der gegebenen Zeit nicht real ist, so weiß der Strauß, dass mit ihm nichts schlechtes passiert. Und deshalb steckt er den Kopf ruhig in den Sand. Wenn jedoch die Gefahr real wird, so rennt er dennoch davon.

Ich komme auf den Löwen zurück. Der Löwe scannt die Zeit für ungefähr eine Stunde voraus. Wenn er jedoch anstelle einer Stunde in die Zukunft schauen wird, sagen wir, eine Stunde und zwanzig Minuten schaut, so beginnt er auf Grund der geringeren Beweglichkeit die Form zu verlieren. Aber das kann sich der Löwe kaum erlauben.

Man muss sagen, dass sich in einer Beziehung das Scannen der zukünftigen Ereignisse durch den Löwen entscheidend von dem Scannen des Luftraumes mit dem Radar unterscheidet. Der vom Radar ausgesendete Impuls stellt einen Abschnitt einer elektromagnetischen Welle dar, er bewegt sich im Raum mit Lichtgeschwindigkeit. Der Impuls des Bewusstseins jedoch, ausgesendet durch den Löwen, bewegt sich nirgendwo hin, er dehnt sich nirgendwo hinaus, es gibt keinerlei Bewegung. Dieser Impuls entsteht sofort momentan in dem Punkt, wohin der Löwe gehen will. Dieser Impuls entsteht sowohl in dem Punkt wie er auch von dem Punkt widerspiegelt, nachdem er vorher alles ringsherum eingescannt hat.

Jedoch für das widergespiegelte Signal, im Unterschied zum direkten, gibt es auch den Begriff der Wellenausbreitung. Die widergespiegelte Welle breitet sich mit sehr hoher Geschwindigkeit aus, höher als die Lichtgeschwindigkeit, und kehrt an die primäre Quelle zurück.

Kehren wir zum direkten Signal zurück. Um leichter zu verstehen, was hier vor sich geht, kann man sich diesen Prozess vereinfacht in anschaulicher Form auf folgende Weise vorstellen. Wenn der Löwe zum Beispiel irgendein Territorium begehen muss, so entsteht bei ihm ein damit verbundener Gedanke. Stellen wir uns ihn in Form einer zylindrischen Säule vor (dem Wesen nach ist die Rede von der Form der Information). Wenn beim Löwen dieser Gedanke in Form der zylindrischen Säule auftritt, so entsteht sofort in dem Punkt, wo er sein will, ein etwas veränderter Zylinder, sagen wir, ein konusförmiger. Seine Erscheinung geschieht auf der Grundlage des Prinzips der allgemeinen Verbindungen zwischen allen Fragmenten der Information. Und die Information in dem für den Löwen notwendigen Segment wird um die entstandene Form herum gescannt.

Man kann sagen, dass die entstandene konusförmige Säule aus zwei Teilen besteht. Einer seiner Teile stellt das dar, was sich immer in diesem Segment befindet und was als Folge des fundamentalen Prinzips gilt, und darin besteht, dass ALLES IN ALLEM VORHANDEN IST. Der zweite Teil der konusförmigen Säule besteht daraus, was von dem Willen erzeugt wird, im vorliegenden Fall vom Willen des Löwen. Übrigens, hier hätte man sogar den Willen exakt berechnen können, d. h. das Segment des Geistes heraustrennen.

Die geistige Steuerung ist die steuernde Struktur. Der Geist steuert das Bewusstsein. Und diese Hierarchie spiegelt sich natürlich auch in der Prozedur der Entscheidungsfindung wider.

Beim Erhalten des widergespiegelten Signals durch den Löwen (noch bis zu seiner Bearbeitung durch das Bewusstsein) wird die erste Entscheidung sofort mit dem Geist getroffen, der geistigen Struktur der Steuerung. Z. B., voraus ist irgendetwas nicht so und man muss abspringen. Weiter vollzieht sich die Bearbeitung des widergespiegelten Signals, hier legt sich die hauptsächliche Belastung auf das Bewusstsein. Auf der Basis der Bearbeitung des widergespiegelten Signals durch das Bewusstsein entscheidet der Löwe, was zu tun ist, im gegebenen Falle, wohin er rennen muss.

Wenn man im Vergleich dazu das Aufführen des Tigers betrachtet, so ist hier die Situation eine andere. Beim Tiger ist die geistige Steuerung durch die Arbeit des entwickelten Bewusstseins ersetzt und deshalb verspätet sich der Tiger etwas.

Wir sehen, dass der Löwe dem Tiger wie auch anderen Tieren in der geistigen Steuerung entscheidend voraus ist. Gerade diese Fähigkeit hebt ihn unter den Tieren hervor und gerade deshalb gilt der Löwe als König der Tiere.

Wenn man in diesem Zusammenhang auf die entsprechende Organisation des Menschen schaut, so kann man folgendes konstatieren. Beim Menschen existiert ein spezieller separater Umfang des geistigen Niveaus und die geistige Steuerung geht in die Struktur des Kontaktes mit Gott. Deshalb kann sich der Mensch über den Wunsch sehr schnell entwickeln.

Und noch eine Bemerkung. Aus der aufgeführten Beschreibung des Prozesses der Annahme von Entscheidungen ist ersichtlich, dass, wenn das System der geistigen Steuerung sehr entwickelt wird, entscheidend mehr entwickelt wird, als nur das System des Bewusstseins. Alle Zellen werden vollständig kontrolliert und auch das Bewusstsein selbst, und damit wird das Objekt generell unvernichtbar. Denn man kann mit dem Bewusstsein, das entwickelte geistige Prinzipien enthält, Materie schaffen und das bedeutet auch einen beliebigen physischen Körper, u. a. auch den eines Menschen.

Jetzt gehen wir zu dem einzigartigen Vertreter der Vögel über, über den wir in der Einleitung gesprochen hatten – zum Adler. Neben den schon früher aufgezählten Möglichkeiten besitzt der Adler ebenfalls auch eine gut entwickelte Fähigkeit, den Raum der zukünftigen Ereignisse zu scannen.

Der erste Impuls bei ihm geht von den Federn aus, obwohl das scheinbar ein völlig nicht zutreffender Teil des Körpers für ein derartiges Ziel ist, weil die Federn ausfallen können, aber dennoch ist das so.

Der zweite Impuls geht von den Augen aus,. Danach, wie auch beim Löwen, verbinden sich die zwei Impulse und der entstandene komplizierte Impuls wird für das Scannen der Zeit genutzt. Kein anderer Teil des Körpers wird für die Erzeugung des Impulses praktisch berührt. Wenn jedoch die Augen des Adlers geschlossen sind, so sendet er ein System von parallelen Signalen und dann schaltet er dafür auch den Körper ein. Andere Vögel können das nicht machen. Einige andere Vogelarten, die gezähmt werden, z. B. die Steinadler und die Falken, wenn man ihnen die Augen verschließt, können das schon nicht mehr scannen und deshalb bemühen sie sich auch nicht zu fliegen.

Jetzt zur Zeit. Bei dem Scannen des Raumes der zukünftigen Ereignisse bis zu einer Stunde im voraus sieht der Adler in einem sehr großen Umfang. Er sieht sich selbst, sieht alle Prozesse, fixiert genau die gegenseitigen Verbindungen, analysiert alles zusammen. Die Wahrnehmung all dessen vollzieht sich mit Hilfe des Hellsehens, d. h. der irrationellen Sehkraft. Die nächste halbe Stunde sieht er weiterhin sich gut und irgendetwas von dem, was geschieht. Aber der Hintergrund beginnt verschwommen zu werden. Sich selbst sieht der Adler sehr deutlich bis zu fünf und sogar bis zu sieben Stunden. Man kann sagen, dass vom Adler aus es so ist, als ob in den Raum ein gewisser Faden geht. Und mit Hilfe dieses Fadens fühlt er, z. B., dass es irgendwo ein Problem gibt und dann fliegt er nicht dorthin.

Einige Arten von Adlern können das irrationelle Sehen auch einfach für die Orientierung während des Fluges nutzen, wobei sie in diesem Falle sogar klarer sehen, als mit den Augen. Jedoch nutzen sie diese Fähigkeit wenig, weil sich bei einem solchen Orientierungsverfahren eine große Belastung auf das Knochengewebe ergibt.

Man kann hinzufügen, dass der Adler auch hervorragend die Teleportation beherrscht.

Indem man den Flug von Vögeln beobachtet, kann man sehen, wie sie sich manchmal nach unten begeben, und, indem sie die Erde nicht erreicht haben, sich erneut nach oben erheben, indem sie die Äroauftriebskraft benutzen. Ein herrliches Muster eines solchen Fluges demonstriert der Albatros. Indem er Geschwindigkeit beim Absenken nach unten aufnimmt, dreht er sich kurz vor der Erde gegen den Wind und steigt nach oben.

Der Adler, das versteht sich, kann das auch machen, aber jetzt interessiert uns eine andere Methode, die er anwendet. Es ist bekannt, dass der Adler manchmal mit großer Geschwindigkeit nach unten fällt, danach, dem äußeren Eindruck nach, als ob er auf der Erde anschlägt und zugleich sich wieder mit großer Geschwindigkeit nach oben begibt. Man könnte annehmen, dass er nach der Landung einen gewaltigen Schub macht und dank dieses Abstoßens entsteht ein Abheben von der Erde mit großer Geschwindigkeit. Jedoch ist erwiesen, dass das nicht so ist. Die Aufnahmen mit einer Filmkamera, die von australischen Gelehrten aufgenommen wurden, haben gezeigt, dass der Adler in diesen Fällen überhaupt nicht die Erde berührt. Diese Erscheinung ist auch so als Rätsel verblieben.

In Wirklichkeit jedoch hat der Adler, indem er das Zukünftige sieht und weiß, wohin er fliegen würde, sich von der Erde abstossend, sofort dorthin teleportiert, wo er nach dem Abstoßen hätte sein sollen. So, dass der Adler auch noch über die Fähigkeit zur Teleportation verfügt.

*\*\**

Kehren wir zur Untersuchung der Erklärung von Svetlana Alexejevna zurück, zu der Stelle, wo sie darüber erzählt, dass ihr Sohn und ihr Enkel den lebenden Valentin in der Nähe der großen Fotografie des Löwen gesehen haben. Jetzt, nach der Bekanntschaft mit den Besonderheiten dieses Lebewesens, können wir verstehen, dass seine Fotografie zur Auferweckung Valentins beigetragen hat. Weil der Löwe die Fähigkeiten zum Scannen der Zeit besitzt, kann man sagen, dass er das Informationsfeld der Zukunft projiziert. Und hier schon vollzieht sich die Auferweckung, so dass dies dazu führte, dass, als Dimitrij erneut die Augen öffnete, er den lebenden Valentin wieder sah.

Weiterhin schreibt Svetlana Alexejevna darüber, dass sie eine Audiokassette gehört hatte, auf die ich ihr die Erklärung einer Reihe von prinzipiellen Bestimmungen über den Aufbau der Welt aufgezeichnet hatte. Nachdem sie diese Bestimmungen verstanden hatte, hatte sich die Kassette dematerialisiert.

Ich führe einige Erklärungen auf. Der Auferweckte, indem er selbst über eine einzigartige Erfahrung verfügt, will den lebenden Menschen helfen zu begreifen, dass die Auferweckung eine normale natürliche Erscheinung ist. Eine große Rolle für die Verwirklichung dieses Ziels spielen die Kontakte des Auferweckten mit den lebenden Menschen. Die Sache besteht darin, dass der Kontakt mit dem Auferweckten selbst die nötige Information über das gesamte Informationsfeld gibt und das unterstützt die Akzeptanz der Auferweckung durch die Gesellschaft als eine gewöhnliche Erscheinung. Wobei besonders wichtig der Kontakt mit dem Auferweckten desjenigen Menschen ist, der früher nicht über seine Auferweckung Bescheid wusste.

Nach dem Kontakt mit einem Menschen geht der Auferweckte zu einem anderen Ort, zu einem dritten, er sammelt auf diese Weise selbst Erfahrung, er hat doch seine Mission, er muss den Menschen

Wissen geben. Außerdem entsteht eine bestimmte Statistik der Reaktionen auf den Auferweckten und das ist eine sehr nützliche Kenntnis für die folgenden Auferweckungen.

Die Aufgabe von Valentin war die Schaffung eines Systems von Wissen in der Familie. Deshalb, als seine Mutter nach der Abhörung der Kassette die dort dargestellten Bestimmungen verstanden hatte, u.a. z.B. das, dass der Raum im Verhältnis zum Bewusstsein sekundär ist, hatte sich die Kassette dematerialisiert.

Damit wird die Analyse der Erklärung vom 26. Januar 1999 beendet. Ich gehe über zur Erörterung der nächsten Erklärung, vom 26. April 1999.

Erklärung von Kulikova Svetlana Alexejevna vom 26.04.1999.

(Anlage A, Seiten 483 – 484.)

„Ich wandte mich an Grigori Petrovitsch Grabovoi hinsichtlich der Auferweckung des getöteten Sohnes. Ich erkläre, dass Grabovoi Grigori Petrovitsch wirklich getötete Menschen auferwecken kann.

Ich wandte mich an Grigori Petrovitsch Grabovoi am 24.12.98 mit der Bitte, den getöteten Sohn Valentin aufzuerwecken, geboren 1967.

Am 16. Januar 1999 erzählten der Sohn Dmitrij (geboren1965) und der Enkel Michail (geboren1985) mit einer Stimme, dass, indem sie nachts aufwachten, der Sohn Dmitrij im Gebiet der Fotografie des Löwen den lebenden Valentin sah. Der Sohn Dmitrij schloss die Augen und öffnete sie erneut – Valentin war noch am Platz. Dann weckte der Sohn den Enkel Michail und überzeugte sich, dass der Enkel ebenfalls Valentin sah. Meine Tochter Katja erzählte, dass irgendwo in den ersten Tagen des April 1999 Valentin zu ihr kam und sagte, dass bei uns große Veränderungen zum Guten kämen. Und mit mir sprach der lebende Valentin über das Haustelefon. Wobei Katja seine Berührung spürte. Er bat sie irgendeine Telefonnummer zu wählen und mit ihrer Stimme irgendjemanden anzurufen. Sie erinnert sich, dass sie das Telefon genommen hatte, sich auf das Bett setzte, die Nummer zu wählen begann, aber dort waren lange Rufzeichen. Valentin sagte, dass das nicht eilig sei, verabschiedete sich und ging. Am 11. April 1999, am Feiertag des heiligen Ostern, etwa 18.00 Uhr rief mich die Enkelin Mascha (geboren 1990) an, die Tochter Valentins (meines Sohnes) und sagte, dass der lebende Valentin zu ihrer Mutter Glebova Marina (geboren 1970) gekommen war. Nach diesem Fakt des Treffens von Valentin mit seiner ehemaligen Ehefrau – Marina fuhr sie mit der Freundin und der Tochter Mascha zum Friedhof, wo sich früher das Grab von Valentin befand. Aber sie konnten das Grab von Valentin weder am physischen Ort, noch im Registrationsbuch" feststellen.

Im ersten Teil der Erklärung werden einige Fakten aufgeführt, welche schon in der vorherigen Erklärung beschrieben waren. Wir lesen weiter:

„Meine Tochter Katja erzählte, dass irgendwo in den ersten Tagen des Aprils 1999 zu ihr Valentin kam und sagte, dass sich bei uns große Veränderungen zum Guten vollziehen werden".

Das ist ein sehr wichtiger Satz. Hier ist die allgemeine Bestimmung abgebildet, dass die Auferweckung immer ein Zeichen der Veränderung der Zukunft zum Guten ist. Das ist ein Prinzip. Wenn die Auferweckung vollzogen ist, so beginnen sich die Ereignisse in die günstigere Richtung zu entwickeln.

„Wobei Katja seine Berührung fühlte. Er bat sie (Katja) irgendeine Telefonnummer zu wählen und mit ihrer Stimme irgendjemanden heranzurufen".

Hier sehen wir in den Handlungen von Valentin die Offenbarung noch eines anderen Prinzips. Nach dem ersten Kontakt mit irgendjemanden von den Lebenden, es kann sogar sein, auch mit dem Auferweckten, der aber schon das fünfte Niveau der Auferweckung hinter sich hatte, geht der Auferweckte in den nächsten Kontakt auf indirekte Weise durch Irgendjemanden. Z. B. in seinem Namen ruft sein Verwandter oder Bekannter irgendjemanden an, oder einen Vertreter der UNESCO. Im vorliegenden Falle wollte das Valentin über Katja machen.

„Sie erinnert sich, dass sie das Telefon nahm, sich auf das Bett setzte, die Nummer zu wählen begann, aber dort waren lange Klingelzeichen. Valentin sagte, dass das nicht eilig sei, verabschiedete sich und ging".

Der Auferweckte soll sich nach der Auferweckung offiziell registrieren lassen. Es existiert eine Struktur, in deren Rahmen ein ganzes System für die Registrierung von Auferweckten geschaffen wurde.

Es funktionieren spezielle Einrichtungen, mit Empfangszimmern, mit Telefonen, wohin der Auferweckte gehen und sich registrieren lassen kann. Die Besonderheit dieser Einrichtungen besteht darin, dass sie die Eigenschaft sozusagen eines zweifachen Raumes besitzen. Sie sind für die Auferweckten sichtbar und für denjenigen, der mit ihnen arbeitet, und nicht immer sichtbar für gewöhnliche Menschen, obwohl die Filmkamera sie fixieren kann.

Diese Einrichtungen sind nicht durch Menschen geschaffen. Gewöhnliche Menschen haben zu deren Schaffung keinerlei Verhältnis. Jedoch die Gebäude, in denen sie untergebracht sind, haben dieselbe äußere Form, wie auch all das, was durch Menschen geschaffen wird.

In diesen Einrichtungen arbeiten Wesen, welche das Äußere von Menschen haben, und die inneren Organe bei ihnen funktionieren auch wie bei den Menschen. Aber das sind völlig andere Wesen, und auch sie, wie auch ihre Einrichtungen, verfügen über jene Eigenschaft, dass sie durch die Auferweckten gesehen werden und für gewöhnliche Menschen nicht sichtbar sind.

Obwohl manchmal Situationen vorkommen, dass diese Einrichtungen mit ihren Mitarbeitern auch gewöhnlichen Menschen sichtbar werden. Das vollzieht sich, z. B. in den Fällen, wenn registriert werden muss, wie viel Menschen den Auferweckten sehen, mit wie viel Leuten sich bei ihm der Kontakt vollzieht. Dann entsteht eine ähnliche Einrichtung. Die Leute, die vorbeigehen, natürlich, richten auf sie keine besondere Aufmerksamkeit, sie. Sie begegnen jedoch dem Auferweckten, der, sagen wir, auf dem Bürgersteig steht, sie können ihn irgendetwas fragen, oder ihn umgehen, oder er kann sie irgendetwas fragen. Die Vorbeigehenden können vielleicht nicht begreifen, dass sie es mit einem Auferweckten zu tun haben, aber in dieser Zeit vollzieht sich die Registrierung dessen, wie viel Menschen diesen Auferweckten gesehen haben, mit wie vielen Leuten sich ein Kontakt vollzog. Diese Einrichtung ist eine bestimmte Zeit quasi offen für alle. Und danach wird sie erneut für die gewöhnlichen Menschen nicht wahrnehmbar.

Selten kommt es vor, dass das materielle Substrat dieser Einrichtungen sich auch verändert, aber die Hauptsache ist die, dass sie materiell existieren.

All dieses System der Registrierungen der Auferweckten, mit speziellen Einrichtungen, mit in ihnen arbeitenden Wesen, aber manchmal auch Menschen, all das öffnet sich eben erst jetzt für den Menschen. Ich spreche jetzt darüber, aber man hat mit der Errichtung dieses Systems schon ziemlich lange begonnen.

Im Zusammenhang mit den eben gerade beschriebenen Einrichtungen kommt die Erzählung von Herbert Wells „Zauberladen" ins Gedächtnis. Ich erinnere mich, wie sie beginnt.

Ein Mann geht mit seinem kleinen Sohn die Straße entlang. Plötzlich nimmt der Kleine den Finger des Vaters und zieht ihn zur Vitrine irgendeines Ladens. Der Vater erhebt die Augenbrauen und mit Erstaunen sieht er wirklich vor sich den Laden, in welchem Spielsachen verkauft werden. Sein Erstaunen kann man verstehen, - er ist tausende Male in dieser Straße entlang gegangen, jedoch niemals war an dieser Stelle ein Laden. Aber das Kind hatte diesen Laden gesehen. Sie gingen in das Innere und dort gab es in Wirklichkeit wunderbare Spielsachen.

Diese Erzählung ist in den Sammelband aufgenommen worden, welchem die allgemeine Bezeichnung „Fantastische Werke" gegeben wurde.

In der Tat, wie ersichtlich, übersteigt unsere lebende Wirklichkeit, unsere Realität unermesslich die beliebige Fantastik. Und umso mehr unter Berücksichtigung dessen, was noch von den Menschen erfahren werden muss.

Also, nach der Auferweckung steht für den Menschen die Frage über die Registrierung an. Die Wesen, über die wir gerade gesprochen haben, treffen den Auferweckten nach seiner Auferweckung, sie wissen alles. Bei ihnen gibt es die vollständige Information über alles, sie geben dem Auferweckten die Telefonnummern ihrer Büros und stellen ihm sofort Wohnraum zur Verfügung, für den Fall, wenn er sich entscheidet, ihn zu nutzen.

Der Auferweckte verfügt über den freien Willen, deshalb entscheidet er selbst, wo er verbleiben soll. Soll er bei Verwandten verbleiben oder nicht? Er selbst trifft die Auswahl. Diese Auswahl hängt in vielem von dem Sich-Aufführen der Verwandten ab, von ihrer Reaktion auf seine Auferweckung.

Die Registrierung ist wünschenswerterweise in einer Entfernung zu realisieren, nicht sehr weit weg von jenem Menschen, mit welchem bei dem Auferweckten der erste Kontakt vor sich ging, nicht sehr weit weg vom Ort des Befindens dieses Menschen im Moment der Registrierung. Weniger wichtig ist die physische Entfernung vom Ort des ersten Kontaktes, obwohl nach Möglichkeit es besser ist, die Registrierung in einer der Vertretungen durchzuführen, die nicht weit entfernt gelegen ist.

Als vollwertige Anerkennung des Faktes der Auferweckung gilt das Treffen mit irgendjemandem von den Lebenden. Wenn jedoch der Auferweckte, z. B. nur fotografiert wird, ohne Kontakt mit irgendjemandem von den Lebenden, so kann das nur als vorläufige Etappe der Anerkennung des Faktes der Auferweckung gezählt werden. Die Wichtigkeit des persönlichen Kontaktes besteht darin, dass der Kontakt eine große Bedeutung für das Gewebe des Lebenden hat. So dass als vollwertige Anerkennung des Faktes der Auferweckung gerade der Kontakt mit irgendjemandem von den Lebenden zählt. Danach kann man schon die Registrierung durchmachen.

Wenn der Auferweckte in eine der erwähnten Einrichtungen mit zwei Begleitern kommen kann, so kann er die Registrierung sofort durchmachen. Und dann, wie schon gesagt wurde, kann er entweder dort verbleiben, oder zu den Verwandten zurückkehren. Wenn jedoch bei dem Auferweckten nur ein Begleiter ist, so muss man zu Beginn im Empfangszimmer anrufen und sich beraten, was zu machen ist. Die Endetappe der Registrierung ist der Erhalt der Dokumente. Mit den Dokumenten kann der Auferweckte schon die Kontakte auf einem anderen Niveau fortsetzen.

Man muss sagen, dass in der ersten Etappe sich der Auferweckte in Wechselwirkung mit diesen besonderen Organisationsstrukturen befindet. Das Programm ist ein solches, dass der Auferweckte eine bestimmte Zeit am allgemeinen Prozess der Rettung teilnimmt.

Als Valentin Katja gebeten hatte anzurufen, hat er das erfüllt, was ihm als spezielle Mission auferlegt wurde.

Weiter schreibt Svetlana Alexejevna, dass am 11. April 1999, am Feiertag des heiligen Ostern, sie von ihrer Enkelin Mascha angerufen wurde, der Tochter ihres Sohnes Valentin, und sie sagte, dass der lebende Valentin zu ihnen gekommen war, zu ihr und ihrer Mutter Marina, der ehemaligen Frau von Valentin. Nach diesem Treffen mit dem lebenden Valentin fuhr Marina gemeinsam mit der Freundin und der Tochter Mascha auf den Friedhof, wo sich das Grab von Valentin befand. In den vergangenen fünf Jahren sind sie viele Male dorthin gefahren und kannten diesen Ort gut. Jedoch haben sie auf dem Friedhof kein Grab gefunden und im Buch der Registrierung gab es keine Aufzeichnung über die Beerdigung von Valentin.

Zu Beginn zählen wir auf, mit wievielen Blutsverwandten Valentin in Kontakt getreten ist. Die ersten waren die Verwandten Dmitrij und Michail, die ihn als Lebenden neben sich im Zimmer neben der Fotografie des Löwen gesehen haben. Weiter sprach er mit seiner Mutter über das Haustelefon.

Der nächste unmittelbare Kontakt war bei ihm mit der Schwester Katja. Und, letztendlich, als er zu seiner ehemaligen Frau kam, vollzog sich bei ihm noch ein Kontakt mit der Tochter Mascha.

Wenn man alles summiert, erhält man vier Kontakte auf dem Niveau des physischen Sehens.

Richten wir uns jetzt eine Minute an die Numerologie. Dabei benutzen wir denjenigen Fakt, dass für jedes beliebige Objekt immer seine Widerspiegelung im Gebiet der Information existiert. Deshalb existiert in der Struktur der Informationssteuerung, besonders bei dieser Steuerung, immer das Prinzip der Vergrößerung um das Zweifache. Wenn vier mit zwei multipliziert wird, erhält man acht.

Also, die Acht, 8. Wenn sich die Acht umdreht, geht sie in die Unendlichkeit über ∞. Das bedeutet, es vollzieht sich die Verschiebung der Raumzeit.

Der vierte Kontakt mit den Blutsverwandten geschah am Feiertag des heiligen Ostern. Der Feiertag des heiligen Ostern, der Feiertag der Auferstehung Christus ist u. a. charakterisiert dadurch, dass gerade zu dieser Zeit, zu Ostern, der Kanal der Auferweckung am einfachsten für die Regulierung der Raumzeit ist. Gerade zu Ostern öffnet sich das natürliche Wissen maximal über die allgemeine Auferweckung der Davongegangenen.

Und außerdem: Der Feiertag Ostern fiel in diesem Jahr (1999) auf den 11. April. Wenn man dieses Datum als eine Zahl betrachtet, erhält man eine Sieben. Wirklich:

$11.04.1999 \rightarrow 1+1+0+4+1+9+9+9 \rightarrow 3+4 \rightarrow 7.$

Auf diese Weise, hat das Datum des vierten Kontaktes eine Vibrationsstruktur der Geburt Christi. Das ist eine sehr gewaltige Unterstützung. Hier ist klar die Unsterblichkeit erkennbar, die durch die Geburt und die Auferweckung realisiert wird.

Wir sehen, dass die Hinwendung zur Numerologie die Ernsthaftigkeit der geschehenen Ereignisse vom Standpunkt der Gesetze des Aufbaus der Welt bestätigt.

Das Verschwinden des Grabes und das Verschwinden der Aufzeichnung über die Beisetzung im Registrierungsbuch spiegelt das Vorhandensein eines der fundamentalsten Gesetze wider, laut dem BEI BESTIMMTEMN BEDINGUNGEN DAS EREIGNIS AUSSERHALB DER RAHMEN SEINER REALISIERUNG HERAUSGEFÜHRT WERDEN KANN. D. h. das Ereignis kann man durch das Eingehen in die Vergangenheit auflösen, und dann wird es in der Gegenwart schon nicht mehr fixiert. Im gegebenen Fall wurde es möglich, die Raumzeit in jenes Gebiet zu verschieben, in welchem Valentin noch ruhig lebte. Und gerade deshalb fehlte dann auf dem Friedhof sein Grab, und im Registrierungsbuch gab es keine Aufzeichnung über seine Beerdigung. Das ist natürlich, weil die Verschiebung der Raumzeit sich in das Gebiet vollzog, wo der Mensch noch lebte, wo er noch nicht gestorben war.

Allerdings muss man sagen, dass das Vorhandensein des Grabes oder seine Abwesenheit in entscheidendem Maße von dem Wunsch des Auferweckten abhängt, davon, ob er will oder nicht, damit die sichtbare Information über jene Ereignisse erhalten bleibt. In Wirklichkeit gibt es in meiner Praxis schon sehr viele Fälle, bei denen die gesamte Information über den Tod vollständig verschwand. Und das bis zu solch einer Stufe, dass sich niemand aus dem Umfeld des Auferweckten dann noch an den Fakt des Todes erinnerte.

Also, Valentin erwies sich sogar als ein Nicht-Gestorbener. Und im Zusammenhang damit musste er noch eine Registrierung durchmachen.

Die erste Registrierung, auf physischem Niveau, fixierte das, dass er auferweckt war, und die zweite Registrierung bestätigte das, dass er auch nicht gestorben ist.

Hier muss man einen sehr wichtigen Umstand vermerken. Nach der wohlbehaltenen Vollendung aller dieser Ereignisse hat sich herausgestellt, dass Valentin sich an seine Auferweckung gut erinnert. Er erinnert sich, wie er die Registrierung als Auferweckter vollzog, er erinnert sich an alles, was in dieser Zeit vor sich ging, als das Ereignis mit dem Verschwinden seines Grabes und der Aufzeichnung im Registrierungsbuch noch nicht registriert war. Und gleichzeitig erinnert er sich an alle Ereignisse, die dann mit dem Verschwinden seines Grabes zusammen hingen, d. h. mit der Registrierung desjenigen Faktes, dass er nicht gestorben ist, er erinnert sich an alle diese reellen Ereignisse, die durch eine große Anzahl von Zeugen fixiert wurden.

Auf diese Weise, hat sich ergeben, dass Valentin gleichzeitig auch das sehr gut weiß, dass er die Struktur der Auferweckung und dass er die Struktur der Nichtrealisierung des Faktes des Todes durchmachte.

Hier sehen wir ein Beispiel der praktischen Realisierung des Prinzips, welches das bekannte Problem des Gedächtnisses der Reinkarnationen löst. Vom Standpunkt einiger Theorien der Reinkarnation verschwindet das Gedächtnis über vergangene Existenzen, damit eine neue Erfahrung angenommen werden kann. Jedoch der aufgeführte konkrete Fakt mit diesem Auferweckten hat gezeigt, dass das jetzt schon nicht mehr so ist. Jetzt macht der alte Stereotyp einem neuen Platz. Jetzt erlaubt das Gedächtnis in sich parallel sowohl den Fakt eines Leben zu konzentrieren, als auch den durch Verschiebung der Raumzeit verwirklichten Fakt des Nicht-Sterbens, d. h. dem Wesen nach des parallelen Lebens. Das gilt als ein prinzipiell neues Wissen,. Das zeigt, dass man gleichzeitig von einer beliebigen Anzahl von Leben wissen kann. Und das bedeutet, dass man jetzt schon nicht sterben kann, d. h. ewig leben kann. Und mehr noch, man kann bewusst die beste Variante des Lebens auswählen.

Dabei soll bei beliebigen Veränderungen das Prinzip der Nichtrealisierung von Tötungen unerschütterlich verbleiben. Und wie auch aus den dargestellten Fakten sichtbar ist, ist jegliche Zerstörung sinnlos, weil man alles wiederherstellen kann.

Zum Abschluss kann man sagen, dass sich bei der Hauptperson dieser Geschichte alles dann wohlwollend zusammengefügt hat. Bei ihm wurde das persönliche Leben gut geordnet, alles gelang mit der Arbeit erfolgreich, und insgesamt ging alles wie bei einem Menschen, der nicht gestorben war.

### 3

Gehen wir zur Betrachtung des nächsten Falles über.

Erklärung von Ljubov Serafimovna Kazakova vom 01.06.1999.

(Anlage A, Seiten 485-486)

„In Verbindung damit, dass ich mich am 06.05.1999 an Grabovoi Grigori Petrovitsch gewandt habe hinsichtlich der Auferweckung meiner Mutter Tschigirinzeva Nina Wassiljevna, erkläre ich, dass Grabovoi Grigori Petrovitsch wirklich meine Mutter Tschigirinzeva Nina Wassiljevna auferweckt hat.

Ich, Kazakova Ljubov Serafimovna, habe mich an Grigori Petrovitsch Grabovoi hinsichtlich der Auferweckung meiner Mutter Tschigirinzeva Nina Wassiljevna gewandt, geboren am 23. Dezember 1923 und verstorben am 18. April 1999 in Moskau.

Ich bin zum Friedhof gefahren. Als ich zum Grab gekommen bin, war ich sehr verwundert, dass die von meinem Sohn eingegrabene

Plastikvase, von ihm etwa 7 – 10 cm in die Erde eingegraben, seitlich vom Grab herumlag und die Blumen auf der anderen Seite. Es entstand der Eindruck, dass die Vase aus dem Inneren herausgestoßen wurde. Danach setzte ich mich neben das Grab und begann die Vorlesung von Grigori Petrovitsch über die Auferweckung der Mutter zu hören. Nach einer bestimmten Zeit begann auf dem Grab die Erde zu schwanken (kam in Bewegung). Mir wurde es ungemütlich, ich ging auf die andere Seite, stand bei einem anderen Grab und setzte fort, die Vorlesung zu hören (die Vorlesung hörte ich drei Mal) und sah die Erde oder ihr großes Territorium von der Seite, das war ein dunkler Wald aus braunen Tannen. Danach bin ich sofort weggefahren.

Nachdem ich das zweite Mal zum Grab gefahren bin, habe ich sofort gefühlt, dass das Grab leer ist und es dort niemanden gibt.

Danach habe ich die Mutter gebeten, wenn ich alles richtig mache, mir irgendein Zeichen zu geben. Plötzlich schaute ich auf die Wand, an der Wand hing ein Löffel mit einer Gabel mit einer Länge von 82 cm auf einer Höhe. Und ich sah, dass sich die Gabel um 61 cm nach unten verschoben hatte und auf die Seite zum Löffel hin um 15 cm. In das Zimmer ist im Verlaufe des Tages niemand gekommen und die Gabel konnte niemand umhängen, und vor 2-2,5 Stunden schaute ich auf die Gabel mit dem Löffel und dachte, dass man sie in die Küche umhängen muss. Ich überzeugte mich, dass Mama dieses Zeichen gegeben hatte. Nach der Hinwendung zu Grigori Petrovitsch Grabovoi (06.05.99) in der Nacht zum 07.05.99 hatte ich mit Mama einen Kontakt. Sie war mit mir unzufrieden. Während des Kontaktes kam es zu physischen Störungen, sie waren aber mit der Berührung durch die physische Hand von Mama an meine Wange beseitigt. Das Treffen mit der physisch auferweckten Mama wurde von mir ruhig aufgenommen".

Also, nehmen wir der Reihe nach auseinander, was Ljubov Serafimovna schreibt.

„Als ich zum Grab gekommen bin, war ich sehr erstaunt, dass die vom Sohn eingegrabene Plastikvase, etwa 7-10 cm in die Erde eingegraben, seitlich vom Grab herumlag, die Blumen aber auf der anderen Seite. Es entstand der Eindruck, dass die Vase aus dem Inneren herausgestoßen wurde".

Hier begegnen wir einer Situation, sehr ähnlich jener, welche im ersten Falle beschrieben war, im Falle Rusanov A. E. Wir haben das schon erörtert. Dort vollzog sich ein Hinauswurf der Sphäre. Der Hinauswurf kann vor sich gehen, z.B. durch irgendeine Spalte, in der Regel wird allgemein ein Weg benutzt, der den geringsten Widerstand darstellt.

Es gilt zu vermerken, dass eine spezielle Technologie der Auferweckung existiert, die mit dem Begraben des Menschen in der Erde zusammenhängt. Wenn der Mensch in der Erde begraben wird und in bestimmte Abschnitte des Erdbodens Streben eingesetzt werden, so stellt sich der Mensch wieder her.

Im Zusammenhang mit dieser Methode kann ich auch noch eine solche Information geben. Wenn die richtige Technologie des Begrabens angewandt wird, so zerlegt sich dann der physische Körper nicht und er kann periodisch für den Empfang der Pflanzennahrung auferstehen. Wenn jedoch die Rede von nicht verwesten Heilige ist, so können sie die Nahrung wesentlich seltener annehmen, z.B. einmal in hundert Jahren.

Die Idee einer solchen Technologie des Begrabens besteht darin, dass es dann, nach der Auferweckung, leichter wäre, alle Lebensfunktionen des physischen Körpers für das vollwertige Leben des Menschen wiederherzustellen. Übrigens, dafür, damit bei dem physischen Körper mehr Möglichkeiten wären, wurden bei einigen Begräbnissen spezielle offene Räumlichkeiten gemacht.

Die Begräbnisse wurden früher, folglich auf solche Weise gemacht, damit der Mensch auferweckt werden könnte. Wenn man jedoch über die Auferweckung spricht, so kann man in dem Falle, wenn bei dem Menschen sein physischer Körper erhalten bleibt, eine etwas andere Prozedur der Auferweckung anwenden, die auf einer speziellen Orientierung von Teilen des Körper beruht.

Die Methode des Begrabens des Menschen in die Erde kann man anwenden, u.a. auch für die Rettung der Menschen vor einem Stromstoß. Bei der Anwendung dieser Methode hat eine große Bedeutung die Dicke der Erdschicht über dem Menschen, das ist prinzipiell für die Geschwindigkeit der Auferweckung. Das hängt damit zusammen, dass die Erde, u.a. die Eigenschaft der Abschirmung hat. Und deshalb werden in Abhängigkeit davon, ob viel oder wenig Erde aufgelegt ist, völlig verschiedene Prozesse vor sich gehen.

Ich gebe hier einen praktischen Rat, wie einem Menschen zu helfen ist, wenn er von einem elektrischen Strom getroffen wurde. Vieles hängt allerdings von der Stärke des Stromes ab, jedoch in einem beliebigen Falle ist es wünschenswert, das Nachfolgende zu tun.

Erstens. Zu gewährleisten den Kontakt der rechten Hand mit der Erde. Das kann man tun, wenn man entweder unmittelbar die rechte Hand auf die Erde drückt oder sie durch den Heizkörper erdet oder noch durch irgendetwas, was eine Erdung hat.

Zweitens. Nächste Etappe – die linke Hand erden, richtiger, im gegebenen Fall die Stelle, die sich etwas höher als die Hand befindet.

Weiter kann man die Standardprozeduren ausführen.

Das wichtigste bei einer Verletzung durch Strom ist die Hilfe zur Regenerierung des Gehirngewebes. Gerade diese Funktion erfüllen die zwei beschriebenen Prozeduren.

Setzen wir die Untersuchung der Erklärung fort.

„Danach setzte ich mich neben das Grab und begann die Vorlesung von Grigori Petrovitsch über die Auferweckung von Mama zu hören. Nach einer bestimmten Zeit schwankte am Grab die Erde (kam in Bewegung)".

Eine der Varianten der Auferweckung kann auch eine solche sein: Die Auferweckung vollzieht sich direkt am Grab, und dann vollzieht sich am Grab auch das Treffen. Allgemein für das Bewusstsein des Menschen könnte das auch einfacher sein, aber, natürlich unter der Bedingung, dass der Mensch das aushalten könnte, damit keine Deformationen der Zellen entstehen. Ich hatte schon früher darüber gesprochen, dass die Auferweckung immer auf diese Weise vor sich gehen muss, damit keine Verletzung der Umgebenden eintritt. Sie muss immer unter den Bedingungen vor sich gehen, die für alle günstig sind.

Der Fakt, dass die Erde in Bewegung geriet, spricht davon, dass der Prozess der Vorbereitung zur Auferweckung unmittelbar am Grab begonnen hat. Es kommen Fälle vor, dass Menschen zum Grab kommen und nach der Auferweckung nehmen sie die Auferweckten mit sich. Aber im vorliegenden Falle war Ljubov Serafimovna psychologisch nicht bereit zu einer solchen Variante. Wie sich dann aufklärte, stellte sie sich auf die Auferweckung direkt bei sich zu Hause ein.

„Mir wurde es ungemütlich, ich bin auf die andere Seite gegangen, stand bei einem anderen Grab und setzte das Hören der Vorlesung fort (ich hörte die Vorlesung drei Mal) und sah die Erde oder ihr großes Territorium von der Seite, das war ein dunkler Wald aus braunen Tannen".

Der Prozess der Auferweckung lief, Ljubov Serafimovna war in einem angespannten Zustand und deshalb wurde ein zusätzliches Element zur Verringerung der Angespanntheit durch die Zerstreuung ihrer Aufmerksamkeit eingeführt – eine große Menge an braunen Tannen.

„Indem ich das zweite Mal zum Grab gekommen bin, habe ich sofort gefühlt, dass das Grab leer ist und es dort niemanden gibt".

Man muss sagen, dass Ljubov Serafimovna über gute sensitive Fähigkeiten verfügt, über das Hellsehen. Sie führte eine Diagnostik des Grabes durch und sah, dass dort die physische Materie fehlt. Sie hat verstanden, dass Mama schon nicht dort ist (auch die Erde kam bei der letzten Hinfahrt schon in Bewegung). Und deshalb entstand für Ljubov Serafimovna die Notwendigkeit, eine Bestätigung darüber zu erhalten, dass sich ihre Mama schon irgendwo in der Nähe befand und alles ging, wie nötig.

„Danach habe ich Mama gebeten, wenn ich alles richtig mache, mir irgendein Zeichen zu geben".

Wie aus dem Text folgt, als Ljubov Serafimovna auf die Wand schaute, wo große hölzerne Löffel mit Gabel hingen, sah sie, dass sich die Gabel nach unten verschoben hatte. Man kann vermerken, dass Ljubov Serafimovna sehr gute Methoden der Registrierung benutzt hatte. Im Text werden konkrete Größen der Abstände aufgeführt, die aus ihren Messungen erhalten wurden. Sie hatte sogar Fotografien gemacht.

Mit der Verschiebung der Gabel hatte Mama ihrer Tochter zu erkennen gegeben, dass sie alles richtig macht und dass sie beruhigt sein kann. Das war eine Übergangsperiode. Mama ist vom Grab weggegangen und hätte mit der Tochter in irgendeinen Kontakt treten sollen.

Der beschriebene Fall mit dem Löffel und der Gabel war eine vorbereitende Etappe zum unmittelbaren Treffen mit der auferweckten Mama, welches in der Nacht zum 7. Mai vor sich ging.

„Nach der Hinwendung zu Grigori Petrovitsch Grabovoi (06.05.99) in der Nacht zum 07.05.99 gab es bei mir einen Kontakt mit Mama. Sie war mit mir nicht zufrieden. Während des Kontaktes vollzogen sich physische Störungen, jedoch waren sie durch die Berührung der physischen Hand der Mama an meiner Wange beseitigt. Das Treffen mit der physisch auferweckten Mama wurde von mir ruhig wahrgenommen".

Nina Wassiljevna, die Mama von Ljubov Serafimovna, ist ein verklärter Mensch. In einem der vergangenen Leben war sie ein Yogi. Sie hatte sogar selbst teilweise ihren Körper aufgesammelt. Über seriöse Unzufriedenheit ihrerseits war in der Tat auch keine Rede. Wie sich später herausstellte, hatte sie einfach eine bestimmte Unzufriedenheit damit zum Ausdruck gebracht, dass ihre Tochter, obwohl auch Hellsehende, sich psychologisch zur Auferweckung unmittelbar am Grab nicht bereit war, was zur Verzögerung der Zeit führte, aber insgesamt war sie mit der Tochter sehr zufrieden, weil diese klar und richtig handelte.

Über die physischen Störungen: beim ersten Kontakt mit den Auferweckten, als der Mensch gerade erst physisch auferweckte, kann bei dem Verwandten die Anspannung sehr hoch sein,. Auf Grund der emotionalen Aufregung können die Gefühle sehr angespannt sein, können spezifische Empfindungen entstehen, sodass sogar, z.B., das

Schwingen der Gardinen vom Wind als physische Störungen aufgenommen werden können. Aber als Mama mit der Hand die Wange der Tochter berührte, wobei gerade mit der physischen Hand, so fiel sofort die Spannung. Dann verschwanden auch die Störungen.

Und es ist sehr wichtig, dass Ljubov Serafimovna innerlich ihr Treffen ruhig wahrnahm.

Und alles endete glücklich.

## 4

Gehen wir jetzt über zu dem Fall der Auferweckung am Tage des Eintretens des biologischen Todes. Der Text der Erklärung ist aus dem Buch genommen: Grigori Grobovoi. „Praxis der Steuerung. Weg der Rettung", Band 3, Blatt 199.

Erklärung von Bogomolov Lev Dawydovitsch vom 28.01.1998.

(Anlage A, Seiten 487).

„Im Zusammenhang damit, dass ich mich am 7. Januar 1998 an Grabovoi Grigori Petrovitsch in Moskau hinsichtlich des Todes von O. gewandt hatte, erkläre ich, dass Grabovoi Grigori Petrovitsch wirklich die Lebensfunktionen von O. nach meiner Information zu dieser Frage an ihn im Verlaufe des Zeitraumes von 23.15 Uhr des 7. Januars 1998 bis 16.15 Uhr des 8. Januars 1998 wiederherstellte. Als Beweis für den Tod von O. zählt die Erklärung ihres Mannes E., begründet auf dem Bericht der Ärzte vom 7. Januar 1998. Als Bestätigung des Faktes der Wiederherstellung der Lebensfunktion von O. nach der Sitzung, die von Grabovoi Grigori Petrovitsch über Distanz in 17 Stunden durchgeführt wurde, gilt das, dass ich persönlich mit O. um 16.15 Uhr des 8. Januar 1998 gesprochen habe, sowie auch die Erklärung des Mannes E. Andere Methoden der Wiederherstellung von O. außer der intensiven, auf Distanz vorgenommenen extrasensorischen Einwirkung, durchgeführt von Grabovoi Grigori Petrovitsch, wurden nicht angewendet".

Im vorliegenden Falle vollzog sich die Auferweckung 17 Stunden nach der Feststellung des biologischen Todes durch die Ärzte. Bei der Auferweckung im Verlaufe eines Tages seit dem Moment des Eintrittes des biologischen Todes, spüren die Auferweckten, in der Regel, praktisch keinen Unterschied zwischen dem Krankheitszustand und dem Zustand des biologischen Todes. Das beweist, dass das Bewusstsein die Funktion der Wiederherstellung des Körpers bei beliebigen Zerstörungen hat und eine lange Zeit die Daten über die Lebensfunktion des physischen Körpers bewahrt. Indem gedanklich an das Bewusstsein des Davongegangenen die Prinzipien und Methoden der Auferweckung übergeben werden, kann man die Funktion des Bewusstseins zur Wiederherstellung des Körpers bis zu jenem Niveau entwickeln, bei dem sich der Körper beginnt wiederherzustellen. Die Wiederherstellung vollzieht sich schneller, wenn die Seele durch den Erhalt des Wissens über die Prozesse der Auferweckung vorbereitet ist und wenn nach Möglichkeit eine größere Anzahl von Menschen die Auferweckung unterstützt. Die Auferweckung vollzieht sich auf der Grundlage der Freiheit der Auswahl der Seele des Menschen, der Auswahl der weiteren Entwicklung. Das Wissen über die Prinzipien und Methoden der Auferweckung müssen allerorts verbreitet werden, damit alle Kenntnisse über die Auferweckung als einzigen Weg der Entwicklung erhalten. Das Leben wird sich durch den Weg seiner Ewigkeit entwickeln. Die Lebenden begeben sich durch den Weg der Unsterblichkeit. Die Davongegangenen werden auferweckt. Es wird das Gesetz des Schöpfers über das ewige Leben realisiert.

© Г. П. Грабовой, 2001

\*\*\*

Aus der Betrachtung der aufgeführten konkreten Fälle der Auferweckung kann man folgende Schlussfolgerungen ziehen.

<u>Erstens.</u> Der Auferweckte hat wie ein gewöhnlicher freier Mensch das Recht auszuwählen, wo und mit wem er verbleibt und für welche Zeit. Eine solche Möglichkeit gibt es bei ihm, umso mehr, wenn man berücksichtigt, dass die Registrierung auf höchstem Niveau durchgeführt wird, und sich damit internationale Organisationen beschäftigen, und danach erfolgt die Registrierung schon im Lande. Obwohl manchmal, jedoch hinreichend selten, kommt es vor, dass die Registrierung zuerst im Lande vollzogen wird, und erst danach in internationalen Organisationen.

Jetzt spreche ich über gewöhnliche Organisationen, d.h. über Organisationen, die durch Menschen geschaffen wurden. Und die allererste Registrierung, über die ich bei der Analyse des zweiten Falles gesprochen habe, macht der Auferweckte in jenen besonderen Strukturen durch, über die ich erzählt habe. Deshalb macht dem Wesen nach der Auferweckte zwei verschiedene Registrierungen durch: Die erste Registrierung wird in diesen besonderen Strukturen realisiert, und die zweite – in unseren gewöhnlichen Einrichtungen.

Die Auferweckten haben gleiche Rechte wie alle restlichen Menschen, ihr Unterschied besteht lediglich darin, dass sie durch die Struktur der Auferweckung gegangen sind.

<u>Zweitens.</u> Für die Erhöhung der Geschwindigkeit der Auferweckung hat eine wichtige Bedeutung der Kontakt mit den speziellen Strukturen, durch welche sich die Auferweckung vollzieht, mit er-

wähnten Wesen, mit ihren konkreten Vertretern usw. Für dieses Ziel ist es wünschenswert, irgendwelche Verbindungsmittel zu haben, z.B. Telefon, um telefonieren zu können und Informationen zu erhalten. Man kann auch ohne Telefon auskommen, wenn es gut entwickelte telepathische Fähigkeiten gibt. In diesem Falle kann der Auferweckte, indem er sich gedanklich konzentriert, eine Anfrage telepathisch senden und ebenfalls telepathisch auf sie eine Antwort erhalten.

Die Geschwindigkeit der Auferweckung erhöht sich noch mehr in dem Falle, wenn es das vollständige Begreifen dessen gibt, dass die Auferweckung auch direkt erfolgen kann, d.h. ohne Zwischeninstanzen, die die Funktion der Überlappung der Strukturen des Auferweckten mit den Strukturen der Lebenden erfüllen. Jetzt treten hinreichend viele Situationen ein, wenn der Auferweckte unmittelbar vor dem Lebenden erscheint. Und wenn diese Kenntnis bei dem Lebenden eingelegt ist, dann beschleunigt das auch die Auferweckung und der Auferweckte durchläuft dann nicht irgendwelche besonderen Stadien, wo es die erwähnten Vertreter gibt, die die Auferweckten mit den Lebenden verbinden. Deshalb gilt es zu wissen, dass die Auferweckung zu völlig verschiedenen Bedingungen vor sich gehen kann und nicht unbedingt z.B. für die Auferweckung die Formierung von Übergangsstrukturen erforderlich ist.

<u>Drittens.</u> Die Auferweckung ergibt immer eine positive Wirkung. Das ist das Grundprinzip. Die Auferweckung ist immer sehr nützlich für alle, weil sie belegt, dass eine Vernichtung nicht möglich ist. Diese Information ist an und für sich außerordentlich wohltuend. Die Auferweckung verändert die Situation immer in die bessere Richtung.

Ich habe viele konkrete Fakten, die darüber sprechen, dass die Auferweckung ein Ereignis darstellt, das günstig für alle ist. Zum

Beispiel, wenn der Auferweckte nach der Auferweckung in Kontakt mit Verwandten getreten ist, verschwanden bei den Verwandten die Krankheiten. Es verschwanden z.B. die bösartigen Geschwülste, oder es wurden Probleme gelöst, es wurden Sachen gelöst, es vollzogen sich viele positive Veränderungen im Leben. Das Leben ging insgesamt auf ein qualitativ anderes Niveau über, auf jenes Niveau, auf dem alles geht, wie es erforderlich ist.

Auf diese Weise erweist die Auferweckung einen ungewöhnlich nützlichen Einfluss auf die Lebenden. Durch den Fakt ihrer Realisierung bestätigt sie den Status eines völlig anderen Lebens. Und die Menschen, indem sie sich diesem Status anschließen, leben schon auf einem völlig anderem Niveau, das unvergleichbar wohltuender ist als jenes, welches vor dem Akt der Auferweckung existierte.

## KAPITEL 2
## GRUNDPRINZIPIEN DER AUFERWECKUNG

In diesem Kapitel werden die Grundprinzipien der Auferweckung behandelt. Alle Prinzipien sind ihrer Wichtigkeit nach in vier Gruppen eingeteilt. In der ersten Gruppe sind die Prinzipien des ersten Niveaus vorgestellt, das heißt, die besonders wichtigen. Weiterhin folgen das zweite, das dritte und das vierte Niveau. Die Formulierungen der Prinzipien werden in großen Buchstaben gegeben. Nach der Formulierung eines jeden Prinzips steht der Zahlenausdruck in runden Klammern, zum Beispiel (3.5). Dieses Symbol bedeutet, dass das betreffende Prinzip zu dem dritten Niveau gehört und dort die laufende Nummer fünf hat. Am Ende des Kapitels wird die folgerichtige Anordnung der Grundprinzipien der Auferweckung nach den Niveaus gegeben. Die Darstellung beginnen wir mit den Prinzipien des ersten Niveaus.

1

Bereits in der Einleitung war die Rede davon, dass die Hauptaufgabe im Leben des Menschen die Erhöhung des Niveaus seines Bewusstseins ist. Die Erhöhung des Niveaus des Bewusstseins – das ist das wahre Verfahren, um sich selbst sowie die Umwelt zu verändern.

Gegenwärtig gibt es die Meinung, dass die Umwelt von uns nicht abhängig ist, dass sie an und für sich existiert, dass sie, sozusagen, objektiv existiert, und dem Menschen bleibt nur noch übrig, diese Welt zu erforschen, ihre Gesetzmäßigkeiten zu erforschen, um diese zum Wohl der Menschheit zu nutzen.

In Wirklichkeit sieht die Sache nicht ganz so aus.

Lassen Sie uns darüber nachdenken, warum sich bei den Menschen eine solche Vorstellung bildete. Der Mensch sieht, dass die Sonne jeden Morgen aufgeht und abends untergeht, dass sich regelmäßig der Wechsel der Jahreszeiten vollzieht, wobei sie einander in ein – und derselben Reihenfolge wechseln, am Himmel kann man an ein- und derselben Stelle immer den Polarstern sowie andere Sterne finden; wenn man aus den Händen einen Gegenstand fallen lässt, so fällt er, wie auch der berühmte Newtonsche Apfel, immer nach unten. Alle diese Erscheinungen geschehen ständig, ein und das andere Mal, und beim Menschen entsteht der Eindruck, dass sie unabhängig von seiner Existenz geschehen und dass sie gewisse objektive Erscheinungen darstellen, die sich seinem Willen nicht unterwerfen, das heißt, er hat es mit der objektiven Welt zu tun, die unabhängig von ihm existiert. Und gerade das ist ein großer Irrtum des Menschen.

Um herauszufinden, wie die Situation in Wirklichkeit ist, muss man den Begriff des kollektiven Bewusstseins einführen. Das kollektive Bewusstsein – das ist das vereinigte Bewusstsein aller Menschen. Später werden wir sehen, dass man in das kollektive Bewusstsein auch das Bewusstsein anderer Wesen, zum Beispiel der Tiere einschließen muss, und überhaupt das Bewusstsein von allem Existierenden.

Im kollektiven Bewusstsein existieren feste Vorstellungen. Diese Vorstellungen sind stabil, weil sie ein gewisses Mittelmass darstellen, das heißt das, was sich im Ergebnis der Mittelung in Bezug auf die ganze Gesamtheit der Menschen ergibt.

Um besser zu sehen, worum es geht, wenden wir uns konkreten Beispielen zu. Stellen wir uns vor, dass wir eine Münze hochwerfen. Kann man genau sagen, wie das Ergebnis beim Hochwerfen wird: Zahl oder Wappen? Wenn das eine Standardmünze ist, so kann man im Voraus nicht sagen, was ausfällt. Wenn wir aber die Münze zum

Beispiel siebenmal hochwerfen? Es ist dasselbe. Es kann einige Male die "Zahl" ausfallen und einige Male das "Wappen". Es kann sogar auch so passieren, dass alle sieben Male die "Zahl" ausfällt, es kann aber auch umgekehrt alle sieben Mal das "Wappen" ausfallen. Wenn wir das Verhältnis der Anzahl der ausgefallenen "Zahlen" zu der Anzahl der ausgefallenen "Wappen" erstellen, so werden wir bei den angeführten Fällen, ohne Anwendung des Hellsehens, diesen Wert nicht voraussagen können; wir werden nicht sagen können, wie groß dieser Wert, z.B. nach siebenmaligem Hochwerfen der Münze sein wird.

Wenn man aber die Münze einige tausend Male hochwirft, so kann man vorweg sagen, dass das Verhältnis der Anzahl der ausgefallenen "Zahlen" zur Anzahl der ausgefallenen "Wappen" zu Eins streben wird. Wenn man aber die Münze einige Millionen Male hochwirft, so wird diese Zahl praktisch gleich Eins sein. Es ergibt sich, dass man bei einer großen Anzahl von Hochwerfen das Ergebnis voraussagen kann. Und das ist kein Zufall. Es geht darum, dass bei einer großen Anzahl von Versuchen, bei einer großen Anzahl von Fällen, die so genannten statistischen Gesetzmäßigkeiten erscheinen.

Also, bei einigen Einzelversuchen, gelingt es nicht, irgendeine Gesetzmäßigkeit festzustellen, das Ergebnis ist zufällig. Wenn jedoch die Anzahl der Fälle sehr groß wird, so entstehen Gesetzmäßigkeiten, die man als statistische bezeichnet.

Es gibt um uns herum sehr viele solcher Gesetzmäßigkeiten. Sehen wir uns z.B. die Tastatur eines Computers aufmerksamer an. Man kann herausfinden, dass die Buchstaben auf der Tastatur nicht alphabetisch angeordnet sind. Sie sind auf irgendeine eigenartige Weise angeordnet, anscheinend nach irgendeiner Regel. Jedoch nach welcher?

Im Zentrum der Tastatur befinden sich die besonders gebräuchlichen Buchstaben und an den Rändern - die weniger gebräuchlichen. Es ist klar, dass es sich mit den Zeigefingern leichter als mit den kleinen Fingern arbeiten lässt, deshalb sind auch am meisten gebräuchlichen Buchstaben im Zentrum angeordnet.

Wie kann man herausfinden, welche Buchstaben die besonders gebräuchlichen sind? Man kann zum Beispiel den Computer so beauftragen, dass er viele Bücher durchliest und feststellt, welche Buchstaben am häufigsten anzutreffen sind, welche seltener und welche ganz selten. Der Computer kann für jeden Buchstaben die Wahrscheinlichkeit seines Erscheinens im Text errechnen. Die Buchstaben mit größter Wahrscheinlichkeit des Auftretens im Text sind im Zentrum der Tastatur untergebracht.

Achten Sie dabei auf folgendes. Wenn wir uns interessieren, wie hoch die Wahrscheinlichkeit des Auftretens irgendeines Buchstaben ist, sagen wir des Buchstaben A in einem dem Text willkürlich entnommenen Wort, so wird es keine Antwort auf diese Frage geben. Wenn man aber viele Bücher nimmt, in denen es viele Wörter und dementsprechend viele Buchstaben gibt, so entstehen statistische Gesetzmäßigkeiten und wir werden für den Buchstaben A die Wahrscheinlichkeit seines Auftretens im Text bestimmen können.

Diese Angaben kann man auch in den Druckereien für die Zusammenstellung der Setzkästen benutzen. Es müssen nicht alle Buchstaben des Alphabetes in den gleichen Mengen gegossen werden. Man kann die Buchstaben in den Mengen herstellen, die den Wahrscheinlichkeiten ihres Auftretens im Text proportional sind.

Dieselbe Idee wird auch bei der Zusammenstellung der Häufigkeitswörterbücher der Sprache benutzt. Ein Computer, nachdem er viele Bücher, insbesondere die Werke von Klassikern durchgelesen hat, kann eine Auflistung der besonders gebräuchlichen Wörter zusammenstellen. Solche Wörterbücher sind sehr praktisch beim Erlernen einer Fremdsprache. So nehmen zum Beispiel 3000 der meist gebräuchlichen Wörter der englischen Sprache ca. 90% des Textes der schöngeistigen Literatur ein. Übrigens enthält das große Webster Wörterbuch einige hunderttausende von Wörtern. Wir sehen, wie die Anwendung der statistischen Gesetzmäßigkeiten das Erlernen einer anderen Sprache vereinfachen kann. Nur 3000 Wörter, jedoch der gebräuchlichsten, und Sie können bereits lesen und kommunizieren.

Kommen wir auf das Hauptthema zurück. Jeder Mensch hat seine eigenen Vorstellungen, Vorstellungen über alles und diese können sich von den Vorstellungen eines anderen Menschen sehr unterscheiden. Nimmt man jedoch alle Menschen, und das ist eine sehr große Anzahl, so vollzieht sich eine Mittelung dieser Vorstellungen. Im Ergebnis der Mittelwertbildung existiert im kollektiven Bewusstsein eine gewisse stabile Vorstellung über verschiedene Dinge. Und gerade diese kollektive **Vorstellung** über verschiedene Sachen wird von den Menschen als objektive Realität wahrgenommen. Die Illusion schafft gerade die Standfestigkeit dieser resultierenden Vorstellung, obwohl das einfach ein Ergebnis der Mittelung in Bezug auf eine große Menge von Objekten darstellt; in diesem Fall ist das ein Ergebnis der Mittelung nach den Vorstellungen, die im Bewusstsein der Menschen vorhanden sind.

Wenn ich zum Beispiel eine Diagnostik des Menschen durchführe, der mich um Hilfe gebeten hat, so sehe ich, wie sich der Zustand seines Organismus permanent verändert, und auf Schritt und Tritt in sehr breiten Grenzen. Wenn aber dieser Mensch sofort, sagen wir, zum Röntgen geschickt wird, so wird auf dem Bildschirm des Apparates ein stabiles Bild beobachtet werden. Es geht darum, dass die Geräte die Angaben anzeigen, die mit den Vorstellungen des kollektiven Bewusstseins über diese Situation in Verbindung stehen.

Wir sind gerade dazu gekommen, um eines der wichtigsten Prinzipien zu formulieren:

UNSER BEWUSSTSEIN NIMMT ALS REALITÄT DAS WAHR, WAS IN UNSEREM BEWUSSTSEIN EXISTIERT (1.3).

Wenn Sie denken, so stellt das, worüber Sie denken, für Ihr Bewusstsein genau dieselbe Realität dar, wie auch das, was um Sie herum geschieht, wie das, was Sie zum Beispiel mit den Augen sehen, dass heißt über das normale Sehvermögen.

Dieses Prinzip ist ein grundlegendes, weil, wenn Sie das, worüber Sie denken, mit dem, was sich in der äußeren, angeblich objektiven Realität vollzieht, verbinden, wenn Sie das auf dem Niveau der Handlung verbinden, so können Sie eine Materialisierung der Objekte durchführen, Sie können auferwecken.

Es gibt quasi zwei Realitäten: die Realität im Gedankenbereich des Bewusstseins – das ist das eine, und die Realität des Bewusstseins im Bereich der Wahrnehmung der physischen Welt – das ist das andere, das ist das, was als etwas Stabiles wahrgenommen wird.

Dabei muss man verstehen, dass alle Objekte der Umwelt, sagen wir, der Tisch, der Stuhl, das Auto, alle diese Gegenstände, jedes ihrer Teilchen, jedes Element der Welt auf dem Gesamt-Bewusstsein der lebenden Menschen aufgebaut werden. Deshalb, wenn wenigstens ein Teil des Bewusstseins verändert wird, fängt die Welt an, sich umzugestalten. Deshalb muss man übrigens umgestalten, ohne zu zerstören, sondern indem man auf dem Boden der schöpferischen Kenntnisse schafft. So dass, wenn wir uns die Umwelt anschauen, schauen wir in der Tat nicht auf etwas wirklich stabiles, sondern auf einen Raum mit allen sich dort befindenden Objekten, der im Ergebnis der Mittelung erhalten wird und für alle Lebenden besonders bequem ist, genauer gesagt, wir nehmen die kollektive Realität in der Raum-Zeit wahr. Und deshalb sind zum Beispiel unsere Erde oder die physischen Körper - einfach die Folgeerscheinung der Vereinigung aller Bewusstsein der Menschen oder, präziser gesagt, generell aller Bewusstsein, sowohl der Menschen als auch anderer Wesen.

Wenn wir dieses Prinzip kennen, so kann man sagen, dass die Auferweckung alles in allem die richtige technologische Ergänzung in die Struktur der allgemeinen Verbindungen darstellt.

Also, noch einmal. Alles, was ringsum existiert: die Erde, die Sonne, die Sterne, der Raum, die ganze Welt – all das wurde in Wirklichkeit auf der Struktur des Bewusstseins erschaffen, die das Bewusstsein des Schöpfers einschließt. Deshalb, wenn wir wissen, was der Geist ist und was das Bewusstsein ist, können wir auferwecken, können wir Räume erschaffen, können wir die Welt aufbauen, können wir überhaupt beliebige schöpferische Handlungen vollbringen.

Praktisch ist die Änderung der Realität deshalb möglich, weil ihrerseits die Realität anhand der Beschlussfassung durch das Bewusstsein jeder Persönlichkeit und durch das Bewusstsein jedes Informationsobjektes erschaffen wurde.

Das bedeutet, damit man auferwecken kann und die Unsterblichkeit besitzt, damit ein glückliches Leben jedem gewährt wird, muss jeder diesen Standpunkt annehmen, und jeder muss die Entscheidung über einen solchen Weg treffen. Und je mehr Entscheidungen über die Wahl dieses Weges, des Weges eines ewigen und glücklichen Lebens getroffen werden, desto schneller beginnt sich die Realität in dieser

Richtung umzuwandeln.

Auf diese Weise, wenn wir in das kollektive Bewusstsein die Bestimmung einführen, dass die Vernichtung nicht möglich ist, dass alle auferweckt werden sollen und das Leben ewig sein muss, so wird dann alles auch so geschehen. Weil, wenn diese Vorstellung zur Norm wird, das heißt zu einem Teil des kollektiven Bewusstseins, zu einem seiner Parameter und zu einer seiner Bestimmungen, dann wird diese Bestimmung als ein Teil des kollektiven Bewusstseins standfest werden und sie fängt an, als objektive Realität wahrgenommen zu werden.

Eine physische, das heißt eine gewisse objektive Realität als solche, existiert in Wirklichkeit nicht. Das, was als objektive Realität vorgestellt wird, ist in der Tat von der Struktur des Geistes, von der Struktur des Bewusstseins erschaffen worden. Denn, ich erinnere daran, das Bewusstsein nimmt als Realität einfach das auf, was im Bewusstsein existiert. Und deshalb, ich wiederhole, ist unsere Erde zum Beispiel einfach eine Projektion des kollektiven Bewusstseins nach einem seiner Parameter.

Auf der Grundlage des kollektiven Bewusstseins kann man, sagen wir, die Erde in ihrem Ausmaß vergrößern, man kann die Sache so organisieren, dass zusätzliche Erden und zusätzliche Räume entstehen. Ich werde bei dieser Frage nicht ausführlich stehen bleiben, sie wird in meinen Büchern über den Weltaufbau behandelt, und jetzt formuliere ich lediglich das nächste damit verbundene Prinzip:

DER RAUM HÄNGT DAVON AB, WO SICH VERSCHIEDENE ZEITINTERVALLE ÜBERSCHNEIDEN. ALS FOLGE DESSEN KANN DIE ERDE IN IHRER ABMESSUNG VERGRÖSSERT WERDEN (1.15).

Ein glückliches unendliches Leben, das heißt das, wovon man immer träumte, woran die Religionen glaubten, was Paradies heißt, ein solches Leben kann endlich zur Realität werden. Ich biete eine Religion an, die Antworten auf alle Fragen gibt, die zeigt, wie man das Leben unter voller Kontrolle, in voller Sicherheit, mit voller Handlungsfreiheit, unter der Bedingung der natürlichen schöpferischen Entwicklung jeder Persönlichkeit und aller gleichzeitig, organisieren kann. Man kann das alles auf der Basis des Bewusstseins gestalten und ich gebe die konkreten Technologien, wie man, indem man die Bewusstseinsstruktur kennt, diese anwenden kann, um Lösungen zu erhalten und die Realität zu steuern. Wobei jede beliebige Realität zu steuern, nicht unbedingt nur die Erde oder irgendwelche bestimmte Prozesse. Wir müssen verstehen, dass alles, was wir um uns herum sehen, alle Prozesse, die sich um uns herum vollziehen, all das auf der Grundlage des kollektiven Bewusstseins geformt wurde. Warum geschehen gerade solche Veränderungen der Zusammensetzung des Bodens, warum vollzieht sich gerade ein solcher Prozess der Fotosynthese in den Pflanzen, warum bewegen sich die Wolken gerade so, warum hat der Mensch gerade jetzt diese materielle Form und warum befindet sich die Sonne gerade dort, wo sie sich gegenwärtig befindet – auf alle diese Fragen existiert eine Antwort: das sind alles Erscheinungen, die auf der Basis des kollektiven Bewusstseins geformt werden. Das geschieht einfach für jeden Mensch nicht offensichtlich und deshalb sind sich nicht alle Menschen dessen bewusst. Durch die Änderung des kollektiven Bewusstseins können wir die uns umgebende Realität verändern.

Hier muss man einen wichtigen Moment betonen. Es ist so, dass das kollektive Bewusstsein nicht nur bei den Menschen existiert, sondern auch bei allen gleichartigen Objekten. Wenn man, sagen wir, sehr viele Computer herstellt, so kann ihre Realität, ihr kollektives Bewusstsein einen steuernden Computer reproduzieren. Und wenn ihre spezifische Konzentration in der Volumeneinheit der Information groß wird, so kann das zu einer gewissen Änderung der Lebensform führen. So dass das, worüber die Phantasten zu dieser Frage schreiben, im Grunde genommen keine Phantastik ist. Im Prinzip kann das zur Realität werden. All das muss man im Auge behalten und gerade deshalb ist es auch noch so wichtig, die Methoden der Steuerung der Realität zu erlernen.

Übrigens haben seiner Zeit einige Tierarten, z.B. die Löwen, sowie auch einige Vogelarten ein Stadium des Steuerungsniveaus durchlaufen und deshalb ist es auch kein Zufall, dass bei ihnen der Instinkt gut entwickelt ist. Bei den Menschen hat sich der Instinkt für das Leben in der Gesellschaft als entwickelt erwiesen. Bei den Tieren, zum Beispiel bei den Löwen, gibt es selbstverständlich auch ein kollektives Bewusstsein und es beeinflusst auch unseren Planeten, aber natürlich nicht so wesentlich wie das kollektive Bewusstsein der Menschen. Die Priorität ist hier dem Menschen überlassen, da obwohl alle Wesen im Grunde genommen Gottes Schöpfungen sind, ist jedoch der Mensch dazu auch noch nach dem Bilde und Gleichnis des Schöpfers erschaffen.

Zu allem Gesagten gehört das folgende Prinzip:
DIE STRUKTUR DER WELT MUSS SICH IM RAHMEN DER ENTWICKLUNG UNSERES EIGENEN BEWUSSTSEINS SEHR INTENSIV ENTWICKELN (1.4).

Ziehen wir Bilanz. Wenn wir unser eigenes Bewusstsein entwickeln, verändern wir die Struktur der Welt. Denn, indem wir unser

Bewusstsein verändern, verändern wir allmählich das kollektive Bewusstsein, und im Ergebnis erhalten wir eine solche Welt, die wir brauchen, weil gerade auch sie in der Realität reproduziert wird. So ist der Mechanismus der Umgestaltung der Welt.

Formulieren wir noch einige Prinzipien:

DER WAHRE STATUS DER WELT IST IM EWIGEN LEBEN. DAS EWIGE LEBEN GEWÄHRLEISTET DIE WAHRE STABILITÄT DER WELT. DAS STREBEN NACH EINER STABILEN WELT SCHAFFT DAS EWIGE LEBEN:

DERJENIGE, DER NICHT GESTORBEN IST, STELLT DIE GRUNDLAGE DAR, DIE ALLES ANDERE REPRODUZIERT. EINE SOLCHE GRUNDLAGE IST GOTT. GOTT IST EWIG, ER IST NIEMALS GESTORBEN. DARAUS FOLGT ALLES (1.1).

DAS EWIGE LEBEN – DAS IST DAS PRINZIP DER ENTWICKLUNG DER GÖTTLICHEN REALITÄT (1.2).

DIE AUFERWECKUNG - DAS IST DIE ERKENNTNIS DES WAHREN BEWUSSTSEINS (1.5).

DAS UNENDLICHE LEBEN BEDINGT DIE NOTWENDIGKEIT DER ENTWICKLUNG DER SEELE (1.6).

Zum Verständnis eines beliebigen Materials muss man immer die Schlüsselbegriffe kennen, die im Text verwendet sind. Deshalb sage ich jetzt ein paar Worte über die verwendeten Begriffe.

Die Seele.

Die Seele - das ist jene Substanz, die vom Schöpfer entsprechend der Ewigkeit der Welt erschaffen wurde und ein Element der Welt darstellt. Die Seele ist unerschütterlich, sie existiert im Prinzip als eine organisierende Struktur der Welt und deshalb geht von ihr aus die Reproduktion solcher Begriffe, wie z.B. der Geist, der auch den Begriff der Handlung einschließt. Somit kann man sagen, dass in einer der Auffassungen, <u>die Handlungen der Seele der Geist ist</u>. Deshalb kann man, indem man die geistige Grundlage in die Richtung der schöpferischen Entwicklung der Welt vervollkommnet, die Struktur der Seele verändern.

Das Prinzip (1.6) sagt darüber aus, dass das unendliche Leben die Notwendigkeit der Entwicklung der Seele bedingt. In Wirklichkeit werden beim unendlichen Leben je nach der Entwicklung des Menschen und der Gesellschaft immer wieder neue und neue Aufgaben entstehen und deshalb ist die Entwicklung der Seele notwendig, damit der Mensch im Stande ist, die neuen Anfragen adäquat zu beantworten.

<u>Das Bewusstsein.</u>

Das Bewusstsein ist eine Struktur, die der Seele erlaubt, den Körper zu steuern. Die Seele, deren materieller Teil der Körper ist, wirkt über die Struktur des Bewusstseins mit der Realität zusammen.

Es gibt aber auch ein Zusammenwirken zwischen dem Körper und den Zellen dieses Körpers. Dieses Zusammenwirken verwirklicht auch das Bewusstsein, es ist jedoch bereits ein Zellbewusstsein.

Im umfassenden Sinne ist das Bewusstsein eine Struktur, die die geistige und physische Materie verbindet.

Durch die Veränderung des Bewusstseins kann man den Geist umgestalten, und das bedeutet, die Handlungen reproduzieren, das heißt die Ereignisse. Denn die Seele ist ein Teil der Welt, das heißt, sie ist in jedem beliebigen Ereignis anwesend.

<u>Das wahre Bewusstsein.</u>

Das wahre Bewusstsein ist ein Bewusstsein, das die Realität der Welt in der unendlichen Zeit und im unendlichen Raum widerspiegelt, das ist ein Bewusstsein, das ermöglicht, ewig zu leben und sich ewig zu entwickeln.

Man kann drei Charakteristiken, drei Eigenschaften des wahren Bewusstseins vermerken.

Die erste. Das wahre Bewusstsein widerspiegelt adäquat das System der Entwicklung der Welt, da sich dieses gleichzeitig mit der Entwicklung der Welt in allen ihren Offenbarungen entwickelt.

Die zweite. Das wahre Bewusstsein kann, unter der Bedingung der Aufrechterhaltung in der Primärquelle, an die anderen Wesen umadressiert oder delegiert werden oder den anderen Wesen übergeben werden, dabei zusammen mit all den von ihm angesammelten Kenntnissen.

Und die dritte. Das wahre Bewusstsein verfügt über die Eigenschaft der Widerspiegelung der gesamten Realität auf jedem seiner Segmente, das heißt in jedem Segment des wahren Bewusstseins existiert die gesamte Realität gleichzeitig.

Etwas Ähnliches haben wir in der Holographie. Bei der Beleuchtung einer holographischen Platte entsteht in der Luft ein dreidimensionales Objekt, z.B. ein Samowar. Dabei ist das Gefühl des realen Vorhandenseins eines Samowars merkwürdig. Wenn wir die Platte zerbrechen und eines der entstandenen Stückchen nehmen, so entsteht wiederum bei seiner Beleuchtung derselbe Samowar, obwohl die Darstellungsschärfe geringer wird. Wenn man ganz kleine Stückchen nimmt, entsteht eine Trübung der Darstellung, ihre Qualität verschlechtert sich merkbar.

Was jedoch das wahre Bewusstsein angeht, so spiegelt sogar sein kleines Segment die gesamte Realität gleichzeitig ideal wider.

Das wahre Bewusstsein formiert sich bei der geistigen Entwicklung, das heißt, das wahre Bewusstsein entwickelt sich in erster Linie durch die Seele, danach durch die geistige Struktur und den Körper. Wenn ich hier sage "...und durch den Körper", so meine ich natürlich keine direkte körperliche Steuerung. Die Rede ist hier von einer harmonischen Wechselwirkung aller Zellen des Organismus untereinander und mit dem Bewusstsein anhand der gemeinsamen Verbindungen.

Ich bemerke, dass sogar bei der kleinsten Zelle auch ihre eigene Entwicklung auf dem Mikro-Niveau existiert, die anhand der bereits erwähnten gemeinsamen Verbindungen auf das Makro-Niveau übergehen kann, so dass sogar auch die kleinste Zelle mit der gesamten Makro-Welt verbunden ist.

Im vorherigen Kapitel wurde der Begriff "das erweiterte Bewusstsein" benutzt. Ich sage jetzt ein paar Worte über diesen Begriff.

Das erweiterte Bewusstsein.

Das erweiterte Bewusstsein ist ein Begriff, der in vieler Hinsicht durch die Wörter dieses Begriffes erklärbar ist. Das ist ein Zustand, bei dem sich die Wahrnehmung erweitert und beginnt, das steuernde Niveau des Bewusstseins selbst zu umfassen. Der Begriff des erweiterten Bewusstseins schließt die drei Niveaus in sich ein.

1. Das Niveau der Wahrnehmung der dynamischen Welt, des dynamischen Bildes des Weltalls.

Wenn der Mensch auf die Welt im gewöhnlichen Zustand schaut, sagen wir, im Zustand des fixierenden Bewusstseins, so fixiert er die statischen Formen. Zum Beispiel ist für ihn ein Sessel – auch ein Sessel, ein Tisch ist ein Tisch und ein Baum ist ein Baum, und das ist alles. Er vermerkt einfach diese Gegenstände als gewisse statische Formen.

Wenn sich der Mensch aber im Zustand des erweiterten Bewusstseins befindet, so beginnt er, die Gegenstände bereits als dynamische Formen wahrzunehmen, das heißt so, wie zum Beispiel in diesem Fall der Sessel oder der Baum in der Dynamik existieren, im Prozess allgemeiner Wechselverbindungen.

Auf diese Weise nimmt bereits der Mensch im Zustand des erweiterten Bewusstseins die Gegenstände nicht als stabile wahr, er beginnt die Welt als eine bewegliche Form wahrzunehmen, er beginnt die Welt als eine Struktur zu sehen, die man verändern und umgestalten kann und es tritt das Bewusstsein darüber auf, dass die existierende Welt unendlich verbessert werden kann.

Man kann vermerken, dass beim Treffen mit dem Auferweckten im Laufe des ersten Monates nach der Auferweckung derjenige Mensch, der ihn getroffen hat, im Zustand des erweiterten Bewusstseins sein kann und in diesem Zustand fühlt er die Abwesenheit der Zeit und die Anwesenheit eines anderen Zustandes der Realität.

2. Auf dem zweiten Niveau begrenzt sich das Bewusstsein nicht mehr mit der einfachen Wahrnehmung des Objektes, es wird aktiv, es wird bereits selbst zum schöpferischen Element. So z.B. verwirklicht gerade das Bewusstsein des Auferweckenden bei der Auferweckung den Aufbau der Struktur des Aufzuerweckenden und es ist ein Element der zu schaffenden Struktur des Aufzuerweckenden.

3. Das dritte Niveau ist ein Niveau des eigenen Bewusstseinszustandes. Das Bewusstsein dieses Niveaus begreift alles, was sich vollzieht, und kontrolliert die gesamte Situation.

Im Zustand des erweiterten Bewusstseins kann der Mensch viele verschiedene Prozesse gleichzeitig wahrnehmen. Wobei er gleichzeitig sowohl die angenäherten als auch die entfernten Ereignisse wahrnehmen kann.

Bei der Auferweckung, ungeachtet dessen, ob der Mensch selbst die Auferweckung verwirklicht oder einfach die Arbeit eines anderen beobachtet, sieht er im Zustand des erweiterten Bewusstseins unmittelbar, wie sich um die Seele des Aufzuerweckenden das Schaffen des Körpers vollzieht, das heißt der physischen Materie.

Wenn aber die Rede über die Materialisierung irgendeines Objektes geht, so kann man sehen, wie sich die Schaffung der Materie um das existierende Informationsvolumen vollzieht. Wobei das Bewusstsein gleichzeitig auch im Objekt anwesend ist (das erweiterte Bewusstsein!) und das Bewusstsein ist nicht einfach im Objekt anwesend, sondern es spielt die Rolle eines aktiven schaffenden Elementes.

Wir sehen hier, bei der Materialisierung, dass das Bewusstsein die Steuerung der physischen Materie verwirklicht. Jedoch kann das Bewusstsein auch die geistigen Pläne der Information steuern, wo der Begriff "die physische Materie" schon nicht benutzt wird.

Man muss vermerken, dass das erweiterte Bewusstsein ein Teil des wahren Bewusstseins ist, es stellt aber in vieler Hinsicht ein selbständiges Element dar, das die Handlung des wahren Bewusstseins verwirklicht.

Über den Raum und die Zeit sprechen wir im nächsten Kapitel.

Sehr nah an die vorherigen Prinzipien schließt sich auch das folgende Prinzip an, das Prinzip der Göttlichkeit:

DAS PRINZIP DER GÖTTLICHKEIT: DAS BESTREBEN ZUR UNVERWESBARKEIT DES KÖRPERS, ZUM EWIGEN LEBEN UND ZUR ENTWICKLUNG DES WAHREN BEWUSSTSEINS – DAS IST DIE PRAXIS DER HÖCHSTEN BLÜTEZEIT DES MENSCHLICHEN DASEINS (1.7).

Betrachten wir dieses Prinzip ausführlich.

Mit der Auferweckung sind viele Fragen verbunden. Zum Beispiel, worin unterscheidet sich die Auferweckung nach einer geringen Zeit nach dem biologischen Tod von der Auferweckung in dem Fall, wenn schon eine bestimmte Zeit vergangen ist. Und gibt es hier irgendwelche zeitliche Grenzen, die als Meilensteine eine Änderung der Situation markieren.

Es stellt sich heraus, dass hier eine große Rolle der 9. und der 40. Tag nach dem biologischen Tod spielen. Nicht zufällig existiert eine Tradition, diese Tage zu begehen. Betrachten wir diese Frage.

DER 9. UND DER 40. TAG NACH DEM BIOLOGISCHEN TOD SIND WIE WENDEPUNKTE, DIE VERSCHIEDENE VORGEHENSWEISEN IN BEZUG AUF DIE AUFERWECKUNG VON EINANDER TRENNEN.

Die Tradition, den 9. und den 40. Tag zu begehen, widerspiegelt das Prinzip der Verteilung der Information um den physischen Körper.

In den ersten acht Tagen vollzieht sich die Anhäufung, das Einsammeln aller vorhandenen Informationen und am neunten Tag werden alle geistigen, emotionalen und physischen Ereignisse, die im Leben ihren Platz hatten, in den physischen Körper des Davongegangenen projiziert.

Weiterhin erfolgt im Laufe von 31 Tagen die Vorbereitung zum vierzigsten Tag, wenn die gesamte angesammelte Information als ein endloser Strahl in ein gewisses sphäroidisches Segment des Informationsfeldes herausgeführt wird, das sich auf den Menschen bezieht und eine Beziehung zur Seele hat.

Wenn man die Frage über die Geschwindigkeit der Auferweckung betrachtet, so vollzieht sich die Auferweckung bis zum neunten Tag schneller als vom neunten bis zum vierzigsten. Und dabei kann man bei der Auferweckung bis zum neunten Tag schwächere Impulse geben, die Impulse, die die grundlegende Struktur dieser Persönlichkeit in sich enthalten.

Bei der Auferweckung bis zum neunten Tag reicht es manchmal aus, sogar auch nur die Information der so genannten Biofelder einzubringen, das heißt von dem, was sich normalerweise um den Körper des Menschen herum befindet.

Bei der Auferweckung des Menschen ab dem neunten bis zum vierzigsten Tag muss man schon die Information der Ereignisse einführen, die der Mensch durchlebt hat, und nur dann wird es möglich, ihn aufzuerwecken.

Bei der Auferweckung nach dem vierzigsten Tag muss man schon die Information einführen, die im Prinzip die Persönlichkeit auf dem Niveau ihrer Erschaffung vom Gott charakterisiert, d.h. auf dem Niveau der Erschaffung ihrer Seele.

Wie man aus dem oben gesagten erkennen kann, trennen sich die drei verschiedenen Herangehensweisen bei der Auferweckung von einander gerade durch den neunten und den vierzigsten Tag.

Ich vermerke einen wichtigen Moment. Die Geschwindigkeit der Auferweckung nimmt wesentlich zu, wenn man bis zum 40. Tag über den Dahingegangenen wie über einen Lebenden spricht. Es ist wünschenswert, auch im Weiteren die Tatsache des Dahingehens ein unnötiges Mal nicht zu erwähnen. Ich ergänze, dass die Handlungen, die in den fundamentalen schöpferischen Religionen nach dem Hinscheiden vollbracht werden, zur Auferweckung beitragen.

Wenn man aber die Frage über die Auferweckung in der notwendigen Zeit betrachtet, d.h. zum Beispiel, wenn es bei der Verwirklichung eines Rettungsaktes erforderlich ist, einen Mensch unmittelbar in diesem Moment aufzuerwecken, so benötigt man in diesem Fall für die Auferweckung ein sehr hohes Niveau des Ausganges in die steuernde Information und deshalb wird in diesem Fall von dem, wer auferweckt, ein sehr hohes geistiges Niveau erforderlich.

Wichtig ist auch die Frage über die Wahrnehmung der Dahingegangenen.

## ÜBER DIE WAHRNEHMUNG DER DAHINGEGANGENEN

Man kann auch noch ein paar Worte darüber sagen, wie sich die Wahrnehmung der Realität von den Dahingegangenen mit der Zeit verändert. Für die Dahingegangenen entsteht selbstverständlich eine andere Realität. In Abhängigkeit vom Grad der Zersetzung des physischen Körpers verändert sich auch der Charakter der Wahrnehmung der Seele des Dahingegangenen.

Nach dem Eintritt des biologischen Todes beginnt die Zerstörung verschiedener Strukturen, die Zerstörung der Zellstruktur, dennoch setzt der Dahingegangene ca. die ersten drei Tage fort, die physische Realität der Lebenden ungefähr so wahrzunehmen, wie auch früher. Weiterhin beginnt für ihn bis zum vierzigsten Tag die Realität der Lebenden als ob allmählich zu verschwinden, das ist ein spezifischer Übergangsprozess, den ich jetzt nicht beschreiben werde.

Nach dem vierzigsten Tag nimmt der Dahingegangene die physische Realität der Lebenden als einen ephemerischen Plan wahr und die Prozesse, die sich dort abspielen, scheinen ihm nicht sehr wesentlich oder problematisch zu sein, da vor ihm ein neuer Aufgabenkreis entsteht.

Die erste Aufgabe, die vor ihm steht, ist die Synchronisierung der physische Körper, die er in den früheren Reinkarnationen hatte (selbstverständlich, wenn diese dort bei ihm geblieben sind, d.h. wenn er sie seiner Zeit bis zur Möglichkeit der Nutzung einer Materie in zwei oder noch mehr Reinkarnationen nicht entwickelt hatte). Als organisierendes Zentrum in der Arbeit bei der Synchronisierung der früheren und etwas späteren Verkörperungen tritt seine Seele auf.

Nach der Erfüllung dieser Aufgabe geht der Dahingegangene auf das zweite Niveau über. Dieses Niveau gehört zur Erleuchtung. Hier entsteht das Licht, jedoch nicht dasjenige, das gewöhnlich bei den Beschreibungen des Überganges vom Zustand des Lebens in den Zustand des Todes und der ihn begleitenden Formierung des Korridorsystems gemeint wird. Hier entsteht ein anderes Licht, das Licht des Wissens, wobei das Wissen vor ihm als ein offenes Wesen erscheint, ein offenes Wesen in dem Sinne, dass der Davongegangene versteht, dass er dieses Wissen auch so nehmen kann, als ob er selbst davon nicht zu unterscheiden wäre. Das kann man damit vergleichen, was in der Einleitung über die Rose gesagt wurde, über die Erkenntnis ihres Wesens. In einem höheren Bewusstseinszustand kann man sich mit ihr verschmelzen und sich von ihr nicht unterscheiden, und dann wird die Wahrheit offen gelegt, die Wahrheit ihres Wesens.

Bei der Erreichung des zweiten Niveaus, des Niveaus der Erleuchtung, beginnen die Dahingegangenen die Information wahrzunehmen, die aus dem Plan der Lebenden eintrifft. Gegenwärtig ist eine solche Situation entstanden, dass die Dahingegangenen in Verbindung mit der Information, die sie erhalten, interessiert sind zurückzukehren. Es ist so, dass die Menschheit in Verbindung mit der Herstellung und Anhäufung von Kernwaffen bei der Gefahr der Selbstvernichtung unmittelbar angelangt ist. Im Falle einer nuklearen Katastrophe wird auch der Plan der Dahingegangenen betroffen. Im Zusammenhang damit entstand gegenwärtig für die Dahingegangenen die ernste Gefahr, da ihre Geschichte verschwinden kann, und sogar das gesamte Dasein dieses Planes sich zerstreuen kann. So kann es in Verbindung mit folgendem Gesetz der Informationsentwicklung geschehen: DIE VOLLE VERNICHTUNG EINES DER HAUPTELEMENTE DER ENTWICKLUNG DER INFORMATION KANN ZUR VERNICHTUNG DIESES GESAMTEN INFORMATIONSGEBIETES FÜHREN UND DADURCH DIE ZUKÜNFTIGE REALITÄT RADIKAL VERÄNDERN. Und da die Gefahr der Vernichtung als Problem unter den Lebenden entstand, beginnen die Dahingegangenen nach der Auferweckung zu streben, um zurückzukehren und zu beweisen, dass die physische Materie der Lebenden erstrangig wichtig ist, und um zu helfen, eine Katastrophe zu vermeiden, weil gerade von den Lebenden die Lösung dieses Problems abhängt.

Es gibt aber auch eine andere Ursache, warum die Dahingegangenen gegenwärtig zurückkehren wollen. Es ist so, dass der biologische Tod und der nachfolgende Verzicht auf den physischen Körper und der Übergang auf die feinen Pläne des Daseins früher als ein Verfahren zum Erwerb neuer Kenntnisse benutzt wurden (wir haben eben über das zweite Niveau des Zustandes der Dahingegangenen – über das Niveau der Erleuchtung gesprochen). Die Zersetzung des Körpers, das heißt in der Tat die Beseitigung des physischen Körpers, hat bereits jene logische Zweckmäßigkeit nicht mehr, die ihm früher zugesprochen wurde. Die biologische Zerstörung des Körpers als ein Mechanismus, als ein Akt der Erkenntnis hat sich praktisch erschöpft. Und das bestätigen besonders gut die Auferweckten, die darüber sagen, dass sie beim Übergang auf den feinen Plan im Ergebnis des biologischen Todes dort nicht das von dem erhalten haben, was im gewöhnlichen physischen Körper nicht zu erhalten gewesen wäre.

So macht es keinen Sinn, auf diesen Körper zu verzichten, um neue Kenntnisse und neue Erfahrung zu erwerben. Man kann in diesem Körper verbleiben, und dabei z.B. das sensitive Niveau entwickeln und alles erhalten, was man braucht, oder das Niveau der Informations-Steuerung entwickeln.

Das Leben geht voran und selbstverständlich entsteht zusammen mit der Änderung der Bedingungen auch ein neues Verständnis des Entwicklungsprozesses.

## NEUE ETAPPE IN DER ENTWICKLUNG DES MEHSCHEN UND DER GESELLSCHAFT

Die Frage, die jetzt erörtert wird, ist dermaßen ernst, dass es Sinn macht, auf diese ausführlicher einzugehen. In der wissenschaftlichen Sprache könnte man ein Gespräch über den Paradigmenwechsel anfangen, d.h. in diesem Fall über die prinzipielle Änderung des Verhaltensmodells. Ich bleibe aber im Rahmen einer einfachen Analyse und anschaulicher Vergleiche.

Machen wir uns darüber Gedanken, wie man in den alten Zeiten, sagen wir, von Europa nach Amerika gelangen konnte. Auf einem Schiff mit Segeln sollte man den Ozean überqueren. Das hat sehr viel Zeit in Anspruch genommen. Natürlich, wenn man auf die Darstellung eines Schiffes mit zahlreichen Segeln schaut, so ist das eine sehr attraktive Schau. Doch wie lange hatte man dabei segeln müssen! Und wie vielen Gefahren war ein relativ kleines Schiff während eines Sturmes ausgesetzt. Und jetzt?

Jetzt ist es eine ganz andere Sache. Jetzt gibt es auch ganz andere Schiffe. Sie überqueren den Ozean ziemlich schnell. Und wenn man nach Amerika ganz schnell gelangen muss, kann man sich in ein Flugzeug setzen und in einigen Stunden an Ort und Stelle sein.

Wobei Sie auf Folgendes Ihre Aufmerksamkeit richten. Von Europa kann man jetzt nach Amerika, sagen wir mal, auf dem Meeresweg, nicht nur viel schneller, sondern auch noch mit höherer Zuverlässigkeit gelangen. Und dabei noch mit viel größeren Bequemlichkeiten, da auf einem Ozeanpassagierschiff alles Notwendige vorhanden ist: Restaurants, Tanzplätze, Schwimmbäder – alles, was man braucht.

Oder nehmen wir das Problem der Kommunikation. Wie viel Zeit brauchte ein Mensch aus Europa in der Vergangenheit dafür, um Botschaften mit seinem Bekannten aus Amerika auszutauschen? Und wenn man nicht mal zu weit in die Geschichte zurückgeht und, sagen wir, nur im 19. Jahrhundert? Einen Brief zu schicken und eine Antwort zu erhalten? Und wie ist die Situation heute?

Heute sind Fernsehbrücken zwischen verschiedenen Städten zu einer gewöhnlichen Erscheinung geworden, wo sie mit Menschen sprechen, die sich auf dem anderen Ende des Erdballs befinden, als ob diese direkt vor Ihnen sitzen würden. Oder nehmen wir die Übertragung eines Fußballspiels um den Weltmeister-Titel. Eine riesige Anzahl von Menschen auf allen Punkten des Erdballs sitzt am Fernsehschirm und schaut sich über die Satellitenverbindung das Spiel in direkter Sendung an!

Das Leben hat sich sehr verändert. Die Lebensbedingungen haben sich verändert. Der Lebensrhythmus ist ein ganz anderer geworden.

Und deshalb entsprich der alte langsame Mechanismus der Erkenntnis der höchsten Wahrheiten und der geistigen Entwicklung anhand des Verzichtes auf den physischen Körper, des zeitweiligen Aufenthaltes in der anderen Form auf den feinen Plänen des Daseins, der Anhäufung dort der notwendigen Information und danach wieder der Rückkehr in den physischen Körper – dieses nicht schnelle Wachstumsverfahren entspricht dem gegenwärtigen Lebensrhythmus schon nicht mehr. Deshalb braucht man schon nicht mehr auf den physischen Körper zu verzichten, man braucht keine Zeit für alle diese Umwandlungen zu verschwenden, man muss eben in diesem Körper lernen, in die höheren Bewusstseinszustände mit Hilfe spezieller Methoden einzutreten und sich dadurch den geistigen Wachstum zu gewährleisten.

Diejenigen aber, die bereits dahingegangen sind, muss man mit Hilfe der Prozedur der Auferweckung zurückholen.

Ich bemerke, dass es auch früher schon immer Menschen gab, und es auch heute gibt, die solange real leben können, wie sie es für nötig halten. Sie gehören zu jener Kategorie von Menschen, die verstehen und aus eigener Erfahrung wissen, was das wahre Bewusstsein ist. Und deshalb verstehen sie unter anderem, dass das Leben die einfachste, die zugänglichste und die natürlichste Realität ist. Und sie wird mit Hilfe der Bewusstseins-Entwicklung erreicht.

Und das, was als Leben vom gewöhnlichen Standpunkt aus gilt, vom Standpunkt eines höheren Bewusstseinszustandes noch kein wahres Leben darstellt, da das wahre Leben ein ewiges Leben ist. In diesem Sinne ist auch die orthodoxe Biologie, obwohl das Wort "Biologie" auch wie eine "Wissenschaft über das Leben" entziffert wird, sogar auch eine Biologie, ungeachtet aller ihrer Erfolge, noch nicht zum wahren Verständnis dessen gekommen, was das Leben ist. Und das ist vor allem wegen des Unverständnisses darüber, dass das Leben auf der geistigen Grundlage erschaffen worden ist, sowie auch wegen des Mangels der Klarheit darüber, was das Bewusstsein ist und welche Rolle es spielt.

Das Bewusstsein ist einer der Schlüsselbegriffe. Wenn vom Standpunkt der Erkenntnis der Welt die Notwendigkeit in der Entwicklung der Bewusstseins-Phase, die der Zersplitterung der physischen Materie entspricht, verloren geht - verschwindet der Tod, der Tod wird unnötig. Mehr noch, er wird bereits zu einem Hemmnis, da er zur künstlichen Verzögerung der Tempos der geistigen Entwicklung führt.

Also, jenes Schema der geistigen Entwicklung, das früher benutzt worden war, das heißt ein Schema mit dem Verzicht auf den physischen Körper, entspricht schon nicht mehr dem gegenwärtigen Entwicklungstempo der Gesellschaft, der Wissenschaft und der Technik. Gerade deshalb beginnt der Mensch, sich vor der immer zunehmenden Kompliziertheit der Technik und den entstehenden Problemen allgemeinen Charakters zu verirren, solchen wie die Gefahr einer nuklearen Vernichtung oder die globale ökologische Katastrophe.

Der Mensch fühlt, dass er nicht im Stande ist, die zunehmenden Probleme der äußeren Welt zu bewältigen. Und die Ursache dafür besteht darin, dass die Entwicklung seiner inneren Welt wesentlich langsamer vor sich geht als es heute erforderlich ist. Diese Entwicklung zu beschleunigen und sein ganzes Potential endlich zu nutzen beginnen – so ist die Aufgabe des heutigen Tages. Von ihrer Lösung hängt das Schicksal von uns allen ab, das Schicksal der ganzen Welt.

Übrigens, über das Potential. Die Wissenschaft spricht davon, dass der Mensch heute sein Gehirn nicht mehr als 5% benutzt. Dabei muss man aber bemerken, dass der Wissenschaft über die Bestimmung einiger Organe, z.B. eines solchen Gehirnteils, wie Hypophyse, vorerst noch wenig bekannt ist. So ist deshalb noch zu früh, über die Nutzung von 5% des Potentials des Gehirns zu sprechen. Die Nutzung seines

Potentials hat durch den Menschen praktisch sogar noch nicht begonnen. Nach dem bekannten Vergleich stellt sich der Mensch als ein auf dem Flur eines großen Hochhauses, seines Hauses, Hausender dar, er weiß aber darüber nicht Bescheid, er ahnt sogar nicht die Existenz der anderen Zimmer und anderen Stockwerke. Die Erschließung aller dieser Territorien, die ihm rechtlich gehören können und müssen, geht über die Entwicklung des Bewusstseins.

So muss man beginnen, ein neues Entwicklungsschema, einen neuen Weg zu benutzen, den Weg über das Nicht-Sterben und die Auferweckung. Und dann wird der Mensch endlich imstande sein, eine reale Harmonie der inneren und äußeren Entwicklung zu gewährleisten. Und das sichert die Bewegung zu einem hochwertigen, fröhlichen und glücklichen Leben.

Das nächste Prinzip:

ES REICHT EINE PERSÖNLICHKEIT AUS, DIE AUFERWECKEN UND DIE WELT WIEDERHERSTELLEN KANN, UND DANN WIRD ES SCHON UNMÖGLICH, SIE ZU ZERSTÖREN (1.8).

Im Informationsgebiet existiert ein solches Prinzip: wenn etwas einmal vollbracht wurde, so existiert das in der Zeit ewig, wann das vollbracht wurde.

Also, wenn etwas einmal getan wurde, so kann man, indem man sich auf jenen vergangenen Zeitmoment stützt, diese Handlung auch in jedem anderen Zeitmoment wiederholen. Und deshalb, wenn es z.B. wenigstens einen Fakt der Materialisierung irgendeines Gegenstandes gibt, so kann man die Materialisierung in einer beliebigen anderen Zeit vornehmen und diese auch auf einen beliebigen anderen Gegenstand ausbreiten. So ähnlich sieht die Sache auch bei der Auferweckung aus. Übrigens, wenn etwas einmal vollbracht wurde, so ist es bereits nicht mehr zerstörbar.

Für eine Persönlichkeit bedeutet das, dass die Idee der Ewigkeit der Welt immer zur Verwirklichung des Ewigen in allen Realitäten führt. Wenn aber schon die Persönlichkeit auferwecken und die Welt wiederherstellen kann, dann ist die Welt unter keinen Umständen zu zerstören.

DIE AUFERWECKUNG UND DIE FESTSTELLUNG DES FAKTES DER AUFERWECKUNG IST EIN PROZESS, DER FÜR DIE GESAMTE WELT GLEICHZEITIG IST (1.9).

Die Tatsache, dass sich die Feststellung des Faktes der Auferweckung gleichzeitig für die ganze Welt vollzieht, bedeutet, dass dieses Ereignis alle Weltstrukturen blitzartig umfasst, ohne der Informationsübergabe der Reihe nach von einer Stelle zur anderen, das heißt, nach der Auferweckung erscheint die Information über die Auferweckung sofort überall. Mit dieser Erscheinung wurden wir bereits im Kapitel 1 konfrontiert, als wir die Fähigkeiten des Löwen erörtert haben.

DAS BEWUSSTSEIN DES MENSCHEN UND SEINE ORGANE GEBEN BEIM RICHTIGEN VERSTEHEN IHRER WECHSELBEZIEHUNG DIE AUFERWECKUNG. DIE AUFERWECKUNG – DAS IST EIN SCHAFFENSAKT (1.10).

Die Auferweckung wird oft als eine aus zwei Etappen bestehende vorgestellt. Auf der ersten Etappe, wenn sich der Auferweckungsprozess gerade noch vollzieht, entspricht der Aufzuerweckende noch nicht ganz dem gewöhnlichen lebenden Menschen. Auf der zweiten Etappe, wenn der Prozess der Auferweckung praktisch schon zu Ende geht, stellt bereits der Auferweckte von sich aus einen gewöhnlichen lebendigen Menschen dar. Man muss aber vermerken, dass diese spekulative Einteilung des Auferweckungsprozesses in zwei Etappen – die Widerspiegelung der Funktion der Hypophyse auf dem Informationsniveau des Lebenden und auf dem Informationsniveau des Auferweckten darstellt. Das heißt, diese konventionelle Einteilung der Auferweckung in zwei Etappen wird von der Hypophyse selbst vorgenommen. Deshalb reicht es aus, auf die notwendige Art und Weise die Hypophysefunktion zu adoptieren und dann kann die Auferweckung sogar nur infolgedessen geschehen. Dieses Prinzip sagt darüber aus, dass man für die Auferweckung nur noch die richtige Information einigen seiner Organe, z.B. der Hypophyse geben muss.

Auf diese Weise ist ein wichtiges Element der Auferweckung - das Wissen vom Menschen der Eingänge in sein eigenes Bewusstsein in Verbindung mit seinen Organen.

DIE ENTWICKLUNG DES MENSCHEN IST ALS EINE KOMPLEXE ENTWICKLUNG DER GESAMTEN EXISTIERENDEN WELT ZU BETRACHTEN (1.11).

Dieses Prinzip ist im Einklang mit dem Prinzip (1.4), dort war aber die Rede von der Entwicklung des Bewusstseins und hier – des ganzen Menschen.

Wenn sich der Mensch entwickelt, vollzieht sich die Entwicklung der gesamten existierenden Welt. Der Mensch kann die Welt entwickeln und die Welten schaffen - anhand des eigenen Intellektes, des Bewusstseins, des Geistes, einfacher gesagt, anhand eines anderen Niveaus seiner Entwicklung. Wenn der Mensch die anderen Menschen auferwecken und dadurch zeigen kann, dass es keine Vernichtung gibt und dass man einfach überhaupt niemals sterben kann, so bedeutet das, dass die Welt bereits stabil geworden ist. Die Stabilität der Welt, ihr ewiges Wesen ist auch ein Merkmal ihrer Komplexität.

Das nächste Prinzip schließt sich den zwei vorherigen an:

DAS PRINZIP DER AUFERWECKUNG KORRELIERT MIT DEM PRINZIP DER ORGANISATION DES MENSCHEN, WELCHES DIE ENTWICKLUNG DER GESAMTEN ÄUSSEREN WELT IN ALLEN ZEITEN BERÜCKSICHTIGT (1.12).

Sehr wichtig für das alltägliche Leben ist das Prinzip:

LEID, BEDRÜCKUNG UND NOSTALGIE – DAS IST KEIN VERFAHREN ZUM WELTVERSTÄNDNIS. NUR FREUDE, LICHT UND LIEBE STELLEN EIN VERFAHREN ZUM VERSTÄNDNIS DER WELT DAR (1.13).

Dort, wo alles ewig ist, wo es keine Vernichtung und Zerstörung gibt, wo der Mensch frei ist, wo er sich entwickeln kann, wo alles herrlich ist – dort herrschen Freude, Licht und Liebe. Dort gibt es keinen Platz für Kummer, Traurigkeit und andere negative Emotionen, für sie ist einfach kein Platz mehr da, weil alles mit Liebe und Licht aufgefüllt ist.

Und da in der Zukunft bereits keine negativen Emotionen sein werden, so muss man begreifen, dass das Vorhandensein von negativen Emotionen jetzt die Entwicklung des Menschen verhindert, sein geistiges Wachstum bremst.

Kummer, Mutlosigkeit, Neid, Bösartigkeit und andere negative Emotionen sind die Elemente der Welt, die sich zerstreuen. Sie beginnen zu verschwinden mit dem Anfang der Entwicklung der Geistigkeit.

Wollen wir uns an die Aussage erinnern, die in der Einleitung angeführt wurde: "Damit Ihr, in der Liebe angewurzelte und gefestigte mit allen Heiligen begreifen könnt, was die Breite und die Länge und die Tiefe und die Höhe ist". Wir sehen, dass es von alters her bekannt war, dass die Liebe eine große Rolle bei der Aneignung von höheren Bewusstseinszuständen spielt. Und nicht nur die Liebe, sondern auch die anderen positiven Emotionen. Ihrerseits ermöglichen die höheren Bewusstseinszustände, dass sich die positiven Emotionen vertiefen, sie helfen allen Zellen des Organismus, sich mit diesen aufzufüllen, und das führt seinerseits zum größeren geistigen Wachstum usw. Dieser Prozess ist unendlich. Und wie bereits gesagt wurde, ist der Übergang zu den höheren und noch höheren Bewusstseinszuständen – auch der Weg zu Gott.

DIE PERSÖNLICHKEIT BLEIBT NACH DEM BIOLOGISCHEN TOD ERHALTEN, UNTER ANDEREM AUCH NACH DER KREMATION. IN DIESEM LETZTEN FALL IST AN JEDES NACH DER KREMATION VERBLIEBENEN ASCHETEILCHEN DIE STRUKTUR DER PERSÖNLICHKEIT VON DEMJENIGEN ANGEHEFTET, DER DER KREMATION UNTERZOGEN WURDE (1.14).

Hier geht es darum, dass die Veränderungen, die sich mit dem physischen Körper vollziehen, nicht prinzipiell sind. Es spielt keine Rolle, auf welche Weise der physische Körper abgeändert wurde, wie er zerlegt und in die Gesamtheit von Teilchen oder sogar Mikroelementen überführt wurde. Das ist alles zweitrangig, da man auf der Basis der Seele denselben Körper immer vollständig wiederherstellen kann. Auf diese Weise spricht dieses Prinzip über die volle Wiederherstellbarkeit der physischen Materie auf der Basis des Geistes, auf der Basis der Seele.

Im Zusammenhang mit dem Gesagten kann man sich an die bekannte Legende über den Vogel Phönix erinnern, der aus der Asche aufgestiegen war. Wir sehen jetzt, dass das Wiederaufleben aus der Asche nicht einfach eine poetische Gestalt ist, das ist die Realität.

2

Gehen wir zu den Prinzipien des zweiten Niveaus über.

Das erste Prinzip ist hier praktisch offensichtlich:

DER MENSCH IST DIE EWIGE SUBSTANZ NACH DEM PRINZIP SEINER ERSCHAFFUNG. DESHALB BASIERT DIE AUFERWECKUNG AUF DEM HERAUSFINDEN DES EWIGEN IM MENSCHEN (2.1).

Das nächste Prinzip begründet die Wichtigkeit der Entwicklung des Geistes:

ES EXISTIERT EINE GEGENSEITIGE ABHÄNGIGKEIT ZWISCHEN DER GEISTIGEN UND PHYSISCHEN STRUKTUR. DURCH VERÄNDERUNG DER INFORMATION ÜBER DIE PHYSISCHE STRUKTUR IM GEBIET DES GEISTES KÖNNEN WIR DEN GEIST BIS ZU DEM NIVEAU VERÄNDERN, WENN ER BEREITS JEDE BELIEBIGE PHYSISCHE STRUKTUR VERÄNDERN KANN, EINSCHLIESSLICH DER SCHAFFUNG DES PHYSISCHEN KÖRPERS (2.2).

Indem man den Geist bis zu dem Niveau erhebt, wenn er die physische Struktur nicht einfach nur verändern, sondern auch erschaffen kann, und, im Besonderen, auch den physischen Körper erschaffen kann, erhalten wir als Folge, dass der Mensch überhaupt nicht sterben kann. Wenn aber der Mensch selbst nicht sterben kann, so kann er auch die anderen auferwecken.

Das nächste Prinzip:

DIE ZEIT UND DER RAUM BEGRENZEN NICHT DIE LEBENSDAUER. DER BEGRIFF DER LEBENSDAUER FORMIERT

SICH DURCH DAS VERHÄLTNIS DES GEISTES ZUM RAUM UND DER ZEIT (2.3).

Im vorherigen Abschnitt haben wir geklärt, was die Seele ist, der Geist und das Bewusstsein. Jetzt setzen wir das Gespräch über die verwendeten Fachbegriffe fort und ich sage ein paar Worte über den Raum und die Zeit.

Der Raum.

Die Raum, wie auch die Zeit, ist eine Konstruktion des Bewusstseins. Der Raum – das ist eine Struktur für die Realisierung der Handlungen sowohl der Seele als auch des Geistes, des Bewusstseins und des Körpers. Es gibt den Raum der Seele, es gibt den Raum des Geistes, es gibt den Raum des Bewusstseins und es gibt den Raum des Körpers.

Der Raum des Körpers – das ist derjenige Raum, in dem sich der Körper bewegt, d.h. das ist ein gewöhnlicher physischer Raum.

Der Raum der Seele – das ist eine Struktur der Organisation der Welt. Der Begriff des physischen Raumes ist dort schon nicht mehr anwendbar. Der Raum der Seele hat Priorität im Verhältnis zu den anderen Räumen.

Vermerken wir, dass der Raum der Seele ein zweitrangiger Begriff in Bezug auf die Seele selbst ist, die Seele ist die Grundlage.

Die Seele existiert in einem gewissen absolutisierten Raum, wo sie Gott erschaffen hat. Der Geist existiert schon im Raum der Handlung und hier ist der Raum mit dem Begriff des Bewusstseins verbunden.

Wenn der Mensch über etwas nachdenkt, so geschieht das im Raum des Denkens.

Der Raum kann sowohl individuell als auch vergesellschaftet sein. Jeder Mensch hat einen individuellen Raum des Denkens, wenn sich aber einige Menschen, sagen wir mal, im Kino einen Film ansehen, so wird der Raum des Denkens vergesellschaftet.

Von wesentlicher Bedeutung ist das, auf welche Weise das Bewusstsein auf das reagiert, was vor sich geht, da das Bewusstsein den Raum umgestalten kann, u.a. den physischen Raum. Es reicht für das Bewusstsein aus, einen Impuls der Einwirkung zu geben – und der Raum verändert sich.

Für diejenigen, die auferweckt werden, wächst quasi der Raum in gewissem Sinne. Für die Aufzuerweckenden wächst der Raum aus dem Inneren jeder Zelle, jedes Mikroelementes, jeder Informationsverbindung und, indem er anwächst, füllt er mit sich die Informationsstruktur des Aufzuerweckenden auf. Auf diese Weise ist der Raum in diesem Fall auch ein Element der Handlung.

Von mir wurden die technologischen Einrichtungen für die Wiederherstellung der verloren gegangenen Organe und für die Auferweckung der Menschen entworfen und in gewissem Masse realisiert. Der Raum wird darin dermassen zusammengepresst, dass das Makroniveau zum Mikroniveau wird, d.h. das Bewusstsein fängt die Mikro- und Makroprozesse gleichzeitig auf. Diese technologischen Einrichtungen ermöglichen es, den ganzen Organismus völlig wiederherzustellen, den Menschen aufzuerwecken, wobei es gerade um die Auferweckung geht, weil die geistige Struktur des Menschen komplett identifiziert wird. Die grundlegende zukunftsgerichtete Funktion dieser Anlagen besteht darin, dass sie den Algorithmus realisieren, welcher es erlaubt, das Bewusstsein des Menschen bis zur Möglichkeit der vollen Wiederherstellung der Materie in Analogien zu entwickeln. Wie man sieht, kann man in diesem Fall den Raum als ein Arbeitsinstrument zur Schaffung von technologischen Zyklen für die Auferweckung betrachten.

Oft kann man Gespräche über parallele Welten und parallele Räume hören. In Wirklichkeit gibt es nichts besonders paralleles, es kann alles einfach in ein und demselben Gebiet des Raumes, sogar in ein und demselben Punkt, vorhanden sein. Genauer gesagt, alles, was in diesem Punkt als Offenbarung des kollektiven Bewusstseins sein kann.

Einer der bekannten Gäste, der unseren Raum besucht, ist der Yeti, ein Schneemann. Er stellt eine Abart des Menschen dar; das sind diejenigen, die anhand der Elemente der Transmutation eine abgeänderte Form erhalten haben, d.h. sie haben anhand von Trans-Zuständen einen Mutationsparameter erworben und sind im Ergebnis in einen anderen Raum übergegangen. Daher sind sie von dem Menschen abgetrennt und ihre Entwicklungsbahn änderte sich. Sie haben dort eine flache unendliche Erde und es ist dort ziemlich kühl. Manchmal fallen sie in unseren Raum heraus und dann kann man sie treffen, sie sind aber im Prinzip schon Lebewesen aus einer anderen Welt.

Zu anderen bekannten Besuchern der Erde zählen die Besatzungen von UFO (unindentified flying objects). Die UFO sind hauptsächlich künstlich geschaffene Objekte, die entweder extraterrestrisch sind oder zum Problem anderer Räume gehören, d.h. die beobachteten ähnlichen Objekte kommen nicht unbedingt von anderen Planeten, das kann einfach ein Ergebnis der Visualisierung der anderen Räume sein.

Die Menschen, die die UFO pilotieren oder, besser gesagt, die Wesen, sind Vertreter von anderen Zivilisationen und haben das Aussehen von Menschen ähnlichen biologischen, oder dem Niveau nach, noch höheren Objekten.

Die UFO selbst werden dem grössten Teil nach in der Form von kugelartigen Tellern wahrgenommen, obwohl sie eigentlich eine willkürliche Form annehmen können, sie werden einfach über die Struktur unseres Raumes gerade so wahrgenommen.

Eine interessante Frage stellt die Grössenordnung verschiedener Räumlichkeiten dar. Um etwas besser zu verstehen, wie sich die Sache verhält, betrachten wir ein konkretes Beispiel – den Aufbau des Menschen.

Es ist bekannt, dass im Bewusstsein des Menschen viele Körper offenbart sind: der physische, der ätherische, der astrale, der mentale und andere. Die allen gut bekannte Matrjoschka, in deren Innerem sich die noch immer kleineren und kleineren Matrjoschkas befinden, stellt in Wirklichkeit ein Symbol dafür dar, wie der Mensch aufgebaut ist. Seine oben aufgezählten Körper befinden sich jeder in seinem Raum.

Der physische Raum, der mit gewöhnlichem physischem Sehen zu beobachten ist, stellt, vereinfacht gesehen, einen dreidimensionalen Raum dar. Gerade so wird er von einem Menschen mit dem alltäglichen Bewusstseinszustand vorgestellt. Aber für einen Menschen mit einem höheren Bewusstseinszustand kann der physische Raum auch vierdimensional sein (erinnern wir uns an die Aussage von Apostel Paulus, die in der Einleitung aufgeführt ist).

Der ätherische Raum kann siebendimensional sein, der astrale neundimensional, die Struktur des mentalen Raumes ist aber zweifach: er existiert sowohl in der sechsdimensionalen als auch in der vierdimensionalen Variante.

Ich möchte Sie nur aber über folgendes warnen. Denken Sie auf keinen Fall, dass die von mir oben aufgeführten Dimensionalitäten ein für alle Mal fixiert sind. So sind diese Grössenordnungen heute und morgen können sie bereits anders sein. Das wahre Leben bleibt nicht an einem Platz stehen, es besteht in einer ununterbrochenen Entwicklung des Geistes und gerade das möchte ich besonders betonen. Die geistige Vervollkommnung, die geistige Entwicklung gibt eine Möglichkeit, die Dynamik dieses Prozesses zu erkennen, was seinerseits der Entwicklung der geistigen Struktur hilft.

Was aber die Dimensionalitäten anbelangt, so ist hier folgendes zu berücksichtigen. Da die geistige Struktur alle bekannten Erscheinungen einschliesst, so kann diese die eine Dimensionalität in eine andere überführen. Deshalb ist der Begriff der Dimensionalität verschiedener Räume nicht sehr wichtig, die Hauptsache ist, dass die geistige Struktur sich verändern und entwickeln kann und sie bestimmt auch alles andere.

<u>Die Zeit.</u>

Auf die Frage darüber, was die Zeit ist, kann man eine unterschiedliche Antwort geben, abhängig davon, von welchem Standpunkt aus diese Frage betrachtet wird. Es gibt aber auch eine solche Herangehensweise, nach der die Zeit in ihrem üblichen Verständnis einfach nicht existiert. Das wird aber allerdings bereits eine Vorgehensweise vom Standpunkt der höheren Bewusstseinszustände, in solchen Bewusstseinszuständen ist die Wahrnehmung der Welt überhaupt ganz anders, davon war die Rede in der Einleitung. In diesem Buch begrenze ich mich lediglich mit ersten Schritten bei der Behandlung der Frage über die Zeit.

Man kann einige unterschiedliche Herangehensweisen in Betracht ziehen.

Eine Herangehensweise wurde faktisch schon bei der Erörterung des Prinzips (1.15) erwähnt. Und zwar kann man die Zeit als einen gewissen Raumwandler betrachten. In diesem Fall kann man sich die Zeit als gewisse Kraftlinien des Raumes vorstellen, durch welche sich die Umwandlung und Verschiebung vollzieht. Wenn man diese Zeitstruktur versteht, so kann man das Erscheinen des erforderlichen Raumes in der nötigen Zeit an der nötigen Stelle erreichen, unter anderem auch die Verwirklichung des erwünschten Ereignisses.

Also, die Veränderung der Zeit ergibt die Transformation des Raumes. Die umgekehrte Variante ist aber auch möglich: durch die Raumveränderung kann man die Zeit verändern. Das war zu erwarten, da diese beiden Strukturen – sowohl der Raum als auch die Zeit – die Konstruktionen des Bewusstseins darstellen.

Man kann die Frage darüber erörtern, wie die Zeit von den Dahingegangenen oder denjenigen, die auferweckt werden, wahrgenommen wird. Hier kann man die Aufmerksamkeit wiederum auf verschiedenen Momenten fixieren. Im nächsten Abschnitt wird z.B. vermerkt, dass für den Aufzuerweckenden die Zeit anfangs diskret ist, während diese für den Lebenden fortlaufend ist.

Was aber bei dieser Frage besonders wichtig ist, so ist es das, dass sich die Zeit für die Dahingegangenen und Aufzuerweckenden immer auf die Seite der Lebendigen, auf die Seite der Lebenden bewegt, und deshalb ist der Weg bei ihnen allen immer nur der eine - nur zum Leben. Man kann sagen, dass die Dahingegangenen die Zeit als einen Strom einer gewissen Information wahrnehmen, als einen Lauf eines Flusses, der sie in die Seite des Lebens hinausstößt. Gegenwärtig bleibt für sie sehr wenig Platz, sie werden mehr und mehr aneinander gedrückt und es entsteht ein starkes Gedränge. Deshalb gibt es für die neuen Dahingegangenen praktisch keinen Platz mehr.

© Г. П. Грабовой, 2001

Wenn sich die Auferweckung des Menschen vollzieht, so offenbart sich das eigenartige Hinausstoßen zu den Lebendigen auch ziemlich eindeutig: das Empfinden bei den Aufzuerweckenden ist so, dass sich unter ihnen die ganze Zeit auf eine und dieselbe Seite die Struktur der gesamten Realität mit einer höheren oder geringeren Geschwindigkeit bewegt und diese bewegt sich die ganze Zeit auf die Seite des Lebens. Das heißt, der Zustand der Dahingegangenen ist im Prinzip nach deren subjektiven Wahrnehmung sehr instabil. Und dafür gibt es einen schwerwiegenden Grund.

Früher in der voratomischen Epoche haben viele Dahingegangenen den Reinkarnationsweg, das Reinkarnationssystem ihrer Entwicklung ausgewählt. Deshalb gingen sie von diesem Zeitstrom etwas weg, bauten Ereignisse für ihre Rückkehr und erst dann traten sie in den bereits geformten Körper, in die geborene Frucht ein.

Jedoch jetzt in der nuklearen Epoche, da die Gefahr einer möglichen nuklearen Vernichtung von allen existiert, wird in diesem Zusammenhang von den Dahingegangenen eine erhebliche Instabilität empfunden und immer mehr und mehr Persönlichkeiten beginnen sich auf die Auferweckung zu orientieren. So dass sie jetzt von diesem Zeitstrom nicht weit weg gehen. Und deshalb kann man sagen, dass die Zeit in der Tat eine Existenzstruktur einiger Dahingegangenen und Aufzuerweckenden ist, man kann sogar sagen, vieler, doch nicht aller. Nicht aller, weil die besonders verklärten Menschen die Situation steuern und sich selbstständig herausringen können. Diejenigen aber, die die Struktur nicht kennen, geraten in sehr starke Zeitströme. Ich erinnere, dass sich diese Ströme immer auf die Seite des Lebens bewegen.

Ich möchte hier noch ein sehr wichtiges Moment vermerken.

Nachdem die Auferweckung geschehen ist, gibt die Information des Auferweckten vielen anderen, ganz anderen Menschen in ganz anderen Orten die Möglichkeit, anzufangen zu leben, im Ergebnis dessen vergrössert sich der Raum, nimmt die Anzahl der Menschen zu, was seinerseits zu neuen Auferweckungen führt, d.h. der Prozess entwickelt sich lavinenartig. Sogar ein einziger Auferweckter kann im Raum anhand des Informationsaustausches viele neue Menschen reproduzieren, wobei nicht auf der Grundlage der Schaffung von Informationen, sondern einfach auf der Basis der Informationsübergabe.

Die Seele des Auferweckten, indem sie weiss, dass die Dahingegangenen auferweckt werden können, stellt den anderen Menschen diese Möglichkeit zur Verfügung, die Möglichkeit auferweckt zu werden. Es wird wie folgt gemacht. Die Seele des Auferweckten schafft im Raum eine Form oder, besser gesagt, eine Kontur des Menschen, wobei diese Kontur in vieler Hinsicht die des Auferweckten selbst ist. Eine Seele kann in einer Woche nach der Auferweckung zwei solcher Konturen schaffen, in einem Monat – um ein Vielfaches mehr. Im Bereich der Kontur gibt es bereits einen fertigen Weg, die erforderlichen Lebensbedingungen, es gibt alle nötigen Ereignisse. Sodass wenn der Dahingegangene in diese Form, in diese Kontur gerät, vollzieht sich seine Auferweckung. Dabei kommt der Dahingegangene in der Regel in diese Kontur nicht zufällig. Er scannt den Raum ein und wenn er eine solche fertige Kontur oder, anders gesagt, eine fertige Raum-Zeit-Zelle findet, so tritt er in diese ein und dann vollzieht sich seine Auferweckung.

Ich bemerke, dass eine solche Kontur ursprünglich zum Status desjenigen gehört, wer die Auferweckung vorgenommen hat. Zum Beispiel habe ich den Menschen auferweckt, weiterhin fängt die Auferweckung an, den Raum zu entwickeln. Im Grunde genommen ist es mein Status, meine Information, sie hat aber begonnen, sich zu entwickeln, weil der Auferweckte der Welt einen neuen Impuls gegeben hat, und der Impuls gibt einen neuen Raum, neue Menschen. Wie ich bereits mehrmals gesagt habe, ist die Auferweckung immer ein sehr positives Ereignis für alle: sowohl für die Aufzuerweckenden als auch für die Lebenden, die einen zusätzlichen Raum und zusätzliche gute Ereignisse erhalten.

Man muss auch noch hinzufügen, dass ein sehr wichtiges Gesetz existiert, das darin besteht, dass sich IM FALLE DES VORHANDENSEINS EINER AUSGEARBEITETEN TECHNOLOGIE DER AUFERWECKUNG DIE LEBENSZEIT AN UND FÜR SICH BIS ZUR UNENDLICHKEIT VERLÄNGERT. So dass sich mit der Auferweckung der Raum zu vergrössern beginnt und die Lebenszeit unendlich wird.

Ich kann Ihnen sagen, wie die Auffüllung der Konturen in der Praxis vor sich geht. Ich habe, sagen wir, irgendeinen Menschen auferweckt. Und nun gehe ich durch die Strasse und sehe plötzlich eine Kontur, die Kontur, die diesem Auferweckten sehr ähnlich ist, und in diese Kontur gerät jemand, oft vor meinen Augen, z.B. ein Dahingegangener und es vollzieht sich die Auferweckung. Derjenige, der in die Kontur gerät, soll nicht unbedingt ein Dahingenangener sein, das kann auch ein Lebender sein, bei dem eine Unterbrechung der Ereignisse stattgefunden hat. Er gerät in diese Kontur, in dieses Gebiet, in diese Zelle der Raumzeit – und beginnt weiter zu leben.

Wir kommen noch auf diese Frage bei der Besprechung des Prinzips (4.3) zurück.

Gehen wir weiter.

DAS PRINZIP DER UNSTERBLICHKEIT, UND DEMZUFOLGE AUCH DAS PRINZIP DER WIEDERHERSTELLUNG NACH DEM MÖGLICHEN BIOLOGISCHEN TOD SIND IN DIE PRIMÄRE URSACHE, IN DIE PRIMÄRE NATUR DER IMPULSE DER NATÜRLICHEN ENTWICKLUNG DES MENSCHEN HINEINGELEGT (2.4).

Die natürliche Entwicklung des Menschen befindet sich im Prinzip in Harmonie mit der gesamten Welt und die Welt ist ewig, selbst die Tatsache der Existenz der Welt – ist ein Element der Ewigkeit. Deshalb ist die Unsterblichkeit in die primäre Natur der Impulse der natürlichen Entwicklung des Menschen prinzipiell hineingelegt.

DER IMPULS, DER AUF DIE AUFERWECKUNG GERICHTET IST, IST IMMER AUF DIE UNENDLICHE ENTWICKLUNG DES AUFZUERWECKENDEN GERICHTET (2.5).

Die Methodologie der Auferweckung basiert auf den Wechselverbindungen des Bewusstsein von dem, wer auferweckt, nicht nur mit dem Aufzuerweckenden selbst, sondern auch mit allen Ereignissen, die sich auf ihn beziehen. Es geht demzufolge um folgendes. Wenn sich die Auferweckung vollzieht, so soll der Bewusstseins-Impuls von dem, wer auferweckt, nicht nur unmittelbar auf die Verwirklichung des Aktes der Auferweckung gerichtet werden, d.h. auf den Aufbau z.B. des physischen Gewebes, sondern soll auch auf den gesamten Ablauf der Ereignisse für den Aufzuerweckenden verbreitet werden, er soll auf den gesamten Ablauf dieser Ereignisse hinweisen. Allgemein gesagt ist jeder Impuls gewöhnlich auf das Erfassen der Ereignisse gerichtet, jedoch hat dieser Impuls in Bezug auf die Auferweckung eine spezielle Natur: er ist immer auf die unendliche Entwicklung des Aufzuerweckenden gerichtet.

Wenn man irgendwelche Ereignisse erzielen muss, die keinen Bezug auf die Auferweckung haben, so führt zuerst der gesendete Impuls zur Formierung eines gewissen Ereignisses, und weiterhin formen sich dahinter als Folge die anderen Ereignisse auf der Grundlage der existierenden Verbindungen.

Anders sieht es bei der Auferweckung aus. Der zur Auferweckung gesandte Impuls verfügt über einen verallgemeinerten Charakter: er ist immer auf die unendliche Entwicklung des Aufzuerweckenden in jedem Ereignis gerichtet.

DER AUFZUERWECKENDE SIEHT UND BEGREIFT IMMER DEN PROZESS DER AUFERWECKUNG UND BETEILIGT SICH DABEI IMMER AN DER AUFERWECKUNG ALS INITIATIVREICHE PERSÖNLICHKEIT (2.6).

Die Auferweckung ist immer ein angenehmer und notwendiger Prozess, weil er auf die Seite des Lebens gerichtet ist und den Dahingegangenen einen optimalen Entwicklungsweg gewährt.

Dieser Prozess wird von dem Aufzuerweckenden immer völlig begriffen und kontrolliert. Und außerdem, bemerke ich, gibt es keinen einzigen Fall, keine einzige Tatsache, dass der Dahingegangene absagt, wenn es ihm vorgeschlagen wird, auferweckt zu werden. Umgekehrt, kann ich sagen, dass die Dahingegangenen den Vorschlag über die Auferweckung immer mit Dankbarkeit annehmen. Es geht darum, dass viele von denen über keine Kenntnisse verfügen, anhand derer ihr Bewusstsein das physische Gewebe wiederherstellen kann. Deshalb, wenn zu denen ein Vorschlag über die Auferweckung von der Seite eintrifft, nehmen sie ihn mit Dankbarkeit an, und ich muss sagen, dass dieser Vorschlag von denen immer sofort angenommen wird.

Ich spreche deshalb darüber, damit es klar wird, dass man im moralischen Plan immer völlig ruhig auferwecken kann, wobei eine beliebige Anzahl von Menschen. Die Hauptsache ist – gleichzeitig mit der Auferweckung ihnen maximal angenehme Bedingungen für ein normales Leben zur Verfügung zu stellen.

DER AUFZUERWECKENDE WEISS IMMER GANZ GENAU, DASS ER NACH DER AUFERWECKUNG ALS EIN GEWÖHNLICHER MENSCH LEBEN WIRD (2.7).

DER AUFERWECKTE IST IMMER DER MEINUNG, DASS DER LEBENDE MIT IHM ALS GLEICHER UMGEHEN WIRD, ER FÜHLT NICHT, DASS ER AUF IRGENDEINE WEISE VON DEN LEBENDEN ABGETRENNT IST, ER EMPFINDET SICH ALS EBEN DIE GLEICHE NORMALE PERSÖNLICHKEIT WIE AUCH DIE LEBENDEN (2.8).

Man kann präzisieren, dass der Auferweckende immer weiß, dass er nach der Auferweckung als ein gewöhnlicher Mensch in seinem gewöhnlichen biologischen Körper leben wird.

Ich vermerke, dass sich der Aufzuerweckende bei der Auferweckung in der Regel hauptsächlich auf die grundlegenden Momente des Auferweckungsprozesses selbst konzentriert, er verfolgt die technischen Details der Auferweckung nicht. Der Aufzuerweckende geht dafür so vor, um vom Standpunkt der Steuerung das zu erkennen, was sich vollzieht, und dadurch später imstande zu sein, die anderen aufzuerwecken. Ich habe bereits gesagt, dass im Interesse der Rettung manchmal eine praktisch blitzartige Auferweckung erforderlich ist, und dann gibt es schon oft einfach keine Zeit dafür, um auf technische Details zu achten, und generell soll an erster Stelle immer das Verstehen der allgemeinen Prinzipien sein.

Ich muss sagen, dass es zwischen dem, der starb, und dem, der nicht starb, eine gewisse Zeit einen Unterschied auf dem Informationsniveau geben wird. Er besteht darin, dass der Nichtverstorbene, eine absolut klare Informationsmatrix hat, die über einen freien Zugang zu allen Formen des Bewusstseins und der Materie verfügt, während in der Matrix des Auferweckten die Strukturen vorhanden sind, die sich auf das Element der Zerstörung der Materie beziehen. Dieses Element ist viel zäher, viel roher, demzufolge hat das Bewusstsein des Auferweckten eine gewisse Verzögerung, z.B. bei der Geschwindigkeit der Informationsbearbeitung, jedoch ist die Auferweckung in einem beliebigen Fall viel besser als die Reinkarnation, sogar wesentlich besser. Weil der Mensch nach der Auferweckung das Instrument des ununterbrochenen Lebens zu beherrschen beginnt und schon nicht stirbt, während bei der Reinkarnation, allerdings je nachdem für wen, für die Mehrheit aber die Rede schon von einer ganz anderen Persönlichkeit ist, die oft zu ganz anderen physischen Parametern Verbindung hat.

Und überhaupt, wie ich früher gesagt habe, wird die Reinkarnation gegenwärtig schon unzweckmässig. In der heutigen Entwicklungsetappe wird die Auferweckung zum natürlichen Prozess.

Derjenige, der nicht gestorben war, beherrscht die Prozesse der Steuerung und Auferweckung immer viel schneller als der Auferweckte. Da der Prozess der Zerlegung des Köpers eine gewisse Desintegration der intellektuellen Form darstellt, was, wie ich eben gesagt habe, zur Veränderung der Informationsmatrix der Persönlichkeit führt. Ausserden bedeutet die Zerlegung des Körpers auch noch einen Zeitverlust, da der Lebende in dieser Zeit die Möglichkeit hat, sein Potential permanent zu erhöhen und die Konzentration seines

Bewusstseins zu steigern.

Die Verzögerung des Fortkommens aufgrund der Zerlegung des physischen Körpers kann man mit den Folgen einer gewöhnlichen Krankheit für den Schulunterricht vergleichen. Wenn ein Schüler wegen einer schweren Krankheit ins Krankenhaus plötzlich eingeliefert werden sollte, so ist es klar, dass er sich in einer ungünstigen Lage im Vergleich zu denen befindet, wer die Unterrichte normal fortsetzen kann.

Nach einer gewissen Zeit jedoch, obwohl vermutlich auch nach einer längeren, und das will ich besonders betonen, wird der Auferweckte nach dem verallgemeinerten Status mit demjenigen völlig gleichgestellt, der nicht gestorben war. Da das Leben unvergänglich ist, da es ewig ist, so ist es für den Menschen in einer gewissen Zeit schon nicht prinzipiell, ob bei ihm irgendwann der physische Körper zerstört oder nicht zerstört wurde, im Grunde genommen interessiert das schon überhaupt niemanden mehr ausser der Struktur der Stabilität der Welt, die diejenigen braucht, welche nicht starben. Gerade deshalb erlangt jetzt die Frage der Unsterblichkeit eine so große Bedeutung. Die Unsterblichkeit tritt dann ein, wenn die Technologie der Auferweckung bekannt wird.

NACH DER AUFERWECKUNG MUSS MAN UNBEDINGT EINE METHODISCHE ARBEIT DURCHFÜHREN, UM DEM AUFERWECKTEN SEINEN NEUEN ZUSTAND IN VERBINDUNG MIT DEM VORHANDENSEIN BEI IHM JETZT DES PHYSISCHEN KÖRPERS ZU ERKLÄREN (2.9).

Wie bereits gesagt wurde, nehmen die Dahingegangenen bewusst denjenigen Zustand wahr, in den sie nach der Zerlegung des physischen Körpers oder seiner Kremation geraten sind. Sie nehmen diese Etappe ihres Lebens als eine Phase von Ereignissen wahr, welche mit ihrem Körper in Verbindung steht. Und wenn sich der Prozess der Auferweckung vollzieht und bei ihnen der physische Körper erscheint, so begreifen sie schon eindeutig die Nichtvernichtbarkeit des Menschen. Das ist eine Kenntnis über die Nichtvernichtbarkeit der Menschen, über die Unsterblichkeit, die es bei jedem immer in der Seele gibt, die jedoch, es mag sein, nicht von allen begriffen wurde. Nach der Auferweckung wird diese Kenntniss über die Nichtvernichtbarkeit vom Auferweckten nur als ein einmaliger Akt begriffen, während derjenige, der nicht gestorben war, diese Kenntnisse im Ergebnis des ununterbrochenen Lebensstromes hat. Gerade die Kenntnis über die Nichtvernichtbarkeit des Menschen stellt ein Mittel zur Reproduktion des Lebens seines physischen Körpers dar. Das Wissen über die Nichtvernichtbarkeit soll der Auferweckte ebenso wahrnehmen, wie derjenige, der nicht gestorben war.

Nachdem der Auferweckte seinen physischen Körper wieder erworben hat, soll er sich an die Lebensbedingungen anpassen. In diesem Zusammenhang muss man eine methodische Arbeit mit den Auferweckten für ihre Anpassung an die sozialen Normen durchführen.

Übrigens wird das alles von ihnen verstanden, das sind doch bereits gewöhnliche vernünftige Menschen und deshalb können sie sagen, dass sie auch selbst alles bewältigen können, nichtsdestoweniger soll jedoch alles Notwendige in Worten gesagt werden. Ja, sie verstehen das alles logisch, jedoch trägt das Wort des Lebenden der Anpassung ihres Bewusstseins daran außerordentlich bei, was sich ringsum ereignet. "Zuerst war das Wort" – der Lebende, derjenige, der nicht gestorben war, soll alles mit Worten sagen.

Bei richtiger methodischer Arbeit beschleunigt sich der Übergang des Auferweckten vom Zustand der Dahingegangenen zum Zustand der Lebenden wesentlich schneller. Der Zeit nach kann die Adaptation bis zu einem Monat, manchmal mehr in Anspruch nehmen, es kommt aber vor, dass dieser Übergang schlagartig passiert. Hier wird sehr viel vom Niveau des Verstandes des Auferweckten bestimmt.

Das Niveau des Verstandes des Auferweckten hängt davon ab, inwieweit viel Arbeit sowohl um ihn herum als auch in seinem Inneren getan wurde.

Natürlich hat der Auferweckte seinen eigenen Verstand, jedoch geschieht während der Auferweckung im bestimmten Sinne quasi die Formierung seines Verstandes, es wird ihm eine bestimmte Technologie seitens des Auferweckenden übergegeben. So hängt der Verstand des Auferweckten von jener Arbeit ab, die für seine Auferweckung geleistet wurde. Ich bemerke, dass sich im Ergebnis dieser Arbeit der Verstand des Auferweckten praktisch nicht verändern kann, er hängt aber von der Qualität und dem Umfang dieser Arbeit prinzipiell ab und diese Arbeit bestimmt seine Möglichkeiten für eine schnelle Adaptation zum Leben in der Gesellschaft.

In meinem System habe ich solch einen Begriff eingeführt: das Niveau der Vernünftigkeit des entstehenden Objektes. Und der Auferweckte ist auch doch in vieler Hinsicht ein entstehendes Objekt. Die Einführung dieses Begriffes "des Niveaus der Vernünftigkeit" gibt eine Möglichkeit zur Klassifizierung. In Abhängigkeit von seinem Niveau der Vernünftigkeit kann der Auferweckte zu der einen oder anderen Menschenkategorie gezählt werden. In der Regel ist das dieselbe Kategorie, zu der er früher zählte. Auf diese Weise bestimmt das Niveau der Vernünftigkeit dasjenige primäre Niveau, mit dem der Auferweckte bereits mit dem physischen Körper in das Leben hineingeht.

Wenn sofort nach der Auferweckung das Niveau der Vernünftigkeit des Auferweckten ziemlich hoch ist, so hat er mehr Möglichkeiten für eine schnelle Adaptation und diese kann, sagen wir, in einer Sekunde, einer Stunde oder an einem Tag geschehen. Wenn aber das primäre Niveau bei ihm nicht sehr hoch ist, so kann die Anpassung im Durchschnitt einen Monat, jedoch nicht mehr als drei Monate, annehmen.

Aus dem Gesagten ergibt sich eine wichtige Tatsache und ich will das betonen: derjenige, wer die Arbeit zur Auferweckung leistet, legt für den Aufzuweckenden den Weg.

BEI DEM AUFERWECKTEN MENSCHEN BLEIBEN DIE BERUFLICHEN UND ALLE SONSTIGEN FERTIGKEITEN, DIE ER FRÜHER IM LEBEN ERWORBEN HAT, VÖLLIG ERHALTEN (2.10).

Der Inhalt dieser hier ausgesprochenen Behauptung stellt einen gut festgestellten Fakt dar.

DER BEGRIFF DES GEISTES GIBT DIE WAHRHEIT DER ERKENNTNISSTRUKTUR (2.11).

Der geistige Aspekt gibt immer, u.a. auch bei der Auferweckung, eine Möglichkeit der Steuerung der Materie sowie der Erkenntnis. Die Erkenntnisstruktur wird zu einer wahren, wenn wir den geistigen Aspekt begreifen und nicht nur auf die Auferweckung im physischen Körper unsere Aufmerksamkeit akzentieren. Dabei ist es prinzipiell wichtig, dass sich die Erschaffung des physischen Körpers vollzieht, der derselben Seele entspricht. Faktisch vollzieht sich bei der Auferweckung des Menschen die Übergabe der geistigen Kenntnisse an ihn, anhand derer die Seele ihren physischen Teil wiederherstellt.

Deshalb wird die Erkenntnisstruktur wahr, wenn die Überlappung der geistigen und physischen Struktur vor sich geht.

EINER DER ASPEKTE DER AUFERWECKUNG – DAS IST DIE WIEDERHERSTELLUNG DES SCHÖPFERISCHEN BEWUSSTSEINS BEI DEN LEBENDEN MENSCHEN (2.12).

Das schöpferische Bewusstsein ist im Prinzip dem Menschen ab dem Moment seines Lebensbeginns eigen. Wenn der Organismus wächst, so schafft er immer eine gewisse Zeit um sich herum, solange er nicht in das System von künstlichen ideologischen Postulaten, erdachten Gedankenformen, falschen psychologischen Einstellungen gerät, die bei ihm die Entwicklung der Verbindungen usw. blockieren. All das verzerrt auf künstliche Weise die normale natürliche Entwicklung und führt beim Menschen zur Trübung des schöpferischen Bewusstseins. Deshalb ist eine ausserordentlich wichtige Aufgabe die Wiederherstellung des schöpferischen Bewusstseins bei den lebenden Menschen. Eine der Methoden zur Erlangung dieses Ziels ist die Meditation, darüber war bereits die Rede in der Einleitung. Die Universalmethode ist die Praxis der Auferweckung, welche die Unsterblichkeit realisiert.

Nach der Wiederherstellung des schöpferischen Bewusstseins bei dem Menschen beginnt er zu verstehen, wie er selbst organisiert ist, und dann kann er bereits die anderen auferwecken, indem er ihnen diesen Impuls übergibt.

MAN MUSS AN DEN PROZESS DER AUFERWECKUNG GLEICHZEITIG AUCH WIE AN DEN PROZESS DER REPRODUKTION DER FRUCHT HERANGEHEN (2.13).

Das vorliegende Prinzip ist vom Standpunkt der Organisation des Lebens des Auferweckten formuliert. Wenn nach dem biologischen

Gesetz von Mann und Frau eine Frucht entsteht, wird für sie ein Platz reserviert, wo sie leben und sich entwickeln wird, es wird gleich gedacht, dass sie im weiteren ein juristisches Dokument besitzen wird usw. Auf ähnliche Art und Weise ist auch an den Prozess der Auferweckung heranzugehen, d.h. man muss an verschiedene Organisationsmomente im Voraus denken. Allerdings, wie ich bereits im ersten Kapitel gesagt habe, werden die Schlüsselmomente bei der Auferweckung von den dort genannten Strukturen der Welt kontrolliert.

DIE DAHINGEGANGENEN BLEIBEN IN IHRER ENTWICKLUNG NICHT STEHEN. DIE GEISTIGE ENTWICKLUNG DER PERSÖNLICHKEIT GEHT IMMER UNTER BELIEBIGEN BEDINGUNGEN VOR SICH. DESHALB WIRD DIE AUFERWECKUNG AUF DEM GEISTIGEN NIVEAU ALS EINE OFFENBARUNG DER GESAMTEN HARMONIE DER WELT BEGRIFFEN. UND GERADE DESHALB WISSEN ALLE MENSCHEN IN DER SEELE ÜBER DIE ALLGEMEINE AUFERWECKUNG DER DAHINGEGANGENEN BESCHEID (2.14).

Die Welt ist so eingerichtet, dass der Mensch von vornherein die Seele, Gottes Schöpfung hat, und der Körper stellt den physischen Teil der Seele dar. Früher wurde der physische Körper nicht als ein Element der gemeinsamen Notwendigkeit betrachtet und in diesem Zusammenhang bedeutete der biologische Tod nur noch einen bestimmten Status der Seele, bei dem sich die Entwicklung der Seele bei Abwesenheit des physischen Körpers vollzog.

Mittlerweile wissen wir, dass eine gegenseitige Abhängigkeit zwischen der geistigen und physischen Struktur existiert. Darüber sagt das Prinzip (2.2). Die Anwesenheit des physischen Körpers trägt einer schnelleren Entwicklung der Seele bei. Und jetzt unter den Bedingungen einer drohenden Gefahr der globalen Vernichtung der Welt gewinnt diese Frage, die Frage einer schnelleren Entwicklung des Menschen, an grösserer Aktualität.

Gegenwärtig greift man beim Vorhandensein von Konflikten zwischen den Menschen oder den Ländern manchmal zur Lösung der Probleme durch Gewalt. Der biologische Tod des Gegners wird oft einfach dazu benutzt, um eine sachgemässe Lösung der Frage zu vermeiden. In der Tat bedeutet das die Weigerung, das Problem zu lösen und es prinzipiell zu betrachten.

Jetzt muss dem physischen Körper Priorität gegeben werden, man muss ihn zu einem Nichtvernichtbaren machen. Dadurch wird die Entwicklung von Vernichtungsmitteln unlogisch und sogar einfach sinnlos.

Doch ist der Mensch nach dem Vorhaben des Schöpfers ein ewiger und deshalb besteht jetzt die Aufgabe darin, die Kenntnisse über den Schöpfer wieder breiter zu manifestieren und den Menschen das Bewusstsein des wahren Niveaus der Ewigkeit zurückzugeben. In diesem Zusammenhang tritt die Auferweckung als eine Rückkehr zum Verständnis der Ewigkeit der Welt auf.

Die Auferweckung wird als eine Offenbarung der gesamten Weltharmonie begriffen.

In der Seele wissen alle Menschen über die allgemeine Auferweckung Bescheid, da die Seele die Widerspiegelung der ganzen Welt darstellt, sie steht in wechselseitiger Beziehung mit der gesamten Welt. Indem Gott die ewige Seele erschuf, erschuf Er auch die ewige Folge dieser Seele, das heißt, Er erschuf den ewigen Körper als einen ewigen Teil der Seele, so kann man das auch sagen.

## 3

Wir gehen zur Erörterung der Prinzipien des dritten Niveaus über. Es ist zu vermerken, dass sich vom Standpunkt der Hierarchie diese Prinzipien in gewissem Sinne weiter unten befinden, manchmal aber können sie sich auch weiter oben als die Prinzipien des zweiten Niveaus befinden.

Beim Leser kann die Frage auftauchen, warum es sich so ergibt, warum sich die Prinzipien überlappen und warum es überhaupt so viele von denen gibt, die Prinzipien sind doch als grundlegende bezeichnet. Das ist eine ernste Frage und deshalb behandeln wir sie ausführlich.

Stellen wir uns irgendein Gebäude vor, zum Beispiel, das Hauptgebäude der Moskauer Universität auf den Sperlingbergen. Um eine komplette Vorstellung darüber zu erhalten, muss man um es herumgehen, weil es nur dann von allen Seiten zu betrachten ist. Man muss auch im Inneren gewesen sein und sich die Aula, Lehrräume, Kantinen, Wohnräume im Studentenheim und die Lehrerwohnungen anschauen. Wenn aber der Mensch über einen höheren Bewusstseinszustand verfügt, so kann er, wie bereits in der Einleitung erwähnt, das ganze Gebäude sofort gleichzeitig von Innen und von Außen sehen. Das ganze Gebäude, alle Zimmer auf einmal. Und dabei hat es keine Bedeutung, wie ihre Gesamtanzahl ist. Und derjenige, der noch nicht über die Wahrnehmung der vierten Raumdimension verfügt, muss viel gehen, um das ganze Gebäude komplett kennenzulernen.

Man kann, indem man um das Gebäude geht, Fotos machen. Wenn Sie auf das Gebäude von einer Seite schauen, und danach, indem Sie um es etwas herumgegangen sind, von einer anderen Seite schauen, so wird selbstverständlich jene Ecke des Gebäudes, welche Sie gerade umgegangen sind, wiederum für Sie sichtbar, jedoch unter einem anderen Blickwinkel. Dasselbe wird auch auf den Fotos zu sehen sein. Die Überdeckung ist unvermeidbar.

Genau so ist es auch mit den Prinzipien. In Wirklichkeit existiert das eine **Prinzip**, jedoch für das gewöhnliche Wachbewusstsein stellt es sich quasi als ein mehrdimensionales dar und deshalb soll man es, wie auch am Beispiel mit dem Gebäude, von verschiedenen Seiten aus betrachten. Im Ergebnis entstehen viele Prinzipien. So ähnlich, wie man zum Kennenlernen des Gebäudes anhand von Fotos viele Aufnahmen durchsehen muss. So liegt die gesamte Sache am Zustand des Bewusstseins.

Man kann noch ein Beispiel anführen. Vor einer gewissen Zeit gab es bei uns starkes Interesse für Yoga, hauptsächlich für Hatha - Yoga. Viele fingen mit Enthusiasmus Schulungen an, jedoch lies mit der Zeit ihr Enthusiasmus nach, weil sie keine Ergebnisse gesehen haben, die sie erwarteten. Inzwischen ist diese Bilanz völlig gesetzmäßig und die Situation steht hier im Einklang mit dem vorherigen Beispiel.

Die Sache ist die, dass in Wirklichkeit nur eine Yoga existiert, und diese ist von den Menschen mit einem höheren Bewusstseinszustand erschaffen worden. Für ein gewöhnliches Wachbewusstsein stellt sie ein mehrdimensionales Objekt dar und kann deshalb nur in Teilen, nur als einzelne Seiten wahrgenommen werden. Und diese einzelnen Seiten von Yoga, der Yoga mit einem Grossbuchstaben, stellen auch die Hatha-Yoga, Radga-Yoga, Bhakti-Yoga, Karma-Yoga und Jnana-Yoga dar. Es gibt auch noch andere, jedoch kann man diese in erster Annäherung als grundlegende zählen.

Das Ziel der Yoga ist die Erhöhung des Bewusstseinszustandes und die Bewegung auf diese Weise zu Gott. Das Wort „Yoga" selbst bedeutet Vereinigung, Verband, Einigung. So dass das Wort „Yoga" auf das Ziel deutlich hinweist: Vereinigung mit dem Schöpfer.

Wenn nur ein Aspekt der Yoga herausgerissen wird, zum Beispiel ein physischer (Hatha-Yoga) und wenigstens die Schlüsselelemente anderer Yoga-Aspekte nicht hinzugefügt werden und zwar die richtige geistige Bestrebung (Bhakti-Yoga), richtiges Wissen (Jnana-Yoga), Prinzipien der Bewusstseins-Entwicklung (Radga-Yoga) und das Verstehen dessen, was eine richtige Handlung ist und wie sie auszuführen ist (Karma-Yoga), wenn diese Elemente fehlen, so verwandeln sich die Übungen in der Hatha-Yoga in einfache physische Übungen, in eine einfache Gymnastik.

Eine ähnliche Situation existiert praktisch auf allen Gebieten der menschlichen Tätigkeit. Nehmen wir eine der wichtigsten Fragen – die Erkenntnis der Welt. Vor uns ist wiederum ein mehrdimensionales Objekt. Und deshalb werden wieder nur seine einzelnen Seiten herausgerissen und deshalb sind vor uns wieder, wie wir das eben bei der Yoga gesehen haben, einzelne Herangehensweisen, einzelne Wege: der Weg der Religion in ihrer gegenwärtigen Art, der Weg der Wissenschaft, der Weg der Kunst. Es gibt auch noch andere Herangehensweisen, jedoch sind diese in der modernen Gesellschaft die grundlegenden.

Wollen wir diese einzelnen Herangehensweisen aufmerksamer betrachten, zum Beispiel den Weg der Wissenschaft. Dabei nehmen wir als Beispiel die Physik, eine der fundamentalen Wissenschaften.

Die Erfolge dieser Wissenschaft, ihre Errungenschaften sind unbestritten. Unter dem Eindruck der erbrachten Erfolge wurde die Wissenschaft jedoch allmählich idealisiert, ihren Behauptungen wurde ein absoluter Charakter beigemessen, das Wort der Gelehrten wurde als Wahrheit in letzter Instanz gesehen. In diesem Zusammenhang entsteht die Notwendigkeit, auf das zu schauen, wie die Wissenschaft überhaupt aufgebaut wird.

Die Sache besteht darin, dass bei Menschen, die sich mit der Wissenschaft professionell nicht beschäftigen, sehr oft die Vorstellung darüber existiert, dass die Physik z.B. eine genaue Wissenschaft ist, dass in ihr alles bewiesen wird und man sich deshalb auf die Behauptungen der Gelehrten verlassen kann. Jedoch ist in Wirklichkeit die Sache viel komplizierter.

Die Hauptgefahren verbergen sich in den Anfangsbestimmungen, auf deren Basis das gesamte Wissenschaftsgebäude aufgebaut wird. Diese Bestimmungen werden nicht bewiesen, sie können einfach nicht bewiesen werden. Wenn man irgendeine Bestimmung beweisen kann, so ist diese Bestimmung schon keine grundlegende. Der Fakt selbst, dass es eine Möglichkeit gibt, irgendeine Bestimmung zu beweisen, spricht darüber, dass diese Bestimmung keine primäre, keine fundamentale ist. Die Grundsätze in jeder Wissenschaft – das sind die Bestimmungen, auf denen, wie auf einem Fundament, das gesamte Gebäude dieser Wissenschaft aufgebaut wird, das sind Bestimmungen oder Gesetze, von denen alles andere abgeleitet werden kann. Aber sie selbst werden nicht abgeleitet. Sie werden einfach deklariert und das ist alles.

Als Beispiel kann man das zweite Newtonsche Gesetz betrachten, von dem alle noch in der Schule gehört haben. Das ist eines der Gesetze, das der klassischen Mechanik zugrunde liegt. Es stellt eine Gleichung dar, welche drei Größen verbindet: die Masse des Körpers, die darauf einwirkende Kraft und die Beschleunigung, die der Körper unter der Wirkung der Kraft erwirbt.

Betrachten wir kurz alle diese drei Begriffe.

Beginnen wir mit der Masse. Das Problem der Masse zählt zu einer noch nicht gelösten Aufgabe der modernen Physik. Und es ist auch nicht möglich, dieses Problem vollständig zu lösen, wenn man nicht berücksichtigt, dass jeder beliebige Körper, um dessen Masse es geht, ein Produkt des kollektiven Bewusstseins ist. Wir wissen das bereits. Alle Körper sind auf der Grundlage des kollektiven Bewusstseins erschaffen worden. Wie auch die Gesetze, welche deshalb verändert werden können.

Jetzt über die Kraft. Die Kraft charakterisiert die Wechselwirkung der Körper. Die moderne orthodoxe Physik kennt vier Arten von fundamentalen Wechselwirkungen: schwerkraftbedingte, elektromagnetische und noch zwei andere Arten von Wechselwirkungen, die sich auf die nuklearen Kräfte beziehen. Dies ist das, was der modernen Wissenschaft bekannt ist. In Wirklichkeit existieren auch noch andere Arten von Wechselwirkungen.

Als Beispiel betrachten wir ein Vorkommnis aus der jüngsten Geschichte. Beim Bau des Assuan-Damms in Ägypten sollten nach der Nilüberschwemmung einige alte Architekturdenkmäler, u.a. die Pharaostatuen unter das Wasser kommen. Das waren Statuen von ungeheuerer Grösse und sie waren aus einem ganzen Stein gehauen. So hat es sich ergeben, dass die moderne Technik nicht im Stande war, diese Statuen ganzheitlich auf einen anderen Platz zu überführen und deshalb musste man diese in einzelne Teile zersägen. Es fragt sich, und wie konnten das jene Menschen bewältigen, welche sie errichteten. Die Priester von damals wussten, wie eine derartige Aufgabe zu bewältigen war. Sie sammelten eine ausreichende Menschenanzahl und lenkten das kollektive Bewusstsein der Versammelten auf erforderliche Art und Weise. Im Ergebnis verlagerte sich der Steinkoloss an den nötigen Platz.

In der Newtonschen Gleichung bleibt noch die Beschleunigung. Mit diesem Begriff sind alle gut vertraut. Er sagt darüber aus, wie schnell ein Auto, indem es anfährt, die erforderliche Geschwindigkeit erreichen kann. Sowohl die Beschleunigung als auch die Geschwindigkeit sind mit der Messung von Entfernungen und der Zeit verbunden. Und die Entfernung wird zwischen zwei Punkten des Raumes gemessen. Das bedeutet, dass die Begriffe der Beschleunigung und der Geschwindigkeit letztendlich auf die Begriffe des Raumes und der Zeit zurückzuführen sind.

Wir wissen mit Ihnen bereits, dass der Raum und die Zeit Konstruktionen des Bewusstseins darstellen. Und alles Geschehende ist demzufolge durch das Bewusstsein veränderbar.

Und ich muss auch noch sagen, worin hier das Problem besteht: um zu verstehen, was der Raum und die Zeit sind, muss man über einen höheren Bewusstseinszustand verfügen.

Also, es ergibt sich, dass bei der Ausgangsgleichung der klassischen Mechanik grosse Unklarheiten zutage treten. So ähnlich ist es auch in den anderen Abschnitten der Physik. Und deshalb muss man nicht erwarten, dass alle Schlussfolgerungen aus den Hauptgleichungen richtig werden. Und besonders vorsichtig muss man an die Behauptungen der Gelehrten bezüglich des Weltalls herangehen.

Wie ich bereits früher gesagt habe, gibt es physische, das heißt, eine gewisse objektive Realität als solche in Wirklichkeit nicht. Das, was die Menschen als eine objektive Realität annehmen, ist in Wirklichkeit die Offenbarung des kollektiven Bewusstseins.

Die Position der Gelehrten mit ihrem Glauben an die Existenz der objektiven physischen Realität kann man am folgenden Beispiel erläutern.

Stellen wir uns einen Menschen vor, der im Zuschauerraum im Theater sitzt und sich eine Vorstellung anschaut. Er verfolgt aufmerksam die Entwicklung der Handlung. Er kann dabei beginnen, sich das Schicksal irgendeines Helden zu Herzen zu nehmen, sich aufzuregen, bei ihm kann sich sogar das Atmen verändern. Er kann so hingerissen werden, dass er alles vergisst und beginnt das, was sich auf der Bühne abspielt, als Realität aufzunehmen. Die Realität ist jedoch ganz anders. Die Schauspieler können hinter die Kulisse gehen, sich umziehen und beginnen, ein ganz anderes Bühnenstück zu spielen.

Die Gelehrten beobachten von früher Kindheit an das grosse Bühnenstück auf der Bühne des Daseins. Und viele leben sich darin so ein, dass sie im Grunde genommen die Umwelt automatisch für eine objektive Realität halten. Und insbesondere deshalb, beiläufig gesagt, gibt es bei den Menschen im Leben so viele Probleme – sie verstehen nicht, dass man im Falle der Notwendigkeit den Gang des Stückes verändern oder dieses überhaupt wechseln muss. In Wirklichkeit befinden sich die Schlüssel zum Glück bei jedem Menschen in seinen eigenen Händen. Man braucht nur die Situation richtig zu verstehen und in entsprechender Weise zu sagen: "Sesam, öffne dich!"

Sehr oft ist das, was wir als ein Märchen wahrnehmen, das heißt, als etwas Erdachtes, in Wirklichkeit eine malerische Erzählung über diejenigen Wahrheiten, welche sich hinter der äusseren Hülle der Realität verbergen.

So wenn ich als Beispiel die Worte "Sesam, öffne dich!" anführe, will ich nur noch sagen, dass in dieser Phrase Wissen über die Steuerung der Realität übergeben wird. Und gerade diese Praxis, die Praxis der Realitätssteuerung, die Praxis der Steuerung der Ereignisse tritt gegenwärtig auf die Tagesordnung, wird aktuell für uns alle.

Indem ich auf die Wissenschaft zurückkomme, will ich folgendes sagen. Das Problem besteht darin, dass sich die Realität für einen Gelehrten, mag er auch ein hervorragender sein, aber mit einem gewöhnlichen Bewusstseinszustand, ganz anders im Vergleich zu dem darstellt, was sich einem Menschen in höheren Bewusstseinszuständen eröffnet. Ich erinnere daran, dass das gewöhnliche Wachbewusstsein die Welt durch das Prisma des dreidimensionalen Raumes und der Zeit betrachtet, und gerade dieses Modell verwendet die orthodoxe Wissenschaft. Daraus ist, wie ich bereits früher gesagt habe, ersichtlich, wie stark eingeschränkt und problematisch diese Herangehensweise ist. Auf der Grundlage dieses Herangehens wurden auch die Massenvernichtungswaffen geschaffen.

Und deshalb ist es nicht erstaunlich, dass die orthodoxe Wissenschaft, insbesondere die Physik, gegenwärtig in einen Krisenzustand geraten ist. Wobei einen Ausgang aus der Krise die Wissenschaft nicht dort sucht, wo es nötig ist.

Zur Erläuterung der Situation greife ich auf einen bekannten Vergleich zurück. Stellen Sie sich vor, dass sich vor Ihnen ein grosser astreicher Baum mit zahlreichen Blättern befindet. Wenn plötzlich eine trockene Saison eintritt, so beginnen die Blätter des Baumes zu vergilben, auszutrocknen und einzuschrumpfen. Wenn Sie die Blätter wieder grün, voll von Leben sehen wollen, so wäre es unvernünftig und unnötig, diese zu glätten beginnen oder sie irgendwie zu bearbeiten, indem man denen zu helfen versucht. Für die Lösung des Problems muss man an eine ganz andere Stelle gehen, man muss sich mit etwas ganz anderem beschäftigen – man muss die Wurzeln des

Baumes begiessen und dann werden alle Blättchen wieder grün und sie fangen an, das vollwertige Leben wieder zu leben.

So ist es auch mit der Wissenschaft. Man muss sich den Wurzeln zuwenden. Man muss die Wurzeln seines Organismus begiessen, man muss seinen Zustand verändern, man muss den Zustand des Bewusstseins verändern. Ihr eigenes Bewusstsein soll die Realität steuern und gerade auf dieser Grundlage muss man jede beliebige Wissenschaft aufbauen. Indem sich die Wissenschaft auf das steuernde Bewusstsein der Persönlichkeit stützt, ermöglicht das, die zerstörerischen Technologien zu neutralisieren und den Menschen real zu schützen.

Ich wiederhole noch einmal, dass vom Niveau des Bewusstseinszustandes des Menschen seine Wahrnehmung der Welt abhängig ist. Die Erlangung eines höheren Bewusstseinszustandes gibt eine andere Wahrnehmung der Welt, ein anderes Verstehen, anderes Wissen. Für dieses Problem gilt auch die bekannte Aussage: kleines Wissen trennt von Gott ab, grosses Wissen aber kehrt wieder zu Ihm zurück.

\*\*\*

Ich möchte Ihre Aufmerksamkeit auf einen sehr wesentlichen Moment richten, der mit dem Prinzip (1.3) in Verbindung steht. Ich erinnere an dieses Prinzip: UNSER BEWUSSTSEIN NIMMT ALS REALITÄT DAS WAHR, WAS IN UNSEREM BEWUSSTSEIN EXISTIERT. Wir wissen bereits, dass all das, was der Mensch um sich herum sieht, was ihn umgibt, auf der Grundlage des kollektiven Bewusstseins aufgebaut ist. In diesem Zusammenhang entsteht folgende Frage: und wenn das Niveau des Bewusstseinszustandes bei irgendeinem Menschen wesentlich höher ist als das Niveau des kollektiven Bewusstseins, wie würde sich z.B. eine Kernexplosion auf diesen Menschen auswirken?

Für eine Antwort auf diese Frage kann man einen solchen Vergleich ziehen. Stellen Sie sich vor, dass Sie ausserhalb der Stadt durch ein offenes Feld gehen. Und plötzlich bricht ein Gewitter aus. Der Himmel wird mit dunklen Wolken überzogen und daraus beginnen blendende Blitze in die Erde einzuschlagen. Wenn aber ein Blitz den Menschen trifft, verspricht das ihm nichts Gutes. Die Lage wird somit ernst.

Wenn Sie sich aber derzeit nicht auf dem Feld, sondern an Bord eines Flugzeuges befinden, das hoch über den Wolken fliegt, so dass das stürmende Gewitter irgendwo unten ist, so können Sie durch das Fenster des Passagierraumes mit Interesse beobachten, was sich unten vollzieht.

Und noch bequemer ist es schon, das tobende Gewitter von der Kabine eines Sputniks (Sattelit) aus zu beobachten. Von der Kabine eines Sputniks kann man auch viele andere Erscheinungen sehen, z.B. wie ein Sturm über die Erde fegt, indem er alles auf seinem Wege hinwegfegt.

So ähnlich, wie man von der Höhe des Sputniks (Sattelit) einen alles hinwegfegenden Sturm ruhig beobachten kann, genau so kann man von der Höhe eines wesentlich höheren Bewusstseinszustandes darauf schauen, was im Gebiet des kollektiven Bewusstseins vor sich geht.

Und deshalb wird bereits dieselbe Kernexplosion den Menschen nicht vernichten können, der ein hohes Niveau des Bewusstseinszustandes erreicht hat, da sich dieser Mensch bereits ausserhalb der Erreichbarkeit von gewöhnlichen Stürmen befindet – er ist bereits auf den Strom der Ewigkeit gestiegen. Es gibt solche Menschen, und ich kann sagen, dass es in einiger Zeit wesentlich mehr von ihnen geben wird.

Das eben Gesagte kann man auch in einer etwas anderen Sprache darlegen. Wie bereits gesagt, gibt es Gelehrte, die daran glauben, dass die Umwelt durch gewisse objektive Gesetze gesteuert wird. Von diesem Standpunkt aus bedeutet die allmähliche Erhöhung des Niveaus des Bewusstseinszustandes irgendeines Menschen, dass er sich je nach seinem Wachstum, das heißt, je nach immer grösserer und grösserer Überschreitung von ihm des Niveaus des kollektiven Bewusstseins, einer immer geringeren und geringeren Anzahl dieser "objektiven" Gesetze unterzuordnen beginnt.

Eines der relativ einfachen Beispiele ist die Levitation, das heisst die Überwindung der Schwerkraft durch das Bewusstsein und als Folge dessen, der Flug des Körpers. Ich vermerke, dass sich viele über diese Erscheinung einfach keine Gedanken machen. Und das geschieht deshalb, weil unter dem Einfluss der orthodoxen Wissenschaft in der gegenwärtigen Gesellschaft eine Vorstellung über die Gesetze als über etwas Fixiertes, als über etwas solches gebildet wurde, was eine gewisse unveränderliche Gegebenheit von sich darstellt.

Jedoch kann jeder Mensch in einem relativ kurzen Zeitraum lernen, das Gravitationsgesetz für sich abzuändern und auf diese Weise aus eigener Erfahrung zu erkennen, was die Levitation ist.

Wenn man aber das kollektive Bewusstsein in dieser Hinsicht verändert, so führt das zur Veränderung des Gesetzes selbst.

In meiner Praxis der Rettung ist nicht bloss die Beobachtung und Fixierung irgendwelcher Gesetze, irgendwelcher Situationen sehr wichtig, sondern die Fähigkeit, auf der Basis der Steuerung anhand des Bewusstseins die Gesetze, Situationen, Ereignisse in einer für den

Menschen erforderlichen Richtung zu verändern.

Ich denke, dass man ausführlicher den eben erwähnten prinzipiellen Mangel der orthodoxen Wissenschaft behandeln muss, und gerade das, dass sie sich mit einfacher Beobachtung von Erscheinungen und einer Fixierung der gefundenen Gesetze beschäftigt. Diese ihre Herangehensweise wird natürlich dadurch erklärt, dass ein Glaube an den objektiven Charakter der Umwelterscheinungen existiert und in ihre Unabhängigkeit vom Menschen und deshalb wird als Aufgabe der Wissenschaft die Feststellung von existierenden Gesetzmässigkeiten und deren Beschreibung gestellt.

Betrachten wir ein konkretes Beispiel. Nach der Tradition wählen Ende Dezember jedes Jahres die Herausgeber einer der führenden wissenschaftlichen Zeitschriften "Science" („Wissenschaft") zehn besonders hervorragende Errungenschaften des ablaufenden Jahres aus. Schauen wir, was unter der Nummer eins in der Reihe von besonders bedeutenden wissenschaftlichen Errungenschaften des vergangenen Jahres 1998 steht.

Als wichtigste wissenschaftliche Entdeckung von 1998 ist die Schlußfolgerung darüber anerkannt, dass sich unser Weltall ewig ausdehnen wird, wobei mit einer immer zunehmenden Geschwindigkeit.

Wir sehen hier ein Beispiel dafür, wie die Gelehrten, aufgrund von sorgfältig durchgeführten Experimenten, einfach den von ihnen festgestellten Fakt konstatieren. Und alles. Und das gilt als eine grosse wissenschaftliche Errungenschaft. Während das wissenschaftliche Herangehen prinzipiell anders sein soll.

Im angeführten konkreten Beispiel ist es sogar nicht so wichtig, was gerade die Gelehrten entdeckt haben, ob sich das Weltall ausdehnt oder zusammenzieht, es geht nicht darum. Es ist so, dass die wahre Wissenschaft, das heißt jene Wissenschaft, die ich vorschlage, vor sich ganz andere Ziele stellt und einen ganz anderen Charakter trägt. Und um so mehr in der gegenwärtigen Zeit, wenn eine reale Gefahr der vollen Vernichtung der Menschheit und der ganzen Welt droht, soll die Wissenschaft den Weg in Übereinstimmung damit bestimmen, um die Welt von einer globalen Katastrophe zu retten.

Deshalb baue ich meine Wissenschaft auf den Prinzipien der Erlangung eines konkreten Ergebnisses durch eine Reihe aufeinanderfolgender schöpferischer Akte auf, wobei bei Verwirklichung der vollen Kontrolle über jedem von denen. Meine Wissenschaft, die gleichzeitig auch die Wissenschaft der Rettung ist, ist darauf gerichtet, um letztendlich eine Rettung zu erzielen und dabei auf ordentliche Weise die existierende Realität zu verändern.

Die wahre Wissenschaft handelt nach folgendem Schema. Indem sie über die Kenntnisse der Situation verfügt, ändert sie zunächst die Realität auf solche Weise, um das Ergebnis der Rettung zu erreichen. Anschließend, wenn die Rettung erreicht worden ist, wird die Gewährleistung der Sicherheit aufgebaut. Und schließlich, wenn die Sicherheit garantiert ist, wird die nachfolgende Entwicklung aller Ereignisse in der für den Menschen erforderlichen Richtung vorgegeben. Dasselbe Schema wird auch für die Erlangung jedes beliebigen anderen wohltuenden Ergebnisses angewandt.

Wie man sieht, kann in der wahren Wissenschaft auch keine Rede nur über die einfache Feststellung irgendwelcher Fakten gehen. Falls irgendwelche existierenden Systeme oder Anordnungen nicht dem Erhalt des erforderlichen Ergebnisses beitragen, so bedeutet das, dass diese Systeme ausgetauscht werden sollen, u.a. auch das System der Gesetze.

Das Hauptkriterium in meiner Wissenschaft ist die Erlangung des nötigen Ergebnisses auf dem schöpferischen Wege. Die Wahrhaftigkeit von dem, dass diese Wissenschaft richtig ist, besteht darin, dass von vornherein vor allem ein positives Ergebnis erreicht wird, z.B. ein Mensch gerettet wird oder ein Mensch auferweckt wird oder die Gesellschaft gerettet wird, und schon danach für dieses positive Ergebnis eine Wissenschaft aufgebaut wird, die zeigt, wie man das macht.

Um diesen wichtigen Gedanken besser zu verstehen, wenden wir uns an etwas gut Bekanntes. Eine zum Teil ähnliche Situation treffen wir zum Beispiel in der Musik an.

Wie bekannt ist, existiert eine Musiktheorie. Die Meisterwerke der musikalischen Kunst sind jedoch nicht aufgrund der Analyse der Musiktheorie geschrieben, umgekehrt wird die Musiktheorie auf der Grundlage der Analyse der musikalischen Meisterwerke geschaffen, geschrieben von Genies. Als Primäres gilt auf diese Weise die Praxis. Auf der Grundlage der besten Musterstücke aus der Praxis wird die Theorie geschaffen, die den Anfängern bei den ersten Schritten helfen kann.

Also, der grundlegende Moment in meiner Wissenschaft ist die Praxis, d.h. die Erlangung des erforderlichen Ergebnisses. Und weil die besonders wichtige Charakteristik des echten Lebens seine ununterbrochene Entwicklung ist, so baue ich keine streng statischen Systeme, nach der Art vom System fixierter, unveränderlicher Gesetze auf, sondern ich errichte ein flexibles dynamisches System, dessen Grundlage das nötige Ergebnis darstellt.

Wenn man das oben angeführte Beispiel über die Entdeckung der sich immer beschleunigenden Ausdehnung des Weltalls nimmt, so entsteht eine einfache Frage: Was konkret soll man in Verbindung mit dieser Entdeckung machen? Wenn man eben die sich immer beschleunigende Ausdehnung des Weltalls einfach als Fakt annimmt, wie das von den Gelehrten gemacht wird, das heißt, den mechanischen Weg begehen, so ist es offensichtlich, dass die Kontrolle über jede Etappe dieses Prozesses allmählich immer mehr und mehr nachlassen wird.

Deshalb würde ich die Frage anders stellen: Wie kann man diese Situation erklären, wie kann man sie auf solche Weise zeigen, damit der Rettungsakt erreicht werden kann? Wie kann man das Bewusstsein umbauen, das heißt, wie kann man den Mechanismus der Wahrnehmung, den Mechanismus der Entwicklung so gestalten, damit jeder Akt der äusseren Welt unter Kontrolle steht?

Für die Beantwortung dieser Fragen ist die Bestimmung irgendeiner Anfangsform wichtig, über die alle Prozesse gesteuert werden können. Man kann z.B. mein Prinzip von dem nehmen, dass MAN ÜBER EIN BELIEBIGES GEWÄHLTES ELEMENT DER WELT IHR BELIEBIGES ELEMENT STEUERN KANN, WOBEI DIESES GEWÄHLTE ELEMENT VON IHREM BEWUSSTSEIN ZU DIESEM ZWECK SPEZIELL ERSCHAFFEN WERDEN KANN. Auf der Grundlage dieses Prinzips kann man immer die Prozesse des gesamten Weltalls steuern und von diesem Standpunkt aus dieses nicht als ein ausdehnendes oder zusammenziehendes betrachten, sondern es einfach als ein System wahrnehmen, das sich auf ein und derselben Etappe befindet, das aber, sagen wir, die Form verändert und die Folgen verändert. Wobei, wenn erforderlich, so muss man auch irgendwelche Gesetze ändern, wie auch immer diese gewesen wären und wie sie auch aufgestellt wären.

So dass, wenn sogar auch das Wesen dieser Entdeckung dasselbe bleibt, man diese Entdeckung ganz anders interpretieren kann, man kann sich dazu ganz anders verhalten. Alle miteinander verbundenen Elemente des Weltalls stellen Informationsobjekte dar. Man kann natürlich, wie das die Wissenschaft macht, zwischen denen irgendwelche konkrete Verbindung nachweisen. Jedoch, um diese Welt zu steuern, braucht man diese nicht aus dem Inneren heraus zu beobachten, es reicht aus, von seinem Bewusstsein aus auf die Makrostruktur hinauszutreten und dann diese Information zu steuern, die Hauptsache ist, dass sie in der Zone der Steuerung ist, und das ist immer zu gewährleisten.

So löst meine Wissenschaft gerade diese Fragen, nicht die Fragen der Registrierung irgendwelcher Prozesse, sondern die Fragen der **Steuerung** beliebiger Prozesse der Welt.

Überzeugende Beispiele für diese Herangehensweise sind die im ersten Kapitel angeführten konkreten Fakten der Auferweckung der Menschen. Im vierten Kapitel betrachten wir die Fälle der Ausheilung von verschiedenen ernsten Krankheiten. Alle diese Beispiele illustrieren ausdrucksvoll die wahre Wissenschaft in Aktion: sie begrenzt sich nicht mit der einfachen Feststellung des Faktes, dass der Mensch z.B. schon nicht mehr in unserer Welt ist oder dass er wegen des fortgeschrittenen Stadiums von Krebs oder Aids bereits an die Grenzlinie gekommen ist. Die wahre Wissenschaft erlangt vor allem auf der Grundlage des wahren Wissens über die Welt und mit Hilfe der Prinzipien der Steuerung das erforderliche Ergebnis, in diesem Fall die Rettung des Menschen: wenn er schon davongegangen ist, bringt sie ihn in unsere Welt zurück oder, wenn er krank ist, verändert sie prinzipiell den Charakter des Ablaufes der Prozesse in seinem Organismus, so dass der Mensch wieder gesund wird.

Ich führe hier noch ein Beispiel aus der Praxis der Anwendung meiner Lehre an. Es geht um die Prognostizierung von Erdbeben und die Reduzierung ihrer Kraft.

Zur Prognostizierung der Erdbeben und anderer Katastrophen und zur Verringerung ihrer Einwirkung habe ich die von mir anhand meines Hellsehens geschaffene Formel der gesamten Realität und die Theorie der Wellensynthese benutzt. Auf der Basis dieser allgemeinen theoretischen Bestimmungen habe ich ein spezielles Gerät entworfen und gebaut. Ich will das besonders betonen. Es ist so, dass persönlich ich ohne jegliche Geräte die Erdbeben prognostizieren und ihre Kraft reduzieren kann, ich persönlich brauche sie nicht. Weil aber die Rede über die Wissenschaft geht, so muss man solche technischen Anlagen schaffen, die alle anwenden könnten.

Deshalb spreche ich jetzt auch über die Erprobung des von mir geschaffenen Gerätes, das serienmässig hergestellt werden kann. Das Wesen der Arbeit des Gerätes und, dementsprechend, der durchgeführten Experimente besteht in folgendem.

Vor allem ermöglicht das Gerät, die Prognostizierung der Erdbeben zu realisieren. Es bestimmt die geographische Lage des zukünftigen Erdbebens und seine Kraft. Danach beginnt dieses Gerät, die Kraft des zukünftigen Erdbebens zu reduzieren und schwächt sie bis dahin ab, bis es dafür bei ihm noch die erforderlichen technischen Ressourcen gibt. Und erst dann, wenn die Ressourcen des Gerätes in dieser Hinsicht erschöpft sind, erst dann vollzieht sich die Fixierung der Kraft des zukünftigen Erdbebens auf dem Niveau, bis zu dem es gelang, seine Grösse zu reduzieren. Selbstverständlich ermöglicht die Anwendung des Gerätes mit einer grösseren Ressource, einen grösseren Effekt zu haben.

Diese Methodik wurde auf der Basis der Einbeziehung der Information über die vergangenen und zukünftigen Ereignisse erprobt. Insgesamt wurde die Information über eintausend Erdbeben benutzt, die in der Vergangenheit fixiert wurden, und die Information der Prognosephase wurde bestätigt.

Man kann hier einen grossen Teil des Briefes des Leiters der Agentur für Monitoring und Prognose für Notfälle von MTschS Russlands, Herrn Schachramanjan M.A. an den Präsidenten der RAEN, Akademiemitglied Kuznetsov O.L. anführen.

"Das Akademiemitglied der RAEN Grabovoi Grigori Petrivich, indem er die von ihm geschaffene Formel der Gesamtrealität und die Theorie der Wellensynthese zur prophylaktischen Prognostizierung von Erdbeben und Katastrophen benutzte, hat das Kristallmodul der Prognose in die digitale Form überführt. Als tatsächliches Material, welches beweist, dass das genannte Modul erlaubt, die prophylaktische Prognostizierung von Erdbeben zu realisieren, hat man die statistischen Angaben über die Erdbeben angewandt, die von der Zentralen versuchs-methodischen Expedition des geophysikalischen Dienstes der Russischen Akademie der Wissenschaften zur Verfügung gestellt werden. Die Prüfungen des digitalen Modells des Gerätes wurden anhand der Erdbeben der Vergangenheit und der Zukunft durchgeführt. Anhand der Erdbeben in der Vergangenheit – durch die Überführung der Ausgangsparameter des Modells bis zum Beginn der Erdbeben. Anhand der Erdbeben in der Zukunft – durch die Programmbearbeitung der elektronischen Karte des Ortes und der Extrapolationsangaben des Monitorings der Erdoberfläche von den Sputniks. ... Als faktisch geschehene Erdbeben in der Vergangenheit wurden die Angaben über 1000 fixierte Erdbeben in der Periode vom 07. Januar 1901 bis zum 04. Juli 1918 verwendet. ... Für Erdbeben in der Zukunft wurde im Juli 1999 die Bestätigung der Prognose für alle Gebiete erhalten, wo die Programmbearbeitung der elektronischen Karte des Ortes durchgeführt wurde. ... In allen Fällen wurde die vollständige Bestätigung der Prognosephase erhalten. Gegenwärtig ist es für die Überführung der Parameter des Kristallmoduls von der digitalen Form in die Form eines Mikroprozessors, der ein andauerndes Zeitintervall ohne zusätzliche Berechnungen arbeitet, notwendig, die Überführung der Charakteristiken der Laserstrahlung von der physischen Quelle in die digitale Form durchzuführen".

Hier ist die Frage noch nicht ganz darüber geklärt, wie man sich überzeugen kann, dass das empfohlene Gerät die Kraft des Erdbebens wirklich reduziert, und dass es ohne Gerät viel zerstörerischer würde. Wir registrieren doch einfach das Erdbeben von derjenigen Kraft, welche wir beobachten, und alles. Es könnte wohl doch auch ohne Gerät das gleiche gewesen sein?

Die Antwort auf diese Frage wurde früher bei der Durchführung einer Reihe unterirdischer Atomversuche erhalten. Man kann einige Versuche durchführen, indem man immer nach der Größe ein und denselben Atomsprengsatz bei gleichen Bedingungen sprengt. Das Gerät ist dabei ausgeschaltet und es wird die Grösse der entstehenden Zerstörungen registriert. Danach wird das Gerät eingeschaltet und es wird eine andere Reihe ähnlicher Explosionen durchgeführt, indem die bisherigen Bedingungen eingehalten werden. Anhand der Messungen wird festgestellt, was sich und wie konkret verändert, indem das Gerät eingeschaltet ist. Die Messungen wurden in einer Entfernung von ca. 20 km vom Epizentrum der Explosion vorgenommen. Das Ergebnis dieser Experimente ist wahrlich erstaunlich: sogar nur bei einem einzigen eingeschalteten Gerät minderte sich die Grösse der Zerstörungen praktisch um das zweifache. Bei einem vollkommeneren und leistungsstärkeren Gerät kann man die Grösse der Zerstörungen um das mehrfache reduzieren und bei Verfügbarkeit einiger Geräte kann man die Zerstörungen völlig vermeiden. Somit hat das Gerät sehr ernste Versuche überstanden und seine ausserordentliche Effizienz völlig bewiesen.

Ich ergänze, dass, wenn ich mich selbst in diese Arbeit einschaltete, so fehlten praktisch die Zerstörungen.

Bei der Durchführung der unterirdischen Atomversuche wurde die Einstellung des Gerätes in Abhängigkeit von der Form und der Abmessung des verwendeten Kristalls durchgeführt. Die erhaltenen Graphiken dienten weiterhin als Berechnungsgrundlage bei den Experimenten mit den Erdbeben.

Jetzt zur Anwendung des Gerätes unter den Bedingungen von realen Erdbeben. Es ist bekannt, dass sich vom Epizentrum des Erdbebens die Wellen in alle Seiten verbreiten, die sich auf die Deformation der Erdkruste beziehen. In einiger Entfernung vom Epizentrum kann man beobachten, wie die Grösse dieser Deformationen sein wird. Selbstverständlich hängt die Grösse dieser Deformationen von der Entfernung und von der Kraft des Erdbebens im Epizentrum ab. Den Beginn des Erdbebens kann man auch mit gewöhnlichen Geräten registrieren. Wenn ein Erdbeben irgendwo geschehen ist, so kann man sagen, wie die Deformationen am Ort der Beobachtung ungefähr sein sollten. Wenn aber nach dem Erdbebenbeginn am Beobachtungsort das Gerät eingeschaltet wurde, so wurde die Grösse der fixierten Deformationen an diesem Ort um einige Male reduziert, nicht um irgendwelche Prozente, sondern um einige Male.

So dass auch unter den Bedingungen von realen Erdbeben mein Gerät eine einmalige Effizienz gezeigt hat. Wichtig ist aber noch etwas anderes. Wichtig ist das, dass dieses Gerät auf der Grundlage der neuen Wissenschaft geschaffen wurde, und gerade deshalb erwies es sich als ein solch effektives.

Man muss noch einige Worte darüber sagen, worauf die Prognostizierung basiert. Meine Wissenschaft löst die Aufgabe, die vor ihr gestellt ist, und zwar, den Erhalt des erforderlichen Ergebnisses, dabei aber fixiert sie nicht irgendeine bestimmte Form des Zwischenprozesses. Zum Beispiel, wenn man die von mir geschaffene Theorie der Wellensynthese nimmt, so wird in dieser Theorie jedes Ereignis als Ergebnis des Zusammenwirkens der stationären Gebiete mit den dynamischen betrachtet. Gerade aus der Wechselwirkung der statischen und dynamischen Phasen der Realität entsteht ein Ereignis.

Die Theorie der Wellensynthese ist die Folge meiner Entdeckung des schaffenden Gebietes der Information. Diese Entdeckung wurde in der Internationalen Registrierungskammer im Jahre 1997 registriert. Das Wesen dieser Entdeckung besteht darin, dass MAN IN EINEM BELIEBIGEN INFORMATIONSOBJEKT IMMER EIN GEBIET DES SCHAFFENS DIESES OBJEKTES HERAUSLÖSEN KANN, DAS AUCH DIE STATISCHE PHASE DER REALITÄT DARSTELLT. UND WENN SIE DAS OBJEKT WAHRNEHMEN, SO ENTSTEHT DIE DYNAMISCHE PHASE DER REALITÄT, DIE EBEN AUCH DIE INFORMATION ERSCHAFFT. Daraus folgt, dass alles in der Welt Existierende vom kollektiven Bewusstsein erschaffen worden ist, welches das Bewusstsein des Schöpfers einschliesst. Und deshalb, indem man die Gesetze des Bewusstseins erkennt, die vom Schöpfer erhalten worden sind, kann man beliebige Welten erschaffen und das ewige Leben sichern. Die Anwendung dieser Entdeckung gibt ein konkretes Kriterium der Zukunft. Darauf basiert auch die Prognostizierung.

Weiter. Meine Formel der allgemeinen Realität berücksichtigt, dass jede Persönlichkeit mit allen Informationsobjekten in Verbindung steht. Wenn der Mensch auf der Basis dieser Formel versteht, dass ein Erdbeben ausbrechen kann und er dabei darauf eingestimmt ist, die möglichen Folgen der Naturkatastrophe zu minimieren, so vollzieht sich die Abschwächung der Kraft des Erdbebens. Dieselbe Aufgabe können auch die richtig konstruierten Geräte erfüllen, die auf den Gesetzen der gemeinsamen Wechselbeziehungen und des Funktionierens des Bewusstseins des Menschen basieren. Solche Geräte zerstören nicht unter beliebigen Bedingungen.

Auf diese Weise ist in meiner Wissenschaft jedes Objekt mit jedem beliebigen anderen verbunden, wobei man alle Verbindungen in der Welt anhand des Bewusstseins ganz genau durch genaue Symbole beschreiben kann. Dabei arbeitet jedes Element, möge das z.B. ein Mensch, ein Biosystem, ein allgemeines System oder sogar einfach eine Formel sein, für ein allgemeines Ziel – den Aufbau einer schöpferischen gefahrlosen Zukunft. Und deshalb ist in der wahren Wissenschaft der formale Mechanismus, der dieses Ziel verwirklicht, gleichzeitig auch ein Arbeitsinstrument, der auf den Endzustand des zu lösenden Problems einen Einfluss ausübt.

Und all das bezieht sich auf die Anwendung meiner Wissenschaft für die Erörterung beliebiger Erscheinungen, nicht unbedingt der mit Naturkatastrophen verbundenen.

Das Wesen meiner Wissenschaft besteht demzufolge darin, dass jedes ihrer Elemente, u.a. auch der formale Apparat, die Welt so verändern soll, damit die Welt steuerbar ist und keine Probleme bereitet.

Deshalb, wenn eine Entdeckung gemacht wird, in der über die sich immer mehr beschleunigende Ausdehnung des Weltalls deklariert wird, so sollen dort, aus meiner Sicht, auch die Empfehlungen gegeben werden, auf welche Weise es so gemacht werden soll, damit der Mensch diese Erscheinung kontrollieren kann und wie man diese zum allgemeinen Wohlstand benutzen könnte.

Zu diesem Zweck würde ich die Steuerung über die sich nicht verändernde statische Realität der Welt anbieten. Man sollte glauben, dass dies nur noch ein informationeller Plan ist, aber das eben angeführte Schreiben beweist, dass alle informationellen Pläne in die Realität überführt werden können.

Also, noch einmal, der Vergleich meiner Wissenschaft mit der orthodoxen ermöglicht es, besser zu verstehen, dass das Kriterium des wissenschaftlichen Denkens keine Orientierung auf eine Feststellung irgendeines aufgefundenen Faktes sein soll, sondern auf den Erhalt der Ergebnisse eines ganz anderen Niveaus, solcher Ergebnisse, die eine schöpferische Entwicklung der Gesellschaft mit voller Kontrolle über alle Etappen dieser Entwicklung sichern würden.

Wenn die wahre Wissenschaft in jener Zeit existieren würde, als die Radioaktivität entdeckt wurde, so würde die Entdeckung der Radioaktivität nie zum Schaffen von Atomwaffen führen. Leider kann man viele Entdeckungen der orthodoxen Wissenschaft mit einem Dschinn vergleichen, welcher aus seiner Flasche herausgelassen wurde: die Kontrolle über ihn wird problematisch.

Und das verwundert nicht. Am Beispiel des oben erörterten zweiten Newtonschen Gesetzes kann man die Primärursache dieser Situation sehen. Es werden die Masse des Körpers, seine Beschleunigung und die wirkende Kraft eingeführt und weiterhin werden diese drei Größen in einer Gleichung vereinigt; wozu das alles aber gemacht wird, für die Zerstörung oder für die Schöpfung, ist völlig unklar, mehr noch, diese Frage wird sogar nicht gestellt. Hier sieht man deutlich das Merkmal der vollen Unbestimmtheit der primären Charakteristik, was im Großen und Ganzen für die orthodoxe Wissenschaft charakteristisch ist.

Jede beliebige Wissenschaft hat Verbindung zu den Begriffen der Forschung und der Realisierung der Versuchsergebnisse. Die wahre Wissenschaft soll auf der Etappe der Forschung nichts zerstören (erinnern wir uns an das Beispiel mit der Blume, angeführt in der Einleitung), und auf der Etappe der Realisierung soll sie die Verbesserung für alle Aspekte der Welt gewährleisten.

Und deshalb kann man das Wesen der wahren Wissenschaft auf folgende Weise formulieren: das Wesen der Wissenschaft – das ist die Fähigkeit der Forschung, die Fähigkeit der Steuerung und die Fähigkeit der Realisierung ohne Einmischung in den Zustand des Forschungsobjektes und manchmal sogar ohne dessen Berührung.

Es ist klar, dass bei solch einem prinzipiellen Unterschied zweier Wissenschaften, der orthodoxen und der wahren, sich diese auch eines absolut verschiedenen mathematischen Apparates bedienen sollen. Und das ist wirklich so. Und man kann sofort sagen, worin der prinzipielle Unterschied des Apparates meiner Wissenschaft besteht.

Eine beliebige Entdeckung schafft dem Wesen nach ein Ereignis. Es vollzieht sich demzufolge die Veränderung der Situation. Diese Veränderung der Situation soll in den Formeln selbst verfolgt werden. Deshalb sollen sich die Formeln verändern.

Meine Mathematik verändert sich gleichzeitig mit der Veränderung der Realität und in derselben Zeit verändert sie selbst die Realität. Gerade deshalb kann sie die Steuerung des Ergebnisses auf jeder beliebigen Etappe gewährleisten.

Die traditionelle Mathematik sieht für ihre Anwendung Kenntnisse über die Grenz- und Anfangsbedingungen vor und überhaupt die Verfügbarkeit wenigstens irgendwelcher Angaben über das zu erforschende Objekt. Meine Mathematik kann wirken und zum nötigen Ergebnis sogar unter den Bedingungen führen, wenn vom Objekt nichts bekannt ist. Das erlaubt, sich immer zu retten, u.a. unter den Bedingungen, wenn die Eigenschaften des aggressiven Mediums nicht bekannt sind.

Der Grund einer solchen Effektivität meiner Mathematik besteht darin, dass sie dasselbe Operatorenprinzip der Handlung anwendet, welches die Seele anwendet. Wir wissen, dass es die Seele ist, die vorbeugt, die Seele rettet, sie reguliert die Welt. Ähnlich ist auch das Prinzip der Handlung der wahren Mathematik.

Das ist eine völlig andere Mathematik. Sie ist nach der Struktur der Welt aufgebaut, sie ist ein Teil der Welt und deshalb ist das Hauptelement darin der Begriff der Handlung. Wobei einer Handlung, die nicht zerstört, sondern einer Handlung, welche schöpft.

Der merkwürdige Unterschied der von mir vorgestellten Wissenschaft von der ehemaligen orthodoxen hat eine Erklärung. Und Sie ahnen wohl, worum es hier geht. Die Sache ist im Unterschied der Niveaus des Bewusstseinszustandes.

Der Charakter der Wissenschaft, die der Gelehrte schafft, wird im Prinzip vom Niveau seines Bewusstseinszustandes bestimmt. Und deshalb sagt das Wort "Wissenschaft" an und für sich in Wirklichkeit sehr wenig aus. Weil prinzipiell hier das ist, über welches Niveau des

Bewusstseinszustandes der Mensch verfügt, der diese Wissenschaft gestaltet. Somit gibt es eine Wissenschaft, die dem gewöhnlichen Niveau des Bewusstseinszustandes entspricht – das ist die orthodoxe Wissenschaft; es gibt eine Wissenschaft, wobei eine völlig andere, die einem höheren Niveau des Bewusstseinszustandes entspricht; es gibt eine Wissenschaft, die einem noch höheren Niveau des Bewusstseinszustandes entspricht usw.

Indem man das alles berücksichtigt, kann man sagen, dass die Wissenschaft, die heute existiert, auch nicht anders sein kann. Sie ist genau so eine, die auch lediglich dem gewöhnlichen Bewusstseinszustand entsprechen kann. Und deshalb habe ich auch ein paar Zeilen höher gesagt, dass der Ausweg aus der heutigen Wissenschaftskrise sowie der Schlüssel zur qualitativen Änderung ihres Charakters in der Änderung des Bewusstseinszustandes der Menschen liegt, die sie gestalten.

Das, was ich eben über die Wissenschaft gesagt habe und zwar über ihre Einstufungen, über ihre Niveaus, bezieht sich auch auf jede beliebige andere Tätigkeit des Menschen. So ähnlich z.B. erfordern die Wörter "Kunst" oder "Religion" eine Präzisierung, abhängig davon, welchem Niveau des Bewusstseinszustandes diese oder jene ihre Praxis entspricht.

\*\*\*

Und jetzt gehen wir zu den Prinzipien der Auferweckung über. Wobei die eben vorgenommene Analyse der Wissenschaft uns hilft, auch eine Reihe wichtiger Momente im Verhältnis zu diesen Prinzipien zu verstehen. Da die Prinzipien der Auferweckung ein Beispiel der Wissenschaft, der wahren Wissenschaft ist.

Vor allem will ich folgendes sagen. Gewöhnlich versteht man unter den Prinzipien etwas Fixiertes, etwas Unveränderliches. Und das ist nicht zufällig. Alle haben vor den Augen das Beispiel von der allen gut bekannten orthodoxen Wissenschaft, die mit den fixierten, unveränderlichen Gesetzen zu tun hat, die Analyse dieser Gesetze und der Erhalt der Folgen daraus wird mit Hilfe eines unveränderlichen mathematischen Apparates mit fixierten Formeln realisiert. Eine ähnliche Fixierung von Schlüsselbestimmungen wird von Kind an einfach auf der Grundlage jener Wahrnehmung der Welt anerzogen, die für das gewöhnliche Wachbewusstsein charakteristisch ist.

Wir haben jedoch bereits gesehen, dass sich eine echte Wissenschaft mit einer einfachen Feststellung der Realität nicht begrenzt. Da die Realität, wie wir vom ersten Abschnitt dieses Kapitels wissen, in Wirklichkeit sehr veränderlich ist. Ich kann zum Beispiel Objekte materialisieren und dematerialisieren. Und deshalb benutzt die echte Wissenschaft, die wahre Wissenschaft den sich verändernden mathematischen Apparat. Auch die grundlegenden Gesetze können sich ändern.

Auf ähnliche Art und Weise kann sich jedes von den Prinzipien der Auferweckung im Verlaufe der Zeit verändern. Das entspricht der Hauptcharakteristik des realen Lebens – ihrer ununterbrochenen Entwicklung.

Auch die anderen von uns gefundenen Züge der echten Wissenschaft kann man auch hier finden. Hier sind die wirkenden Prinzipien auch auf die Erlangung des nötigen Ergebnisses gerichtet, wobei unter der Bedingung des Nichtvorhandenseins der Zerstörung und unter der Bedingung der vollständigen Kontrolle über eine jede Zwischenetappe.

Ich richte Ihre Aufmerksamkeit darauf, dass man die Einteilung der Prinzipien in vier Niveaus und ihre Anordnung entsprechend in vier Abschnitte nicht statisch wahrnehmen muss. Das Herangehen an alles soll dynamisch, flexibel sein. Die Realisierung dieser Prinzipien von den Menschen kann z.B. so vor sich gehen, dass ein Prinzip aus dem vierten Abschnitt ein grösseres Resultat hervorrufen kann als ein Prinzip aus dem ersten Abschnitt. Es scheint, wenn ein Prinzip zu dem ersten Niveau gehört, so soll es auch ein grösseres Ergebnis geben. Jedoch in der Tat kann es auch anders sein, die Situation kann komplizierter sein.

Es kann so geschehen, dass z.B. der Mensch die Prinzipien des vierten Abschnittes gelesen hat und die Prinzipien des ersten – nicht. Sie befinden sich jedoch alle im Informationsfeld, er kann sie nicht offensichtlich wahrnehmen und sie deshalb in Wirklichkeit kennen.

Und obwohl formal in Wirklichkeiten die Prinzipien, die im ersten Abschnitt untergebracht sind, im allgemeinen wichtiger sind, nichtdestoweniger, weil ihre Wirkung auf den Menschen mit konkreten Bedingungen, mit konkreten Situationen in Verbindung steht, ist ihre allgemeine kollektive Einwirkung auf den Menschen wesentlicher. Man muss im Auge behalten, dass alle zusammen, in der Gesamtheit diese Prinzipien einen lebendigen Organismus darstellen. Bei Ihnen, auch dem lebendigen Organismus, treten Situationen im Leben zutage, wenn, sagen wir, die Hand in einem bestimmten Moment für Sie wichtiger als der Kopf ist. Dabei wird aber keiner die Rolle des Kopfes negieren.

Somit ist hier das Wichtigste die allgemeine Anordnung der Prinzipien und ihre kollektive Wechselwirkung mit dem Menschen. Diese Prinzipien stellen dem Wesen nach ein System von Handlungen dar, die auf die konkrete Lösung der Fragen unseres Lebens gerichtet sind.

Das erste Prinzip in diesem Abschnitt lautet:

DAS BESTREBEN GOTTES UND DES MENSCHEN ZUR EINIGUNG IM RAHMEN DER WIEDERHERSTELLUNG UND WIEDERVEREINIGUNG FÜHRT ZUR MATERIALISIERUNG UND ZUR AUFERWECKUNG (3.1).

Wie ich bereits am Anfang dieses Kapitels gesagt habe, ist jetzt eine neue Etappe in der Entwicklung des Menschen eingetreten. Der bisherige Entwicklungsweg, verbunden mit dem Verzicht auf den physischen Körper, hat sich bereits völlig erschöpft. Er entspricht nicht den Anforderungen des heutigen Tages. Der Mensch betritt einen neuen Weg, den Weg des Nicht-Sterbens, den Weg der Unsterblichkeit. Und auf diesem Wege beginnt sich sein geistiges Wesen, seine geistige Grundlage viel deutlicher zu offenbaren, es beginnt sich ein immer grösseres Begreifen jener Wahrheit zu vollziehen, dass der Mensch nach dem Bild und Gleichnis Gottes geschaffen ist.

Die Auferweckung, das heißt, die Wiederherstellung derjenigen, die davongegangen sind, und ihre Bestrebung, wie auch der Lebenden, zur Einigung mit dem Schöpfer, widerspiegeln die wahre Natur des Menschen.

Die Auferweckung der Menschen, so wie nichts anderes, beweist, dass das Leben auf geistiger Basis aufgebaut ist.

DIE KONZENTRATION VOM MENSCHEN SEINES EIGENEN BEWUSSTSEINS KANN ZUR RADIKALEN VERÄNDERUNG DER STRUKTUR DER WELT FÜHREN (3.2).

Dieses Prinzip ist sehr eng mit dem Prinzip (1.4) verbunden. Es ist aber zu vermerken, dass das Wort "Konzentration" hier gleichzeitig im zweifachen Sinne gebraucht wird.

Ein Sinn dieses Wortes ist gut bekannt, wobei besonders für diejenigen, die sich, sagen wir, mit solchen Disziplinen wie Yoga beschäftigt hatten. In einigen geistigen Disziplinen wird erklärt, wie man mit Hilfe der Konzentration des Bewusstseins, z.B. auf irgendein Körperorgan, den Zustand dieses Organs verändern, ihn gesund machen kann.

Der andere Sinn des Wortes "Konzentration", der hier auch gemeint wird, besteht im folgenden. Wie ich bereits im ersten Abschnitt dieses Kapitels gesagt habe, ist das Bewusstsein eine Struktur, die der Seele erlaubt, den Körper zu steuern, und im breiten Sinne dieses Wortes ist das Bewusstsein eine Struktur, die die geistige und physische Materie vereinigt. In diesem Kontext bedeutet die Konzentration des Bewusstseins seine reale Akkumulation.

Man kann eine Analogie, allerdings sehr angenähert, zu Computern ziehen, einfach nur, um die Idee zu betonen. Erinnern wir uns, was bei der Durchführung von Berechnungen in den ersten Anfängen der Computer-Ära verwendet wurde. Die ersten elektronischen Datenverarbeitungsanlagen (EDV) nahmen einige Zimmer ein und ein moderner Computer passt in die Handfläche hinein und besitzt dabei eine viel grössere Kapazität.

Es ist klar, dass wenn irgendeine Einrichtung ursprünglich einige Zimmer einnahm und jetzt in eine Handfläche hineinpasst, so kann man über die Konzentration im kleinen Umfang dieser Einrichtung aller jener Strukturen reden, welche ihn auch zum Computer machen.

Ähnlich ist es auch mit dem Bewusstsein, das auch, wie wir wissen, eine gewisse Struktur darstellt. Im Zuge der Arbeit des Menschen an sich selbst, im Zuge seiner Entwicklung, gemäss seinem geistigen Wachstum erfolgt eine immer höhere und höhere Konzentration seines Bewusstseins. Gerade so ist der zweite Sinn des Wortes "Konzentration", der bei der Formulierung dieses Prinzips benutzt wird.

Dieser zweite Sinn des Wortes "Konzentration" ist besonders wichtig. Die Konzentration des Bewusstseins bedeutet hier, dem Wesen nach, die Erhöhung der Informationsdichte, die Vergrösserung des Informationsmassivs in einer Volumeneinheit. Eine solche Bewusstseins-Konzentration kann weitgehende Folgen haben. Wenn in einem gewissen Volumen im Prozess der Entwicklung des Menschen die Konzentration seines Bewusstseins eine bestimmte Grösse erreicht, so beginnt sich dieses Volumen dem Menschen unterzuordnen, es beginnt, sich seinem Bewusstsein unterzuordnen. In dieser Situation verändert sich die Struktur der Welt, nicht die Welt wird bereits die Struktur des Menschen bestimmen, sondern der Mensch selbst wird den Ton angeben.

Sobald nur die Bewusstseins-Konzentration höher als die Konzentration des Stoffes wird, z.B. desselben Autos, so wird der Mensch uneinnehmbar, er wird bereits unvernichtbar. Gedanken, Worte und Handlungen des Menschen werden zu den grundlegenden Elementen und Maschinen, Gebäude, Planeten, alle diese und andere materielle Objekte werden zum sekundären Element. Und das wird bereits das nächste Niveau des Daseins. Gerade dafür übergebe ich auch Wissen, neues Wissen, damit die Menschen, nachdem sie sich dieses neue System des Wissens angeeignet haben, zur Steuerung der Welten übergehen könnten.

Das wird ein absolut anderes Niveau des Daseins. Dort wird es bereits keinen Platz für die Verderbnis geben, dort werden ganz andere Prozesse vor sich gehen. Das werden die Prozesse der Wiederherstellung der Welten, das heißt die Prozesse, bei denen das Ewige das Ewige gebärt, bei denen der Status der Ewigkeit in den Status der nächsten Ewigkeit überführt wird.

In diesem Fall entsteht schon die Überkonzentration des Bewusstseins, die sich ungeheuer erhöhende Geschwindigkeit des Informationsumtausches, so dass im Ergebniss ganz andere Strukturen entstehen, die Strukturen des höchsten Bewusstseins, die Strukturen des höchsten Lebens. Auf diesem Niveau ist bereits z.B. der Gedanke eine Handlung und die Handlung ist ein Gedanke. Für dieses Niveau, für diese Struktur der Welt, für diese Welten sind das Objekt und die Handlung, das physische und das geistige – alle gleich.

Gerade über eine solche radikale Änderung der Weltstruktur sagt dieses Prinzip aus. Und dazu kann der Mensch mit Hilfe der Konzentration seines Bewusstseins kommen.

DER PHYSISCHE KÖRPER IST IMMER EIN TEIL DER SEELE (3.3).

SOWOHL THEORETISCH ALS AUCH PRAKTISCH KANN MAN DEN MENSCHEN ALS EINE STRUKTUR DES BEWUSSTSEINS BETRACHTEN, DIE EINE KÖRPERLICHE HÜLLE HAT (3.4).

Die Formulierung des letzten Prinzips, so wie hier angeführt, wurde im ersten Abschnitt des vorherigen Kapitels angewandt, dort, wo die Geschichte mit der Auferweckung von Rusanov erörtert wurde.

Dank den Erzählungen von denen, wer persönlich hinter dem abgrenzenden Strich gewesen war und danach wieder in unsere Welt zurückkehrte, kann man aus erster Hand die ausführlichen Nachrichten darüber bekommen, was sie im Moment des biologischen Todes gefühlt haben, wie ihre Empfindungen waren, was sie danach fühlten und wie sie unsere Welt von dort aus wahrgenommen haben.

Auf diese Weise hört jenes Buch mit sieben Siegeln, das immer in

Verbindung mit dem biologischen Tod existierte, dank der Auferweckung endlich auf, ein grosses Rätsel zu sein und vor uns öffnet sich die Wahrheit, die durch ihre Einfachheit überrascht. Und das Wesen dieser Wahrheit, das Wesen der gemachten Entdeckung besteht darin, dass jetzt, wenn der Schleier von diesem grossen Geheimnis heruntergerissen ist, stellt sich plötzlich heraus, dass der Tod, es ergibt sich, überhaupt nicht nötig ist. Mehr noch, wie wir etwas früher festgestellt haben, ist er zu einem Hemmnis für die weitere Entwicklung des Menschen geworden und deshalb steht jetzt auf der Tagesordnung die Unsterblichkeit.

Wenn man über die Erfahrung von Rusanov konkret spricht, so hat er die genaue Beschreibung jener Etappen gegeben, welche sein Bewusstsein nach seinem Ableben durchgemacht hat. Im Laufe des ersten Monates vollzog sich quasi die Zusammenpressung des Bewusstseins, Rusanov spürte, dass das Bewusstsein irgendwo im Gebiet des Kopfes in einen gewissen einheitlichen Punkt hineingeht, er hat ganz deutlich das Vorhandensein des Bewusstseins in diesem Punkt empfunden.

In den ersten zwei-drei Wochen unternahm Rusanov Versuche, seinen Organismus bis zum Niveau des gewöhnlichen Lebens wiederherzustellen, danach aber begann sein Bewusstsein, die neue Etappe seines Zustandes, des Zustandes unter den Bedingungen des sich zersetzenden Körpers zu begreifen. Und dabei hat das Bewusstsein klar wahrgenommen, wie die Seele in die Struktur des Göttlichen Lichtes eingeht. Dort vollzieht sich die Verschmelzung des Bewusstseins und der Seele.

Es ist zu vermerken, dass die Etappen, welche das Bewusstsein nach dem biologischen Tod durchgeht, bei verschiedenen Menschen unterschiedlich sind. Das ist ein äusserst individueller Prozess. Ich werde aber hier nicht auf die weiteren Details eingehen, da wir bereits wissen, dass dieser Weg, der Weg der geistigen Entwicklung anhand des Verzichtes auf den physischen Körper bereits in die Vergangenheit eingeht, er geht bereits in die Geschichte ein. Jetzt ist eine andere Zeit. Keiner ist doch jetzt danach bestrebt, sich in einer Kutsche zu bewegen, wenn man ein Auto oder ein Flugzeug benutzen kann.

In Verbindung mit den zwei jetzt erörterten Prinzipien kann man noch ein paar Worte über eine interessante Praxis der alten Magier sagen. Die Information darüber kann man auch noch heute finden, obwohl sie hauptsächlich in den Märchen aufbewahrt ist.

Die jetzt erörterten Prinzipien sagen darüber aus, dass man um die Seele herum den physischen Körper aufbauen kann. Man muss aber doch nicht unbedingt den Körper eines Menschen aufbauen, man kann auch den Körper irgendeines Tieres aufbauen. Das ist gerade eben die Praxis, die ich meine, und die die alten Zauberer beherrschten. Sie konnten den Körper eines Tieres aufbauen, dahinein übergehen und danach zurückkehren. Wir haben darüber in der Kindheit gelesen. Ich betone jedoch, dass man für eine solche Umwandlung in Tiere eine ziemlich schnelle Informationsbearbeitung in der Struktur des Geistes beherrschen muss.

AUF DEM NIVEAU DER SCHAFFUNG DER INFORMATIONSVERBINDUNGEN ÜBERSCHNEIDET SICH KEINERLEI OBJEKT MIT EINEM VON DEN ANDEREN OBJEKTEN, U.A. AUCH NICHT MIT SICH SELBST. DAS PRINZIP DER AUFERWECKUNG DES MENSCHEN ODER DAS PRINZIP DER WIEDERHERSTELLUNG EINES BELIEBIGEN OBJEKTES BESTEHT IN DER ÜBERSCHNEIDUNG DER ANFANGSINFOR-

MATION ÜBER DAS OBJEKT MIT DER SICH ENTWICKELNDEN INFORMATION ÜBER ES SELBST IM GEBIET DER FOLGEVERBINDUNGEN, DIE BEI DER ERSCHAFFUNG DER INFORMATION ENTSTEHEN (3.5).

Für das echte Eindringen in das Wesen dieses Prinzips braucht man das Verständnis verschiedener Aspekte der Welt auf dem Informationsniveau. Die informationelle Herangehensweise, denke ich, wird in einem der Bücher diese Serie behandelt, jetzt aber begrenze ich mich nur noch auf einige Erläuterungen.

Dieses Prinzip spricht faktisch darüber, dass der Mensch im Zustand des gewöhnlichen Wachbewusstseins auf der Grundlage der Überlappung seines Anfangszustandes des Bewusstsein mit dem nachfolgenden Zustand seines Bewusstseins, der im Moment der Auferweckung sein wird, auferwecken kann. Für einen Menschen in einem gewöhnlichen Bewusstseinszustand kann sich auf dem Informationsniveau des Anfangszustandes kein Objekt im Prinzip weder mit irgendeinem äusseren Objekt noch mit sich selbst überkreuzen. Ein Übergang auf das höhere Niveau des Bewusstseinszustandes ist erforderlich, damit die Überkreuzung der Anfangsinformation über das Objekt mit der sich entwickelnden Information über es selbst möglich wird, was auch die Auferweckung des Menschen oder überhaupt die Wiederherstellung eines beliebigen Objektes gibt.

Erinnern wir uns an das Beispiel mit der Blume, von der in der Einleitung die Rede war. Im gewöhnlichen Bewusstseinszustand kann der Mensch im Prinzip den Sinn einer Blume nicht begreifen, wie auch einer beliebigen anderen Schöpfung. Er kann solange, wie er will, auf die Blume schauen, wird aber in ihr Geheimnis, das Geheimnis ihres Daseins nicht eindringen können. Jedoch in einem höheren Bewusstseinszustand kann sich der Mensch mit der Blume verschmelzen, in der Sprache dieses Prinzips kann eine Art "der Überkreuzung" mit der Blume geschehen und wenn sich der Mensch mit der Blume verschmilzt und von ihr nicht zu unterscheiden ist, so vollzieht sich die Erkenntnis des Sinnes der Blume, das Geheimnis öffnet sich.

Der wahre Weg zur Erkenntnis der Welt stellt von sich aus gerade die Erhöhung des Niveaus des Bewusstseinszustandes dar, gerade die höheren Zustände des Bewusstseins stellen denjenigen goldenen Schlüssel dar, der das Tor der Welt öffnet.

Die höheren Bewusstseinszustände werden zur Beseitigung der Zerstörung führen. Es ist so, dass im bestimmten Zustand des Bewusstseins jedes Element der Welt ewig ist. Deshalb, wenn der Hauptteil des kollektiven Bewusstseins dieses Niveau erreicht, dann wird die Zerstörung schon unmöglich.

DAS SYSTEM DER GEISTIGEN ANSICHTEN DESJENIGEN, DER SICH MIT DER AUFERWECKUNG BESCHÄFTIGT, IST AUCH DAS PRINZIP DER ORGANISATION DER GESELLSCHAFT AUF DEN NACHFOLGENDEN ETAPPEN IHRER ENTWICKLUNG (3.6).

Das bereits von uns erörterte Prinzip (2.1) spricht darüber, dass die Auferweckung auf der Herausfindung des Ewigen im Menschen basiert. Deshalb hat derjenige, der sich mit der Auferweckung befasst, mit der Ewigkeit zu tun. In diesem Zusammenhang wird die Gesellschaft auf ihren nachfolgenden Entwicklungsetappen auf den Prinzipien der Ewigkeit aufgebaut, was den Absichten und Ideen des Schöpfers entspricht. Diese Absichten und Ideen des Schöpfers realisiert in der Praxis derjenige, wer auferweckt.

DIE ENTFERNTEN OBJEKTE DER REALITÄT – DIES IST

## DAS, WAS BEI DEM AUFERWECKTEN ANGENÄHERT UND BEI DEM LEBENDEN ENTFERNT IST (3.7).

Zuerst erkläre ich das Wesen dieses Prinzips und dann stelle ich dieses in einer anderen Formulierung vor, damit man es besser verstehen kann.

In diesem Prinzip werden die gleichen Objekte, die gleichen Fakten von zwei Standpunkten aus betrachtet: vom Standpunkt des Lebenden und vom Standpunkt des Auferweckten. Wenn man irgend ein Objekt vom Lebenden immer mehr und mehr entfernt, indem die Entfernung vergrössert wird, so wird es für den Lebenden ein immer mehr und mehr entferntes Objekt. Jedoch von allen Begriffen, die sich auf die Entfernung beziehen, ist besonders entfernt das Hinscheiden des Menschen hinter die Randlinie, da, wenn man z.B. bei der Vergrösserung der Entfernung über irgendwelche Einstufungen sprechen kann, so gibt es nach dem Hinscheiden des Menschen für den Lebenden einfach keine Einstufungen mehr.

Allerdings erweist sich für den Auferweckten diese Entferntheit, wie sie vom Lebenden wahrgenommen wird, als eine angenäherte. Gerade darüber wird in der Formulierung des Prinzips gesprochen.

Übrigens das, was für den Lebenden entfernt ist, sich bei dem Auferweckten als angenähert erweist, kann man im ersten Monat nach der Auferweckung z.B. anhand des Aufbaus von Zellen feststellen. Mit Hilfe der zytologischen Analyse, d.h. der Analyse von Zellen, kann man herausfinden, dass der Zellaufbau in dieser Periode ein wenig anders sein kann, z.B. vom Standpunkt der Anordnung der Zellenelemente im Verhältnis zum Kern. Die Mikroelemente der Zelle können sich bei dem Auferweckten in einer grösseren Entfernung vom Kern befinden und die Orientierung ihrer Strukturen ist noch anders im

Vergleich zu all diesen Charakteristiken der Zellen bei den Lebenden.

Im Zusammenhang mit dem Gesagten kann man das behandelnde Prinzip so umschreiben. Der Auferweckte hat als Element der Steuerung die Struktur, durch die er gegangen ist, welche er z.B. durch sein Hinscheiden erworben hat, jedoch ist dieses Element der Steuerung in Wirklichkeit nicht effektiv, umgekehrt, für eine normale Existenz unter den Lebenden muss der Auferweckte eine grosse Arbeit leisten, um die Charakteristiken von Lebenden wieder zu erwerben und in allen Hinsichten einer von ihnen zu werden.

Man kann auf dieses Prinzip auch von einer etwas anderen Seite schauen. Vom Standpunkt der Handlung und der Entwicklung nimmt der Auferweckte die Realität, besonders in der ersten Zeit, auf solche Weise auf, dass sich die Ewigkeit ihm als eine bewegliche Struktur vorstellt, während für den Lebenden die Ewigkeit eine absolute Struktur darstellt.

Gerade der Übergang durch die Struktur des Hinscheidens und der Rückkehr führt dazu, dass der Auferweckte die Ewigkeit als eine dynamische und bewegliche Struktur wahrnimmt. Und in diesem Zusammenhang entsteht das Problem der Anpassung an die Welt der Lebenden, die Notwendigkeit, verschiedene Elemente der Wahrnehmung auf ordentliche Weise zu realisieren, so dass die Ewigkeit einen anderen Charakter annimmt, damit sie statisch und absolut wird.

Das eben gesagte ist dem Wesen nach noch eine Formulierung dieses Prinzips. Kraft ihrer Wichtigkeit kann man sie noch einmal in einer lakonischeren Form wiederholen.

Der Auferweckte nimmt in der ersten Zeit nach der Auferweckung die Ewigkeit als eine dynamische Struktur wahr. Zur Adaptation an die Lebenden muss er zu ihrer Wahrnehmung zurückkehren, zu jener

Wahrnehmung, welche die absolute Realität widerspiegelt und zwar dazu, dass die Ewigkeit eine statische Struktur hat.

Die Tatsache, dass sich in diesem Verhältnis bei dem Auferweckten eine verzerrte Vorstellung über die Realität bildet, wird dadurch erklärt, dass er bei der Auferweckung aus dem Gesamtbild nur ein Element herausreisst – die Phase der Auferweckung, demzufolge sieht er nur einen der Sichtwinkel der Statik der Ewigkeit, jener Statik, die für die Nichtverstorbenen die absolute Realität darstellt und die für sie den absoluten Charakter der Ewigkeit widerspiegelt.

Das vorliegende Prinzip, indem es auf den wesentlichen Unterschied der Auferweckten zu den Lebenden in der ersten Zeit hinweist, spricht dem Wesen nach über die Notwendigkeit, denen bei derer Adaptation zu helfen. Wobei der Prozess der Adaptation nicht nur im sozialen Plan vor sich geht. Bei den Auferweckten vollzieht sich auch die Umgruppierung der Zellen, ihr Aufbau verändert sich etwas, bestimmte Atome stellen sich an die erforderliche Stelle in die erforderliche Struktur hin. Im Ergebnis dieser Prozesse glätten sich allmählich die Elemente der Entfernung von den Lebenden, über die ich gesprochen habe, und sie werden unwesentlich für die weitere Entwicklung des Auferweckten. Deshalb muss man dem Auferweckten spezielle Konzentrationsmethoden geben, damit sich die angegebenen Prozesse im Organismus erfolgreicher vollziehen.

Jetzt kann man auch noch eine Formulierung des zu erörternden Prinzips geben. Der Auferweckte hat eine Bewusstseinsstruktur, die u.a. auch anhand des Hinscheidens geformt wurde, und in diesem Zusammenhang ist die Adaptation dieser neuen Struktur an die Bewusstseinsstruktur der Lebenden, die nicht starben, erforderlich, so dass nach einer gewissen Zeit ihre Bewusstseinsstrukturen faktisch eine von der anderen nicht zu unterscheiden wären.

DER AUFERWECKTE VERABSOLUTIERT DEN RAUM UND DETAILLIERT DIE ZEIT. IN DER ANFANGSPERIODE IST DIE ZEIT FÜR IHN DISKRET, WÄHREND FÜR DEN LEBENDEN DIE ZEIT FORTLAUFEND IST (3.8).

In welchem Sinne verabsolutiert der Auferweckte den Raum? Er verabsolutiert den Raum als eine Struktur, auf deren Grundlage alles geschehen kann, nun z.b. sowohl die Zerlegung des Körpers als auch sein umgekehrtes Einsammeln.

Die Verabsolutierung des Raumes bei dem Auferweckten ist auch noch mit der von uns früher erörterten Anbindung an einen bestimmten Ort verbunden.

Der Lebende verabsolutiert den Raum nicht, weil er nie an einen bestimmten Ort angebunden war. Und da er nie an einen bestimmten Ort gebunden war, weil er nie eine solche Anbindung hatte, so konnte er sie auf die ewige Struktur auch nicht verbreiten.

Anders sieht es mit dem Auferweckten aus. Irgendeine Zeit war er im Raum in irgendeinem Punkt, in irgendeinem Gebiet angebunden. Dieser konktrete Bereich war für ihn eine Struktur der Ewigkeit. Deshalb verabsolutiert diese seine Etappe, im Verlaufe derer er ein Dahingegangener war, für ihn den Raum als eine Struktur der Ewigkeit, obwohl in Wirklichkeit die Sache ganz anders ist. Und zwar wissen wir, dass der Raum, sagen wir, mit Hilfe eines Gedankenimpulses gesteuert werden kann, oder sogar überhaupt, wie ich bereits erklärt habe, über das kollektive Bewusstsein verändert werden kann.

Übrigens versteht der Auferweckte, dass der Raum umgestaltet werden kann, für ihn ist das sogar sebstverständlich, für ihn ist das einfach offensichtlich, weil er selbst eben auf diese Weise umgewandelt worden war. Dennoch verabsolutieren sowohl der Dahingegangene als auch anfangs der Auferweckte den Raum, machen ihn zu einem absoluten, das heißt verleihen dem Raum die gleichen Eigenschaften für den Prozess der Wahrnehmung. Als eine praktische Folge geht daraus hervor, dass man den Menschen an einem beliebigen Platz des Raumes auferwecken kann, wo Sie wollen, ungeachtet der Zeit.

Man kann vermerken, dass eine solche Wahrnehmung des Raumes, allgemein gesagt, im Bewusstsein des Auferweckten erhalten bleibt, er hört aber allmählich auf, darauf als auf einen unwesentlichen Faktor zu achten.

Jetzt über die Zeit. In welchem Sinne detailliert der Auferweckte in der Anfangsperiode die Zeit? In der Anfangsperiode detailliert der Auferweckte die Zeit in dem Sinne, dass sich jedes Element der Welt für ihn in unterschiedlicher Zeit befindet. Das kann man verstehen, indem man sieht, wie der Prozess des Einsammelns des Köpers vor sich ging. Wenn die Auferweckung vor sich ging und der Körper auf dem Zellniveau eingesammelt wurde, so wurde jede Zelle in unterschiedlicher Zeit wiederhergestellt. Der Zeitunterschied konnte nur einen kleinen Bruchteil einer Sekunde ausmachen, dennoch stellten sich verschiedene Zellen unterschiedlich wieder her.

Hier kann man einen prinzipiellen Unterschied von dem Fall sehen, wenn der Mensch auf normale Art und Weise zur Welt kommt. Bei der normalen Geburt vollzieht sich auch die Formierung des Organismus, er wird aber monolithisch, synchron organisiert, hier gibt es keine solche Desynchronisation, die bei der Auferweckung zu beobachten ist. Wie ich gesagt habe, werden bei der Auferweckung einige Zellen schneller formiert, einige langsamer und der Mensch fühlt das. Er nimmt das auf solche Weise wahr, als ob die Zeit für verschiedene Objekte unterschiedlich läuft. Wenn er z.B. eine Pflanze vor sich sieht, so kann er meinen, dass für diese Pflanze die Zeit, sagen wir, schneller läuft als für irgendein anderes Objekt.

Also, die Detaillierung der Zeit bei dem Auferweckten ist damit verbunden, dass die Zeit für ihn in der ersten Zeit in verschiedenen Objekten, in verschiedenen Prozessen unterschiedlich läuft. Das führt dazu, dass die Zeit von dem Auferweckten als ob eine diskontinuierliche vorgestellt wird, eine hier, eine andere dort, im Ergebnis dessen ist die Zeit für ihn am Anfang diskret. Die Diskretheit der Zeit tritt demzufolge als einer der Aspekte ihrer Detaillierung auf.

Diese Diskretheit der Zeit oder überhaupt ihre Detaillierung, bezieht sich auf das Problem der Wahrnehmung. Logisch ist es verständlich, dass man die Welt absolut unterschiedlich wahrnehmen kann. Das Bewusstsein des Auferweckten hat eine Etappe durchgemacht, wo beliebige Standpunkte vorhanden sind, wo es sowohl eine kontinuierliche als auch unterbrochene Zeit gibt. So dass, wenn der Auferweckte in der ersten Zeit sieht, dass die Zeit in verschiedenen Erscheinungen unterschiedlich ist, so sieht er einfach in Wirklichkeit ein diskretes Weltbild.

Die Spezialkurse können dem Auferweckten helfen, ziemlich schnell, höchstens in zwei Wochen, die Wahrnehmung der Zeit wie bei Lebenden wiederherzustellen.

Besonders deutlich sind die Diskretheit und die Zeitdetaillierung zu sehen, wenn der Körper des Menschen aus der Asche zusammengebaut wird. In diesem Fall ist der Körper des Menschen in kleine Teilchen zerlegt, in Ascheteilchen, und die Asche kann auf einem grossen Raum verstreut werden, einzelne Teilchen können in ganz unterschiedliche Bedingungen geraten.

Die Ascheteilchen zerlegen sich ihrerseits weiter in die Mikroelemente. Für die zerstreuten Teilchen erscheint dabei etwas in der Art des kollektiven Bewusstseins, das jedes Element der Asche kontrolliert. Und bei jedem Element wird sein eigener Gang der Zeit registriert.

Der Mensch erweist sich in diesem Falle quasi als ein Zerstreuter – alle seine Teilchen sind doch zerstreut. Allerdings auch in diesem Zustand versteht er ausgezeichnet, dass er dieselbe Seele, dasselbe Bewusstsein, dieselbe Persönlichkeit ist, dass nach all diesem die Auferweckung folgt, weil es für die Seele einfach erforderlich ist, den Körper aufzuerwecken, um zusätzliche Möglichkeiten für ein schnelleres Wachstum zu haben.

Vergleichen Sie: wenn der Mensch krank ist, so ist er nicht in Form, ihm geht es nicht besonders gut, weil die Krankheit eine Abweichung von der Norm ist. So auch versteht der Dahingegangene ausgezeichnet, dass er im zerstreuten Zustand von der Norm weit weg ist, deshalb bemüht er sich, die Norm, diesen natürlichen eigenen Status, zurückzugewinnen.

Im Vergleich zu dem Dahingegangenen befindet sich der Lebende in einer unvergleichbar vorteilhaften Lage: er braucht nichts zusammemzufügen, seine ganzen Kräfte und die Zeit kann er den nötigen Sachen widmen. Und dabei hat er dank der Anwesenheit des physischen Körpers zusätzliche Möglichkeiten, z.B. kann er den Telefonhörer abnehmen und anrufen, während bei dem Dahingegangenen diese Möglichkeit fehlt. Übrigens muss man deutlich verstehen, dass es hinter dem Randstrich nichts Gutes gibt, und ausserdem muss man sowieso später den Körper einsammeln. So braucht man keine Zeit umsonst zu verlieren.

Wie ich gesagt habe, geht für die Dahingegangenen der Reinkarnationsweg bereits in die Vergangenheit, jetzt wird die Auferweckung zum Hauptweg. Wobei im beliebigen Fall die Auferweckung bei allen Dahingegangenen geschehen wird, jetzt gibt es in diesem Zusammenhang schon härtere Bedingungen. Es gibt auch die folgende Variante der Entwicklung von Ereignissen: wenn die Zahl der Auferweckten eine bestimmte Grösse erreicht, man kann sagen, eine nominale Masse, so werden dann auch alle Gebliebenen auferweckt. Dieser Prozess der Auferweckung geht schon vor sich.

Ich denke, es lohnt sich in Erinnerung zu bringen, dass die Wahrnehmung des Raumes und der Zeit vom Niveau des Bewusstseinszustandes, vom Niveau des Geistes abhängig ist. Wenn der Mensch kein Erleuchteter ist, so nimmt er den Raum und die Zeit im laufenden Moment wahr. Wenn aber der Mensch auf ein höheres Niveau des Bewusstseinszustandes übergegangen ist, so kann er die Welt mit Hilfe des Hellsehens wahrnehmen. In diesem Fall kann er verschiedene Räume und verschiedene Zeiten sehen und überhaupt eine andere Art von Räumen und eine andere Zeit, unter anderem z.B. auch die Abwesenheit der Zeit. So dass der Begriff des Raumes und der Zeit für jeden individuell ist und alles hier vom Niveau des Bewusstseinszustandes bestimmt wird.

## DAS PRINZIP DER AUTONOMIE DES FUNKTIONIERENS DER INFORMATION IN VERSCHIEDENEN ZEITEN (3.9).

Vor allem muss man sagen, dass die Autonomie hier Unabhängigkeit bedeutet. Dieses Prinzip sagt darüber aus, dass die Information der Vergangenheit, der Gegenwart und der Zukunft oder einfach die Vergangenheit, die Gegenwart und die Zukunft als einzelne Elemente von einander unabhängig sind, unabhängig von einem blitzschnellen

Bewusstseins-Impuls von demjenigen, wer auferweckt, oder vom Standpunkt von dem, wer auferweckt wird.

Betrachten wir ausführlicher, worin das Wesen dieses Prinzips besteht. Wenn jemand einen Menschen auferwecken will und einen Bewusstseinsimpuls für seine Auferweckung gibt, so soll er in diesen Impuls die einzelnen Informationselemente entsprechend in Bezug auf die Vergangenheit, Gegenwart und Zukunft strikt hineinlegen. Die Vergangenheit soll berücksichtigt werden, die Zukunft soll geformt werden und die Gegenwart soll auf die Technologie gerichtet werden: wie man jetzt, in dieser Situation, die Auferweckung durchführen muss, was man konkret tun muss.

Die Umfänge der Informationen der Vergangenheit, der Gegenwart und der Zukunft existieren unabhängig, sie haben unterschiedliche Strukturen und unterschiedliche Ausrichtung. Übrigens gibt es zwischen diesen Informationsumfängen selbstverständlich gegenseitige Verbindungen, dennoch existieren sie selbständig in verschiedenen Zeiten. Und wenn sich alle drei selbständigen Systeme vereinigen, so wird, sagen wir so, ein gewisses Prinzip der Dreieinigkeit realisiert und in diesem Fall entsteht ein System der Wechselbeziehungen des Auferweckten und der äusseren und inneren Welt. Das ist einer der Sichtwinkel dieses Prinzips, des Prinzips der Autonomie des Funktionierens der Information in verschiedenen Zeiten.

Der andere Sichtwinkel, die andere Seite dieses Prinzips bedeutet, dass bei der Auferweckung jedes Element der Information eine autonome Bedeutung haben kann. Es ist wie folgt zu verstehen. Zum Beispiel existiert ein gewisser Mensch in der Vergangenheit vor dem Moment seines Hinscheidens. Die Phase des Hinscheidens stellt ein autonomes Gebiet dar, das heißt ein Gebiet, das von den anderen Gebieten unabhängig ist. Deshalb kann man die Phase des Hinscheidens ruhig entfernen. Wir haben bereits die Anwendung dieses Prinzips am Beispiel der Auferweckung von Valentin aus dem ersten Kapitel gesehen, obwohl dieses Ereignis und dieses Prinzip dort in einer etwas anderen Sprache beschrieben wurden, dort ging es um die Auflösung des Ereignisses. Das Wesen ist jedoch natürlich dasselbe.

Auf diese Weise beruht das Prinzip der Autonomie des Funktionierens der Information in verschiedenen Zeiten darauf, dass nach der Einrichtung der Welt jedes Informationselement unabhängig funktioniert, anders gesagt, für jede Zeit nach seinen eigenen Gesetzen. Das heißt, das Element der Zeit ist ein Element der Informationsstruktur. In diesem Fall wird die Zeit demzufolge als eine Strukturform der Information betrachtet.

Übrigens, wenn man eine tiefere Herangehensweise anwendet, kann man zeigen, dass der Auferweckte im Prinzip ebenso in der Vergangenheit lebendig ist, wie auch in der Zukunft. Und man kann auch zeigen, was man konkret für die praktische Realisierung dieser Bestimmung tun soll.

Die Ewigkeit des Lebens kommt von der Überlappung der gesamten Zeit im laufenden Moment heraus. Und dementsprechend, umgekehrt, kann man aus dem laufenden Moment die gesamte Vergangenheit und Zukunft erlangen und das bedeutet auch das ewige Leben.

Also, man kann die Auferweckung vom Standpunkt der Anwendung des erörterten Prinzips an die Auferweckung einfach durch die Herausnahme des Punktes des Hinscheidens erreichen. Das ist erstens. Und zweitens, durch die Verleihung von autonomen Charakteristiken an den Bewusstseinsimpuls, das heißt durch die Verleihung dem Bewusstseinsimpuls der vollendeten Formen für die Vergangenheit, Gegenwart und Zukunft. Wie ich bereits gesagt habe, ist das für die Vergangenheit - die Berücksichtigung der vorhandenen konkreten Umstände für irgendeinen konkreten Menschen, für die Gegenwart ist das eine Methodik, die bei der Auferweckung benutzt wird, das ist das, was der Auferweckende unternimmt und wie die Reaktion beim Aufzuerweckenden vor sich geht und zuletzt für die Zukunft – ist das die Formierung der Zukunft in der nötigen Richtung, abhängig von einer konkreten Situation.

DIE WAHRE RELIGION IST DARAUF ORIENTIERT, UM ZUR SCHÖPFERISCHEN ENTWICKLUNG DER SEELE, DES KÖRPERS UND DER GESELLSCHAFT BEIZUTRAGEN (3.10).

Also, nachdem wir etwas früher die Probleme der Wissenschaft erörtert haben, wenden wir uns jetzt der Frage über die Religion zu.

Ganz am Anfang dieses Abschnittes habe ich bereits gesagt, dass für den Menschen mit einem gewöhnlichen Bewusstseinszustand die Erkenntnis der Welt gewisse Schwierigkeiten darstellt. Der Grund dieser Schwierigkeiten besteht darin, dass sich für ein gewöhnliches Wachbewusstsein diese Aufgabe als eine mehrdimensionale vorstellt, und deshalb kann das Bewusstsein diese Aufgabe im Prinzip nicht ganzheitlich umfassen. Und wenn es so ist, so muss man einzelne Seiten herausreissen, wie am Beispiel mit dem Hauptgebäude der MGU (Moskauer Staatlicher Universität) oder mit der Yoga. Und eben diese einzeilnen Seiten, diese einzelnen Herangehensweisen, diese einzelnen Wege stellen auch z.B. den Weg der Religion, den Weg der Wissenschaft, den Weg der Kunst dar.

Es ist klar, dass die Einteilung in einzelne Wege künstlich ist, das ist eine erzwungene Massnahme, man muss das tun, weil ein höherer Bewusstseinszustand von allen gleichzeitig noch nicht erreicht worden ist. In einem höheren Bewusstseinszustand existiert diese Einteilung einfach nicht, dort gibt es nur das einheitliche Ganze und deshalb ist es verständlich, dass umso einen höheren Bewusstseinszustand der Mensch erwirbt, desto weniger Unterschiede wird es, sagen wir, zwischen der Wissenschaft und der Religion geben.

Gegenwärtig werden Versuche zur Herstellung eines grösseren gegenseitigen Verständnisses zwischen der Wissenschaft und der Religion unternommen, die Konferenzen werden z.B. unter der Teilnahme von Geistlichen und Wissenschaftlern durchgeführt, die Werke dieser Konferenzen werden veröffentlicht, jedoch steckt in Wirklichkeit die Grundlage der Auseinandersetzungen im Zustand des Bewusstseins. Möge man nur beginnen, sich zu den höheren Niveaus des Bewusstseinszustandes hochzuheben, wie dieses Problem, das Problem des gegenseitigen Unverständnisses, von sich selbst aufzulösen beginnt, da die Wissenschaft, wenn man sich so ausdrücken kann, beginnt, zu einer religiöseren zu werden und die Religion – zu einer mehr wissenschaftlichen. Auf dem Gipfel selbst bleiben schon keine Unterschiede.

Jedoch, wenn ich jetzt über die Religion und über die Wissenschaft sprechen werde, werde ich mich nur auf die nächsten höheren Niveaus des Bewusstseinszustandes orientieren und deshalb bleibt noch ein gewisser Unterschied zwischen diesen zwei Herangehensweisen, er wird aber nicht mehr so gross.

Das Wort "Religion" hat uralte Wurzeln, es stammt von dem Wort ab, welches sich für das Bewusstsein auf das Wort "Realität" bezieht. Auf diese Weise ist die Religion eine Wissenschaft über die Realität. Wie Sie sehen, erscheint bereits neben dem Wort "Religion" das Wort "Wissenschaft". Und man kann bemerken, wie sie sich einander angenähert haben. In Wirklichkeit, wenn man das Wesen der Wissenschaft sehr kurz charakterisiert, so kann man sagen: die Wissenschaft – das ist die Steuerung der Realität. Selbstverständlich ist hier die Rede von der wahren Religion und der wahren Wissenschaft, die ich vorschlage.

Also, die Religion - das ist eine Wissenschaft über die Realität. Und deshalb will ich vor allem über jene Verzerrungen der Realität sprechen, über diejenigen fehlerhaften Vorstellungen über die Realität, die mit der Religion in Verbindung stehen.

Meine Religion nimmt kein passives Verhalten zum Leben an, und noch dazu mit einer falschen Vorstellung darüber, dass man sich während des irdischen Lebens nur noch auf ein gewisses wahres Leben vorbereiten soll. Das ist eine völlig falsche Vorstellung, sie hat schon einen riesigen Schaden zugefügt und setzt fort, dem Leben seine besten Attribute zu rauben und seine wahre Bedeutsamkeit dem Leben zu entnehmen.

Ähnliche Vorstellungen haben nichts Gemeinsames damit, was Christus sagte, was Er gelehrt hat. Christus sprach allegorisch und nicht alle konnten den wahren Sinn Seiner Worte verstehen. Er rief auf, nicht auf dieses Leben, auf das Leben hier zu verzichten, sondern auf das Leben im Zustand des alltäglichen Bewusstseins, da das Leben in diesem Bewusstseinszustand noch nicht als das Leben in seinem wahren Göttlichen Sinne bezeichnet werden kann. Christus rief auf, aus diesem Zustand aufzuwachen, den Er mit einem Schlaf verglichen hat, und in Gottes Reich, in das Himmelsreich, in die Ewigkeit einzutreten. Es ist sonnenklar, dass Jesus Christus durch Seine Auferstehung zu dem ewigen Leben im physischen Körper aufgerufen hat.

Unter dem Reich Gottes meinte Christus die höheren Bewusstseinszustände ("Das Reich Gottes ist innerhalb von uns"). Indem Er aufrief, auf alles, der Erlangung des Reiches Gottes halber, zu verzichten, hat Christus dadurch zur Erlangung von höheren Bewusstseinszuständen durch den Mensch aufgerufen. Er hat demzufolge zur Entwicklung des Menschen, zur Realisierung seines Göttlichen Wesens aufgerufen, was dem Menschen die Möglichkeit gegeben hätte, endlich ein ordentliches Leben anzufangen, in dieser Welt und in diesem physischen Körper zu leben, hier und jetzt zu leben. Wobei der Aufruf "hier und jetzt zu leben" bedeutet, in Übereinstimmung mit dem wahren Lebenssinn, die Ereignisse der beliebigen Zeit bewusst zu steuern.

Ein enormer Schaden der Einstellung für die Vorbereitung zum besseren Leben besteht auch noch darin, dass der Mensch, indem er irrtümlicherweise glaubt, dass das echte Leben erst irgendwann später anfängt und jetzt nur noch eine Vorbereitung dazu vor sich geht, der grosse Schaden dieser falschen Einstellung besteht darin, dass der Mensch, indem er einen solchen Blick auf das Leben in dieser Welt hat, den laufenden Moment nicht schätzt, diesen Augenblick nicht schätzt, in dem er sich jetzt befindet, denjenigen Moment nicht schätzt, welcher nur noch das reale Leben ist. Hier und jetzt zu leben! – das ist die grosse Weisheit. Nur, indem man in der Tat bewusst jeden Moment durchlebt, kann man den Geschmack des Lebens spüren, nur in diesem Fall kann man die Wahrheit des Lebens spüren, nur in diesem Fall geschieht die Öffnung des Menschen zum wirklichen Leben, zum eigentlichen Leben!

Einer der wichtigsten Charakterzüge meiner Religion ist ihre praktische Ausrichtung, ihre Orientierung auf die Erlangung eines konkreten Ergebnisses und zwar auf die Gewährleistung der schöpferischen

Entwicklung der Seele, des Körpers und der Gesellschaft. Und deshalb ist ein Anhänger meiner Religion gleichzeitig auch ein Praktiker, der sein Leben aufbaut und den anderen hilft, ihr Leben aufzubauen, auf der Grundlage des schöpferischen Anfangs, jenes Anfangs, der die realen Gesetze der Welt widerspiegelt. Und auf diese Weise widerspiegelt er besonders vollständig durch seine Arbeit und realisiert besonders vollständig die Idee des Schöpfers.

Wichtig dabei ist die Wechselwirkung einzelner Persönlichkeiten und der Personengruppen, um sich ständig die Technologie der schöpferischen Entwicklung auszutauschen.

In jeder Gesellschaft gibt es gewöhnlich Menschen, die durch ihre vereinigten Anstrengungen die Entwicklung der Gesellschaft lenken können, sie können die schöpferische Entwicklung der Gesellschaft formen und die dafür erforderlichen Technologien vervollkommnen. Die Vereinigung solcher Menschen kann man als leitende Gruppe oder Gruppe der Leiter oder als ein Zentrum bezeichnen.

Ein wesentlicher Moment in meiner Religion ist eine enge Wechselwirkung einzelner Persönlichkeiten mit der leitenden Gruppe. Wenn jemand z.B. eine nutzvolle Technologie erfunden hat, soll diese sofort an das Zentrum weitergeleitet werden und zum Besitz von allen werden, was zu einer erfolgreicheren Entwicklung der gesamten Gesellschaft und der kollektiven Vorwärtsbewegung beitragen wird.

Auf diese Weise unterstreicht die wahre Religion das Gemeinsame, das Gemeinsame für alle, das Gemeinsame für einzelne Menschen, für die leitende Gruppe und die Gesellschaft im Grossen und Ganzen. Jede beliebige Handlung in dieser Welt widerspiegelt sich gleichzeitig in jedem und im allgemeinen für alle. Wobei die Handlung gleichzeitig auch die Technologie der Schöpfung widerspiegelt.

Ich habe bereits über die praktische Ausrichtung meiner Religion gesprochen. Die Religion als Wissenschaft über die Realität soll die existierende Welt adäquat widerspiegeln. Und sie soll sich mit lebenswichtigen Problemen beschäftigen und in erster Reihe natürlich mit denen, deren Lösung keinen Aufschub duldet. Das ernsteste Problem dieser Art ist die jetzt existierende Gefahr der globalen Vernichtung. Deshalb ist die Hauptaufgabe der Religion in der heutigen Situation – die Entwicklung von Technologien, gerichtet auf die Verhinderung einer allgemeinen Katastrophe.

Diese Handlungsweise wird auch zur Widerspiegelung der Realität, da alle Wesen, erschaffen von Gott, erschaffen für das Leben, für die Entwicklung und umsomehr die Menschen, erschaffen nach Gottes Bild und Gleichnis, sie alle haben ein Recht auf Leben und freie Entwicklung. Und deshalb soll, selbstverständlich, bei Gefahr einer globalen Vernichtung der erste Impuls jedes Wesens, an den Schöpfer gerichtet werden, wobei dieser Impuls immer darauf orientiert werden soll, um das vom Schöpfer gegebene Recht auf das Leben in der Tat zu realisieren, was in der Praxis die Notwendigkeit verschiedener Handlungen bedeutet, die auf die allgemeine Rettung gerichtet sind.

Meine Religion gibt demzufolge sowohl die Praxis, die Handlung, als auch den direkten Glauben, wobei der Begriff des Glaubens einen Appel an den Schöpfer über konkrete technologische Prinzipien einschliesst, über konkrete äussere Handlungen, die auf die Aufrecherhaltung und Entwicklung des Lebens gerichtet sind. In derselben Zeit ist auch gleichzeitig eine Handlung vorhanden, die in sein Inneres gerichtet ist, in jene Tiefen, wo die eingesammelten Erfahrungen aufbewahrt werden und wo man eine direkte Anweisung von Gott erhalten kann, wie man in jeder konkreten Situation richtig vorgehen muss.

© Г. П. Грабовой, 2001

Auf diese Weise geschieht in der wahren Religion die Vereinigung einer Handlung innerhalb und einer Handlung ausserhalb und anhand dessen wird die unendliche schöpferische Entwicklung gesichert. Da, wie wir wissen, die äussere Welt auf der Grundlage des Bewusstseins aufgebaut ist und das Bewusstsein eine Struktur darstellt, die das Geistige und das Physische vereinigt und deshalb, wenn eine Handlung von innen ausgeht, vom Zentrum selbst aus, von der Quelle in der Seele selbst, so wird diese Handlung, dem Wesen nach, bereits zum Göttlichen Akt.

Dasselbe kann man auch mit anderen Worten sagen. Und zwar soll die äussere Handlung geschehen, indem der Mensch gleichzeitig sich selbst, seine Handlung und die ganze Situation begreift.

Ich spreche jetzt die ganze Zeit über ein und dasselbe, jedoch von etwas unterschiedlichen Standpunkten aus. Bereits in der Einleitung wurde vermerkt, dass der Fortschritt des Menschen, seine Entwicklung vor allem mit der Entwicklung seines Bewusstseins verbunden sind. Eine wahre Religion fordert vom Menschen die Erhöhung seines Niveaus des Bewusstseinszustandes, aber sie hilft ihm auch dabei. Die wahre Religion sagt darüber aus, dass für die Bewusstseinsentwicklung die Praxis des Begreifens von sich selbst und seiner Handlungen sehr wirkungsvoll ist.

Ich will erläutern, was ich meine, wenn ich über das Begreifen des Menschen von sich selbst und seiner Handlungen spreche.

Stellen Sie sich vor, dass jemand bei sich zu Hause sass und etwas schrieb, als er plötzlich angerufen und unerwartet gebeten wurde, irgendwohin dringend in Verbindung mit einem Vorfall zu kommen. Nachdem er danach zurükkehrte, stellt dieser Mensch fest, indem er die unterbrochene Beschäftigung fortzusetzen wünscht, dass sein Kugelschreiber weder neben dem Sessel, wo er bis zum Telefonanruf gesessen hatte, noch auf dem Tisch neben dem Telefon liegt, und er weiss einfach nicht, wo er ist, er kann sich kaum daran erinnern, wohin er ihn in der Eile gelegt hatte. Das bedeutet eben, dass er den Kugelschreiber irgendwohin unbewusst gelegt hat, er hat sich und seine Handlungen in diesem Moment nicht begriffen.

Eine ähnliche Situation ist uns allen gut bekannt, wir sind oft mit dieser Erscheinung konfrontiert. Die Analyse dieser Fälle gibt uns einen Hinweis darauf, dass man, indem man sich und seine Handlungen mehr und mehr begreift, das Niveau seines Bewusstseins immer mehr und mehr erhöhen kann, und die Bewegung zu den immer höheren und höheren Bewusstseinszuständen, ist, wie wir wissen, auch der Weg zu Gott.

Die Welt ist in der Praxis als eine Struktur des offenbarten Bewusstseins eingerichtet, des Bewusstseins des höchsten Wesens, das heißt von Gott.

Gott hat die Welt als solche erschaffen, wie Er selbst aufgebaut ist. Und da Gott selbst ewig ist, so hat Er die Welt so erschaffen, damit jedes Element der Welt ewig ist. Gott realisiert auf diese Weise Seine Idee, die darin besteht, dass das Leben von Ihm selbst in der Ewigkeit in den von Ihm geschaffenen Wesen die Ewigkeit erlangt. Und deshalb soll ein Anhänger meiner Religion zum ewigen Leben im physischen Körper streben, weil er dann in sich auch das Wesen Gottes widerspiegeln wird.

Man muss allerdings nicht denken, dass der Mensch nur noch an sich selbst arbeiten soll. Die Entwicklung der Menschen soll auch an alle anderen Wesen übergeben werden, z.B. an dieselben Löwen, so dass auch sie sich synchron gleichzeitig in der Ewigkeit entwickeln könnten. So ist die Aufgabe jedes Gläubigen, jedes Anhängers meiner Religion – die unendliche Entwicklung jedem beliebigen Element des schöpferischen Planes zu sichern. Und wenn ich hier "jedem beliebigen Element" sage, so meine ich nicht nur Tiere, Vögel, Insekten, Meeresbewohner, sondern auch Bäume, Blumen, Gräser, alle Pflanzen und überhaupt alle Objekte der Welt, das heißt, es geht um die Sicherung der unendlichen Entwicklung und der Unsterblichkeit wirklich aller Elemente der Welt. Ich erinnere daran, dass sie alle ihren Beitrag zu dem gesamten kollektiven Bewusstsein leisten.

In Zusammenhang damit, dass vom Schöpfer in die eigentliche Grundlage der Welt das ewige Leben und die ewige Entwicklung hineingelegt wurden, in diesem Zusammenhang wird es offensichtlich, dass alles, was eine Zerstörung hervorruft, keine wahre Aufgabe Gottes ist. Das heißt, man muss sich grundsätzlich anders entwickeln, es soll in der Gesellschaft keinen Platz für solche Sachen geben wie Atomwaffen. Und deshalb ist es erforderlich, das Leben auf geistiger Basis umzutransformiern, und die wahre Religion, als eine Wissenschaft über die Realität, zeigt auch eben den Menschen den Weg auf.

Für den Menschen ist die allererste Sache die Erhöhung seines Niveaus des Bewusstseinszustandes. Dazu trägt wesentlich die Bestrebung bei, sich und seine Handlungen zu begreifen, und es ist wünschenswert, jeden Tag dieser Praxis Aufmerksankeit zu widmen. Sehr wichtig sind auch die Übungen für jeden Tag des Monats, die in der Anlage G aufgeführt sind.

Das Wesen meiner Religion ist das richtige Verhalten zu allem Existierenden im Einvernehmen mit der Absicht des Schöpfers selbst. Ein solches richtiges Verhalten gibt die Möglichkeit, einen beliebigen Prozess, sogar einen vom Äusseren her gefährlichen, in einen nutzvollen und schöpferischen umzuwandeln.

Im Zusammenhang mit dem Gesagten nimmt in meiner Religion einen wichtigen Platz die Technologie ein, die Technologie der eigenen Unsterblichkeit, die Technologie der Übergabe von Kenntnissen an die anderen, die Technologie der Umwandlung der beliebigen Prozesse in die schöpferischen und, letztendlich, die Technologie einer ganz anderen Denkweise, eines solchen Denkens, das darauf gerichtet ist, um sich über die Unterstützung des ewigen Lebens bei allen Elementen der Welt und über ihre ewige Entwicklung Gedanken zu machen.

Wobei wichtig das ist, dass meine Religion in der Tat durch das bereits vorhandene Entwicklungsniveau technologisch begründet ist, in vieler Hinsicht ist sie sogar so begründet. Im vierten Kapitel erzähle ich z.B. über die technischen Einrichtungen, die zur Realisierung der Technologien der Auferweckung der Menschen oder zur Wiederherstellung der bei ihnen verlorenen Organe entworfen sind. So dass meine Religion in Wirklichkeit schon in vieler Hinsicht sogar technologisch begründet ist.

DIE AUFERWECKUNG IST DIE HÖCHST REALE, DIE HÖCHST PRAGMATISCHE, DIE HÖCHST ZWECKMÄSSIGE UND DIE HÖCHST BEWEISFÄHIGE GRUNDLAGE FÜR DIE NACHFOLGENDE ENTWICKLUNG, FÜR DIE ENTWICKLUNG DES DENKENS DER NACHFOLGENDEN GENERATIONEN (3.11).

Das, dass die Auferweckung eine höchst reale, höchst pragmatische, höchst zweckmässige und höchst beweisfähige Grundlage für die nachfolgende Entwicklung darstellt, all das ist absolut offensichtlich. Deshalb sage ich nur ein paar Worte darüber, welche Rolle die

Auferweckung für die Entwicklung der Denkweise der nachfolgenden Generationen spielt. Jedoch muss man vorläufig die Erläuterung einiger Begriffe geben. Die Rede ist davon, was der Intellekt, der Verstand, die Kenntnis, der Gedanke und das Gefühl sind.

Der Intellekt.

Der Intellekt ist eine Struktur, die die Reaktionen des Bewusstseins, des Körpers, des Geistes und der Seele verallgemeinert. Das ist ein System ihrer Verflechtung auf dem Niveau der Wahrnehmung, der informationellen oder tatsächlichen Verflechtung. Das hier gebrauchte Wort "Verflechtung" gibt eine Idee darüber, wie die erwähnten Reaktionen in ihrer Gesamtheit beim Blick von der Seite vorgestellt werden könnten. Wobei man in Aussicht nehmen muss, dass das Bewusstsein, der Körper, der Geist und die Seele in der Wahrnehmung auf dem Niveau ihrer Handlung existieren, einer Handlung auf die Wahrnehmung und auf den, wer wahrnimmt.

In welchem Fall ist der Intellekt harmonisch? Der Intellekt ist harmonisch in dem Fall, wenn die Seele, der Geist, der Körper und das Bewusstsein, und ausserdem muss man hierher auch noch die Erscheinungen der Realität hinzufügen, wenn alle diese Elemente, wenn alle diese Objekte untereinander harmonieren, dann ist der Intellekt harmonisch. In diesem Fall, im Harmoniefall kann man von dem wahren Intellekt sprechen. Man kann ihn auch als einen Intellekt der Entwicklung oder einen Intellekt der Persönlichkeit bezeichnen.

Wenn man für die Bestimmung des Intellektes eine lakonischere Variante anwendet, so kann man so sagen: der Intellekt – das ist jene Struktur der Persönlichkeit, die die Verbindungen innerhalb der zu erörternden Erscheinung begreift und zur gleichen Zeit auf steuernde Weise die Verbindung dieser Erscheinung mit allen anderen Erscheinungen der Welt begreift.

### Der Verstand.

Der Verstand – das ist ein Verfahren der Reaktion auf die Information, auf die äussere Einwirkung. Insofern eine Reaktion auf die Information, auf die äussere Einwirkung bei einem beliebigen Objekt vorhanden sein kann, so kann man deshalb den Begriff des Verstandes auf jedes beliebige Objekt verbreiten. Wir werden jedoch über den Verstand des Menschen sprechen. Wobei sich für mich besonders interessant die Erörterung der Charakteristiken des Verstandes in der Entwicklung darstellt.

Bei der Auferweckung, im Prozess der Auferweckung wird der Verstand vom Zellniveau formiert. Die Formierung des Verstandes geht, natürlich, auf der Grundlage der Seele. In den Verstand wird die Information über die Schaffung jedes Zellelementes, sogar jedes Mikroelementes, des Atoms, des Kerns und der Elemente noch tieferer Niveaus hineingelegt.

Der Verstand kann als eine bestimmte Charakteristik des Objektes dienen. Zum Beispiel, wenn man probiert, die Zelle mit der Nadel zu stechen und diese sich dabei zu widersetzen beginnt, so kann man diese Zelle als eine kluge im Vergleich zu denen bezeichnen, welche einen wenig effektiven Widerstand oder überhaupt keinen leisten.

Den Verstand kann man als einen Begriff betrachten, der die Seele, den Geist, das Bewusstsein und den Körper vereinigt. Im Verstand vollzieht sich die Identifizierung und Vereinigung der Objekte nach ihrem Reaktionsverfahren.

Es ist zu vermerken, dass das Problem der Auferweckung in grossem Mass auch das Problem des Verstandes ist. Wenn der Verstand des Menschen genügend entwickelt ist, so stellt sich für ihn die Auferweckung nicht als etwas ungewöhnliches dar, er findet diese Erscheinung selbstverständlich. Dasselbe ist auch mit der Unsterblichkeit. Wenn der Mensch die Unsterblichkeit als einen normalen Zustand begreift, so spricht das darüber, dass der Verstand dieses Menschen sehr gut entwickelt ist, in diesem Fall kann man sogar sagen, dass sein Verstand die Widerspiegelung der Ewigkeit und des Schöpfers ist.

Oben habe ich faktisch den Verstand als eine Struktur bestimmt, die verschiedene Elemente nach der Technoloige ihrer Reaktion vereinigt. Jetzt füge ich auch noch folgendes hinzu: der Verstand ist auch eine organisierende Struktur zur Erlangung der Ziele, zur Erlangung überhaupt von allem Möglichen. Das heißt, man kann den Verstand als einen Mechanismus der Erreichung betrachten, als ein System der Erlangung z.B. der Auferweckung oder der Unsterblichkeit oder von noch irgendetwas.

Das Wissen.

Das Wissen – das ist auch selbst der Übergang aus dem Bewusstsein in die Seele und danach von der Seele in das Bewusstsein zurück, und die Folge dieses Übergangs. Einfach kann man das so verdeutlichen. Im Bewusstsein gibt es ein gewisses Element, das in regelmässigen Abständen in die Schatzkammer der Seele kommt, dort die Information schöpft und, sagen wir, als ein mehr erleuchtetes zurückkommt. Im Ergebnis häufen sich im Bewusstsein Kenntnisse an, das heißt, es vollzieht sich dem Wesen nach die Umwandlung der Struktur des Bewusstseins anhand seines Kontaktes mit der Seele. Somit ist das Wissen das, was sich im Ergebnis eines solchen Kontaktes ergibt. Das heißt, seinem Wesen nach stellt das Wissen den Kontakt des Bewusstseins mit der Seele dar. Das Wissen kann z.B. durch Lesen erworben werden, jedoch muss man aber im Auge behalten, dass das, was man gelesen hat, nach dem Gesetz der allgemeinen Verbindungen in Wirklichkeit bereits von vornherein in der Seele existiert. Dasselbe bezieht sich auch auf alle anderen Verfahren zum Erwerb von Wissen. Ich vermerke, dass das Hellsehen auf der unmittelbaren Wahrnehmung von Wissen beruht, enthalten in der Seele. Das Wissen wird von der Seele gesteuert. Der Status der Steuerung gehört der Seele.

Nach dem Erwerb des Wissens entsteht die Frage über seine Realisierung. Mit der Realisierung des Wissens beschäftigt sich der Verstand.

Das jetzt Gesagte kann man auf folgende Weise illustrieren. Stellen wir uns vor, dass es einen grossen Behälter gibt. Diesen Behälter kann man mit dem Verstand vergleichen. Der Behälter, das heißt der Verstand, enthält das Wissen. Der Verstand reguliert den Austritt des Wissens aus dem Behälter.

Man muss noch die spezifische Rolle des Wissens bei dem Auferweckten vermerken. Bei der Auferweckung vollzieht sich bei dem Aufzuerweckenden die Formierung des Wissens, wobei das Wissen im Prozess der Registrierung von allem Geschehenden formiert wird, das Wissen entsteht infolge einer Art der Bearbeitung der geschehenden Ereignisse. Im Ergebnis wird in der Anfangsperiode gerade das Wissen, das heißt das, was die Welt von sich aus in der Wahrnehmung darstellt, für den Auferweckten zum Kriterium der Entwicklung der Welt. Das ist einer der Unterschiede des Auferweckten von den Lebenden.

Der Lebende erweist sich sofort bei der Geburt in Verbindung mit der gesamten Realität. Der Auferweckte jedoch befand sich eine gewisse Zeit in einem anderen Zustand, er lebte ohne geformten physischen Körper. Deshalb, wenn das Einsammeln seines Körpers geschieht und im Ergebnis der Registrierung der sich vollziehenden Prozesse sein Wissen über die Welt formiert wird, so wird dieses Wissen zu einem Zwischenelement der Verbindung zwischen seinem Entstehen und der äusseren Realität, und deshalb wird in der Anfangsetappe gerade das Wissen für ihn zum Kriterium der gesamten sich entwickelnden Welt.

Daraus ist ersichtlich, dass das Wissen bei der Auferweckung auch noch einen gewissen Mechanismus darstellt. Dieser Umstand wird in den von mir entworfenen technologischen Anlagen für die Auferweckung der Menschen und für die Wiederherstellung der verlorenen Organe und Gewebe benutzt. Die Idee ist wie folgt. Einerseits geht vom Gerät die nötige Information aus, andererseits nimmt der Auferzuweckende diese als Realität wahr. Die Kopplung dieser zwei Seiten gewährleistet einen Zwischenmechanismus, den Mechanismus des Wissens, gerade so ist seine funktionelle Bestimmung in diesem Fall.

Bei der Anwendung des Hellsehens nimmt die Geschwindigkeit der Auferweckung mehrfach zu und die Auferweckung kann sogar blitzartig sein.

Das Ziel der Schaffung von technischen Einrichtungen für die Auferweckung der Menschen ist die Bildung eines solchen kollektiven Bewusstseins, welches jedem Menschen erlaubt, die Auferweckung auf seiner eigenen geistigen Grundlage durchzuführen.

Natürlich gibt es hier noch eine Reihe konkreter technischer Momente, z.B. das, dass die Information an den Aufzuerweckenden am besten in Portionen, diskret übergeben werden soll, besonders in den ersten Stunden, so dass er sich wiederherstellen kann als ob er die Treppe hoch geht. Das ist wichtig, die Information in bestimmten Portionen zu geben, weil gerade diese Information, gerade dieses Wissen für den Aufzuerweckenden ein Kriterium der Realität ist und gerade über dieses Kriterium wirkt er mit der Realität zusammen.

Der Übergang zu denjenigen Kriterien der Realität, deren sich die Lebenden bedienen, vollzieht sich gewöhnlich in ca. einem Monat, in seltenen Fällen in anderthalb-zwei Monaten.

Wenn diese Übergangsperiode für den Auferweckten zu Ende geht, so wird für ihn bereits nicht das Wissen, sondern die Realität selbst zum Kriterium der Welt.

Der Gedanke.

Der Gedanke ist jene Information, die ein Verbindungsglied zwischen dem Bewusstsein, dem Geist und dem Körper ist. Dabei wird der Gedanke von der Seele organisiert.

Das Verhältnis zwischen den hier figurierenden Begriffen kann man am Beispiel folgender Analogie besser erkennen. Stellen wir uns einen Wasserfall vor. Das Wasser stürzt herunter unter der Wirkung der Schwerkraft. Man kann die Schwerkraft mit dem Geist vergleichen, das Wasser mit dem Bewusstsein. Dem Körper entspricht das Flussbett, durch das das Wasser strömt, das Flussbett trägt das Wasser auf sich. Und die Seele entspricht dem, was alles das erschaffen hat: die Erde, die Schwerkraft und das Wasser.

Übrigens beteiligt sich die Seele am Schaffen sowohl unmittelbar als auch anhand des Gedankens.

Man kann sagen, dass der Gedanke mit der gesamten Weltstruktur vereinigt ist und bedeutet eine konkrete Handlung des Menschen in dieser gemeinsamen Struktur.

Das Gefühl.

Das Gefühl – das ist die Offenbarung der Seele in der Dynamik des

Geistes, wobei in dem Teil, wo der Geist mit dem Bewusstsein und dem Körper verbunden ist. Wenn die Seele den Körper organisiert, so ist das Gefühl jene Konstruktion, auf der der Körper aufgebaut wird. Das Gefühl stellt von sich demzufolge jene Grundlage, jenen Boden dar, auf dem der Körper aufgebaut wird. Und deshalb gilt es, dass das Gefühl vom Körper ausgeht.

Bei der Wechselwirkung mit der Realität nimmt das Gefühl die Information schneller wahr als der Gedanke.

Ich bin bereits zur Erörterung dessen übergegangen, worin der Unterschied des Gedanken vom Gefühl liegt. Das Gefühl reagiert schneller. Gerade deshalb kann der Mensch etwas sagen oder tun und erst danach verstehen, dass man das nicht tun sollte.

Der andere Unterschied besteht im folgenden. Wenn der Mensch denkt, so befindet sich das Gefühl in der Phase der Steuerung. Und wenn der Mensch fühlt, so befindet sich in der Phase der Steuerung der Gedanke. Die Rede ist hier von der Steuerung der Realität. Wir sehen, dass der Gedanke und das Gefühl ihre Plätze austauschen können, ihre Bereiche tauschen können. Dabei, wenn z.B. der Gedanke für die Steuerung arbeitet, kann sich das Gefühl entwickeln.

Der Gedanke und das Gefühl können sich in ein und demselben Raum befinden, dabei können sie sich jedoch hauptsächlich nicht gleichzeitig in der Phase der Steuerung befinden. Die Ausnahme von dieser Regel sind lediglich einige spezielle Fälle und zwar folgende: wenn die Frucht aufgeht und sich entwickelt oder wenn irgendeine Zelle heilt oder überhaupt die Heilung von einer Krankheit vor sich geht oder wenn die Auferweckung vor sich geht. In diesen besonderen Fällen können der Gedanke und das Gefühl vereinigt werden und deshalb können sich diese gleichzeitig in ein und derselben Phase befinden.

Es gibt auch noch einen wichtigen Unterschied des Gedanken vom Gefühl. Stellen Sie sich vor, dass der Mensch mit irgendeiner Erscheinung konfrontiert wird. Selbstverständlich entstehen bei ihm in Bezug auf diese Erscheinung sowohl die Gedanken als auch die Gefühle. Sie formieren sich jedoch unterschiedlich.

Der Gedanke wird von dem Bewusstsein auf der Grundlage der gesamten Information über die äussere und innere Welt geformt, die mit dieser Erscheinung in Verbindung steht. Das Gefühl wird in Bezug auf diese Erscheinung auch vom Bewusstsein geformt, jedoch anders. In diesem Prozess spürt das Bewusstsein den Körper, geht durch den Körper hindurch, benutzt die Information des Körpers und in dieser vollen Wechselwirkung mit dem Körper formt auch das Bewusstsein das Gefühl.

Es gibt auch noch feinere Unterschiede, aber in diesem Buch werde ich mich in weitere Details nicht vertiefen.

Jetzt darüber, was es Gemeinsames zwischen dem Gedanken und dem Gefühl gibt.

Das Gemeinsame ist das, dass die Gefühle und die Gedanken die Handlungsordnung in der Bewusstseinsstruktur bestimmen. Man kann über die Existens einer Ordnung in den Prozessen des Bewusstseins sprechen, dort gibt es eigene Entwicklungsgesetze, so sind die Gedanken und Gefühle das, was die Ordnung kontrolliert und bestimmt.

Für dessen Illustration kann man sich, sagen wir, die Arbeit eines Architekten anschauen. Wenn man nicht in Details geht, so wie man z.B. bei der Schaffung eines Gemäldes kleine Details nicht sorgfältig ausmalt, sondern das Wesentlichste mit breiten Pinselstrichen darstellt, so kann man dann sagen, dass die Gedanken des Architekten die Skizze des Gebäudes bestimmen und die Gefühle diese Skizze vom Standpunkt der Harmonie einschätzen können und ausserdem dadurch zum Ausdruck kommen, dass der Architekt nach Abschluss der Arbeit den Wunsch hat, zu Mittag zu essen oder Tee zu trinken.

So dass die Gedanken und Gefühle ein und dieselbe Funktion ausführen können und zwar, die Reihenfolge der Handlungen in der Bewusstseinsstruktur bestimmen.

Man kann wohl noch ein interessantes Beispiel eines Gebietes anführen, wo es bei dem Gedanken und bei dem Gefühl das Gemeinsame gibt. Das ist die Reaktion des äusseren Objektes z.B. eines Steines oder einer Pflanze auf den Menschen.

Hier muss ich erläutern, dass nicht nur bei der Pflanze, sondern auch beim Stein die Elemente der Reaktion vorhanden sind, die den Gedanken und Gefühlen der Menschen entsprechen. Natürlich sind sie ganz anders, nichtdestoweniger jedoch lebt auch der Stein sein Leben und ausserdem muss man nicht vergessen, dass alle Wesen ihren Beitrag zum gesamten kollektiven Bewusstsein leisten. Dieser Beitrag ist selbstverständlich bei allen unterschiedlich, aber es gibt ihn und das ist die Hauptsache.

Was könnte man vom Standpunkt der Menschen als Gedanke des Steines und was als Gefühl bezeichnen? Als Gedanke des Steines kann man seine Reaktion auf das äussere Milieu bezeichnen. Das Gefühl ist auch eine Reaktion auf das äussere Milieu, aber eines anderen Typs, nun kann das z.B. eine Deformation sein. Etwas ist auf den Stein gefallen, irgenein Gegenstand oder, sagen wir, das Wasser begann auf ihn zu tröpfeln – es entstehen Deformationen, mögen sie sogar auch sehr kleine sein, es geht nicht um die Grösse, es geht darum, dass sie vorhanden sind und man sie als Empfindungen des Steines betrachten kann, als sein Gefühl, das infolge der Wechselwirkung entstand.

So ergibt es sich, dass, wenn der Mensch auf den Stein schaut, so ist die entstehende Reaktion des Steines durch eine Gerade gerichtet, die den Stein mit dem Menschen verbindet, wobei in der Richtung zum Menschen und diese Reaktion erweist sich oft gleichzeitig als Gefühl und Gedanke des Steines, das heißt, das Gefühl und der Gedanke des Steines sind hier vereinigt.

Bei einer Pflanze, indem der Mensch sie anblickt, vollzieht sich auch die Vereinigung des Gedanken und des Gefühls, aber im Unterschied zum Stein ist die Reaktion einer Pflanze perpendikulär zu der Linie gerichtet, die sie mit dem Menschen verbindet. Wenn es bei Ihnen zu Hause eine Zimmerpflanze gibt, so hilft Ihnen die Wahrnehmung ihrer Gedanken und Gefühle mit ihr in Kontakt zu treten und Sie werden niemals zum Beispiel Probleme mit dem Giessen von ihr haben, die Pflanze sagt Ihnen selbst, ob sie mit Wasser gegossen werden soll oder es noch nicht so weit ist.

Die Überlegungen über die Reaktion des Steines in der Art von Gedanken und Gefühlen können jemandem auf den ersten Blick abstrakt erscheinen. In Wirklilchkeit jedoch ist das vollkommen anders. Wenn man einen Fall betrachtet, wenn sich die Gedanken und Gefühle des Steines als vereinigte erweisen und wenn man versteht, warum das geschieht, so kann man überhaupt verstehen, wie der Gedanke vom Standpunkt des Überganges des Wissens von einem Objekt zu dem anderen eingerichtet ist. Umsomehr, da die Verallgemeinerung der Charakteristiken bei deren Übertragung auf die anderen Strukturen das Gesetz der Verbindungen ergibt, so kann man auf dieser Grundlage überhaupt die gesamte Realität begreifen und beliebigen Objekten der Welt die Technologien der ewigen Entwicklung übergeben.

Stellen Sie sich vor, dass Sie die Gedanken und Gefühle z.B. auf einen Stein oder eine Pflanze übertragen. Dann erweisen sich der Stein und die Pflanze nach einem der Merkmale in derselben Welt, wie auch der Mensch. Und in diesem Fall kann man über sie alles erfahren, genauer gesagt, alle ihre Funktionen.

Hier lässt sich eine Analogie zu meiner Mathematik ziehen, ich habe darüber bereits am Anfang dieses Abschnittes erzählt. Mit Hilfe meiner Mathematik kann ich die Information auch über ein unbekanntes Objekt erhalten, ich kann alle seine Funktionen erkennen. Das ist die neue Mathematik. Ihre Operatoren widerspiegeln in sich die Einrichtung Welt. Und deshalb braucht man nicht unbedingt alle Charakteristiken des Objektes zu kennen, u.a auch die destruktiven. Die Nutzung dieses Umstandes erweist sich als besonders wichtig für die Verhinderung von Katastrophen durch die Strukturierung seines Bewusstseins im Gebiet des steuernden Hellsehens. In diesem Gebiet besteht die Aufgabe des Hellsehens darin, nicht die negativen Angaben zu offenbaren, sondern maximal effektiv positive Ereignisse zu formen. Die Anwendung des steuernden Hellsehens ist auch in den Fällen zweckmässig, wenn die Angaben über das Auftreten der Katastrophe schon fixiert sind. Ich habe bereits auf solche Weise einige Katastrophen des globalen Charakters verhindert.

Man kann auch noch darüber sprechen. Wenn zwischen den Strukturen eine Gemeinsamkeit entsteht, dann kann man immer eine Struktur in die andere überführen. Und das bedeutet, dass man bei bestimmter richtiger Arbeit, obwohl möglicherweise auch nur nach einem dauerhaften Training, lernen kann, den Gedanken in das Gefühl und das Gefühl in den Gedanken zu überführen. Oder, anders gesagt, man kann lernen, die eine Realität in die andere zu überführen.

Übrigens weiss jeder nach seiner eigenen Erfahrung, dass der Gedanke ein bestimmtes Gefühl hervorruft und, umgekehrt, das Gefühl kann einen Gedanken hervorrufen. Der Mensch im gewöhnlichen Bewusstseinszustand verwechselt oft den Gedanken mit dem Gefühl, er kann das eine für das andere annehmen. Zum Beispiel kann jemand meinen, und dabei ganz offenherzig, dass er jemanden liebt, in Wirklichkeit aber kann er einfach noch nicht wissen, nicht verspürt haben und sogar nicht ahnen, was die wahre Liebe ist. Ähnliche Vermischung von Gedanken und Gefühlen im Leben führt auf Schritt und Tritt zu Missverständnissen, manchmal aber auch zu grossen Erschwernissen.

Sie sehen, dass das Gespräch über die Gedanken und Gefühle neue Schichten für Überlegungen aufdeckt. In diesem Zusammenhang kann man an das Motto "Erkenne Dich selbst" denken. Einer seiner Aspekte ist gerade die Frage über Gefühle und Gedanken. Wenn das Verständnis für diese Frage vorhanden ist, so kann man schon seine eigene Konstruktion der Erkenntnis aufbauen.

Jetzt können wir auf die Erörterung des zu betrachtenden Prinzips zurückkommen. Ich habe über die Wichtigkeit der Auferweckung für die nachfolgende Entwicklung und u.a. für die Entwicklung der Denkweise der zukünftigen Generationen gesprochen.

Die Auferweckung, ist, wie wir bereits wissen, immer ein wohltuendes Ereignis. Die Auferweckung im breiten Masstab führt zur Veränderung des kollektiven Bewusstseins. Die Kinder werden z.B. über einen anderen Intellekt, einen anderen Verstand, anderes Wissen verfügen. Ihre Gedanken und Gefühle und der Organismus werden im Grossen und Ganzen durch die höhere Harmonie gekennzeichnet. Sie werden mit viel grösserer Leichtigkeit die Information erhalten können (erinnern Sie sich daran, was ich in der Einleitung über verschiedene Verfahren zum Informationserhalt gesagt habe). Im Ergebnis kann das Kind zum Beispiel Werke verfassen oder die gesamte höhere Mathematik ausgezeichnet kennen. Und dabei sind von seiner Seite kein prometheisches Ringen oder Überanstrengungen erforderlich. Einfach wird bei ihm ein anderer Intellekt, ein anderer Verstand und alles weitere anders sein. Es selbst wird anders sein. Und ich ergänze noch, dass die Auferweckung im breiten Maßstab überhaupt zur globalen Änderung der Kenntnis führt. Und nicht nur der Kenntnis.

Die nachfolgenden Generationen müssen die Information und die materiellen Objekte aus dem eigenen Denken, aus dem eigenen Geist erhalten. Deshalb wird das Problem der Begrenztheit der Ressourcen auf unserem Planeten beseitigt. Ich führe z.B. in der Art der Verbreitung von Technologien die Materialisierung von Objekten durch, indem ich dadurch eine reale Möglichkeit davon zeige.

Auf diese Weise führt die Auferweckung zur Vervollkommnung des Intellektes, des Verstandes, der Gedanken und der Gefühle des Menschen, zu seiner Vervollkommnung im Grossen und Ganzen und zur Herstellung einer grösseren Harmonie des Menschen mit dem Weltall.

DERJENIGE VON DEN LEBENDEN, DER NICHT GESTORBEN WAR, KANN IMMER DEN DAHINGEGANGENEN IN EINER VIEL OPTIMALEREN ZEIT UND IN EINER VIEL NOTWENDIGEREN VARIANTE WIEDERHERSTELLEN, ALS DAS DER AUFERWECKTE TUN KANN (3.12).

Vor allem darüber, dass der Nichtverstorbene den Dahingegangenen immer in einer optimaleren Zeit wiederherstellen kann. Bei der

Erörterung der Prinzipien (2.7) und (2.8) haben wir bereits gesehen, dass auf dem Informationsniveau der Nichtverstorbene wesentliche Vorteile im Vergleich zu dem Auferweckten hat.

Wenn man sich den Grundlagen der Einrichtung der Welt zuwendet, dem Niveau, von wo alles herkommt, so kann man über die Matrixorganisation der Welt sprechen. Auf dem Informationsniveau gibt es bei jedem Mensch seine Informationsmatrix. Und da der wahre Status des Lebens – die Abwesenheit des Todes ist, das heißt, das ewige Leben und die ständige Entwicklung, so hat der Nichtverstorbene nach dem wahren Lebensstatus eine völlig klare Matrix, die zu allen Formen des Bewusstseins und der Materie zugänglich ist. Deshalb hat der Nichtverstorbene eine höhere Geschwindigkeit der Informationsbearbeitung und demzufolge kann er den Dahingegangenen in einer optimaleren Zeit wiederherstellen.

Jetzt über den zweiten Teil des Prinzips, darüber, dass der Nichtverstorbene den Dahingegangenen in einer viel notwendigeren Variante wiederherstellen kann. Vor allem, was bedeutet, den Dahingegangenen in einer viel notwendigeren Variante wiederherstellen? Die Variante ist doch scheinbar nur die einzige?

Natürlich ist die Variante für den Auferweckten nur die einzige, weil der Auferweckte – gerade derjenige Mensch ist, der er früher war. Das ist eindeutig. Wenn ich sage "in einer viel notwendigeren Variante", meine ich in einer nötigeren Variante vom Standpunkt des schöpferischen organisatorischen Planes, das heißt derjenige, der nicht gestorben war, den Dahingegangenen auf solche Weise wiederherstellt, dass an der ersten Stelle die Priorität des Lebens steht und deshalb realisiert sich die besonders nötige Variante für alle.

Man kann wohl daran erinnern, dass der Auferweckte mit der Zeit seine Mängel beseitigen kann, die sich auf seinen früheren biologischen Tod beziehen, er kann diese durch seine nachfolgende richtige Entwicklung kompensieren und seinem Status nach zu einem solchen werden, der sich von den Nichtverstorbenen absolut nicht unterscheidet.

DIE PRAXIS DER AUFERWECKUNG, DIE PRAXIS DER WIEDERHERSTELLUNG WIDERSPRICHT KEINER EINZIGEN VON DEN RELIGIONEN, KEINER GESETZGEBUNG UND KEINER DER RICHTUNGEN DES SCHÖPFERISCHEN PLANES (3.13).

Diese Sachlage ist ganz offensichtlich, da, wie ich bereits mehrfach gesagt habe, die Auferweckung ein für alle wohltuendes Vorkommnis ist und gegenwärtig überhaupt die fundamentale Grundlage für die allgemeine Rettung darstellt.

DIE AUFERWECKUNG DER MENSCHEN GIBT DIE MÖGLICHKEIT AUFZUERWECKEN UND BELIEBIGE OBJEKTE WIEDERHERZUSTELLEN (3.14).

Erinnern wir uns an den Anfang des Prinzips (1.1):

Der wahre Status der Welt ist im ewigen Leben. Das ewige Leben sichert die wahre Stabilität der Welt. Das Bestreben zur stabilen Welt schafft das ewige Leben.

Da die Welt wahrhaft ewig ist, so existiert jedes beliebige Objekt immer. Dieser Fakt wird in einer von mir entworfenen technischen Anlage zur Wiederherstellung der verlorengegangenen Organe benutzt. Die Idee für das Herangehen ist wie folgt.

Die Zeit kann man auch als ein System von parallelen Schirmen betrachten. Dann existiert das Objekt selbstverständlich hinter einem der Schirme. Deshalb bedeutet "das Objekt wiederzuherstellen" vom

Standpunkt der Technologie einfach hinter den nötigen Schirm zu gehen, und das ist alles.

In einer realen Anlage werden, sagen wir, bis hundert parallele Schirme errichtet. Sie können auch sehr dünn sein. Durch diese Schirme wird ein Lichtimpuls mit der Information über das uns interessierende Organ durchgelassen. Dieser Impuls, indem er durch einen der Schirme geht und zwar, durch den nötigen Schirm, geht durch jene Strukturen, wo das behandelnde Organ noch existierte, wo es noch gesund war. Im Ergebnis überträgt der Impuls einfach die Information über dieses gesunde Organ an die nötige Stelle im Organismus des Menschen. Und dieser Organismus erweist sich als ein wiederhergestellter.

Wenn man die Welt in diesem Kontext anblickt, so wird darin nichts irgendwohin hingetan und deshalb kann man immer etwas von einer Stelle nehmen und an eine andere platzieren, d.h. eine einfache Umstellung vollbringen.

Nicht zufällig nehme ich deshalb als Grundlage nicht die Raumzeit, sondern die Verschiebung. Wenn man als Grundlage die Raumzeit nimmt, so muss man dann die Koordinaten berechnen, das ist eine überflüssige, unnötige Arbeit, derweil, wenn man sich auf die Verschiebung stützt, so braucht man nichts zu berechnen, man braucht darüber nicht nachzudenken, wo das uns interessierende Objekt entsteht - die Verschiebung weist sofort jenen Platz auf, wo es sich befindet.

Also, man kann immer in jene Zeit hineingehen, die man braucht, denjenigen Gegenstand nehmen, den man braucht, und ihn hierher, in unsere Zeit übertragen. Ich habe mich mit diesen Fragen ca. im Alter von zwölf Jahren beschäftigt. Ausserdem habe ich festgestellt, dass, wenn ich mit meinem physischen Körper in die Vergangenheit übergehe, so gibt es mich dort auch. Natürlich kann man in einer beliebigen Zeit und in einen beliebigen Punkt des Raumes über die geistige Struktur hinausgehen, jetzt spreche ich aber gerade über den Ausgang im physischen Körper. Es gibt Mechanismen für die Reisen im physischen Körper, wohin auch immer man will, so dass man wunschgemäss blitzartig in einem beliebigen Punkt des Weltalls erscheinen kann.

Ich will auf einen wichtigen Umstand hinweisen. Das Prinzip (2.2) spricht über die gegenseitige Abhängigkeit der geistigen und physischen Struktur. Deshalb kann man die bekannte Redewendung "Im gesunden Körper ist der gesunde Geist" auch umgekehrt lesen: "Im gesunden Geist ist der gesunde Körper". Wir sehen, dass die zweite Äusserung quasi eine Widerspiegelung der ersten ist. In Wirklichkeit haben wir hier ein Beispiel des Lesens des Textes durch sein Gegenbild. Die alten Griechen haben zum Beispiel viele Texte durch das Gegenbild gelesen, den gegenwärtigen Menschen ist jedoch diese Technik nicht bekannt.

Die Redewendung "Im gesunden Geist ist der gesunde Körper" sagt darüber aus, dass sich der Körper im Geist befindet und, demzufolge, in der Seele, das heißt, der Körper ist ein Teil der Seele.

Oben habe ich die Idee dargestellt, auf deren Basis die Anlage zur Wiederherstellung der verlorenen Organe funktioniert. Jedoch sind die technischen Einrichtungen einfach ein zeitweiliges Hilfsmittel, welches nützlich ist, bis das entsprechende Niveau der geistigen Entwicklung noch nicht erreicht ist. Wenn aber dieses Niveau erreicht worden ist, so sind schon keine Hilfsmittel erforderlich, für die Auferweckung reicht schon die Geisteskraft aus. Und dann wird es offensichtlich, dass die Auferweckung bedeutet, dass die Seele, der Geist, das Bewusstsein und überhaupt alles das, was zur Persönlichkeit gehört, besonders vollständig, besonders harmonisch die existierende Welt widerspiegelt, und die vollständige Widerspiegelung – das ist auch, dem Wesen nach, die Erschaffung der Welt. Die Auferweckung verkörpert mit sich diese Wahrheit. Und deshalb gibt die Auferweckung von Menschen wirklich die Möglichkeit, beliebige Objekte aufzuerwecken und wiederherzustellen. Die immer in der Vergangenheit existierenden Objekte, wenn sie sich sogar in der Gegenwart als zerstörte erwiesen, kann man immer völlig wiederherstellen, immer. Alleine nur das wahre Verständnis dieser Prinzipien gibt die Möglichkeit, jedes beliebige Objekt wiederherzustellen. Wobei diese Wiederherstellung auch blitzartig sein kann.

Als Beispiel kann ich einen Vorfall aus meiner Praxis anführen. Zum Beispiel war einmal im Flugzeug die Geräteplatine beschädigt, im Ergebnis dessen begann das Flugzeug abzustürzen. Ich habe real diese Platine im abstürzenden Flugzeug wiederhergestellt, - und die Situation hat sich gebessert, das Flugzeug hat wieder den normalen Flug fortgesetzt. Dieser Fakt wurde durch die Angaben bestätigt, die im Ergebnis der Entschlüsselung der Aufnahmen des Flugschreibers erhalten wurden.

4

Gehen wir zum letzten Abschnitt der grundlegenden Prinzipien der Auferweckung über.

DIE AUFERWECKUNG IST DIE STEUERUNG DES GESAMTEN ÄUSSEREN RAUMES (4.1).

Bei der Auferweckung haben wir es mit folgender interessanter

Erscheinung zu tun: der gesamte äußere Raum spielt quasi die Rolle eines Druckes. Diese Situation kann man mit derjenigen vergleichen, in der sich jeder von uns ständig auf der Oberfläche der Erde befindet. Die Rede ist vom Druck der Atmosphäre. Die Luft stellt ein ziemlich dünnes Medium dar, ihre Dichte ist gering im Vergleich zur Dichte der harten Körper. Jedoch ist die Dicke der atmosphärischen Schicht sehr groß und aufgrund dessen drückt sie auf jeden Quadratzentimeter der Erdoberfläche mit der Kraft von einem Kilogramm. Sodass jeder Quadratzentimeter unseres Körpers sich dem Einfluss einer Kraft von einem Kilogramm unterzieht.

So kann man bei der Auferweckung die Wirkung eines solchen physischen und zugleich biologischen Prinzips beobachten: auf jedes wiederherzustellende Element entsteht der Druck der Information, der informationellen Systeme, der biologischen Systeme und der physischen Systeme. Dieser bei der Auferweckung entstehende Druck wirkt auf jede Zelle, auf jedes Molekül, auf jedes wiederherzustellende Element.

Hier ist zu vermerken, dass, wenn sich die Wiederherstellung irgendeines Elements vollzieht, so muss man für seine Materialisierung den Raum sowie auch die Zeit faktisch auseinanderschieben, hauptsächlich aber den Raum, wobei den äußeren, weil die Auferweckung aufgrund des Impulses verwirklicht wird, der von innen aus geht, das ist der innere Impuls, das ist ein Impuls der Seele.

Daraus folgt, dass eine richtige Botschaft des geistigen Impulses, geschaffen, wie man sagt, auf dem inneren Niveau, d.h. auf dem Niveau der Seele – eben der Mechanismus der Auferweckung ist. Wir sehen demzufolge, dass bei richtigen Pulsierungen der Seele, sagen wir so, der Körper ewig ist. Oder, mit anderen Worten, wenn die Steuerung des gesamten äußeren Raumes richtig ist, wird der Mensch unsterblich.

Wenn man die Wiedererschaffung der Elemente des wiederherzustellenden Objektes kontinuierlich betrachtet, so kann man folgendes vermerken. Nun, wurde zum Beispiel im Ergebnis des Bewusstseinsimpulses eine Zelle wiederhergestellt. Jetzt muss man den gesamten äußeren Raum so steuern, damit diese Zelle nicht verschwindet, damit sie aufbewahrt wird und noch eine Zelle geschaffen wird. Jetzt haben wir schon zwei Zellen und den äußeren Raum. Setzen wir fort, Zellen hinzufügen. Nun haben wir schon ein Organ und den äußeren Raum, weiterhin eine Reihe von Organen und nun endlich schon den ganzen Menschen und den gesamten äußeren Raum. Hierher muss man noch einige Charakteristiken dieses Ereignisses hinzufügen, z.B. in welchem Raum konkret die Auferweckung vor sich gehen soll.

Die folgerichtige Betrachtung des Prozesses der Auferweckung nach den Elementen hat uns eine gewisse Zeit gekostet, in Wirklichkeit jedoch kann dieser Prozess sehr schnell vor sich gehen und sogar praktisch blitzartig.

Den Sinn des zu behandelnden Prinzips kann man auch noch so formulieren. Den äußeren Raum kann man als ein genaues System wahrnehmen, dann entsteht bei bestimmter Reaktion auf dieses System im Prozess der Auferweckung auch der Auferweckte oder das wiederhergestellte Objekt. Und das ist übrigens eine der Technologien der Auferweckung, bei welcher der Raum für die Wiederherstellung des Objektes benutzt wird.

Es lohnt sich noch zu vermerken, dass man bei der Auferweckung zwei Herangehensweisen anwenden kann: von innen und von außen. Beim ersten Herangehen schaut derjenige, wer auferweckt, auf den äußeren Raum durch den Aufzuerweckenden, und drückt als ob auf den nötigen Punkt des Raumes. Beim zweiten Herangehen schaut der Auferweckende umgekehrt von der Seite des äußeren Raumes. Das Endergebnis ist, selbstverständlich, ein und dasselbe.

Also, wenn der Prozess der Auferweckung vor sich geht, sind alle Verbindungen der Welt involviert, sie alle beginnen, sich zu verändern und in Übereinstimmung damit muss man die Steuerung des gesamten äußeren Raumes auf solche Weise verwirklichen, damit der Akt der Auferweckung geschieht.

DER MENSCH – DAS IST DIE GESAMTE ÄUSSERE UND INNERE WELT GLEICHZEITIG (4.2).

Der Mensch nimmt in der Welt einen ganz besonderen Platz ein. Ich habe bereits darüber gesprochen. Und das ist damit verbunden, dass der Mensch nach Gottes Bild und Gleichnis erschaffen wurde.

Zuvor habe ich über den Adler erzählt, über seine merkwürdigen Fähigkeiten, seine Beherrschung der Teleportation, über sein Können, die Antigravitation zu schaffen und vieles andere mehr. So, wenn man die innere und äußere Welt des Adlers betrachtet, so ergibt es sich, dass die innere Welt bei ihm in geringerem Grad realisiert ist als die äußere. Mit anderen Worten ist die Information der inneren Welt und der äußeren bei dem Adler unterschiedlich und bei dem Menschen ist sie ein und dieselbe. Und man kann sogar sagen, dass, wenn bei irgendeinem Objekt die Information der inneren und äußeren Welt ein und dieselbe gleichzeitig ist, so ist dieses Objekt auch ein Mensch. Und man kann ergänzen, wie die Analyse der Entwicklung der Welt zeigt, dass sich alle Informationsobjekte in die Richtung zum Menschen entwickeln. In die Richtung zum Menschen, seiner Form, zu seinen Prinzipien der Reaktion und Entwicklung strebt, allgemein gesagt, die ganze Welt.

Die Offenbarungen davon kann man überall sehen. Wenden wir uns, zum Beispiel, der Arbeit der Astronomen zu. Die Gelehrten, ausgerüstet mit Teleskopen, erforschen Sterne, Sternbilder, Kugelhaufen, Galaxien, kurz gesagt, alles, was sich ihrem Blick eröffnet. Wollen wir uns die Handlungen der Gelehrten von der Seite aus anschauen. Dann kann man den folgenden Vergleich ziehen.

Stellen Sie sich vor, dass Sie sich plötzlich innerhalb des menschlichen Organismus wiederfinden, sagen wir, in den Lungen, und Sie, indem Sie sich umschauen, alles in das Beobachtungsjournal eintragen würden, was von Ihrer Position aus zu sehen wäre. Sie könnten auch verschiedene Objekte und allerlei Anhäufungen, z.B. von denselben Zellen fixieren. Ein solches Bild würde Ihnen von innen eröffnet. So begreifen die Gelehrten nicht, dass Sie in optischen Teleskopen einen großen Organismus von innen beobachten. Wenn Sie sich diesen Organismus von außen, von der Seite aus anschauen könnten, so würden Sie die informationelle Gestalt des Menschen sehen.

Und dann kommt wie eine Offenbarung ein neues Verständnis des bereits erwähnten Spruches: "Der Mensch ist nach Gottes Bild und Gleichnis erschaffen". Diese Äußerung, wie auch jede große Wahrheit, hat viele Flächen, sie hat viele Seiten.

Wenn man an Objekte des Weltalls, welche die Astronomen beobachten, vom eben ausgesprochenen Standpunkt herangeht, so kann man dann sogar prognostizieren, wie sich diese Objekte und das Weltall selbst weiterhin entwickeln werden. Dafür muss man einfach die Entwicklung des Menschen hier kennen. Indem man über die Entwicklung des Menschen hier Bescheid weiß, kann man auch über die Weiterentwicklung des Weltalls sprechen. Man kann z.B. darüber sprechen, wie die Dynamik der Ewigkeit sein wird. Ich kann sagen, dass die statischen Gestalten in dynamische übergehen. Dort wird es schon keinen Begriff des Raumes geben. Der Raum wird dort in die Struktur der Seele einbezogen, in die Struktur des geistigen Impulses. Und deshalb ergibt es sich, dass dort schon im ganz unmittelbaren Sinne die Grundlage die Seele und der Geist sind und er, der Geist, formt alles.

In Analogie zu dem Menschen, indem man das Prinzip der Ähnlichkeit nutzt, kann man sagen, dass die gegenseitige Formierung der Wahrnehmung und der Welt jetzt auf dem Niveau von Atomen, Molekülen und Zellen vor sich geht. Im Weiteren wird die Stoffkonzentration zunehmen, es werden Organe erscheinen, obwohl ihre Formierung auch jetzt vor sich geht, es taucht das Gehirn auf, die Wechselwirkung zwischen den einzelnen Teilen dieses gigantischen Organismus wird gestaltet.

Und wenn ich sage, dass die Rettung der Welt an einem Platz – auch gleichzeitig die Rettung von allem ist, so ist auch das anhand des Prinzips der Ähnlichkeit leicht zu verstehen. Wenn der Mensch irgendeine ernste Erkrankung, zum Beispiel der Nieren oder des Herzens hat, so kann sein Leben deswegen einer Gefahr unterliegen. Wenn aber die Arbeit dieser konkreten Organe verbessert wird, wenn sie gesund gemacht werden, so wird auch der Mensch im Großen und Ganzen gesund. So ist es auch mit der Welt. Man muss auch noch im Auge behalten, dass alles auf der Grundlage der Prinzipien der Wechselwirkung, der gegenseitigen Überkreuzung und gegenseitigen Bedingtheit erschaffen worden ist.

Also, jetzt geht die Formierung des Weltalls hauptsächlich auf dem Niveau von Atomen, Molekülen, Zellen vor sich, jedoch sind auch schon die Prozesse ihrer Konzentration zu beobachten und demzufolge auch die Formierung der Gebilde vom Typ der Organe, zum Beispiel des Herzens, und weiterhin wird der Übergang zu den pulsierenden Niveaus vom Typ eines Herzschlages verwirklicht. Deshalb stellt das, was die Gelehrten als Ausbreitung des Universums bezeichnen, in Wirklichkeit nur eine herausgerissene Phase in einem der Schläge des sich bildenden "Herzens" dar, und die damit in Verbindung stehende Ausdehnung der "Lungen".

Indem man das alles weiß, kann man solche Teleskopsysteme schaffen, durch die man den Raum von der anderen Seite sehen kann, und dadurch wird es möglich, die Sterne, Kugelhaufen, Galaxis von jeder beliebigen Seite zu beobachten, von innen und von außen. Umso mehr, indem man weiß, wie sich das Weltall entwickelt, kann man solche optischen Systeme schaffen, die die zukünftige Struktur des Objektes sehen können, d.h. das, wie es sein wird. Man kann daran erinnern, dass in alten Zeiten Kristalle für derartige Ziele benutzt wurden: die darin entstandenen Gestalten gaben die nötige Information. Obwohl es natürlich am leichtesten ist, diese Information anhand des Hellsehens zu erhalten.

Im Zusammenhang mit dem Gesagten kann man eine Anmerkung auch über kosmische Reisen anführen. Alles, was ich bereits gesagt habe, ist mit der Gestalt des Menschen, seiner Form, mit der Arbeit und Wechselwirkung seiner Organe verbunden. Wenn wir wissen, wie sich das Blut im Menschen bewegt, wie sein Herz funktioniert, wie überhaupt der ganze menschliche Organismus arbeitet, so kann man Schiffe bauen, die sich auf dem natürlichen Niveau der Bewegung des Raumes bewegen werden. Ich spreche eventuell ausführlicher darüber.

Ich wiederhole noch einmal, dass wir uns jetzt auf einem Entwicklungsniveau befinden, welches dadurch charakterisiert wird, dass wir hauptsächlich die molekulare Struktur des Welltalls wahrnehmen. Gerade so kann man die Ergebnisse der Beobachtungen von Astronomen auslegen. Dennoch, wenn wir diesen Standpunkt annehmen, so kann man sofort sagen, wie ein kosmischer Flug zu organisieren ist.

Wenn man irgendein Blutteilchen nimmt, ein ganz kleines und welches sich in diesem Moment, sagen wir, im Bereich des Fusses befindet, so taucht dieses Teilchen in einer gewissen Zeit aufgrund der Bewegung des Blutes durch die Gefässe, durch die Kanäle im Organismus schon im Bereich des Herzens auf. Vermerken Sie, ohne jegliche Bemühungen von unserer Seite. Seine Verschiebung vollzog sich einfach anhand dessen, dass es sich innerhalb eines lebenden Organismus befindet. Unser Weltall – das ist auch ein lebendiger Organismus, nur einfach ein sehr großer. Die bereits von uns benutzte Analogie gibt eine Möglichkeit zu verstehen, dass keine Triebwerke in der Tat für ein Weltraumschiff erforderlich sind. Das einzige, was man für die Realisierung der Raumfahrt machen muss, ist das Raumschiff in das Bett des nötigen Kanals unterzubringen, - und das ist alles. Und dann findet sich das Schiff selbst in irgendeiner Zeit am nötigen Ort wieder. Mehr noch, wenn man sich in diese Fragen noch weiter vertieft, so stellt sich heraus, dass unser Schiff sogar blitzartig, z.B. in einer anderen Galaxis auftauchen kann. Im Prinzip kann jeder Mensch bei der Erlangung eines bestimmten Niveaus der geistigen Entwicklung nach seinem Wunsch auch ohne jegliche Schiffe in einem beliebigen Punkt des Universums erscheinen.

Ich kann noch ein wichtiges Beispiel der Anwendung meiner Wissenschaft anführen, das sich unmittelbar auf dieses Thema bezieht.

Gegenwärtig habe ich eine Technologie des Aufbaus von Raumschiffen entworfen, gesteuert über das optische System. Dieses System ist auf der Basis des Kristalls realisiert. Es reicht, nur noch ein Gedankensignal an den Kristall zu senden, damit dieses beginnt, den ganzen Mechanismus in Bewegung zu bringen, wobei es ausreicht, im Anfangsimpuls nur noch die Koordinaten des Bestimmungsortes einzugeben, - alles andere macht der Kristall selbst. Er selbst wird den erforderlichen Kanal bestimmen und das Raumschiff im nötigen Punkt unterbringen. Diesem prinzipiell neuen Verfahren der Weltraumflüge liegt das Ähnlichkeitsprinzip zugrunde, der Ähnlichkeit des Weltalls und des menschlichen Organismus.

Wie ich früher gesagt habe, kann man auf der Basis dieser Ähnlichkeit die Prognosen über die weitere Entwicklung des Weltalls erstellen. Jedoch, damit die Prognosen ernst sind, sollen sie auf dem Wissen der Gesetze, der Gesetze der Entwicklung basieren. Deshalb, wenn wir den Gang der nachfolgenden Entwicklung des Weltalls verstehen wollen, indem wir das Ähnlilchkeitsprinzip anwenden, müssen wir uns nicht nur mit dem Aufbau des menschlichen Organismus gut auseinandersetzen, sondern auch die Phychologie des Menschen sowie seine Kommunikationsverfahren mit den anderen Menschen studieren und eine klare Vorstellung darüber bekommen, wie überhaupt die Verbindung in der Menschengesellschaft realisiert wird. Nach der Lösung dieser Fragen kann man schon wesentlich grössere Gebiete der Welt kontrollieren. So ist das Prinzip hier ziemlich einfach.

Das jetzt behandelnde Ähnlichkeitsprinzip kann auf die Ausarbeitung neuer Technologien, auf die Schaffung prinzipiell neuer technischer Einrichtungen ausgeweitet werden, von der Art jener Weltraumschiffe, von denen ich eben gesprochen habe. Und was sehr wichtig ist, dieses Prinzip wird die Harmonie der Entwicklung sichern.

Ich führe auch andere Beispiele aus meiner Praxis der Anwendung des Ähnlichkeitsprinzips an. Bei der Umwandlung eines Objektes in ein anderes soll jedes Objekt nach den Prinzipien der Organisation des Menschen umgestaltet werden. Wenn ich z.B. einen Stoff in einen anderen überführe, so kann als Form der Überführung die Form des Menschen dienen. Als ich, angenommen, begann, auf irgendeinen Stoff zu schauen und begann, die von ihm abgebende Information wahrzunehmen, so ist ungeachtet dessen, welche Kenntnisse über ihn existieren, symbolische oder als Formeln, so ist ungeachtet dessen in diesem Stoff, in jedem seiner Elemente, überall der Mensch zu sehen.

Wenn wir wieder z.B. auf denselben Löwen schauen, so erkennen wir, dass er eine Struktur der Gedankenformen des Menschen darstellt. Wenn man von demselben Standpunkt aus den Adler betrachtet, so wird es klar, dass er eine Struktur der vom Menschen erwünschten Ereignisse darstellt. Diese Reihe kann man bis zur Unendlichkeit fortsetzen. Wenn man tiefer in all das eindringt, so kann man feststellen, dass das gesamte äußere Milieu, das äußere in Bezug auf den Menschen, in den Gestalten seiner Offenbarung aufgebaut ist. Das heißt, um das zu verstehen, warum gerade so die Tiere oder andere Objekte geschaffen sind oder generell die Materie, um das zu verstehen, muss man auf den Menschen und seine Handlungen schauen. Alles, was den Menschen umgibt – das sind seine laufenden Handlungen und das Ergebnis der vorherigen Handlungen. Daraus folgt, dass, wenn der Mensch irgendeine Art ausrottet, verletzt er dadurch faktisch auch sich selbst. Im Verständnis dessen liegt die wahre Ökologie.

Auf der Grundlage der von mir gegebenen Kenntnisse kann man sofort sagen, was im Ergebnis der Vernichtung irgendeiner bestimmten Tierart durch Menschen passiert, welche evolutionäre Art in der Zukunft erscheint, d.h. wie die konkrete Form der nächsten Tierart sein wird. Man kann auch das sagen, zu welchen Änderungen konkret der technogene Entwicklungsweg führen wird. Indem man das alles weiß, kann man abwägen und solche Formen schaffen, die man braucht.

Im Weiteren wird die Überlappung der Arten und Geschlechter, ihre Synthese schon kein prinzipielles Problem im Unterschied zu dem sein, was wir heute haben. Und wenn wir irgendeine kombinierte Art schaffen wollen, wird es möglich, das zu tun. Die Technologie hier ist ziemlich einfach – man muss die Organisation des Menschen kennen.

So hat das seit alters her bekannte Motto "Erkenne dich selbst!", wie wir sehen, viele Seiten. Die Erkenntnis dieses Prinzips gibt das wahre Verständnis der Welteinrichtung, und seine Realisierung führt zu einer effektiven Entfaltung der Blume des Lebens.

DIE AUSDEHNUNG DER ZEIT, IHR ENTFERNEN ODER IHR ANNÄHERN BEDEUTET FÜR EINIGE ASPEKTE DES RAUMES AUCH DIE AUFERWECKUNG (4.3).

Im zweiten Abschnitt dieses Kapitels war schon die Rede davon, dass die Zeit eine Konstruktion des Bewusstseins darstellt. Die Zeit wird in Bezug auf den Raum durch die Gedanken der Menschen geschaffen. Für die Menschen mit einem gewöhnlichen Bewusstseinszustand ist die Einführung der Zeit, kann man sagen, sehr nutzvoll, sogar erforderlich. Sie schafft für sie viele Bequemlichkeiten. Nimmt man wenigstens den Zugfahrplan oder Flugplan. Der Fahrplan gewährleistet die Ordnung und Sicherheit der Bewegung. Und überhaupt wird der Begriff der Zeit praktisch in allen Bereichen des

Lebens benutzt.

Die Schaffung des Begriffes der „Zeit" bedeutet auch die Schaffung der Information, und die Schaffung des Raumes, eines solchen Raumes, in dem der Begriff der Zeit existiert. In der Formulierung des Prinzips geht es um die Ausdehnung, Entfernung oder Annäherung der Zeit für einige Aspekte des Raumes. Die Rede ist hier von denjenigen Räumen, in denen die Zeit existiert. Und außerdem auch noch davon, dass die Zeit nicht nur mit dem Raum verbunden ist, sie hat auch noch seine Charakteristiken, solche wie z.B. Ausdehnung, Entfernung oder Annäherung.

Derjenige Raum, in dem der Begriff der Zeit existiert, bedeutet für den Auferweckten das Leben. Und die Zeit wird im Verhältnis zum Raum, wie ich eben gesagt habe, von den Gedanken der Menschen geschaffen. Deshalb können wir sie, die Zeit, gedanklich ausdehnen, entfernen und annähern. Und da für die Menschen mit einem gewöhnlichen Bewusstseinszustand viele Erscheinungen mit der Zeit verbunden sind, wie z.B. der Begriff des Hinscheidens, so wird es ihnen klar, dass man durch die Ausdehnung der Zeit, ihre Entfernung oder Annäherung die Auferweckung wirklich realisieren kann.

Auf die jetzt erörterte Frage kann man auch von einer etwas anderen Seite schauen. In Bezug auf die Begriffe des Lebens und der Auferweckung bedeutet die Ausdehnung der Zeit, ihre Entfernung oder Annäherung in der Tat die Einführung der Gedankenform über die Auferweckung. Und die Einführung der Gedankenform führt zur Veränderung der Struktur der Realität.

Ich erläutere jetzt den Terminus "Gedankenform".

<u>Die Gedankenform.</u>

Die Gedankenform ist eine Struktur, die durch das Bewusstsein des Menschen wahrgenommen wird, die sich auf jenen Informationsumfang bezieht, der als Gedanke bezeichnet wird. Das heißt, die Gedankenform ist tatsächlich eine konkrete geometrische Form, die den Gedanken des Menschen enthält.

Wenn man den Gedankenraum nimmt (man kann ihn sich vorstellen oder unmittelbar dorthin hineingehen), so stellt z.B. dort der Tisch eine Konfiguration der Information dar, der Stuhl – eine andere, der Mensch – eine dritte. Das heißt, die Gedankenform ist gerade die Form, die in Verbindung mit dem darin enthaltenen Gedanken irgendeinem Informationsobjekt entspricht.

Zusammenfassend kann man sehr einfach sagen: die Gedankenform - das ist die Form des Gedanken, der irgendeine konkrete Information enthält.

Wie ich gesagt habe, wird die Gedankenform durch das Bewusstsein des Menschen wahrgenommen. Wenn Sie sich im Leben mit irgendeinem Objekt konfrontieren, können Sie es von verschiedenen Seiten aus betrachten. Wenn das beispielsweise ein Flugzeug ist, so können Sie, sagen wir, auf die Kabine der Piloten oder auf die Flügel oder auf den Schwanz schauen. So ist das auch mit der Gedankenform. Weil das wirklich ein reales Objekt ist, eine reale Form, so kann das Bewusstsein bei der Wahrnehmung der Gedankenform diese von verschiedenen Seiten berühren. Und so wie mit dem Flugzeug können Sie seine verschieden Elemente sehen, so auch in diesem Fall vollzieht sich bei der Berührung des Bewusstseins mit verschiedenen Seiten der Gedankenform die Wahrnehmung quasi verschiedener Gedanken.

Betrachten wir ein konkretes Beispiel. Möge, sagen wir, der Mensch in ein Geschäft gegangen sein, um für sich eine Flasche Mineralwasser zu kaufen. In der entsprechenden Gedankenform ist die Idee des Menschen enthalten, Mineralwasser einzukaufen, aber nicht nur das. Darin ist auch das Verständnis dessen enthalten, wohin er geht, auf welchem Wege, und dafür muss man sich wahrscheinlich auch noch anziehen, wenn draußen Winter ist. All das und noch vieles andere mehr ist in einer dieser Gedankenform enthalten.

Indem man die Wissenschaftssprache benutzt, kann man sagen, dass in einer Gedankenform viele inhaltliche Parameter enthalten sind. Das Scannen der Gedankenform für die Feststellung dieser Parameter, das heißt die Bearbeitung der Information, die in der Gedankenform enthalten ist, kann mit unterschiedlicher Geschwindigkeit vor sich gehen, abhängig vom Niveau der Entwicklung des Menschen, und der Unterschied kann hier sehr erheblich sein. Ein Mensch mit einem gewöhnlichen Bewusstseinszustand nimmt in der Regel überhaupt nur einen Teil der Gedankenform wahr. Wenn aber das Niveau der geistigen Entwicklung des Menschen ziemlich hoch ist, so vollzieht sich die Wahrnehmung der Gedankenform gleichzeitig von allen Seiten, d.h. vollständig und wobei blitzartig.

Die Erörterung des Begriffes der Gedankenform erweist sich auch noch von einem praktischen Standpunkt als wichtig. Die Rede ist von der Steuerung der technischen Systeme. Untersuchen wir diese Frage.

Es existiert folgende Tatsache: die Gedankenformen koppeln sich unbedingt nach den geometrischen Parametern mit einer der Offenbarungen der Seele an. So ist das Leben. So ist die reale Situation. Der Gedanke ist entsprechend der Hierarchie mit der Seele entweder unmittelbar verbunden, was allerdings selten passiert, oder indirekt durch die Struktur der angesammelten Erfahrungen. Deshalb verfügt die Gedankenform über eine Steuerung unmittelbar von der Seele aus.

Und da die Seele auf die Realität des fundamentalen Planes reagiert, so ergibt es sich, dass der Austauschprozess bei der Gedankenform mit der äußeren Welt verlangsamt ist oder eine gewisse Periode fehlt überhaupt.

Also, die Gedankenform wird unmittelbar von der Seele aus gesteuert und deshalb kann ein Impuls von der äußeren Welt aus sie nicht erreichen, sie nicht ändern und demzufolge stellt die Steuerung mit Hilfe des Gedankens ein besonders geschütztes Steuerungssystem dar.

Es hat auf den ersten Blick den Anschein, dass bei der Steuerung mit der Technik die technischen Mittel besonders stabil sein sollen, dass diese angeblich stabiler sein sollen als der Gedanke. In Wirklichkeit jedoch ist es nicht so. In Wirklichkeit ist der Gedanke ein besonders stabiles System und deshalb stellt die Steuerung der Technik mit Hilfe des Gedanken oder der Gedankenform eine besonders zuverlässige Art der Steuerung dar.

Es ist am konkreten Beispiel zu verstehen. Möge, sagen wir, ein Flugzeug mit Autopilot fliegen. Ein Kontakt der Technik, in diesem Falle des Autopiloten, mit der Umwelt existiert permanent und das stellt eine erhebliche potentielle Gefahr dar. In einen Autopiloten kann z.B. ein Geschosskörper gelangen oder er kann auf irgendeine andere Weise außer Betrieb gesetzt werden. Wenn man aber den Gedanken zum steuernden System macht, so kann er faktisch überhaupt keinen Kontakt mit dem äußeren Milieu haben. Und obwohl es natürlich im Prinzip Kontakte zwischen allen Elementen gibt, geht es aber in diesem Falle um die Zeit des Kontaktes, darum, dass ein Kontakt, welcher durch den Gedanken realisiert wird, blitzartig sein kann, während der Kontakt eines Autopiloten sowohl mit dem Flugzeug als auch mit dem äußeren Raum permanent ist. Und wenn der Kontakt des steuernden Gedanken mit dem Flugzeug blitzartig ist, so kann das äußere Milieu dann schon diesen Gedanken nicht ändern. Und deshalb kann das Flugzeug durch die eingeplante Route ruhig fliegen, und es wird diese durchfliegen, welche Ereignisse sich dabei auch nicht ereignet hätten.

Ich möchte hier besonders vermerken, dass man in den Gedanken auch ein Element der Sicherheit eines beliebigen Objektes hineinlegen kann. Die Möglichkeit von diesem basiert auf der Geborgenheit des Gedanken vom äußeren Milieu.

Für die Vorrichtung zur Übertragung der Information und der Steuerung mit Hilfe des Gedanken habe ich ein Patent für die Erfindung erhalten.

Kommen wir auf die Frage der Anwendung der Gedankenformen für die Auferweckung zurück. Indem man die erforderliche Gedankenform schafft, kann man den Körper an einem beliebigen Platz wiederherstellen, sogar auch dort, wo es, angenommen, für das Leben kein passendes Milieu gibt, wo es, sagen wir, keine Luft gibt, sondern nur ein Vakuum. Dennoch, wenn die Gedankenform richtig geschaffen ist, so entsteht in diesem Milieu anstatt des Vakuums der Sauerstoff und alles andere, was man braucht, und alles wird in Ordnung sein.

Einmal wurde ich gebeten, eine schon längst zugrunde gegangene Zimmerpflanze wiederherzustellen. Ich habe die erforderliche Gedankenform geschaffen und die Pflanze lebte wieder auf und wurde grün, obwohl es dort kein Wasser gab und die Erde seitdem längst vertrocknet war. Eine richtige Gedankenform verändert das äußere Milieu auf die nötige Art und Weise.

Wie kann man derartige Erscheinungen erklären? Diesen Erscheinungen liegt das nachfolgende fundamentale Prinzip zugrunde:

DIE WELT BESTEHT AUS DEN ZUSAMMENWIRKENDEN STRUKTUREN. DESHALB FÜHRT DIE VERÄNDERUNG EINER STRUKTUR ZUR VERÄNDERUNG ALLER ANDEREN STRUKTUREN. DIE WAHRNEHMUNG UND DAS BEWUSSTSEIN SIND EINE DER STRUKTUREN DER WELT. DEMZUFOLGE KANN MAN DURCH DIE VERÄNDERUNG DER WAHRNEHMUNG UND DES BEWUSSTSEINS DIE WELT VERÄNDERN.

Deshalb reagiert die Realität auf die Gedankenform, gibt ihr eine Antwort, und unsere Aufgabe besteht darin, damit die Antwort der Realität auf die Gedankenform über die Auferweckung zu der Auferweckung selbst führt. Faktisch ist das ähnlich einer Belehrung der Realität. Ja, die Realität ist so aufgebaut, dass sie trainiert und belehrt werden kann. Man kann z.B. sich ruhig hinsetzen und beginnen zu praktizieren. Das Ziel dieser Praxis ist wie folgt: man muss die Realität so trainieren, damit sie nachgibt und als Ergebnis die Auferweckung gibt. Das heißt, die Realität wird in diesem Fall als ein steuerbares und trainierbares Medium betrachtet.

Auf diese Prozeduren kann man auch noch von einer Seite schauen. Obwohl in Wirklichkeit die Rede natürlich die ganze Zeit von ein und demselben ist, es werden einfach verschiedene Wörter gebraucht. Für den Menschen mit einem gewöhnlichen Bewusstseinszustand existiert im Raum, in dem es den Begriff der Zeit gibt, der Begriff „des Lebens". Wir führen das Wort die „Auferweckung" ein und beginnen es als ob zu bewegen: zu entfernen, anzunähern, in verschiedene Positionen im Verhältnis zum Leben zu stellen. Wenn wir sofort ins Gebiet der Raumzeit geraten, wo der Begriff des Lebens mit dem

Element seiner Ewigkeit zusammenfällt, so vollzieht sich die Auferweckung blitzartig.

Im zweiten Abschnitt dieses Kapitels erzählte ich darüber, wie sich die Auferweckung des Menschen vollzieht, während er in eine spezielle Zelle der Raumzeit gerät. Ich habe dort auch darüber gesprochen, dass in eine solche Zelle auch ein Mensch geraten kann, bei dem eine Unterbrechung der Ereignisse geschehen war. Er gelangt in diese Zelle – und beginnt weiter zu leben. Jetzt führe ich ein Beispiel einer der Varianten der Unterbrechung der Ereignisse an.

Bekannt sind viele Fälle, wenn der Mensch plötzlich verschwand, oft vor aller Augen. Soeben war er hier, hat mit jemandem gesprochen – und plötzlich ist er verschwunden, wie vom Erdboden verschluckt. Manchmal tauchte er nach einiger Zeit wieder auf, wobei sein Äußeres absolut dasselbe war, in derselben Kleidung, in demselben Alter, und für ihn selbst war dieses Verschwinden unbemerkbar, es schien ihm, dass das nur ein Augenblick war, obwohl einhundert oder zweihundert Jahre hätten vergehen können. Dieser Mensch ist als ob in einen gewissen Riss in der Raumzeit durchgefallen und jetzt findet er sich wieder bei uns auf. Wenn seit dem Moment seines Verschwindens viel Zeit vergangen ist, so sagen sofort seine Kleidung, seine Sprache, die von ihm verwendeten Wörter und Redewendungen den umgebenden Menschen über eine andere Epoche aus.

Das Wesen dieser Erscheinung besteht darin, dass in ähnlichen Fällen der Mensch in einen Raum hinausfällt, wo es keinen Begriff der Zeit gibt. Unter anderem meinte ich auch solche Fälle, wenn ich bei der Erörterung des Prinzips (2.3) über die zeitweilige Unterbrechung der Ereignisse für irgendeinen Menschen sprach.

DAS, WORAN DER MENSCH DENKT, DAS, WAS ER SAGT,

UND DAS, WAS ER TUT, TRÄGT DEN CHARAKTER DER EWIGKEIT (4.4).

Bei der Erörterung des Prinzips (1.8) habe ich bereits gesagt, dass im Informationsgebiet ein solches Prinzip existiert: wenn etwas einmal vollbracht wurde, so existiert es in jener Zeit, wann es vollbracht wurde, ewig.

Zur Anzahl der Handlungen zählt auch der Gedanke. Deshalb, wenn der Mensch an etwas gedacht hat, so wird dieser Gedanke in der Datenbank fixiert. Wobei er für immer fixiert wird, da es dort den Computerviren nichts ähnliches gibt, die in den gewöhnlichen Computernetzen existieren und die dort aufbewahrende Information vernichten können. In der Datenbank des Kosmischen Netzes wird die Information für ewig aufbewahrt.

Zur Anzahl von Handlungen zählt auch das gesprochene Wort, das heißt das Gespräch. Übrigens geht dieses Prinzip sofort daraus hervor, dass der Mensch nach dem Bild und Gleichnis Gottes erschaffen worden ist, und der Herrgott selbst ist ewig und erschafft nur das Ewige, deshalb trägt alles, was der Mensch macht, den Charakter der Ewigkeit. Das ist ein ziemlich klares Prinzip.

DAS PRINZIP DER EWIGKEIT. ES GEWÄHRLEISTET DEN DAHINGEGANGENEN DAS VERSTÄNDNIS DESSEN, DASS IHRE WIEDERHERSTELLUNG GESCHEHEN WIRD (4.5).

Das Prinzip der Ewigkeit spricht darüber, dass die existierenden Verbindungen im ewigen System der Verbindungen auf solche Weise organisiert sind, dass die Dahingegangenen wieder lebendig werden. Wichtiger ist hier jedoch die geistige Seite, das ist, dem Wesen nach, ein geistiges Prinzip.

Wir wissen schon, dass das Leben im Prinzip ewig ist, das ist in die Struktur der Welt hineingelegt. Und da in den Begriff des Geistes von vornherein der Begriff der Ewigkeit hineingelegt ist, so weiss der Lebende, weiß immer, wenigstens auf dem Niveau der Seele, dass er nicht sterben wird, dass er ewig leben wird und bei Beherrschung einer entsprechenden Technologie er die anderen auferwecken kann. Und deshalb verstehen das Beswusstsein der Dahingegangenen und ihre Seele sowohl selbst sehr gut, als auch aufgrund der Berührung mit dem Bewusstsein der Lebenden, dass sie wiederhergestellt werden.

Und deshalb tritt dieses Prinzip, das Prinzip der Ewigkeit, als ein Träger des Lichtes auf, als ein Licht, das den Menschen voranbringen und ihn entwickeln kann.

Es ist zu vermerken, dass wenn sich das Ableben des Menschen vollzieht, so wird dieses Prinzip bereits im ersten Moment nach dem Ableben für die Dahingegangenen sichtbar, und sie nehmen es nicht nur auf dem Niveau der Seele wahr, sondern auch völlig bewusst.

Viele von denen, wer den klinischen Tod erlebt hat, erzählen über eine merkwürdige Ruhe, mit welcher sie in jenem Zustand überwältigt wurden, und über das entstandene Licht. Diese Ruhe und dieses Licht entstehen von der Berührung mit der Ewigkeit. Das gibt der Schöpfer demjenigen, der versucht hat, davonzugehen, diesen Sichtwinkel des Verständnisses der Welt. Im entstehenden Licht übergibt Gott Kenntnisse über das ewige Leben. Diejenigen, welche die Bewusstseinsstruktur bis zur Wahrnehmung dieser Kenntnisse entwickelt haben, kehren sofort zurück.

Ich erinnere, dass, indem man in unserem gewöhnlichen physischen Körper bleibt, kann man schnell die Möglichkeit des Erlebens der beschriebenen Zustände erreichen sowie des Verstehens dieses

Prinzips und der anderen. Dafür muss man das Niveau des Bewusstseinszustandes erhöhen. In den höheren Bewusstseinszuständen stellen alle diese Prinzipien von sich einfach offensichtliche Wahrheiten dar.

DIE BEWEGUNG DER DAHINGEGANGENEN DURCH IHR LAND DES LEBENS, MÄRCHENHAFT FÜR UNSER VERSTÄNDNIS, VERWIRKLICHT SICH IN DER TAT ÜBER DIE STRUKTUR UNSERES BEWUSSTSEINS (4.6).

Wie soll man die Behauptung verstehen, dass die Bewegung der Dahingegangenen durch ihr Land des Lebens in der Tat über die Struktur unseres Bewusstseins verwirklicht wird? In dieser Behauptung gibt es einige Seiten. Eine davon haben wir bereits in Verbindung mit dem vorherigen Prinzip besprochen (4.5). Und zwar, wenn sogar der Lebende mit der Technologie der Auferweckung nicht besonders vertraut ist oder überhaupt davon nichts weiss, nichts desto weniger ist schon in der Struktur seines Bewusstseins die Kenntnis darüber hinterlegt, dass die Dahingegangenen wiederhergestellt werden. In der Bewusstseinsstruktur der Lebenden gibt es das bereits. Und deshalb gibt es, wie ich gesagt habe, bei den Dahingegangenen diese Kenntnis sowohl auf dem Niveau der Seele als auch aufgrund der Berührung mit dem Bewusstsein der Lebenden.

Es gibt auch die andere Seite der erörterten Behauptung. Die Bewegung der Dahingegangenen verwirklicht sich über die Struktur unseres Bewusstseins, weil in unserem Bewusstsein bis auf weiteres der Begriff über das Ableben und über die Dahingegangenen existiert. Diese unsere Vorstellung über die Normalität des Ablebens, über seine Natürlichkeit, gibt ihm die Möglichkeit, realisiert zu werden. Alleine nur wegen der Zulassung der Existenz der Dahingegangenen in unserem Bewusstsein existieren sie auch. Wenn je nach dem Wachstum des allgemeinen Verständnisses dessen, dass das Leben in Wirklichkeit ewig ist, dass der Tod nicht nötig ist, dass er umgekehrt die geistige Entwicklung des Menschen nur noch bremst, wenn je nach größerem Verständnis dieser wahren Realien des Lebens durch den Menschen von seinem Bewusstsein die Begriffe des Hinscheidens und der Dahingegangenen verschwinden und dieses neue Verständnis zu einem Teil des kollektiven Bewusstseins wird, dann werden alle ewig leben, es wird schon einfach kein Hinscheiden und keine Dahingegangenen geben. Auf diese Weise ist es ausreichend, die Welt richtig zu verstehen und es wird keine Dahingegangenen geben, alle werden ewig leben.

Wichtig ist in der Formulierung des Prinzips das Wort die "Bewegung". Die Rede ist aber nicht von jener Dynamik, die im Zustand des klinischen Todes existiert und von welcher diejenigen erzählen, wer aus diesem Zustand in unsere Welt zurückgekehrt ist. Die von ihnen beschreibenden Korridore, die Entstehung der Ruhe, die Erscheinung des Lichtes – all das hat wirklich seinen Platz und stellt, wie ich gesagt habe, ein Ergebnis der Berührung mit der Ewigkeit dar. Jedoch spreche ich jetzt über eine ganz andere Bewegung, über die Dynamik eines ganz anderen Planes.

Die Rede geht über das Ansammeln einer Basis von Mikroelementen und Ereignissen. Im Zustand der Dahingegangenen existiert in Wirklichkeit kein Begriff des Stillstandes oder des Abschlusses der Prozesse. Nach dem Eintritt des biologischen Todes beginnt sofort der Zusammenbau, der Zusammenbau nach der Struktur der Ewigkeit. Es entsteht die Bewegung zum Beispiel der Information, es beginnt die Organisation von Lebenseinstellungen, es starten bestimmte Mikroprozesse und vieles andere. Diese Prozesse gehen in die Richtung des Inneren des Menschen, wie es auch nach der Logik der Sachen beim Ansammeln seiner Basis von Mikroelementen und Ereignissen sein soll.

Auf diese Weise, sobald der Moment des Hinscheidens eintritt und der biologische Zerfall von Zellen beginnt, das heißt, sobald die Zersetzung des Körpers beginnt, so starten umgehend auch die Prozesse, die für die Auferweckung erforderlich sind, es beginnt der Zusammenbau in die Richtung des Inneren des Menschen.

All das bestätigt im Grunde genommen die absolute Abwesenheit des Begriffes des Todes. Es gibt nur noch das Leben und seine endlose Entwicklung.

Das eben Gesagte über das Ansammeln der Basis von Mikroelementen und Ereignissen nach dem Hinscheiden gibt die Möglichkeit, auch noch eine Seite von dem zu sehen, wie sich die Bewegung der Dahingegangenen über die Struktur unseres Bewusstseins verwirklicht. Ich meine folgendes. Wenn die Lebenden den neunten oder den vierzigsten Tag begehen oder an irgendwelchen Ritualien oder Festlichkeiten, solchen wie z.B. Christi Geburt teilnehmen, so unterstützen sie dadurch die Dahingegangenen wesentlich. Da unser Bewusstsein, wie wir bereits wissen, so gestaltet ist, dass es das Prinzip der Wiederherstellung in sich enthält, das heißt der Auferweckung, und da sich während der erwähnten Festlichkeiten die besonders starke Wechselwirkung der Bewusstseinsstrukturen der Lebenden und der Dahingegangenen vollzieht, so hilft das Bewusstsein der Lebenden, wenn sie das sogar auch nicht begreifen, hilft dennoch ihr Bewusstsein den Dahingegangenen, sich aktiv wiederherzustellen. Gerade das ist auch das Hauptziel der entsprechenden Bräuche und Festlichkeiten. Sie unterstützen die Auferweckung der Dahingegangenen, helfen ihrer Überführung in die innere Struktur, beschleunigen den Prozess der Einsammlung.

Indem man die Prinzipien der Organisation des Menschen kennt, kann man seinen Zusammenbau blitzartig verwirklichen. Ebenfalls blitzartig kann man auch den Eintritt des biologischen Todes stoppen. In der gegenwärtigen Medizin wird für die Herausführung aus dem Zustand des klinischen Todes der Impuls einer hohen Spannung benutzt. Das ist auf seine Art eine Aufrüttelung. Weil das aber jedoch eine mechanische Methode ist, funktioniert sie bei weitem nicht immer.

Im alten China konnte man den Menschen sogar aus einem sehr zerlegten Zustand wiederherstellen. Zu diesem Zwecke wurde die Akupunktur benutzt. Selbstverständlich erfordern verschiedene Zersetzungsstadien unterschiedliche Herangehensweisen. Wenn nach dem Eintritt des biologischen Todes z.B. nicht mehr als drei Tage vergingen, so wurden die Punkte auf den Gliedmassen benutzt. Die Einführung der Nadeln in die erforderlichen Punkte führte zur Auferweckung. Dennoch ist auch das ein mechanisches Herangehen, es basiert auf der Anwendung der mechanischen Prinzipien. Deshalb werde ich mich bei diesen Methoden nicht aufhalten. Ich gehe doch jetzt vor allem auf die geistigen Prinzipien ein.

Obwohl es allerdings vielleicht auch Sinn macht, noch eine interessante Erscheinung zu erwähnen, die in der Vergangenheit vorkam. In den alten Zeiten beherrschte man in manchen Orten das Geheimnis "der Konservierung" von Menschen, wenn sie ihre Zustimmung gegeben haben. Das wurde hauptsächlich in Bezug auf die Krieger angewandt. Wenn es nötig war, die Krieger auf große Entfernung zu transportieren, so wurden sie archiviert, das heißt einfach irgendwo aufgestapelt, so wie man z.B. die Papiere ins Archiv legt, die man später gebrauchen kann. Die Krieger wurden eingeschrumpft und konnten in diesem Zustand, einfach als Stoffmasse unbegrenzt lange aufbewahrt werden. Wenn aber ein Bedarf an ihnen entstand, so wurde bei jedem Krieger an der nötigen Stelle eine Nadel eingeführt oder sie wurden mit einer speziellen Lösung begossen oder es wurde ein erforderlicher Impuls des Bewusstseins gegeben – und die Krieger lebten wieder auf. So dass man im Ergebnis eine ganze Armee geschulter Krieger sofort zur Verfügung hatte. In Analogie können bei Vorhandensein spezieller Bedingungen auch einige Mumien wieder auferleben.

Kommen wir auf die Erörterung des Prinzips (4.6) zurück. Darin geht es um die Bewegung der Dahingegangenen durch ihr Land des Lebens, märchenhaft für unser Verständnis. Natürlich konnte man über die Bewegung nicht durch das Land, sondern durch das Gebiet des Lebens sprechen. Ich benutze hier jedoch mit Absicht das Wort "Land", und sogar umso mehr den Ausdruck "märchenhaftes Land". Da das Wort "märchenhaft" in diesem Fall eine besondere Belastung trägt.

Die Sache ist so, dass die Wechselwirkung zwischen der Welt der Lebenden und der Dahingegangenen existiert. Es sprechen nicht nur wir, die Lebenden, es sprechen auch sie, die Dahingegangenen. Sie sprechen von dort aus. Und das Märchen stellt ein Übertragungsglied dar. Ein Märchen, eine Sage enthält nicht nur das, was von uns gesagt wurde, sondern auch das, was von denen gesagt wurde. Und wenn sie sprechen, so offenbaren sich ihre Worte für die Lebenden in den Märchengestalten. In der Wissenschaftssprache kann man sagen, dass das Märchen ein System der Umwandlung darstellt, der Umwandlung der Information von dort nach hierher, wobei uns diese Information bereits in unserer Sprache gegeben wird.

Viele Märchenelemente sind zum kindlichen Verständnis gegeben. Die Bekanntschaft sogar nur mit zwei-drei guten Märchen erleichtert wesentlich die weitere Entwicklung des Kindes. Weiterhin entwickelt es sich schon auf dynamische Weise.

Natürlich kann man ausser den Märchen den Kindern eine absolut konkrete Technologie geben und dann können sie fast sofort, von Beginn an zu den Ewigen werden. Und sie beginnen, sich zu entwickeln, wie es nötig ist. Allerdings kann sie die Aussenwelt unterschiedlich orientieren, jedoch kann man den Kindern nichtsdestoweniger ein solches Programm geben, dass sich die Umgestaltung der Gesellschaft im Ergebnis vollzieht, wobei sehr schnell.

Sodass für ein Kind zwei-drei Märchen ausreichen, damit es eine dynamische Entwicklungsphase erwirbt. Und wenn man den Kindern auch noch eine entsprechende Technologie beibringt, so können sie sich sofort nach den Prinzipien der Selbstregenerierung und des ewigen Lebens entwickeln. Dann wird schon jeder sofort in den Status der Ewigkeit einbezogen.

DIE VERÄNDERUNGEN DER GEOGRAPHISCHEN LANDSCHAFT, DIE SICH BEI ERDBEBEN ODER DER ABSCHERUNG VON GROSSEN GESTEINEN WÄHREND DER LAWINEN VOLLZIEHEN, FÜHREN ZU GENETISCHEN UND STRUKTURELLEN VERÄNDERUNGEN IM MENSCHEN, WEIL DER MENSCH AUF DEN GESAMTEN RAUM REAGIERT (4.7).

Vor allem erinnern wir uns daran, was das Prinzip (4.2) sagt: Der Mensch ist die gesamte äußere und innere Welt gleichzeitig. Deshalb ist die geographische Landschaft, die sich manchmal ereignenden Erdbeben und überhaupt die gesamte umgebende Welt – dies alles ist faktisch die Offenbarung des Status des Menschen.

Warum sind aber in der Formulierung des Prinzips gerade die Änderungen der geographischen Landschaft, die sich bei Erdbeben und bei Abscherung von großen Gesteinen während der Lawinen ereignen, hervorgehoben? Weil gerade das in erster Reihe zu den genetischen und strukturellen Änderungen im Menschen führt, weil die Landschaft und große Gesteine eine längere Periode der Formierung haben und deshalb sind sie mit der gesamten genetischen Struktur des Menschen mehr verbunden.

Das, welche wichtige Rolle die Zeit der Existenz spielt, kann man auch am Beispiel von Gebäuden sehen. Ein Gebäude beginnt einen Einfluss auf die Genetik auszuüben, wenn es, sagen wir, vor tausend Jahren aufgebaut worden war. In diesem Falle kann man schon im gewissen Sinne über die Ewigkeit sprechen. Natürlich ist diese Ziffer, tausend Jahre, sagen wir direkt, konventionell, nichtsdestoweniger jedoch widerspiegelt sie die existierende Situation: solche Gebäude beeinflussen schon die Genetik des Menschen. Und sie nehmen einen besonderen Einfluss auf seine Wahrnehmung. Das ist damit verbunden, dass je längere Zeit ein Gebäude existiert, desto mehr ist es an das kollektive Bewusstsein adaptiert. Ein solches Gebäude formt einen gewissen Status. Bekannt ist auch der Ausdruck: die Anziehung des Gebäudes. Solche Gebäude, solche Einrichtungen oder deren Überreste existieren auch bis heute und nicht zufällig strömen zu denen Touristenströme.

Ähnlich ist es auch mit den Kunstwerken. Mit der Zeit steigt ihr Wert. Dies bestätigen gut die Auktionen.

Im Zusammenhang mit dem Gesagten vermerke ich, dass die Entwicklung der Ewigkeit in vieler Hinsicht in der Erhöhung nicht nur des zeitlichen Status besteht, sondern auch des räumlichen. Das heißt, je mehr Erdböden, je mehr Räume erschlossen werden, desto standfester wird die Struktur. Deshalb hat auch der Mensch das Bestreben zur Erschließung.

Denken wir noch einmal an das Prinzip (4.2): Der Mensch – das ist die gesamte äußere und innere Welt gleichzeitig. Dieses Prinzip gibt uns einen Hinweis darauf, wie wir in unserer äußeren Tätigkeit richtig vorgehen sollen. Wenn wir z.B. Gebäude bauen, so soll man diese so bauen, dass sie zum Bild und Gleichnis des Menschen streben. Wenn man, sagen wir, London nimmt und betrachtet, wie es gelegen ist, so wird der Begriff des Kopfes des Menschen klar zu sehen sein. Moskau strebt zur Gestalt des Herzens.

Es gibt zwei Herangehensweisen beim Bau nach der Gestalt des Menschen: auf der Basis der äußeren und inneren Gebiete. Das sind unterschiedliche Herangehensweisen. Die äußeren Gebiete – das sind Gebiete einer größeren Offenbarung des kollektiven Bewusstseins. Sie befinden sich außerhalb des physischen Körpers des Menschen. Und die inneren Gebiete – das sind die Gebiete einer größeren Offenbarung des individuellen Bewusstseins der Persönlichkeit. Sie befinden sich innerhalb des physischen Körpers des Menschen.

Warum existierten z.B. eine lange Zeit die religiösen Verbote, die es nicht gestatteten, eine Menschenleiche zu sezieren, und die nicht erlaubten, in das Innere zu schauen? Der Grund besteht darin, dass die Formierung der informationellen Verbindungen zwischen den äußeren und inneren Gebieten des Menschen nach dem Bild und Gleichnis Gottes noch vor sich ging und es ging auch die Formierung des Bewusstseins des Menschen vor sich.

Wenn Sie die Übungen aufmerksam lesen, die ich in der Anlage gebe, so sehen Sie, dass ich dort hauptsächlich die Konzentration auf den äußeren Objekten anbiete. Das ist damit verbunden, dass sich das innere System des Menschen oft verändert, und es verändert sich prinzipiell, während die äußeren Objekte über die Beständigkeit verfügen, vom Standpunkt ihrer ständigen Existenz in der Wahrnehmung.

Man muss noch den folgenden Moment präzisieren. Wenn ich sage, dass die Gebäude als Gottes Bild und Gleichnis gebaut werden sollen, so soll das auf keinen Fall buchstäblich verstanden werden, das heißt als ob die Gebäude das Aussehen vom Menschen haben sollen. Die Frage steckt hier viel tiefer. Es geht um die Verbindungen und Zusammenwirkung der Formen. Man muss z.B. verstehen, wie die Fläche mit der Form des Menschen verbunden ist oder wie die Sphäre mit der Form des Menschen verbunden ist. Beim Vorhandensein dieses Wissens kann man absolut stabile ewige Konstruktionen aufbauen, u.a. auch anhand des Antigravitationsprinzips. Die auf solche Weise errichteten Gebäude und überhaupt beliebige Einrichtungen werden in Bezug auf den Menschen harmonisch sein und dadurch auch in Bezug auf den Schöpfer.

Was aber das Problem der Form, der Verbindung der Form und der Information anbelangt sowie anderer dazu zählender Fragen, so werden sie alle in einem der folgenden Bücher dieser Serie erörtert.

## ZUSAMMENSTELLUNG DER GRUNDPRINZIPIEN DER AUFERWECKUNG

1

1.1. DER WAHRE STATUS DER WELT IST IM EWIGEN LEBEN. DAS EWIGE LEBEN GEWÄHRLEISTET DIE WAHRE STABILITÄT DER WELT. DAS STREBEN NACH EINER STABILEN WELT SCHAFFT DAS EWIGE LEBEN. DERJENIGE, DER NICHT GESTORBEN IST, STELLT DIE GRUNDLAGE DAR, DIE ALLES ANDERE REPRODUZIERT. EINE SOLCHE GRUNDLAGE IST GOTT. GOTT IST EWIG, ER IST NIEMALS GESTORBEN. DARAUS FOLGT ALLES.

1.2. DAS EWIGE LEBEN – DAS IST DAS PRINZIP DER ENTWICKLUNG DER GÖTTLICHEN REALITÄT.

1.3. UNSER BEWUSSTSEIN NIMMT ALS REALITÄT DAS WAHR, WAS IN UNSEREM BEWUSSTSEIN EXISTIERT.

1.4. DIE STRUKTUR DER WELT MUSS SICH IM RAHMEN DER ENTWICKLUNG UNSERES EIGENEN BEWUSSTSEINS SEHR INTENSIV ENTWICKELN.

1.5. DIE AUFERWECKUNG - DAS IST DIE ERKENNTNIS DES WAHREN BEWUSSTSEINS.

1.6. DAS UNENDLICHE LEBEN BEDINGT DIE NOTWENDIGKEIT DER ENTWICKLUNG DER SEELE.

1.7. DAS PRINZIP DER GÖTTLICHKEIT: DAS BESTREBEN ZUR UNVERWESBARKEIT DES KÖRPERS, ZUM EWIGEN LEBEN UND ZUR ENTWICKLUNG DES WAHREN BEWUSST-

SEINS – DAS IST DIE PRAXIS DER HÖCHSTEN BLÜTEZEIT DES MENSCHLICHEN DASEINS.

1.8. ES REICHT EINE PERSÖNLICHKEIT AUS, DIE AUFERWECKEN UND DIE WELT WIEDERHERSTELLEN KANN UND DANN WIRD ES SCHON UNMÖGLICH, SIE ZU ZERSTÖREN.

1.9. DIE AUFERWECKUNG UND DIE FESTSTELLUNG DES FAKTES DER AUFERWECKUNG IST EIN PROZESS, DER FÜR DIE GESAMTE WELT GLEICHZEITIG IST.

1.10. DAS BEWUSSTSEIN DES MENSCHEN UND SEINE ORGANE GEBEN BEIM RICHTIGEN VERSTEHEN IHRER WECHSELBEZIEHUNG DIE AUFERWECKUNG. DIE AUFERWECKUNG – DAS IST EIN SCHAFFENSAKT.

1.11. DIE ENTWICKLUNG DES MENSCHEN IST ALS EINE KOMPLEXE ENTWICKLUNG DER GESAMTEN EXISTIERENDEN WELT ZU BETRACHTEN.

1.12. DAS PRINZIP DER AUFERWECKUNG KORRELIERT MIT DEM PRINZIP DER ORGANISATION DES MENSCHEN, WELCHES DIE ENTWICKLUNG DER GESAMTEN ÄUSSEREN WELT IN ALLEN ZEITEN BERÜCKSICHTIGT.

1.13. LEID, BEDRÜCKUNG UND NOSTALGIE – DAS IST KEIN VERFAHREN ZUM WELTVERSTÄNDNIS. NUR FREUDE, LICHT UND LIEBE STELLEN EIN VERFAHREN ZUM VERSTÄNDNIS DER WELT DAR.

1.14. DIE PERSÖNLICHKEIT BLEIBT NACH DEM BIOLOGISCHEN TOD ERHALTEN, UNTER ANDEREM AUCH NACH DER KREMATION. IN DIESEM LETZTEN FALL IST AN JEDES NACH DER KREMATION VERBLIEBENEN ASCHETEILCHEN DIE STRUKTUR DER PERSÖNLICHKEIT VON DEMJENIGEN

ANGEHEFTET, DER DER KREMATION UNTERZOGEN WURDE.

1.15. DER RAUM HÄNGT DAVON AB, WO SICH VERSCHIEDENE ZEITINTERVALLE ÜBERSCHNEIDEN. ALS FOLGE DESSEN KANN DIE ERDE IN IHRER ABMESSUNG VERGRÖSSERT WERDEN.

## 2

2.1. DER MENSCH IST DIE EWIGE SUBSTANZ NACH DEM PRINZIP SEINER ERSCHAFFUNG. DESHALB BASIERT DIE AUFERWECKUNG AUF DEM HERAUSFINDEN DES EWIGEN IM MENSCHEN.

2.2. ES EXISTIERT EINE GEGENSEITIGE ABHÄNGIGKEIT ZWISCHEN DER GEISTIGEN UND PHYSISCHEN STRUKTUR. DURCH VERÄNDERUNG DER INFORMATION ÜBER DIE PHYSISCHE STRUKTUR IM GEBIET DES GEISTES KÖNNEN WIR DEN GEIST BIS ZU DEM NIVEAU VERÄNDERN, WENN ER BEREITS JEDE BELIEBIGE PHYSISCHE STRUKTUR VERÄNDERN KANN, EINSCHLIESSLICH DER SCHAFFUNG DES PHYSISCHEN KÖRPERS.

2.3. DIE ZEIT UND DER RAUM BEGRENZEN NICHT DIE LEBENSDAUER. DER BEGRIFF DER LEBENSDAUER FORMIERT SICH DURCH DAS VERHÄLTNIS DES GEISTES ZUM RAUM UND DER ZEIT.

2.4. DAS PRINZIP DER UNSTERBLICHKEIT, UND DEMZUFOLGE AUCH DAS PRINZIP DER WIEDERHERSTELLUNG NACH DEM MÖGLICHEN BIOLOGISCHEN TOD SIND IN DIE PRIMÄRE URSACHE, IN DIE PRIMÄRE NATUR DER IMPULSE

DER NATÜRLICHEN ENTWICKLUNG DES MENSCHEN HINEINGELEGT.

2.5. DER IMPULS, DER AUF DIE AUFERWECKUNG GERICHTET IST, IST IMMER AUF DIE UNENDLICHE ENTWICKLUNG DES AUFZUERWECKENDEN GERICHTET.

2.6. DER AUFZUERWECKENDE SIEHT UND BEGREIFT IMMER DEN PROZESS DER AUFERWECKUNG UND BETEILIGT SICH DABEI IMMER AN DER AUFERWECKUNG ALS INITIATIVREICHE PERSÖNLICHKEIT.

2.7. DER AUFZUERWECKENDE WEISS IMMER GANZ GENAU, DASS ER NACH DER AUFERWECKUNG ALS EIN GEWÖHNLICHER MENSCH LEBEN WIRD.

2.8. DER AUFERWECKTE IST IMMER DER MEINUNG, DASS DER LEBENDE MIT IHM ALS GLEICHER UMGEHEN WIRD, ER FÜHLT NICHT, DASS ER AUF IRGENDEINE WEISE VON DEN LEBENDEN ABGETRENNT IST, ER EMPFINDET SICH ALS EBEN DIE GLEICHE NORMALE PERSÖNLICHKEIT WIE AUCH DIE LEBENDEN.

2.9. NACH DER AUFERWECKUNG MUSS MAN UNBEDINGT EINE METHODISCHE ARBEIT DURCHFÜHREN, UM DEM AUFERWECKTEN SEINEN NEUEN ZUSTAND IN VERBINDUNG MIT DEM VORHANDENSEIN BEI IHM JETZT DES PHYSISCHEN KÖRPERS ZU ERKLÄREN.

2.10. BEI DEM AUFERWECKTEN MENSCHEN BLEIBEN DIE BERUFLICHEN UND ALLE SONSTIGEN FERTIGKEITEN, DIE ER FRÜHER IM LEBEN ERWORBEN HAT, VÖLLIG ERHALTEN.

2.11. DER BEGRIFF DES GEISTES GIBT DIE WAHRHEIT

DER ERKENNTNISSTRUKTUR.

2.12. EINER DER ASPEKTE DER AUFERWECKUNG – DAS IST DIE WIEDERHERSTELLUNG DES SCHÖPFERISCHEN BEWUSSTSEINS BEI DEN LEBENDEN MENSCHEN.

2.13. MAN MUSS AN DEN PROZESS DER AUFERWECKUNG GLEICHZEITIG AUCH WIE AN DEN PROZESS DER REPRODUKTION DER FRUCHT HERANGEHEN.

2.14. DIE DAHINGEGANGENEN BLEIBEN IN IHRER ENTWICKLUNG NICHT STEHEN. DIE GEISTIGE ENTWICKLUNG DER PERSÖNLICHKEIT GEHT IMMER UNTER BELIEBIGEN BEDINGUNGEN VOR SICH. DESHALB WIRD DIE AUFERWECKUNG AUF DEM GEISTIGEN NIVEAU ALS EINE OFFENBARUNG DER GESAMTEN HARMONIE DER WELT BEGRIFFEN. UND GERADE DESHALB WISSEN ALLE MENSCHEN IN DER SEELE ÜBER DIE ALLGEMEINE AUFERWECKUNG DER DAHINGEGANGENEN BESCHEID.

## 3

3.1. DAS BESTREBEN GOTTES UND DES MENSCHEN ZUR EINIGUNG IM RAHMEN DER WIEDERHERSTELLUNG UND WIEDERVEREINIGUNG FÜHRT ZUR MATERIALISIERUNG UND ZUR AUFERWECKUNG.

3.2. DIE KONZENTRATION VOM MENSCHEN SEINES EIGENEN BEWUSSTSEINS KANN ZUR RADIKALEN VERÄNDERUNG DER STRUKTUR DER WELT FÜHREN.

3.3. DER PHYSISCHE KÖRPER IST IMMER EIN TEIL DER SEELE.

3.4. SOWOHL THEORETISCH ALS AUCH PRAKTISCH

KANN MAN DEN MENSCHEN ALS EINE STRUKTUR DES BEWUSSTSEINS BETRACHTEN, DIE EINE KÖRPERLICHE HÜLLE HAT.

3.5. AUF DEM NIVEAU DER SCHAFFUNG DER INFORMATIONSVERBINDUNGEN ÜBERSCHNEIDET SICH KEINERLEI OBJEKT MIT EINEM VON DEN ANDEREN OBJEKTEN, U.A. AUCH NICHT MIT SICH SELBST. DAS PRINZIP DER AUFERWECKUNG DES MENSCHEN ODER DAS PRINZIP DER WIEDERHERSTELLUNG EINES BELIEBIGEN OBJEKTES BESTEHT IN DER ÜBERSCHNEIDUNG DER ANFANGSINFORMATION ÜBER DAS OBJEKT MIT DER SICH ENTWICKELNDEN INFORMATION ÜBER ES SELBST IM GEBIET DER FOLGEVERBINDUNGEN, DIE BEI DER ERSCHAFFUNG DER INFORMATION ENTSTEHEN.

3.6. DAS SYSTEM DER GEISTIGEN ANSICHTEN DESJENIGEN, DER SICH MIT DER AUFERWECKUNG BESCHÄFTIGT, IST AUCH DAS PRINZIP DER ORGANISATION DER GESELLSCHAFT AUF DEN NACHFOLGENDEN ETAPPEN IHRER ENTWICKLUNG.

3.7. DIE ENTFERNTEN OBJEKTE DER REALITÄT – DIES IST DAS, WAS BEI DEM AUFERWECKTEN ANGENÄHERT UND BEI DEM LEBENDEN ENTFERNT IST.

3.8. DER AUFERWECKTE VERABSOLUTIERT DEN RAUM UND DETAILLIERT DIE ZEIT. IN DER ANFANGSPERIODE IST DIE ZEIT FÜR IHN DISKRET, WÄHREND FÜR DEN LEBENDEN DIE ZEIT FORTLAUFEND IST.

3.9. DAS PRINZIP DER AUTONOMIE DES FUNKTIONIERENS DER INFORMATION IN VERSCHIEDENEN ZEITEN.

3.10. DIE WAHRE RELIGION IST DARAUF ORIENTIERT, UM ZUR SCHÖPFERISCHEN ENTWICKLUNG DER SEELE, DES KÖRPERS UND DER GESELLSCHAFT BEIZUTRAGEN.

3.11. DIE AUFERWECKUNG IST DIE HÖCHST REALE, DIE HÖCHST PRAGMATISCHE, DIE HÖCHST ZWECKMÄSSIGE UND DIE HÖCHST BEWEISFÄHIGE GRUNDLAGE FÜR DIE NACHFOLGENDE ENTWICKLUNG, FÜR DIE ENTWICKLUNG DES DENKENS DER NACHFOLGENDEN GENERATIONEN.

3.12. DERJENIGE VON DEN LEBENDEN, DER NICHT GESTORBEN WAR, KANN IMMER DEN DAHINGEGANGENEN IN EINER VIEL OPTIMALEREN ZEIT UND IN EINER VIEL NOTWENDIGEREN VARIANTE WIEDERHERSTELLEN, ALS DAS DER AUFERWECKTE TUN KANN.

3.13. DIE PRAXIS DER AUFERWECKUNG, DIE PRAXIS DER WIEDERHERSTELLUNG WIDERSPRICHT KEINER EINZIGEN VON DEN RELIGIONEN, KEINER GESETZGEBUNG UND KEINER DER RICHTUNGEN DES SCHÖPFERISCHEN PLANES.

3.14. DIE AUFERWECKUNG DER MENSCHEN GIBT DIE MÖGLICHKEIT AUFZUERWECKEN UND BELIEBIGE OBJEKTE WIEDERHERZUSTELLEN.

## 4

4.1. DIE AUFERWECKUNG IST DIE STEUERUNG DES GESAMTEN ÄUSSEREN RAUMES.

4.2. DER MENSCH – DAS IST DIE GESAMTE ÄUSSERE UND INNERE WELT GLEICHZEITIG.

4.3. DIE AUSDEHNUNG DER ZEIT, IHR ENTFERNEN ODER IHR ANNÄHERN BEDEUTET FÜR EINIGE ASPEKTE DES

RAUMES AUCH DIE AUFERWECKUNG.

4.4. DAS, WORAN DER MENSCH DENKT, DAS, WAS ER SAGT, UND DAS, WAS ER TUT, TRÄGT DEN CHARAKTER DER EWIGKEIT.

4.5. DAS PRINZIP DER EWIGKEIT. ES GEWÄHRLEISTET DEN DAHINGEGANGENEN DAS VERSTÄNDNIS DESSEN, DASS IHRE WIEDERHERSTELLUNG GESCHEHEN WIRD.

4.6. DIE BEWEGUNG DER DAHINGEGANGENEN DURCH IHR LAND DES LEBENS, MÄRCHENHAFT FÜR UNSER VERSTÄNDNIS, VERWIRKLICHT SICH IN DER TAT ÜBER DIE STRUKTUR UNSERES BEWUSSTSEINS.

4.7. DIE VERÄNDERUNGEN DER GEOGRAPHISCHEN LANDSCHAFT, DIE SICH BEI ERDBEBEN ODER DER ABSCHERUNG VON GROSSEN GESTEINEN WÄHREND DER LAWINEN VOLLZIEHEN, FÜHREN ZU GENETISCHEN UND STRUKTURELLEN VERÄNDERUNGEN IM MENSCHEN, WEIL DER MENSCH AUF DEN GESAMTEN RAUM REAGIERT.

## KAPITEL III
## METHODEN DER AUFERWECKUNG VON MENSCHEN

Die Methoden der Auferweckung von Menschen basieren auf den grundlegenden Gesetzen der Welt. In ihnen ist das Verständnis dessen widergespiegelt, welche Rolle in unserem Leben das Bewusstsein spielt und wie man es für die Auferweckung benutzen kann. Eine prinzipielle Rolle spielt auch das Wissen dessen, dass das Leben ewig ist.

Die Methoden der Auferweckung der Menschen beruhen auch auf dem tiefen Verständnis dessen, dass man der Seele des Aufzuerweckenden die Information über die Auferweckung übergeben kann. Und tun kann man das anhand einer unzähligen Menge von Verfahren. Aus der gesamten Vielfalt an möglichen Verfahren habe ich fünfzig ausgesucht. Diese Zahl ist übrigens gleich der Zahl der grundlegenden Prinzipien der Auferweckung, die im vorigen Kapitel behandelt wurden. Wenn Sie diese zählen, so ergeben sich gerade fünfzig.

Bei der Übergabe der Information über die Auferweckung an die Seele des Aufzuerweckenden stützen wir uns wesentlich darauf, dass seine Seele die Prinzipien und Methoden der Auferweckung versteht. Auf dem Niveau der Seele gibt es dieses Wissen bei jedem. Dieses Wissen ist in die Struktur des Bewusstseins bei jedem Menschen eingeführt. Eine andere Sache ist es, dass bisher noch nicht alle zum Begreifen dessen erwacht sind. Das ist aber schon ein Problem des geistigen Wachstums des Menschen. Je nach geistiger Entwicklung des Menschen, je nach Erhöhung des Niveaus seines Bewusstseinszustandes werden alle diese Wahrheiten immer mehr und mehr klar.

Weil sich verschiedene Menschen auf verschiedenen Entwicklungsniveaus befinden, so muss man bei der praktischen Arbeit mit den vorgeschlagenen Methoden der Auferweckung folgendes im Auge behalten. Vor allem muss man verstehen, dass die Auferweckung beim richtigen Begreifen des Textes dieses Buches eintritt. Das Begreifen soll auf die Individualität jeder Persönlichkeit orientiert werden.

Bei irgendjemandem kann alles sofort zustande kommen. Viele jedoch werden fühlen, dass sie unvorbereitet sind. Verhalten Sie sich dazu ruhig. Denn das bedeutet lediglich, dass Sie noch weiter mit dem Buch arbeiten müssen.

Lesen Sie nochmals aufmerksam das zweite Kapitel "Grundprinzipien der Auferweckung" durch. Diese Prinzipien müssen durchdacht werden. Man muss beginnen zu fühlen, dass Sie diese verstehen. Lesen Sie auch nochmals das erste Kapitel "Konkrete Fakten der Auferweckung von Menschen" durch. Das sind lebendige Beispiele. Die Analyse der beschriebenen Fälle hilft Ihnen, charakteristische Momente zu verstehen, die bei der Auferweckung ihren Platz haben. Die angeführten Fakten enthalten bereits alle notwendigen Kenntnisse über die Auferweckung.

Man muss auch das vierte Kapitel "Prinzipien der Auferweckung und das alltägliche Leben" noch einmal lesen. Die dort erörterten Fragen ergänzen für Sie das Verständnis von all dem, was mit der Auferweckung verbunden ist.

Und letztendlich muss man noch einmal sehr aufmerksam den Kommentar zum Prinzip (3.10) lesen, wo Empfehlungen zur praktischen Arbeit an sich selbst gegeben werden. Sehr wichtig ist es, die

Anweisungen maximal bewusst zu befolgen, die dort angegeben sind.

Und dann kommen Sie mit der Zeit unbedingt zum Erfolg. Dieses Buch ist auch dafür geschrieben, damit Sie ihn erreichen. In Ihrer Natur gibt es diese Fähigkeit bereits. Sie gibt es bei jedem von Geburt an. Man muss nur ihre praktische Realisierung erlangen.

Wenn Sie an die Seele des Aufzuerweckenden die Information über die Auferweckung übergeben und die Arbeit aufnehmen, so schaltet er sich auch selbst in diese Arbeit aktiv ein. Darüber war die Rede im zweiten Kapitel. Denken Sie daran. Und berücksichtigen Sie immer die konkreten Umstände, bei denen die Auferweckung geschieht.

Warum habe ich eine so große Anzahl von Methoden der Auferweckung vorgeschlagen, fünfzig? Es ist so, dass wir alle sehr unterschiedlich sind. Und das ist natürlich. Jeder von uns hat seine Neigungen, seine Ansichten, seinen Geschmackssinn. Eine große Anzahl von Methoden gibt jedem die Möglichkeit, diejenige daraus auszuwählen, die ihm mehr imponiert, die ihm mehr gefällt, und höchstwahrscheinlich wird auch gerade diese Methode für ihn die effektivste. So kann das in der Anfangsetappe aussehen. Mit der Zeit werden Sie schon die Mehrheit von diesen Methoden mit gleichem Erfolg benutzen können.

Die andere Ursache, warum ich eine so große Anzahl von Methoden der Auferweckung vorgeschlagen habe, besteht im Folgenden. Diese Methoden scheinen auf den ersten Blick, als ob sie wirklich sehr unterschiedlich sind. Jedoch, indem Sie diese lesen, darüber nachdenken, beginnen Sie allmählich zu fühlen, dass, obwohl sie der Form nach auch, möglicherweise, unterschiedlich sind, hinter ihnen in Wirklichkeit ein und dasselbe steht. Und zwar das, was sie vereinigt, was sie eigentlich auch zu den Methoden der Auferweckung macht. Die Mannigfaltigkeit der Formen dieser Methoden hilft Ihnen, ihren einheitlichen tiefen Sinn, der dahinter steht, zu fühlen und zu verstehen.

Sehr wichtig ist das Verstehen des dargelegten Materials. Die Durchführung von Übungen, die in der Anlage angeführt sind, führt auch zu den Auferweckungen und zum ewigen Leben, hilft Ihnen, eine größere Harmonie mit der Umwelt zu erlangen. Wenn ein größeres Verständnis und größere Harmonie mit der umgebenden Welt erreicht werden, so werden die Auferweckungen wesentlich schneller vor sich gehen.

Die ersten Methoden werden ziemlich ausführlich gegeben. Näher zum Ende wird bei der Erörterung dieser oder jener Methode nur ihre grundlegende Idee dargelegt.

Neben der Nummer von jeder Methode wird ihre Bezeichnung stehen. Die Vorlage des Materials ist von mir auf solche Weise organisiert, dass nach Bekanntschaft mit irgendeiner Methode sogar einfach die Konzentration auf ihre Bezeichnung schon die Übergabe von Kenntnissen an die Seele des Aufzuerweckenden gewährleistet wird. Obwohl es natürlich besser ist, alles zu erfüllen, was dort empfohlen wird.

Gehen wir unmittelbar zu den Methoden der Auferweckung selbst über.

1. DIE AUFERWECKUNG AUF DER GRUNDLAGE DER ARBEIT DER ENTFERNTEN BEREICHE DES BEWUSSTSEINS.

Zu Beginn muss man geklärt haben, was die entfernten Bereiche des Bewusstseins sind. Stellen Sie sich vor, dass Sie über irgendeine Frage nachdenken, indem Sie versuchen, diese zu verstehen. Der Grad des Verstehens von ihr kann unterschiedlich sein. Es kann ein klares Verstehen sein, oder nicht ganz klares, oder gar kein klares. Und da sich das Verstehen im Raum des Bewusstseins befindet, so kann man den Grad des Verstehens in Übereinstimmung zur gewöhnlichen Entfernung im physischen Raum bringen. Man kann sagen, dass sich das, was Sie gut verstehen, in den allernächsten Bereichen des Bewusstsein befindet, und das, was Sie nicht besonders gut verstehen – in den entfernten.

Also, die Bereiche Ihres Bewusstseins, verbunden mit den Fragen, die Sie nicht verstanden haben oder in die Sie sich nicht vertieft haben, indem Sie meinen, dass Sie sich mit denen in Zukunft beschäftigen, oder denen Sie einfach keine Bedeutung beimessen, werden im Rahmen dieser Methode als entfernte Bereiche des Bewusstseins bezeichnet. So erweist es sich, dass die Auferweckung anhand der Arbeit solcher entfernten Bewusstseinsbereiche geschehen kann. Dieser Prozess ist sehr umfangreich. Ihn können Sie dann anwenden, wenn Sie alle vor sich gehende Prozesse gleichzeitig nicht erfassen.

Bei der Auferweckung vollziehen sich die Veränderungen in den Makro- und Mikrostrukturen, gehen in den Zellen Prozesse vor sich, formen sich die Organe. Diese unterschiedlichen Prozesse gibt es in großer Vielzahl, es vollzieht sich doch die Erschaffung des physischen Körpers des Menschen. Wenn Sie alle diese Prozesse nicht erfassen, so können Sie diese nicht verstehen. Jedoch nutzt diese Methode eben gerade dieses Unverständnis aus. Das Unverständnis erweist sich in diesem Fall als ein positiver Moment. Weil man dann die entfernten Bereiche des Bewusstseins benutzen kann. Wenn Sie die entfernten Bereiche des Bewusstseins benutzen, so brauchen Sie nicht alle Verbindungen gleichzeitig zu wissen und zu berücksichtigen, Sie brauchen diese nicht im Bewusstsein zu behalten, sich darauf zu konzentrieren usw.

Und jetzt gehen wir dazu über, wie man die entfernten Bereiche des Bewusstseins für die Auferweckung praktisch anwenden kann.

Ich schlage zwei Varianten dieser Methode vor.

I. Die erste Variante verwendet das gedankliche geometrische Objekt – die Sphäre.

Stellen Sie sich die entfernten Bereiche des Bewusstseins als eine Sphäre vor. Bringen Sie diese Sphäre direkt vor sich unter, in einer Entfernung von 25 cm von der Körperoberfläche. Der Radius der Sphäre soll das Maß von 5 cm haben. Jetzt konzentrieren Sie sich im Zentrum dieser Sphäre. Vertiefen Sie sich auf die Gestalt desjenigen Menschen, den Sie auferwecken wollen und auf die Idee seiner Auferweckung. Dadurch schaffen Sie praktisch den Kanal zur Übertragung. Das ist ein Verfahren zur Übertragung der Information an die Seele des Menschen, den Sie auferwecken wollen.

II. Bei der zweiten Variante wird ein Gesetz angewandt, welches lautet:

WENN DER MENSCH AUF EINE INFORMATION REAGIERT, SO WIRD DIE INFORMATION IN SEINEM BEWUSSTSEIN IN ABHÄNGIGKEIT VOM GRAD SEINER REAKTION IN DEN MEHR ANGENÄHERTEN ODER MEHR ENTFERNTEN BEREICHEN UNTERGEBRACHT.

Wenn die Reaktion des Menschen schwach ist, so wird die entsprechende Information in den entfernteren Gebieten seines Bewusstseins untergebracht. In den entfernten Bewusstseinsgebieten des Menschen wird demzufolge diejenige Information untergebracht, die er entweder nicht genügend verstanden hat oder sogar gar nicht verstanden hat, oder einfach deswegen nicht verstanden hat, weil er ihr nicht die gehörige Aufmerksamkeit geschenkt hatte. Gerade diese entfernten Bewusstseinsbereiche werden in dieser Methode benutzt. Ihre Nutzung, wie bereits gesagt, verfügt über einen solchen Vorteil, dass Sie keine exakte Vorstellung über alle Verbindungen und alle Prozesse haben sollen, die bei der Auferweckung ihren Platz finden.

Zur effektiven Nutzung dieser Methode muss man sie gut verstehen. Außerdem muss man die Grundprinzipien der Auferweckung ordentlich studieren. Dann werden Sie schon die anderen auferwecken und die beliebigen Objekte wiederherstellen können.

Die unmittelbare Arbeit zur Auferweckung anhand dieses Herangehens vollzieht sich auf folgende Weise.

Konzentrieren Sie sich auf die Gestalt desjenigen, den Sie auferwecken wollen. Betrachten Sie diese Gestalt als einen Teil Ihres Bewusstseins. Er befindet sich doch wirklich in irgendeinem seiner Bereiche. Sie befinden sich jetzt im Raum des Bewusstseins. An einer Stelle befindet sich dort die Gestalt des Aufzuerweckenden. Und jetzt schaffen Sie in einem anderen Bereich des Bewusstseins die Widerspiegelung dieser Gestalt, danach noch an einer Stelle – noch eine Widerspiegelung. Setzen Sie weiter fort, immer neue und neue Widerspiegelungen der Gestalt des Aufzuerweckenden an verschiedenen Stellen Ihres Bewusstseins zu schaffen.

In einigen Erholungsparks existiert eine solche Attraktion. Im Zimmer werden viele Spiegel auf spezielle Art angeordnet, so dass, wenn der Mensch dieses Zimmer betritt, er eine unzählige Vielfalt seiner Widerspiegelungen sieht.

Etwas Ähnliches müssen Sie bei der Anwendung dieser Methode der Auferweckung tun. In verschiedenen Bewusstseinsbereichen müssen bei Ihnen immer neue und neue Widerspiegelungen erscheinen. Und wenn in Ihrem Bewusstsein sehr viele Widerspiegelungen der Gestalt des Aufzuerweckenden sein werden, so wird die Gestalt in die Realität übergehen – es vollzieht sich die Auferweckung.

Die Übergabe der Information an die Seele des Aufzuerweckenden verwirklicht sich sowohl anhand desjenigen Bewusstseinsbereiches, wo die Gestalt des Aufzuerweckenden geformt ist, als auch anhand derjenigen Bereiche, wo seine Widerspiegelungen geformt sind. Indem Sie in verschiedenen Bewusstseinsgebieten die Widerspiegelungen der Gestalt schaffen und ihre Anzahl allmählich immer vergrößern und vergrößern, so schalten Sie dadurch in die Informationsübergabe eine immer größere und größere Anzahl von Bewusstseinsgebieten ein.

Bei diesem Prozess gibt es eine Analogie in der Radiotechnik. Die Rede geht über die Antennen. In Verbindung mit der weiten Verbreitung des Fernsehens wissen fast alle über Antennen Bescheid. Und viele wissen, dass, wenn mit der Darstellung auf dem Bildschirm plötzlich irgendetwas nicht stimmt, so kann eine der Ursachen davon die Beschädigung der Antenne sein. Die Antenne ist ein wichtiges Element bei der Übergabe und Aufnahme der Information.

Also werden für die Übergabe und Annahme von Signalen spezielle Einrichtungen eingesetzt, die Antennen genannt werden. Eine einzige Antenne stellt von sich aus einen einzelnen Strahler dar. Ihre Arbeit wird durch einige bestimmte Parameter charakterisiert. Wenn man viele solcher Strahler nimmt, so kann man von denen ein Antennengitter schaffen. Das Antennengitter verfügt schon über die Eigenschaften, die es bei einzelnen Strahlern nicht gibt.

So ist es auch in unserem Fall. Das Element des Bewusstseins, das die Widerspiegelung der Gestalt enthält und die Information übergibt, kann man als einen einzelnen Strahler betrachten. Wenn Sie die Anzahl der Widerspiegelungen der Gestalt erhöhen, so erhöhen Sie dadurch die Anzahl der Strahler. Bei einer sehr hohen Anzahl von Elementen vollzieht sich eine qualitative Veränderung bei der Übergabe und Annahme der Information. In entfernten Bewusstseinsbereichen tritt eine Anhäufung der Informationselemente ein, die für die Auferweckung ausreichend ist.

Wir haben bereits diese Fragen in der Einleitung erörtert. Erinnern Sie sich, was dort über die Arbeit des Gehirns und über die Laserstrahlung gesagt wurde. Die dort angeführte Analogie ist auch hier gerecht.

In Verbindung mit den Fragen zur Übergabe und Wahrnehmung der Information taucht die berühmte "Bhagavat-Gita" aus dem indischen Epos in der Erinnerung auf. Erinnern wir uns, wie dieses Buch anfängt. Der in seinen Gemächern sitzende Regent bittet den neben sich befindlichen Hellseher darüber zu erzählen, was sich auf dem Schlachtfeld derzeit ereignet, während sie im Palast sitzen. Und das ganze "Bhagavat-Gita" ist eine Erzählung des Hellsehenden über die Ereignisse, welche sich auf dem Schlachtfeld ereignen. In diesem Fall überführt der Hellseher das Bewusstseinsgebiet, das den entfernten Ereignissen entspricht, in das Bewusstseinsgebiet, das für die genaue Wahrnehmung dieser Ereignisse hinreichend angenähert ist.

## 2. DIE STEUERUNG DER AUFERWECKUNG ÜBER DIE ELEMENTE DER PFLANZENWELT.

In dieser Methode wird zur Übergabe der nötigen Information an die Seele des Aufzuerweckenden irgendeine Pflanze benutzt. Man kann auch den Baum und das Gebüsch und das Gras benutzen, kurz gesagt, alles, was Ihnen gefällt. Man kann sich anstatt auf die ganze

Pflanze sogar einfach auf ein einziges Blättchen konzentrieren.

Sie betrachten dieses Blättchen als Struktur der Welt, als ein Element der Welt. Und da alles auf der Welt in Verbindung steht, so ist dieses Blättchen mit allen Elementen der Welt verbunden, u.a. auch mit der Seele jenes Menschen, den Sie vorhaben, aufzuerwecken. Es ist verständlich, dass diese Verbindungen ein bestimmtes Aussehen haben.

So kann man die Art der Verbindungen erblicken, die das Blättchen der Pflanze hat, indem man die Kontur dieses Blättchens betrachtet. Das Blatt kann man sich in Gedanken vorstellen oder man kann sich das greifbare physische Blättchen aufmerksamer anschauen. Ihre Aufgabe besteht darin, um bei der Pflanze jene Verbindungen aufzufangen, durch die sich die Übergabe der Information an die Seele des Aufzuerweckenden vollzieht.

Damit die Informationsübergabe erfolgreich ist, muss man den folgenden technischen Moment im Blick behalten. Die Rede geht über die Orientierung der Pflanze. Die Orientierung im Raum geben Sie durch die Lage Ihres Körpers vor. Sie sind doch die aktive handelnde Person. Deshalb muss man die Lage der Pflanze gedanklich an die Lage Ihres Körpers anbinden.

Angenommen, Sie arbeiten zum Beispiel konkret mit einem Baum. Die Achse des Baumes, das heißt, die Linie von seinen Wurzeln bis zur Spitze, soll immer mit Ihrer Achse zusammenfallen, das heißt, mit der Richtung von Ihren Füßen zum Kopf. So, wenn Sie, indem Sie diese Methode anwenden, stehend arbeiten, so ist in diesem Fall alles in Ordnung, weil auch der Baum vertikal nach oben wächst. Wenn Sie aber, sagen wir, horizontal liegen, so müssen Sie auch den Baum gedanklich horizontal unterbringen, so dass er in Ihrem gedanklichen

Bilde auch, sozusagen, parallel Ihrem Körper wäre.

Dabei wird der Baum als ein Kanal der Übertragung benutzt. Sie konzentrieren sich gedanklich darauf, wie der Baum wächst, wie sich darin die Bewegung der Säfte von den Wurzeln aus bis zur Baumspitze vollzieht, bis zu den Spitzen der Äste, bis zu den Kanten der Blätter. Sie legen in diese Bewegung von den Wurzeln bis zur Baumkrone die Information für die Seele des Aufzuerweckenden hinein, Sie laden ihn zur Auferweckung ein. Wir wissen schon, wie sich die Dahingegangenen in solchen Fällen verhalten. Nachdem sie die Information darüber erhalten haben, dass man bereit ist, ihnen zu helfen, schalten sie sich sofort auch selbst in die aktive Arbeit ein.

In dieser Methode der Auferweckung kann man in Wirklichkeit nicht nur die Elemente der Pflanzenwelt benutzen. Anhand des beschriebenen Verfahrens kann man die Information z.B. auch über die Struktur des Steines, des Kristalls, über die Struktur der Berge übergeben. Man kann, sagen wir, den Berg benutzen, der sich direkt vor Ihnen befindet, oder die Berge, die in Ferne zu sehen sind. Die Entfernung hat keine Bedeutung. Sie konzentrieren sich auf die Spitzen der Berge und übergeben durch sie diejenige Information, die Sie an den Aufzuerweckenden übergeben wollen.

3. DIE METHODE DER ENTWICKLUNG DER SEELE DES AUFZUERWECKENDEN, DIE DIE ERKENNTNIS ÜBER DIE AUFEREWECKUNG IN DER WELT DER LEBENDEN FORMIERT.

Wie die Bezeichnung der Methode selbst aussagt, ist ihr Ziel die Übergabe an die Seele des Aufzuerweckenden derjenigen Information, welche seine Seele für die Wiederherstellung des physischen Körpers in der Welt der Lebenden anwenden wird.

Die praktische Anwendung dieser Methode kann man konventionell in vier Etappen einteilen.

I. Konzentrieren Sie sich auf die Seele des Aufzuerweckenden auf solche Weise, damit sie sich erleuchtet, das heißt, damit bei ihr das klare Licht des Wissens erscheint.

II. Sie erzählen gedanklich der Seele des Aufzuerweckenden darüber, dass man in der heute existierenden Situation, wenn die Gefahr einer nuklearen Vernichtung und ökologischen Katastrophe der Welt droht, für die allgemeine Rettung den physischen Körper wiederherstellen können muss. Diese Wiederherstellung des physischen Körpers, seine Formierung vollzieht sich auf der Grundlage der Ihnen bereits bekannten Kenntnisse. Sie sollen ziemlich ausführlich und genau dem Aufzuerweckenden über all das erzählen. Wobei man im Gespräch mit ihm seine individuellen Besonderheiten berücksichtigen muss. Denken Sie daran, dass er nach wie vor eine Persönlichkeit bleibt. So dass das Gespräch ganz konkret sein soll.

III. Damit der Aufzuerweckende die Information von Ihnen besser wahrnimmt, müssen Sie sich im Ruhezustand befinden. Und es wird sehr nutzvoll für die Sache, wenn Sie dabei begreifen werden, dass Ihr Ruhezustand die Quelle der Kenntnisse für den Aufzuerweckenden ist. Man kann sagen, dass Ihr Ruhezustand für ihn quasi ein Leuchtturm ist, der den Weg für ihn beleuchtet und ihm hilft, sich im Ozean der Information zu orientieren.

IV. Sie müssen festlegen, wo, an welchem Ort die Auferweckung selbst unmittelbar vor sich gehen soll. Diesen Platz muss man gedanklich dem Aufzuerweckenden zeigen, damit er weiß, wo er auferwecken soll. Selbstverständlich kann der Aufzuerweckende als eine selbständige Persönlichkeit in dieser Hinsicht seine eigene Meinung haben. Er kann seine Variante vorschlagen. Das ist nicht prinzipiell. In diesem Fallen müssen Sie ihm einfach einen konkreten Treffpunkt angeben, wohin er bereits als ein Auferweckter kommen soll, das heißt in seinem physischen Körper.

Wenn Sie dem Aufzuerweckenden gedanklich den Treffpunkt zeigen, müssen Sie sich sehr genau den Raum, z.B. die Strasse oder das Zimmer oder irgendeinen anderen Platz vorstellen, wo ihr Treffen stattfinden soll. Sie müssen unbedingt gedanklich sehen, wie sich der Aufzuerweckende diesem Platz nähert. Und von wo her er dazu hingeht. Sie sollen sich die Situation wenigstens im Radius von ca. hundert Metern bezogen auf den Treffpunkt gut vorstellen. Ich wiederhole noch einmal: Sie sollen sich deutlich, sehr klar vorstellen, wie er diese hundert Meter gehen kann, unbedingt sehen, wie er da geht, und sehr sorgfältig seinen ganzen Weg auf dieser Strecke bis zum Treffpunkt verfolgen.

Und jetzt eine kleine Ergänzung. Im ersten Teil dieser Methode und noch früher habe ich in diesem Buch den Begriff "Erleuchtung" gebraucht. Jetzt sage ich darüber, was er bedeutet.

<u>Der erleuchtete Mensch. Die Erleuchtung.</u>

Der erleuchtete Mensch ist derjenige, bei dem das Licht der Seele zu sehen ist. Das bedeutet, dass die Seele eines solchen Menschen das Licht des Wissens hat, das Licht der Zukunft, das Licht der Schöpfung. Wenn man über das Licht und dementsprechend über die Erleuchtung spricht, so meint man die schöpferischen Aspekte der Seele, ihre Orientierung zum Licht.

Auf diese Weise ist der erleuchtete Mensch derjenige, der das Wissen der Schöpfung, das Wissen der Entwicklung, das Wissen der Harmonie trägt.

Und die Erleuchtung als Prozess – das ist das geistige Wachstum, das ist die geistige Entwicklung desjenigen Menschen, der zum Erleuchteten wird.

## 4. DER ERHALT DES WISSENS ÜBER DIE TECHNOLOGIE DER AUFERWECKUNG DURCH DIE FIXIERUNG DER AUFMERKSAMKEIT AUF DER GRENZENLOSEN WASSEROBERFLÄCHE.

Stellen Sie sich vor, dass vor Ihnen ein Ozean ist. Ein unbegrenzter Wasserspiegel, erstreckend in alle Seiten. Grenzenlos, unendlich. Und wie grenzenlos dieser Ozean ist, ebenso grenzenlos sind auch Ihre Kenntnisse über die Welt, die es in Ihrer Seele gibt.

Wollen Sie einen konkreten Menschen auferwecken? Wunderbar. Das Wissen darüber, wie das zu vollbringen ist, gibt es bereits in Ihrer Seele.

Es entsteht wohl die Frage, wie man aus dem Ozean von Kenntnissen, die es bei Ihnen gibt, gerade das findet, was man für die Auferweckung dieses konkreten Menschen in diesem Moment braucht. Man muss doch nicht diese ganze unendliche Menge von Angaben der Reihe nach durchsuchen, denn das kann ja sehr viel Zeit in Anspruch nehmen.

Übrigens muss ich Ihnen sagen, dass die Zeit der Erörterung sogar eines unendlichen Systems immer endlich ist. Es existiert ein solches Gesetz. Das heißt, wenn Sie sogar ein unendliches Wissenssystem haben, können Sie es immer in einer endlichen Zeit betrachten. Obwohl das natürlich irgendeine Zeit in Anspruch nimmt und sie hängt sehr vom Entwicklungsniveau des Menschen ab. In Abhängigkeit vom Entwicklungsniveau des Menschen kann diese Zeit einige Sekunden oder einige Stunden, Tage usw. ausmachen.

Eine wichtige Besonderheit der jetzt zu erörternden Methode besteht darin, dass diese erlaubt, die Auferweckung blitzartig vorzunehmen. Deshalb ist sie in denjenigen Lebenssituationen sehr nutzvoll, wenn die Auferweckung gerade blitzartig zu verwirklichen ist.

Stellen Sie sich vor, dass Piloten, die ein Verkehrsflugzeug steuern, plötzlich gestorben sind, zum Beispiel durch Vergiftung, und nun ist das Flugzeug schon ohne Steuerung. In ähnlicher Situation ist eine blitzartige Auferweckung erforderlich. Die Rettung der Piloten bedeutet in diesem Fall die Rettung von vielen.

Oder nimmt man, sagen wir, einen Menschen, in dessen Händen die Kontrolle über eine Kernstation liegt. Es genügt, sich an die Tschernobyl-Katastrophe und ihre Folgen zu erinnern, um die ganze Wichtigkeit der Arbeit jedes Operateurs zu verstehen. Und wenn in der Station plötzlich irgendein Störfall eingetreten ist und beim Operateur in dieser Zeit unerwartet der biologische Tod eintrat, was soll man dann tun? In diesem Fall soll er umgehend auferweckt werden, damit er die normale Arbeit der Station wiederherstellen kann.

Noch ein Beispiel kann sein, sagen wir, der Transport von nuklearen Frachten. Ähnliche Situationen kann es im Leben viele geben. Deshalb muss man die Methode der blitzartigen Auferweckung von Menschen beherrschen.

Kommen wir auf die Beschreibung der Methodik zurück. Sie müssen sich auf den Ozean an Kenntnissen konzentrieren und darin jenen Punkt finden, wo die Auferweckung dieses Menschen blitzartig und am nötigen Ort vor sich geht.

Dennoch entsteht die Frage, wie kann man in einem grenzenlosen Ozean von Kenntnissen blitzartig gerade das finden, was für die Auferweckung dieses Menschen nötig ist. Die ganze Frage besteht darin, wie man diese Kenntnisse blitzartig findet, da die Rede doch über eine blitzartige Auferweckung geht.

Nehmen wir für eine Minute an, dass es bei Ihnen diese Kenntnisse schon gibt. Dann erweist sich sofort die Frage als gelöst. Weil die Welt so aufgebaut ist, dass die für Sie nötigen Kenntnisse über die Auferweckung - bereits auch der Fakt der Auferweckung selbst ist. Wobei unter erforderlichen Bedingungen, in dieser konkreten Situation.

Alles ist demzufolge darauf zurückzuführen, um Kenntnisse über die Technologie der Auferweckung zu erhalten. Und da die Rede jetzt über die blitzartige Auferweckung geht, so ist es klar, dass Sie diese Kenntnis nicht suchen können, Sie haben dafür einfach keine Zeit.

Dennoch erweist es sich, dass Sie diese auch nicht zu suchen brauchen. Sie müssen das andere tun. Sie müssen sich einen solchen geistigen Status schaffen, bei dem sich die ganze Realität in die für Sie nötige Richtung zu verändern beginnt.

Es geht hier darum, dass das Zentrum des Ozeans des Wissens Sie selbst sind, Ihr Geist, Ihre Seele, und, selbstverständlich, Ihr Verstand, Intellekt, Bewusstsein und alles andere. Und da Sie das Zentrum des Ozeans des Wissens sind, so sind alle diese Kenntnisse die Ihrigen. Auf der Basis dieses Wissens müssen Sie die Information so formieren, damit die Realität, indem sie darauf antwortet, sich durch die Auferweckung offenbart.

Man muss sich demzufolge darin zurechtfinden, wie man eine solche Reaktion der Realität formiert. Die Methode dafür ist wie folgt. Sie betrachten sich als eines der Elemente der Welt, wobei als eben dasjenige Element, das gerade die Erfüllung des Ziels organisiert, das Sie sich gestellt haben, in diesem Fall die Auferweckung des Menschen. Indem Sie sich mit diesem Element der Welt verkörpern, können Sie sehen, wie eben Ihr Geist entwickelt sein soll und inwieweit, damit das nötige Ereignis realisiert wird.

Der Zustand des Geistes widerspiegelt sich in dem entsprechenden inneren Zustand. Mit der Entwicklung des Geistes erhöht sich die Kraft Ihres inneren Leuchtens, die Helligkeit seines Lichtes. Die Rede geht darüber, dass Sie als ob in der Art eines Aufschwungs dasjenige Niveau des Leuchtens blitzartig erreichen können, dasjenige Niveau des Geisteszustandes, welches die blitzschnelle Realisierung des nötigen Ereignisses gewährleistet.

Und dabei brauchen Sie nichts zu suchen. Obwohl natürlich jener Punkt im Ozean, jenes Wissen, das für diese konkrete Auferweckung notwendig ist, dieses Wissen ist für Sie selbstverständlich erforderlich.

Es ist bekannt, dass die Motten zum Feuer fliegen. Es reicht nur aus, in der Dunkelheit das Licht anzumachen – und nun tanzt schon der ganze Schwarm rundherum. Das Licht zieht sie an.

So auch in unserem Fall. Sie sind das Licht in dieser Welt. Begreifen Sie das. Begreifen Sie das aber nicht formal, mit dem Verstand, sondern mit Ihrem ganzen Wesen. Wenn Sie das begreifen, so werden Sie plötzlich feststellen, dass Sie nichts zu suchen brauchen. Alles kommt zu Ihnen selbst.

Müssen Sie diesen konkreten Menschen auferwecken? Ausgezeichnet. Führen Sie sich impulsartig in einen höheren Zustand des Geistes über, in einen höheren Zustand des Bewusstseins und Sie erkennen, dass die Auferweckung schon stattgefunden hat. So dass, wenn sogar dieser höhere Geisteszustand noch nicht zu Ihrem gewöhnlichen Zustand geworden ist, möge es so sein, mögen Sie in diesen Zustand lediglich für einen Augenblick emporgestiegen sein, sind Sie aber für diesen Augenblick zum Licht, zum grellen Licht geworden, - und die nötige Kenntnis über die Auferweckung ist vom grenzenlosen Ozean selbst zu Ihnen gekommen, und die Realität antwortete unverzüglich mit der Auferweckung auf dieses Blitzlicht.

Also, diese Methode der Auferweckung besteht darin, dass man durch die Fixierung der Aufmerksamkeit auf die grenzenlose Wasseroberfläche vom unendlichen Ozean des Wissens zu sich selbst kommt, indem man seinen Geist anhebt und man muss ihn dermaßen anheben, damit sich das nötige Ereignis um Sie herum von sich selbst formen würde.

5. DIE STEUERUNG MIT DEM GEDANKEN FÜR DIE AUFERWECKUNG VON MENSCHEN.

In dieser Methode für die Auferweckung der Menschen steuern Sie mit dem Gedanken, deshalb ist es wichtig zu verstehen, dass der Gedanke absolut konkret sein soll. Das heißt, Sie sollen den Gedanken über die Auferweckung eines konkreten Menschen deutlich aussondern, wenn er alleine ist, oder konkreter Menschen, wenn es einige gibt. Das als Erstes.

Weiterhin muss man diesen Gedanken, sozusagen, objektivieren, das heißt, ihn auf irgendein Objekt übertragen und mit dem verbinden. Am besten ist zu diesem Zweck den kleinen Finger der rechten Hand auszuwählen, in zweiter Reihe kann man irgendeinen flachen Gegenstand benutzen, danach folgen schon die voluminösen Gegenstände.

Um den Gedanken zu objektivieren, muss man sich auf den gewählten Gegenstand konzentrieren, z.B. auf den kleinen Finger der rechten Hand und diesen Gedanken sehen. Diesen Gedanken über die Auferweckung sollen Sie in der Form eines konkreten Elementes der Information sehen. "Den Gedanken sehen" bedeutet in diesem Fall, dass Sie deutlich diejenigen Menschen sehen sollen, welche Sie auferwecken wollen, ihre Gestalten sollen deutlich, lebendig und in Farbe sein. Sie sollen sie gut betrachtet haben.

Wenn das nicht sehr gelingt, so kann man dann sich einfach auf diesen Gedanken konzentrieren, indem man auf den kleinen Finger schaut, mit dem physischen Sehen oder in Gedanken schaut, und die Konzentration soll in diesem Fall schon nicht unter fünf Sekunden sein. Im Ergebnis dieser Prozedur verbinden Sie Ihren Gedanken über die Auferweckung mit einem konkreten Objekt, das heißt, Sie objektivieren ihn. Zu diesem Objekt wurde in diesem Fall der kleine Finger der rechten Hand.

Weiterhin entsteht die Frage über die Steuerung mit dem objektivierten Gedanken. Für dieses Ziel müssen Sie Ihr Bewusstsein anwenden. Ihr Bewusstsein tritt hier als ein steuerndes System auf. Wobei wichtig ist, das zu erreichen, dass Ihr Bewusstsein und, genauer, ein gewisses Element Ihres Bewusstseins, ein gewisses Gebiet diesen Gedanken von allen Seiten umgeben würde, so dass dieser Gedanke zu einem Teil Ihres Bewusstseins würde, und dass er zu einem Teil Ihres Bewusstseins an einer konkreten Stelle würde, z.B. im Gebiet jenes Gegenstandes, worauf Sie sich konzentrieren.

Die vorliegende Situation kann man mit Hilfe der Analogie mit dem Hühnerei erläutern. Den objektivierten Gedanken vergleichen wir mit dem Eigelb und das ihn umhüllende Gebiet des Bewusstseins – mit dem Eiweiß. Das Eigelb befindet sich vollständig innerhalb des Eiweißes. So ähnlich befindet sich der objektivierte Gedanke vollständig innerhalb eines gewissen Gebietes Ihres Bewusstseins.

Der Gedanke und das ihn umgebende Gebiet des Bewusstseins sind für das gewöhnliche Auge nicht sichtbar. So ähnlich sind für das physische Sehen weder das Eigelb noch das Eiweiß zu sehen. Zu sehen ist aber nur die äußere Hülle – die Kalkschale. In unserer Analogie entspricht bei der Auferweckung der Schale, dieser äußeren Hülle des Eies, der physische Körper des Auferweckten. Er ist wie auch die Kalkschale schon mit normaler Sehkraft zu sehen.

Wenn ein ganzes Ei vorhanden ist, so kann man seine innere Struktur mit Hilfe spezieller Geräte sehen. Analog kann man mit Hilfe des Hellsehens die innere Struktur des Menschen, seine Gedanken sehen. Mit Hilfe des Hellsehens kann man überhaupt den ganzen Prozess der Auferweckung sehen.

Kommen wir auf die Frage über die Steuerung mit dem objektivierten Gedanken zurück. Die eben erörterte Analogie hilft zu verstehen, dass der gesamte Prozess der Auferweckung auf den inneren Teil eingeteilt werden kann, wohin das eingeht, was mit dem physischen Sehen nicht zu sehen ist, und den äußeren Teil, wohin das eingeht, was mit physischem Sehen zu sehen ist. So soll die Steuerung mit dem objektivierten Gedanken auf solche Weise realisiert werden, dass er in erster Reihe zu der Stelle kommt, die mit der physischen Sehkraft zu sehen ist.

Ich lenke Ihre Aufmerksamkeit darauf hin, dass hier, wie auch überall, bestimmte konkrete Gesetze existieren. Deshalb soll die Steuerung mit dem Gedanken bei der Auferweckung mit denen abgestimmt werden. Und diese Gesetze sagen darüber aus, dass Sie Ihren Gedanken über die Auferweckung zu einem konkreten physischen Platz bringen sollen, und an diesem konkreten physischen Platz soll er sich auch befinden.

© Г. П. Грабовой, 2001

Die Situation ist hier ähnlich der folgenden. Sie können doch z.B. ein Buch von Ihrem Schreibtisch nehmen, es ins Nebenzimmer bringen und auf ein Regal im Bücherschrank stellen. Dort wird es sich auch befinden. So ist es auch mit dem Gedanken. Man soll daran denken, dass der Gedanke ein reales Objekt ist.

Auf diese Weise, wenn es eingeplant wird, dass die Auferweckung an irgendeinem bestimmten Platz geschehen soll, so muss man auch genau an diesem Platz den Gedanken über die Auferweckung dieses Menschen unterbringen. Wenn aber der Aufzuerweckende an einem anderen Platz auferwecken will, so bringen Sie den Gedanken über seine Auferweckung an dem Platz unter, wo ihr Treffen stattfinden soll.

Wie kann man praktisch den Gedanken am nötigen Platz unterbringen? Diese Aufgabe wird auch eben mit Hilfe der Objektivierung des Gedanken gelöst. Wobei man hier zwei Fälle unterscheiden muss.

I. Den Gedanken über die Auferweckung objektivieren Sie auf einem fremden Gegenstand, z.B. auf einem Blatt Papier. Auf dem Papierblatt stellen Sie sich die Gestalt des Aufzuerweckenden vor. Sie konzentrieren sich auf diesen Menschen, indem Sie im Kopf den Gedanken über seine Auferweckung behalten. Danach übertragen Sie gedanklich dieses Papierblatt an jenen Platz, wo die Auferweckung vor sich gehen soll oder wo ihr Treffen stattfinden soll.

II. Wenn Sie jedoch für die Objektivierung des Gedankens keinen fremden Gegenstand gebrauchen, sondern eines der Elemente Ihres Körpers, sagen wir, den kleinen Finger der rechten Hand, so wird die Gestalt des Körperelementes nicht übertragen. Übertragen wird die Gestalt eines beliebigen Gegenstandes, der in unmittelbarer Nähe von Ihnen untergebracht ist. Hier ist aber keine Rede davon, dass sich der von Ihnen ausgewählte Gegenstand von Ihnen in einer maximal kleineren Entfernung befinden soll. Man kann einen beliebigen Gegenstand in Ihrer Nähe benutzen. Lösen Sie diese Frage selbst. Vertrauen Sie Ihrem inneren Gefühl. Ihre Einstellung auf diese Handlungen ist das individuelle Herangehen bei der Übergabe der Angaben. Wenn Sie individuell denken, wenn die Übergabe der Information durch die Züge Ihrer Persönlichkeit gefärbt ist, so vollzieht sich die Auferweckung schneller.

6. DIE METHODE DER STEUERUNG ANHAND DES BEWUSSTSEINS, BEI DER DAS BEWUSSTSEIN DEN GEDANKEN ÜBER DIE AUFERWECKUNG FORMIERT.

Worauf basiert diese Methode? Wir wissen, dass alles in der Welt miteinander verbunden ist. Wir leben in der Welt verschiedener Verbindungen. Wenn Sie zum Beispiel durch die Strasse gehen oder wenn Sie über etwas nachdenken, so können bei Ihnen verschiedene Gedanken entstehen, in denen irgendwelche Verbindungen fixiert werden. Während Sie durch die Strasse gehen, sehen Sie doch etwas, irgendwelche Gebäude oder Autos oder geschehende Ereignisse. Sie nehmen diese wahr, sie können auch das analysieren, was sie sehen. Wenn Sie etwas wahrnehmen, so geschieht das anhand der Arbeit Ihres Bewusstseins. Wenn Sie aber irgendwie handeln, so ist hier die Rede schon von einem anderen Niveau des Bewusstseins, von dem Niveau der Entwicklung des Bewusstseins.

Also, wenn Sie die umgebende Realität beobachten, so ruft sie bei Ihnen bestimmte Gedanken hervor. So besteht das Wesen dieser Methode der Auferweckung darin, den Gang der Handlungen zu wenden. Und zwar müssen Sie mit Hilfe des Bewusstseins einen solchen Gedanken formieren, der das für Sie nötige Ereignis auslöst, in diesem

Fall die Auferweckung. Mit Hilfe des Bewusstseins müssen Sie den Gedanken über die Auferweckung formieren, wobei der Gedanke von der nötigen Form und des nötigen Inhalts sein soll.

Wie wird das praktisch bei dieser Methode gemacht? Betrachten Sie die Anordnung der Gegenstände, die in Bezug auf Sie am nächsten sind. Wenn Sie das getan haben, so können Sie ein einfaches Prinzip erhalten. Es geht hier um folgendes.

Wenn Sie das betrachten, was Sie umgibt, so, wo immer Sie sich in diesem Moment auch aufhalten würden, können Sie immer irgendwelche Verbindungen zum Beispiel vom Standpunkt der Lage der Gegenstände sehen. Ein Gegenstand befindet sich näher zu Ihnen, der andere ist weiter entfernt. Demzufolge gibt es einen solchen Begriff wie die Entfernung. Die Entfernung kann man natürlich in Metern messen, sie kann aber auch als eine Empfindung wahrgenommen werden, oder als irgendeine Gestalt. Dadurch können Sie als Verbindung solch einen einfachen Begriff wie die Entfernung betrachten. Und jetzt wandeln Sie die Entfernung in die Gestalt um und Sie erhalten einen auferweckten Menschen. So ist das Prinzip.

Sie sollen diejenigen Plätze auffinden, wo Sie den aufzuerweckenden Menschen faktisch als eine Gestalt schaffen können und sobald er an irgendeinem Platz geschaffen wird, übertragen Sie ihn näher zu sich, das heißt, Sie übertragen ihn in jenes Niveau Ihres Bewusstseins, welches für Sie besonders günstig ist, wo es, wie Sie fühlen, dem Aufzuerweckenden oder dem bereits schon Auferweckten gut gehen wird, und dann formt auch eben dieses Bewusstseinsniveau den Gedanken für Sie.

Wenn Sie ein solches Bewusstsein geformt haben, so kann die Form des Gedanken schon später bestimmt werden, nach irgendeiner

Zeit, zum Beispiel nach einigen Sekunden und manchmal kann es sein, auch nach einigen Tagen. Hier ist wichtig zu vermerken, dass, wenn wir von der Formierung des Gedanken über das Bewusstsein sprechen, so muss man verstehen, dass es darum geht, dass sich das Bewusstsein selbst in die Richtung der Formierung des Gedanken einer solchen Qualität entwickeln soll. Im Unterschied, sagen wir, von der Konzentration des Gedanken auf der Grundlage des Bewusstseins formt hier das Bewusstsein selbst den Gedanken und es soll auch selbst diesen Gedanken in die nötige Struktur herausbringen. Und wenn Ihr Bewusstsein so arbeitet, so können Sie selbst als ob von der Seite aus alle diese Prozesse beobachten.

7. DIE ENTWICKLUNG DES BEWUSSTSEINS BIS ZUM NIVEAU DER SELBSTERKENNTNIS IM RAHMEN DES GEBIETES EBEN DESSELBEN BEWUSTSEINS.

Diese Methode nutzt denjenigen Umstand, dass Ihr Bewusstsein sich entwickelt. Wobei das Bewusstsein als ob von sich selbst aus entwickelt, Sie müssen ihm nur die erforderlichen Charakteristiken vorgeben. Bei unendlicher Entwicklung des Bewusstseins sind Sie in der Lage, die Information mit einer sehr hohen Geschwindigkeit zu bearbeiten, und dann wird jede beliebige Handlung möglich, u.a. auch die Auferweckung. Und dabei wird die Auferweckung in jenem Zeitraum real möglich, den Sie selbst bestimmen. Dadurch wird es demzufolge möglich, auch die Zeit der Auferweckung zu steuern.

Also, Sie betrachten das Bewusstsein als ein selbstentwickelndes System. Dabei ist wichtig, dass die Entwicklung des Bewusstseins in Harmonie mit Ihrer Persönlichkeit vor sich geht. Das heißt, indem Sie sich unter denselben sozialen Bedingungen nach wie vor befinden, indem Sie wie auch früher mit den Menschen verkehren und im Rahmen Ihres gewöhnlichen Benehmens bleiben, müssen Sie ein insoweit erweitertes Bewusstsein haben, dass dieses unendlich im Verhältnis zu jenem Informationsumfang sein wird, welches für die Auferweckung verarbeitet werden soll.

Der Begriff der Unendlichkeit trägt hier einen konventionellen Charakter. Die Unendlichkeit eines Informationsumfanges im Verhältnis zu einem anderen bedeutet, dass der erste Umfang unvergleichbar größer als der zweite ist. Dabei kann dieser zweite Informationsumfang, das heißt im gegebenen Fall die gesamte Information, die für die Auferweckung erforderlich ist, dieser Informationsumfang kann selbst sehr groß und sogar unendlich sein. Jedoch wissen Sie schon, dass Ihr Bewusstsein auch den unendlichen Informationsumfang in einer endlichen Zeit bearbeiten kann. Und in keiner Weise können solche Begriffe wie der Informationsumfang, die endlichen oder unendlichen Angabenmengen die Geschwindigkeit der Bearbeitung der Information beeinflussen.

Das Allerwichtigste für Sie ist es, darüber zu entscheiden, was für Sie die Steuerung darstellt. Wenn ich darüber spreche, dass das Bewusstsein sich unendlich entwickelt, so wird vor allem das gemeint, dass Ihre geistige Grundlage das weiß, Ihre geistige Grundlage das vollbringen kann, Ihre Seele das alles kontrolliert und Ihre Seele damit einverstanden ist. Faktisch ist Ihre Aufgabe hier, innere Harmonie zu erlangen, innere Zustimmung zu erhalten, das Einverständnis mit sich selbst zu erhalten, weil sich dann Ihr Bewusstsein unendlich schnell entwickeln wird.

So basiert der Erwerb einer solchen Zustimmung auf einem sehr einfachen Prinzip. Sie müssen verstehen, dass man dafür, um sich normal zu entwickeln, eine unendliche Zukunft haben muss, eine systemumfassende Zukunft haben muss, eine für die Entwicklung sichere Zukunft haben muss. Und wenn Sie sich solch ein Ziel gestellt haben, so müssen Sie konkrete Aufgaben deutlich formulieren. Und zwar, damit die Welt nicht vernichtet wird, damit Menschen nicht vernichtet werden, muss man sich die Auferweckung aneignen, man muss zeigen, dass der Körper auf der Grundlage des Wissens der Seele vollkommen wiederherstellbar ist, wobei in einem beliebigen Punkt der Raumzeit. All das wird die Grundlage dafür, damit Ihr Bewusstsein sich ewig entwickelt.

Und weil für Ihr Bewusstsein der beliebige Prozess, u.a. auch der unendliche Prozess der Entwicklung des Bewusstseins selbst, kontrollierbar ist, mehr noch, die Steuerung dessen manchmal in Sekundenschnelle, sogar in Millisekunden und in einer noch kürzeren Zeit verwirklicht werden kann, so hat dieser Prozess vom Standpunkt der Form endliche Dimensionen. Das heißt, die unendliche Entwicklung kann in der Tat für das Bewusstsein endliche Dimensionen haben.

Es wird klar, dass die Überführung Ihres Bewusstseins in den Zustand der unendlichen Entwicklung durch Ihr Verständnis sowie durch Ihre Annahme dieses Postulates, dieser Methode realisiert wird. Und wenn Sie sich so einstellen werden, fangen Ihre Kenntnisse an, sich unendlich zu entwickeln. Und dafür, um unter Berücksichtigung auch noch der Zeitkomponente aufzuerwecken, das heißt, in den Prozess der Auferweckung auch die Zeit der Auferweckung hineinzulegen, muss man nur noch die Zeit der Auferweckung als Gedanke in die unendliche Entwicklung Ihres Bewusstseins hineinlegen, und das Bewusstsein wird sich auf solche Weise entwickeln, damit Sie den Mechanismus der Auferweckung unter Berücksichtigung der Zeitkontrolle erhalten. Obwohl das, natürlich, nicht verbindlich ist.

Nichtsdestoweniger werden Sie noch einen Steuerungsparameter zur Verfügung haben. Sie werden fähig sein, auch die Zeit der Auferweckung zu steuern. Und Sie werden im Stande sein, diese nach Ihrem Ermessen in Abhängigkeit von den Umständen zu verändern.

## 8. DIE EINTEILUNG DES BEWUSSTSEINS IN EIN ÄUSSERES UND INNERES GEBIET UND REALISIERUNG DER AUFERWECKUNG AN DER GRENZE ZWISCHEN IHNEN.

Die vorliegende Methode besteht im Folgenden. Sie benutzen das Prinzip, welches Ihnen erlaubt, Ihr Bewusstsein auf bestimmte Art und Weise zu dezentralisieren. Und zwar, Sie stellen sich Ihr Bewusstsein vor, eingeteilt in zwei Teile, in den inneren und den äußeren.

Das umgebende Milieu betrachten Sie als den inneren Teil Ihres Bewusstseins. Das heißt, das ist das, was Sie mit den Augen sehen oder über das Empfinden der physischen Organe wahrnehmen. Übrigens alles das, was in der physischen Realität vor sich geht, zum Beispiel, das Einkaufen in Geschäften, der Besuch des Cafes, unterschiedliche Verbindungen zwischen physischen Objekten – alles das ist der innere Teil Ihres Bewusstseins. Und alle Objekte und Prozesse außer der physischen Realität, solche, sagen wir, wie der Gedanke, – das alles sollen Sie als den äußeren Teil Ihres Bewusstseins betrachten.

Ich sage sofort, dass diese Einteilung des Bewusstseins in äußere und innere Strukturen konventionell ist. Sie könnten hinreichend ihre Plätze tauschen. Das ist nicht prinzipiell. Wichtig ist diese Einteilung selbst.

Und jetzt, wenn Sie diese Einteilung haben, finden Sie die Verbindungen zwischen dem inneren und äußeren Teil des Bewusstseins auf. Und dieses Auffinden der Verbindung zwischen dem äußeren und inneren Teil des Bewusstseins erlaubt es Ihnen, an der Grenze zwischen ihnen Menschen aufzuerwecken.

Ihrem Wesen nach basiert diese Methode auf folgendem Prinzip. Wenn Sie den äußeren Teil des Bewusstseins betrachten, das heißt das, was sich von Ihrem Standpunkt aus außerhalb der Erscheinungen der physischen Realität befindet, so gelangen Sie in die grundlegende Struktur der Welt. Die grundlegende Struktur der Welt beruht auf dem kollektiven Bewusstsein, auf dem Bewusstsein aller, auf dem Bewusstsein des Schöpfers. Und Ihre Aufgabe ist es, in Übereinstimmung mit dem zu handeln, wie sich das Bewusstsein des Schöpfers entwickelte. In diesem Fall wird Ihr Bewusstsein die richtigen Charakteristiken haben. Deshalb müssen Sie sich immer am nötigen Platz befinden, möglich im inneren Teil Ihres Bewusstseins, möglich im äußeren, aber immer an jenem Platz, wo das Bewusstsein die richtigen Charakteristiken hat.

Das Grenzgebiet zwischen den physischen Prozessen und den Prozessen außerhalb der physischen Realität ist ein solches Gebiet, wo man erschaffen kann. Wenn ich zum Beispiel irgendeinen Gegenstand materialisiere, so schaffe ich oft sogar die Materie gleichzeitig an verschiedenen Stellen des Grenzgebietes und dabei bringe ich alles zusammen in eine Kontur hin oder an einen Platz. Im Ergebnis ergibt es sich, dass die Materialisierung des Gegenstandes oder die Wiederherstellung des Organs oder die Auferweckung des Menschen geschieht. Sie können auf ähnliche Art und Weise vorgehen.

Also, in dieser Methode muss man die Struktur Ihres Bewusstseins in den äußeren und inneren Teil einteilen. Und wenn Sie das getan haben und die Verbindungen zwischen ihnen hergestellt haben, so werden Sie feststellen, dass Sie im Grenzgebiet den Menschen auferweckt haben.

## 9. DIE STEUERUNG DURCH DEN KÖRPER BEI DER AUFERWECKUNG.

Diese Methode basiert darauf, dass Sie anhand der Steuerung durch Ihren Körper praktisch um ihn herum einen Raum schaffen können, wo der Mensch auferwecken kann. Und Ihr Körper selbst soll für ihn als ein gewisses Eichmaß dienen. Deshalb soll der Aufzuerweckende, indem er sich von Ihnen in irgendeiner Entfernung befindet, Ihren Körper sehen, seine Parameter sehen. Er soll sehen, wie Sie sich zum Beispiel ruhig bewegen, ruhig arbeiten, ruhig alle Ihre Aufgaben lösen, und das ist für ihn ein Kanon, ein Muster, ein Eichmuster. Denken Sie daran, dass Sie für ihn einer der Vertreter der Lebenden sind.

Wenn man über den Körper des Aufzuerweckenden oder des Auferweckten spricht, so soll seine Arbeit mit der Arbeit irgendeines geeichten Körpers in Einklang gebracht werden, der als Muster genommen wurde. Und da gerade Sie in diesem Fall die Auferweckung verwirklichen, so tritt selbstverständlich auch Ihr Körper als Muster auf. Das Wesen dieser Methode besteht in Ihrem Begreifen dieses Faktes. In diesem Zusammenhang müssen Sie danach streben, um ein maximal hohes Niveau der Gesundheit Ihres Körpers zu gewährleisten, weil gerade Ihr Gesundheitsniveau auch von dem Aufzuerweckenden wahrgenommen wird. Die Übergabe der Information über die Verfahren der Formierung eines gesunden Körpers wird durch Einstellung auf die Harmonie mit der Umwelt realisiert. Die allgemeine Regel ist wie folgt: je mehr Sie sich mit der Auferweckung beschäftigen, desto mehr soll bei Ihnen die gute Gesundheit zunehmen, bis hin zur idealen Gesundheit. Die Ereignisse Ihres Lebens sowie der

Umherstehenden sollen dabei besser werden.

Also, die Steuerung durch den Körper bei der Auferweckung besteht in hohem Maße in seiner Entwicklung, im Schaffen eines maximal hohen Niveaus seiner Gesundheit, und dann wird die Wiederherstellung des Körpers des Aufzuerweckenden wesentlich schneller geschehen.

10. DIE AUFERWECKUNG ANHAND DER VERLEIHUNG SPEZIELLER FUNKTIONEN AN EINIGE TEILE IHRES KÖRPERS.

In dieser Methode wird die Auferweckung anhand der Verleihung spezieller Funktionen auf dem Informationsniveau an einige Teile Ihres Körpers realisiert. Konkret werden die kleinen Finger beider Hände benutzt.

Sie betrachten die beiden kleinen Finger als Elemente der Welt. Den kleinen Finger der rechten Hand kann man als ein Element der Welt eines unendlichen Niveaus betrachten und den kleinen Finger der linken Hand – als einen endlichen Punkt der gesamten Information. Wenn Sie gedanklich die kleinen Finger beider Hände verbinden, so können Sie an der Stelle ihrer Verbindung die Auferweckung des Menschen erhalten. Dafür muss man nur die gedankliche Verbindung neben seinem physischen Körper durchführen und danach den Gedanken in den eingeplanten Ort der Auferweckung übertragen.

11. DIE ANWENDUNG DER KONZENTRATIONEN AUF ZIFFERN.

Bei der Anwendung dieser Methode muss man sich auf die Reihenfolge der Zahlen konzentrieren oder einzeln auf jede Zahl dieser Reihenfolge der Reihe nach. Dabei sollen Sie den Gedanken über die Auferweckung eines konkreten Menschen haben. Und außerdem können Sie diesen Gedanken durch die Zahl zum Beispiel auf die Pflanze konzentrieren. Die Benutzung der Pflanze – das ist eine der Varianten, ich spreche auch über die anderen.

Auf diese Weise, indem Sie die Zahl vorlesen, müssen Sie immer diese Zahl zusammen mit dem Gedanken über die Auferweckung auf die Pflanze übertragen. Das heißt, Sie stellen sich vor, dass sich der Gedanke über die Auferweckung auf der Zahl befindet, und die Zahl selbst befindet sich auf der Pflanze.

Und jetzt die konkreten Zahlen, welche für die vorliegende Konzentration erforderlich sind.

Die Zahlen 1, 2, 3, 4, 8, 1,4 – das ist die Ziffernkonzentration auf Pflanzen.

Die Zahlen 8, 2, 7, 5, 4, 3, 2 — das ist die Konzentration auf Steine und Kristalle.

Die Zahlen 2, 1,4, 5, 4, 3, 2 — das ist die Konzentration auf die Gestalt des Aufzuerweckenden.

Wenn Sie für die Auferweckung die Ziffernkonzentration auf die Pflanze anwenden, so, indem Sie die entsprechenden Zahlen nacheinander vorlesen, können Sie dabei einfach auf die Pflanze schauen.

Anstatt der Lesung der Zahlen der Reihe nach kann man auch folgenderweise vorgehen. Sie konzentrieren sich zuerst gleichzeitig auf die erste und letzte Zahl der Ziffernreihe, danach auf die zweite und vorletzte, weiterhin auf die dritte vom Anfang und auf die dritte vom Ende und letztendlich auf die zentrale Zahl. Jede von den geschriebenen Reihen besteht aus sieben Ziffern. Mit Hilfe dieser Praxis kann man die Auferweckung erreichen.

Die Ziffernkonzentration auf die Steine und Kristalle wird ähnlich durchgeführt.

Jetzt über die Konzentration auf die Gestalt des Aufzuerweckenden. In einer gewissen Entfernung von sich stellen Sie sich die Gestalt des aufzuerweckenden Menschen vor. Irgendwo zwischen Ihnen und der Gestalt soll sich die nötige Zahlenreihe befinden. Sie können einfach diese Ziffern auf ein Blatt Papier schreiben und zwischen Euch legen. Während der Konzentration soll Ihr Kontakt mit der Gestalt entlang einer direkten Linie durch die Ziffern geschehen. Sehr wichtig ist daran zu denken, dass, wenn Sie sich auf die Zahlen konzentrieren, so soll bei Ihnen ständig der Gedanke über die Auferweckung dieses Menschen sein.

Wie auch in den vorherigen Varianten können Sie entweder der Reihe nach die ganze Reihe von Ziffern durchgehen oder mit den Endziffern anfangen und so bis zur zentralen Ziffer gelangen.

12. DIE VISUALISIERUNG DER EMPFINDUNGEN DES AUFZUERWECKENDEN.

In dieser Methode müssen Sie die Empfindungen des Aufzuerweckenden wahrnehmen und auf der Grundlage dieser Empfindungen seine Gestalt schaffen. Um die Empfindungen in die Gestalt zu überführen, muss man im allgemeinen Fall folgendes tun.

Die Empfindungen muss man als Information gestalten und zwar als eine Gestalt, die sich in unendlicher Entfernung von Ihnen befinden soll. Und wenn Sie diese Gestalt, die sich in unendlicher Entfernung von Ihnen befindet, sehen können, so wird das bedeuten, dass diese Gestalt wirklich die Empfindung ist.

Also, wenn Sie die Visualisierung der Empfindungen des Aufzuerweckenden vornehmen können, so wird seine Auferweckung geschehen.

13. DIE ANWENDUNG ALTERNATIVER VERFAHREN DER

WAHRNEHMUNG.

Die vorliegende Methode beruht darauf, dass Sie die Realität als ein System von alternativen, konventionell entgegengesetzten Wissen betrachten. Wenn sich zum Beispiel der Prozess der Auferweckung an einem Platz vollzieht, so überführen Sie blitzartig diese Auferweckung an einen anderen Platz, den man bedingt als einen entgegengesetzten bezeichnen kann. Und konkret, wenn sich, sagen wir, der Platz der Auferweckung nahe bei Ihnen befindet, so überführen Sie ihn irgendwohin weit weg. Wenn dieser sich, umgekehrt, weit weg befindet, so nähern Sie ihn zu sich an. Oder wenn sich die Auferweckung zum Beispiel am Tage vollzieht, so verschieben Sie diese auf die Nachtzeit und wenn sie sich nachts vollzieht, so verwirklichen Sie diese am Tage. Auf diese Weise müssen Sie die Wahrnehmung innerlich ändern, und das beschleunigt die Auferweckung.

Diese Methode wird hauptsächlich für die Reduzierung der Zeit der Auferweckung gebraucht.

14. DIE VISUALISIERUNG DER VEREINIGTEN ELEMENTE DER PHYSISCHEN REALITÄT.

In der uns umgebenden physischen Realität kann man viele Fälle der Verbindung von Elementen sehen. Nehmen wir zum Beispiel den Baum. Wir können sehen, wie aus einem Ast ein anderer wächst, das heißt, sie sind in einem bestimmten Punkt zusammen verbunden. Das ist gerade das, was in dieser Methode benutzt wird.

Mit dem normalen Sehvermögen sehen Sie, wie aus einem Ast ein anderer wächst. Und hier kann man eine Analogie zur Auferweckung ziehen. Denn die Auferweckung – das ist auch ein Wachstum, das Wachstum des physischen Objektes von der existierenden Welt aus. Das Wachstum eines Astes aus dem anderen, dieses Element der physischen Realität übertragen Sie auf die Auferweckung, und Sie betrachten die Auferweckung als Wachstum des Aufzuerweckenden von dieser Welt aus. Das heißt, Sie betrachten einen Zweig als die Welt der Lebenden und den anderen, denjenigen, der daraus wächst, - als den Aufzuerweckenden.

Konzentrieren muss man sich auf denjenigen Punkt, wo ein Zweig aus dem anderen wächst. Indem Sie sich so konzentrieren, können Sie die Auferweckung verwirklichen.

## 15. DIE ÜBERFÜHRUNG DES EREIGNISSES DER REALITÄT IN DAS EREIGNIS DER INFORMATION.

Betrachten wir irgendein Ereignis. Stellen Sie sich vor, dass Sie zum Beispiel über die Brücke gehen. Über Ihnen ist die Luft und unten, unter der Brücke, sagen wir, ein Weg oder ein Fluss. Wenn man dieses Ereignis, das heißt, dass Sie über die Brücke gehen, in die Information überführt, so kann man dafür als Minimum drei Elemente der physischen Realität anwenden. In diesem Fall, wenn man vertikal schaut, so wird das zum Beispiel die Luft oben sein, zweitens, Sie und die Brücke, über die Sie gehen, und endlich noch etwas, was sich unter der Brücke befindet. Übrigens kann man ein beliebiges Ereignis in die Information nach den drei Elementen dieses Ereignisses überführen, wie wir eben das gemacht haben.

Ein anderes Beispiel. Sie gehen an einem Baum vorbei. Oder Sie stehen neben ihm. Das erste Element – das ist der Baum, das zweite sind wiederum Sie und Ihre Lage im Raum und das dritte Element – das ist das äußere Milieu.

Wenn Sie ein Ereignis in die Information überführen, ist es sehr wichtig, diese Überführung anhand eines maximal einfachen Verfahrens vorzunehmen. Nun zum Beispiel kann man eine physische

Handlung in den Gedanken überführen. Und praktisch wird diese Überführung folgenderweise realisiert.

Sie konzentrieren sich auf den kleinen Finger der rechten Hand, danach gehen Sie zum Daumen der rechten Hand über, von diesem übergeben Sie die Information zu dem kleinen Finger der linken Hand und weiterhin gehen Sie zum Daumen der linken Hand über. Wenn Sie die Information von Finger zu Finger übergeben, müssen Sie sich diesen Informationsübergang lebendig vorstellen. Diese Prozedur realisiert die Überführung der physischen Realität in die informationelle Realität.

Diese Prozedur stellt übrigens ein Training Ihres Bewusstseins und Ihrer Wahrnehmung dar. Faktisch ist das ein Training zur Steuerung der Realität.

Im Leben haben wir auf Schritt und Tritt mit der Wahrnehmung der Information zu tun. Wenn wir irgendeine Landschaft betrachten oder vor dem Bildschirm des Fernsehers sitzen, nehmen wir das wahr, was wir sehen. Jedoch muss man lernen, nicht nur die Information wahrzunehmen, sondern diese auch zu optimieren und zu übergeben. Das, was Sie wahrnehmen, muss man auch übergeben können.

Das beschriebene Training zur Informationsübergabe wird dazu führen, dass Sie diese Fähigkeit erwerben, und dann können Sie Ihren Wunsch in die physische Realität fokussieren. Hier ist der folgende Moment wichtig. Wenn Sie die Information sammeln, müssen Sie sich Ihre Aufgabe, in diesem Fall die Auferweckung, deutlich vorstellen. Nachdem Sie die Information eingesammelt haben, wandeln sie diese so um, damit ihre Übergabe zum nötigen Ereignis in der Umwelt führen würde.

Also, indem Sie die Aufgabe der Auferweckung gestellt haben, sammeln Sie die Information aus den Ereignissen der physischen Realität ein, danach wandeln Sie diese auf eine solche Weise um, damit sie nach ihrer Übergabe an den Aufzuerweckenden durch seine Auferweckung in der physischen Welt realisiert würde.

## 16. DIE HERSTELLUNG DER VERBINDUNG ZWISCHEN VERSCHIEDENEN ELEMENTEN DER WELT.

In dieser Methode betrachten Sie die Verbindungen zwischen verschiedenen Elementen der Welt. Die Grundlage für die Herstellung dieser Verbindungen ist Ihr Verständnis der Welt.

Betrachten wir ein Beispiel. Stellen Sie sich vor, dass Sie in ein Geschäft gekommen sind und sich dort etwas kaufen, irgendeine Sache. Bei dieser Sache gibt es viele Verbindungen. Vor allem ist das wesentlich, wo sie erzeugt wurde, von welchem Hersteller. Für den Einkäufer ist das immer eine wichtige Frage. Zweitens, gibt es bei dieser Sache einen Preis. Und letztendlich ist jetzt diese Sache mit Ihnen verbunden, Sie haben sie beschafft. Wie auch in der vorherigen Methode begrenze ich mich auf drei Elemente.

Achten Sie darauf, dass ich im angeführten Beispiel die Verbindungen in chronologischer Ordnung aufgezählt habe, das heißt in Übereinstimmung damit, wie sie in der Folge zeitgemäß entstanden. Tatsächlich wurde zuerst diese Sache irgendwo produziert, danach wurde sie ins Geschäft gebracht und mit dem Preis versehen und letztens ist diese Sache Ihnen aufgefallen und Sie haben diese erworben.

Wir sehen, wie sich die Entstehung der Verbindungen folgerichtig in der Zeit vollzieht. So besteht Ihre Aufgabe darin, dass es bei der Feststellung von Ihnen der Verbindungen zwischen den Elementen der Welt keinerlei Abhängigkeit von der Zeit geben würde. Das heißt, kein Element der Zeit soll in Ihrer Wahrnehmung da sein, nur die Verbindungen selbst sollen anwesend sein. Wenn Sie Ihr Bewusstsein auf diese Weise orientieren können, so erhalten Sie die Auferweckungen, wobei unter völlig verschiedenen Bedingungen.

## 17. DIE VERLEIHUNG DER FORM DER GESTALT DES AUFZUERWECKENDEN VOM STANDPUNKT IHRES BEWUSSTSEINS AUS.

In Ihrem Bewusstsein gibt es die Gestalt desjenigen Menschen, den Sie auferwecken wollen. Diese Gestalt kann eine unterschiedliche Form haben. Sie können zum Beispiel den Menschen vollständig sehen oder nur noch einen Teil von ihm.

Zur Erläuterung der Idee nehmen wir eine Fotografie. Der Mensch kann darauf, sagen wir, in ganzer Größe dargestellt werden. Wenn Sie bei der Auferweckung diese Fotografie als Grundlage nehmen, so ist es bequem, gerade diese Darstellung auch zur Form zu machen. Wenn aber auf dem Bild nur ein Gesicht dargestellt ist, so kann man bei Wunsch gerade das Gesicht zur Form machen, indem man dabei unter dieser Form den ganzen Menschen meint. Im Allgemeinen wählen Sie die Form nach Ihrem Ermessen.

Also, Sie verleihen in Ihrem Bewusstsein die Form der Gestalt des Aufzuerweckenden. Wobei auch noch solche Details dazu gehören, wie zum Beispiel das, in welcher Kleidung Sie ihn bereits als Auferweckten sehen möchten. Die Verleihung der Form durch Sie dem Aufzuerweckenden unter Berücksichtigung solcher Details ist aus folgendem Grund wichtig. Der Aufzuerweckende braucht dann nicht darüber nachzudenken, in welcher Form er erscheinen soll. Sie befreien ihn von unnötigen Konzentrationen.

Um dem Aufzuerweckenden die Information über die Form zu übergeben, müssen Sie selbstverständlich einen Kontakt mit ihm herstellen. Dieser Kontakt wird mit Hilfe der Konzentration des Bewusstseins auf seine Gestalt in der nötigen Form erreicht.

18. DIE ANWENDUNG DES ÄUßEREN MILIEUS ALS ANALYSATOR DER VORKOMMNISSE DER REALITÄT.

Gewöhnlich, wenn wir auf die Umwelt schauen, betrachten wir diese von unserem Gesichtspunkt aus. Die vorliegende Methode besteht darin, um sein Bewusstsein umzuorientieren, um sich selbst und die Umwelt mit den Augen irgendeines Objektes anzuschauen. Sie können zum Beispiel einen Baum oder einen Stein oder die Luft (irgendein Volumen davon, sagen wir, einen Kubikmeter) nehmen und schauen, was Sie oder die Umwelt von ihrem Standpunkt aus darstellen.

Sie können Ihre beliebige Handlung auswählen, zum Beispiel Ihre Bewegungen. Vom Standpunkt des Baumes haben Sie eine unendliche Struktur in einer begrenzten Form. Vom Standpunkt des Steines sind Ihre Bewegungen sehr abrupt, abgebrochen. Vom Standpunkt der Luft haben Sie unendliche Verbindungen, Sie befinden sich im Zentrum und um Sie herum ist ein unendliches Milieu. Darüber zu erfahren, wie der Baum, der Stein, die Luft oder andere Objekte die Umwelt wahrnehmen, kann man mit Hilfe des Hellsehens.

Wir sehen, wie sehr unterschiedlich die Wahrnehmung der Welt durch verschiedene Objekte ist. Und da alles auf dem kollektiven Bewusstsein begründet ist, so ist es bei einer solchen Vielfalt der Wahrnehmungen auch nicht so kompliziert, diese so zu addieren, um die Wahrnehmung des Aufzuerweckenden zu erhalten und dadurch die Auferweckung in kürzerer Zeit zu gewährleisten. Man muss nur noch den telepatischen Kontakt mit dem Aufzuerweckenden herstellen und ihn hierher einladen.

## 19. DIE UMWANDLUNG DES WESENS DER ZAHL FÜR DIE AUFERWECKUNG.

In unserem Leben haben wir stets mit Zahlen zu tun, angefangen mit dem Geburtsdatum. Sie wohnen in einem Haus, das eine Nummer hat. Ihr Pass hat eine Nummer. Es gibt eine Nummer bei Ihrem Telefon. Mit einer Nummer ist jedes Auto versehen. Alle Tage des Monats sind mit Zahlen nummeriert. Die Zahlen werden überall angewandt.

Was geht in unserem Bewusstsein vor sich, wenn wir irgendeine Nummer, irgendeine Zahl sehen? Entsprechend dem Wesen der Zahl bestimmt sie den Standort eines der Elemente unseres Bewusstseins im Moment der Wahrnehmung. Denn jeder Zahl entspricht ein bestimmtes Element unseres Bewusstseins. Auf solche Weise bestimmen die Zahlen unsere Wahrnehmung. Wir sehen sie – und in unserem Bewusstsein wird der Platz ihres Aufenthaltes geboren oder offenbart. Mit anderen Worten, wenn wir irgendeine Zahl wahrnehmen, so nehmen wir sie mit demjenigen Element des Bewusstseins wahr, welches der Platz seines Aufenthaltes ist.

So besteht die Idee dieser Methode der Auferweckung darin, um den Mechanismus der Arbeit des Wesens der Zahl in umgekehrter Richtung anzuwenden: nicht von der Wahrnehmung zum entsprechenden Element des Bewusstseins, sondern vom Element des Bewusstseins zur Wahrnehmung. Das heißt, möge aus Ihrem Bewusstseins das Datum der Auferweckung erscheinen, sowie auch der Platz, zum Beispiel die Haus- und Wohnungsnummer, und am angegebenen Tag, am angegebenen Platz geschieht die Auferweckung.

Eine solche Anwendung von Zahlen nennt man Umwandlung des Wesens der Zahl.

## 20. DIE ANWENDUNG DER VERBINDUNGEN DER UMGE-

BENDEN GEGENSTÄNDE FÜR DIE AUFERWECKUNG.

Im Leben sind wir immer von einer Vielzahl von Gegenständen umgeben. Und auf jeden von ihnen kann man von einigen Standpunkten aus schauen. Die Vielfältigkeit von möglichen Standpunkten erklärt sich dadurch, dass es bei jedem Gegenstand viele Verbindungen gibt, ich habe bereits früher darüber gesprochen.

Diese Methode besteht darin, dass Sie bei der Betrachtung verschiedener Gegenstände von den verschiedenen Standpunkten aus die Sinnverbindungen zwischen ihnen auffinden würden, indem Sie sich ständig daran erinnern, dass die Auferweckung - die Offenbarung der Entwicklung aller Verbindungen ist. Indem Sie auf diese Weise handeln, werden Sie die Methodologie der Auferweckung und die Auferweckung selbst erhalten können.

21. DIE FESTSTELLUNG DER VERBINDUNG ZWISCHEN VERSCHIEDENEN IMFORMATIONSOBJEKTEN UND DIE REALISIERUNG DER AUFERWECKUNG DURCH DIE UMWANDLUNG DIESER OBJEKTE IN DIE ELEMENTE DES EIGENEN BEWUSSTSEINS.

Wenn wir irgendein Element der Realität betrachten, zum Beispiel einen Baum, ein Haus, Sterne oder irgendeinen Prozess, so erhalten wir alle diese Objekte in unserem Bewusstsein. Jedoch ist Ihre Aufgabe der Erhalt von diesen in Ihrem Bewusstsein nicht vom Standpunkt der Wahrnehmung aus, sondern vom Standpunkt deren Steuerung. Sie müssen lernen, jeden beliebigen Prozess zu steuern. Die Rede geht demzufolge darüber, dass Sie den Zugang auf dem Niveau des Bewusstseins zu einem beliebigen Informationsobjekt haben.

Zum Erhalt eines solchen Zuganges und dementsprechend der Möglichkeit der Steuerung müssen Sie folgendes tun. Sie müssen sich gedanklich und faktisch mit dem Bewusstsein, mit dem Geist oder, wenn man auf all das von noch mehr fundamentalen Positionen schaut, so mit der Seele an jenen Platz, in jenes Milieu übertragen, wo Sie die Steuerung realisieren wollen. Wie Sie wissen, ist die Seele eine unendliche Struktur. Deshalb befindet sich auch Ihre Seele an dem Platz, wo Ihr physischer Körper anwesend ist, und auch gleichzeitig dort, wo sich das für Sie interessante Objekt befindet oder wo der für Sie interessante Prozess verläuft, und indem man diese verbindet, kann man über das Sie interessierende Milieu sprechen. Dieses Milieu wird von Ihrer Seele auf Ihr Bewusstsein an jenem seinem Platz aufgelegt, wo Sie die Steuerung dieses Milieus realisieren.

Es ist besser, mit der Praxis von irgendwelchen konkreten einfachen Sachen zu beginnen. Nehmen Sie zum Beispiel einen Apfel oder eine Birne oder eine Tomate. Fangen Sie mit Früchten an. Projizieren Sie einen Apfel von außen auf Ihr Bewusstsein. Die Projizierung des Objektes, in diesem Fall des Apfels, auf Ihr Bewusstsein bedeutet die Umwandlung dieses Objektes in ein Element des eigenen Bewusstseins. Wenn Sie den Apfel auf Ihr Bewusstsein projiziert haben, essen Sie ihn auf und schauen, wie darauf die Umwelt reagiert.

Die Beobachtung der Reaktion der Umwelt gibt Ihnen die Möglichkeit, das nötige Niveau der Steuerung zu finden, und Sie werden verstehen, dass die Auferweckung in Wirklichkeit ziemlich einfach zu steuern ist, weil dieser Prozess faktisch auch eine Projektion darstellt, jedoch jetzt schon die Projektion Ihres Bewusstseins auf die physische Realität.

## 22. DIE ANWENDUNG VON DISKRETEN BEDEUTUNGEN DER ZAHLEN UND DISKRETER ELEMENTE DER WELT FÜR DIE SCHAFFUNG EINER UNUNTERBROCHENEN ENTWICK-

LUNG.

Angenommen, wir haben eine Vielzahl von ganzen positiven Zahlen: 1, 2, 3, 4, 5, 6, 7 usw. bis zur Unendlichkeit. Wenn wir uns nur auf ganze positive Zahlen beschränken, so enthält dann die aufgeschriebene Reihe alle solche Zahlen und deshalb beobachten wir darin einen ununterbrochenen Übergang von einer Zahl zur anderen.

Wenn wir aber nur drei Elemente dieser Reihe nehmen, zum Beispiel, die Zahlen 1, 10, 20, so stellen diese Zahlen einen diskreten Zahlensatz dar. Hier gibt es schon keine Kontinuität, weil es zwischen den Zahlen 1 und 10 acht Lücken gibt, zwischen den Zahlen 10 und 20 – neun, und die nachfolgenden Zahlen gibt es überhaupt nicht.

Jedoch, indem wir diese drei Elemente mehrfach benutzen, können wir anhand des Addierens eines Elementes mit dem anderen alle Zahlen zwischen 1 und 10 erhalten, weiterhin zwischen 10 und 20 und danach auch weiter gehen. Zum Beispiel, 1 + 1=2, 2 + 1 = 3, 10 + 1 = 11. Wie man sieht, erschienen bei uns dank des Addierens bereits die Zahlen 2, 3 und 11. Im Ergebnis eines solchen Zusammenlegens von einzelnen Elementen können wir aus einem diskreten Zahlensatz die kontinuierliche Reihe aller ganzen positiven Zahlen erhalten.

Ein anderes Beispiel - der Bau einer Brücke. In die Sohle des Flusses werden einzelne Pfähle (Diskretheit!) als Pfeiler eingerammt, um danach eine kontinuierliche Konstruktion zu erhalten – die Brücke.

Die angeführten Beispiele zeigen, dass die Verbindung der diskreten Elemente der Welt – ein Weg des Aufbaues ist, das ist das Schaffen einer kontinuierlichen Entwicklung. Und wenn sich diskrete Zahlenwerte oder diskrete Elemente der Welt zu vereinigen beginnen, ergibt sich die Auferweckung.

Für die Auferweckung gibt es bei Ihnen immer wenigstens drei diskrete Elemente. Das erste – das ist das Rettungssystem, das zweite – wie immer, Sie selbst und das dritte – das umgebende Milieu.

Am Beispiel mit den Zahlen haben wir gesehen, dass man anhand der Verbindung der diskreten Elemente die ganze kontinuierliche Reihe von positiven ganzen Zahlen erhalten kann. Etwas Ähnliches vollzieht sich auch bei der Auferweckung. Dafür brauchen Sie nur noch in Ihrem Bewusstsein alle Elemente zusammen zu verbinden.

## 23. DIE TECHNOLOGIE DES DENKENS FÜR DEN AUFZUERWECKENDEN FÜR SEINE AUFERWECKUNG.

Bei dem Aufzuerweckenden gibt es auf dem tiefsten Niveau, auf dem Niveau der Seele, die volle Kenntnis über den physischen Körper. Auf diesem Niveau gibt es bei ihm u.a. auch Gedanken, die mit dem physischen Körper verbunden sind. Sie müssen den Aufzuerweckenden zum Begreifen dieser Verbindung hinlenken, indem Sie Ihr eigenes Beispiel verwenden.

Weil Sie ein lebender Mensch mit dem physischen Körper sind, existiert bei Ihnen eine Verbindung zwischen dem Gedanken und dem Körper. Für den Aufzuerweckenden kann sie als Muster dienen. Eine ähnliche Verbindung soll auch bei ihm sein. Deshalb besteht Ihre Aufgabe darin, um dem Aufzuerweckenden Ihren Gedanken zu übergeben, und dann wird bei ihm die Verbindung zwischen dem Gedanken und dem physischen Körper eine solche, wie bei Ihnen. Das verleiht sofort die Form der Auferweckung und sie vollzieht sich wesentlich schneller.

Also, Sie verwirklichen die Auferweckung durch die Übergabe Ihrer Gedanken über den physischen Körper an den Aufzuerweckenden. Auf dem Niveau des Gesamtbildes fallen diese Gedanken faktisch mit seinen Gedanken zusammen, und für Sie werden diese Ihre eigenen.

## 24. DIE REGISTRIERUNG DES GEDANKEN DES AUFZUERWECKENDEN IM ENTFERNTEN GEBIET DER WELT.

Die Methode besteht im Folgenden. Sie betrachten die Gedanken des Aufzuerweckenden, überführen sie in den unendlich entfernten Teil der Welt, in die Vergangenheit oder in die unendliche Zukunft und schauen, wie diese Gedanken die Gestalt des Aufzuerweckenden schaffen, die physische und geistige, und wie sie die unendliche Entwicklung dieses Menschen gewährleisten.

Bei richtiger Orientierung auf die unendliche Entfernung gibt die vorliegende Methode eine schnelle Auferweckung.

## 25. DIE UMGESTALTUNG DES WELTBILDES AUF DER GRUNDLAGE IRGENDWELCHER SYMMETRIE.

In dieser Methode geht es um folgendes. Indem Sie die ganze Welt betrachten, legen Sie diese zum Beispiel auf eine Fläche oder auf eine Sphäre um. Man kann sich ihr Bild auch als irgendwelche Vorstellungen schaffen. Die Hauptsache ist hier – irgendeine Symmetrie zu bestimmen, nicht unbedingt im mathematischen Sinne. Was für Sie in diesem Fall zur Symmetrie wird, ist nicht so wichtig. Handeln Sie nach Ihrem Ermessen. Sie können die Symmetrie bestimmen, sagen wir, bezogen auf einen Punkt oder eine Linie oder eine Fläche oder sogar bezogen auf einen Gedanken. Nach der Wahl des Elementes, bezüglich dessen Sie die Symmetrie bestimmen, ist Ihre Aufgabe wie folgt. Bei der Übertragung Ihrer Vorstellung über die Welt durch das von Ihnen gewählte Element, welches die Symmetrie bestimmt, müssen Sie unmittelbar im Moment des Übergangs dadurch dem Aufzuerweckenden Ihre Kenntnisse übergeben.

Zur Erläuterung des Gesagten führe ich ein konkretes Beispiel an.

Nehmen wir ein Blatt Papier, welches auf dem Tisch liegt. Indem Sie sogar nur einen Teil der Welt betrachtet haben, zum Beispiel diejenige Seite des Blattes, die zu Ihnen gewandt ist, drehen Sie das Blatt um und in Sekundenteilen bevor es sich mit der anderen Seite auf den Tisch legt, das heißt unmittelbar im Moment seines Umdrehens, sollen Sie blitzartig dem Aufzuerweckenden Ihre Vorstellungen über die Welt übergeben.

Also, Sie vollbringen auf der Grundlage irgendeiner von Ihnen ausgewählten konventionellen Symmetrie die Umgestaltung des Weltbildes und im Moment dieser Umgestaltung übergeben Sie praktisch blitzartig an die Seele des Aufzuerweckenden Ihre Kenntnisse. Und dann wird die Auferweckung zum Ergebnis Ihrer Umgestaltung der Welt. Und das sind der Mechanismus und die Methodik der Auferweckung.

## 26. DIE STEUERUNG DER WELT IM GEBIET IHRER SELBSTORGANISATION.

Die Welt ist von Gott erschaffen. Nach Gottes Bild und Gleichnis.

Wenn die Frage entsteht, wie der Schöpfer sich organisierte, so gibt es darauf folgende Antwort: Er hat sich selbst organisiert. Und auf die Frage darüber, was vor der Selbsterschaffung Gottes war, gibt es folgende Antwort: man muss im Auge behalten, dass nur das gewöhnliche Bewusstsein die Welt durch das Prisma der Zeit wahrnimmt. In höheren Bewusstseinszuständen ist die Situation ganz anders. Erinnern wir uns noch einmal an die Worte aus der Einleitung, die eine der Charakteristiken der höheren Bewusstseinszustände vermerken: "Und schwor...dass es schon keine Zeit geben wird". In der Göttlichen Realität gibt es überhaupt keinen Begriff der Zeit.

Im Prozess der Selbstorganisation schuf der Schöpfer alle Elemente der Welt und den Menschen. Jedem Tier, jeder Pflanze, jeder Mikrostruktur und dem Makrouniversum und überhaupt jedem Element der Welt entspricht die genaue Information über seine Wechselbeziehung mit dem Menschen. Indem Sie gedanklich diese Kenntnisse dem Aufzuerweckenden übergeben, übergeben Sie ihm faktisch die Methode der Selbstorganisation, diejenige, die vom Schöpfer selbst angewandt wurde.

27. DIE UMGESTALTUNG DER WELT IN DAS GEBIET IHRER ENTWICKLUNG.

Sie betrachten die Welt. Darin existiert eine Vielzahl von Verbindungen. Einige davon kennen Sie, über einige andere ahnen Sie und es existieren auch noch die Verbindungen, über die Sie in der Zukunft erfahren werden. So ist Ihre Aufgabe, die Welt in das Gebiet der Zukunft umzugestalten, in das Gebiet ihrer Entwicklung. Und die Entwicklung der Welt soll die Auferweckung sein, die Entwicklung der Welt soll das ewige Leben sein, und gerade diese Gestalt sollen Sie auch in die Zukunft verbreiten.

In der Praxis bedeutet das, dass Sie dieses durch die innere geistige Botschaft wünschen sollen, Sie sollen das von der Welt fordern, und Sie sollen sich Mühe geben, sie sofort bis zum unendlichen Niveau zu entwickeln. Und sobald Sie das gemacht haben, wird es für Sie wesentlich einfacher, aufzuerwecken und alle Prozesse zu verstehen, die mit der Methodologie der Auferweckung in Verbindung stehen.

28. DIE UMGESTALTUNG DES UMGEBENDEN MILIEUS IN DAS GEBIET IHRES DENKENS.

Vom Standpunkt der Information vollzieht sich die Umgestaltung des umgebenden Milieus in das Gebiet des Denkens mit Hilfe von zwei oder drei Impulsen, die auf die Erschließung dieses Milieus gerichtet sind. Das heißt, wenn Sie das Milieu erschließen, gestalten Sie es auch gleichzeitig in das Gebiet des Denkens um.

In der Praxis sieht das wie folgt aus. Indem Sie irgendeine berufliche Arbeit ausführen oder irgendetwas im Hause tun oder indem Sie überhaupt sonst was tun, sollen Sie das alles, den ganzen Prozess im Gebiet Ihres Denkens sehen. Man kann doch die Handlungen auch automatisch vollbringen, ohne sich dessen bewusst zu sein. So ist Ihre Aufgabe - alles bewusst zu tun, Sie sollen im Gebiet des Denkens sehen, wie sich alles vollzieht, Sie sollen das gesamte Bild und sich selbst als ob von der Seite sehen. Und wenn Sie fähig werden, die Handlungen auf diese Weise zu vollbringen und das umgebende Milieu in das Gebiet Ihres Denkens umzugestalten, indem Sie den Gedanken über die Auferweckung im Hintergrund haben, so werden Sie die Auferweckung vollziehen können.

## 29. DIE STEUERUNG DER PHYSISCHEN REALITÄT, GERICHTET AUF DEN ERHALT DER MATERIE, DIE FÜR DIE AUFERWECKUNG ERFORDERLICH IST.

Diese Steuerung der physischen Realität besteht darin, dass Sie die physische Materie, die für den Aufzuerweckenden erforderlich ist, aus dem Raum, der Luft, dem Wasser und dem Essen entnehmen.

Praktisch wird diese Steuerung so realisiert. Sie betrachten das Gebiet, wo der Aufzuerweckende sein soll, ungeachtet von der Existenz dort der Luft, des Wassers, des Essens und des Sonstigen. All das erschaffen Sie selbst quasi von neuem, das heißt, Sie schaffen erneut gedanklich durch die Steuerung. Im Ergebnis erhalten Sie, dass der Aufzuerweckende in das von Ihnen geschaffene Gebiet kommt. Danach vollzieht sich die Adaptation an das Gebiet des kollektiven Bewusstseins, das heißt an die gesamte Welt, und dann wird schon der

Auferweckte von den Lebenden sogar in der ersten Zeit nicht abgetrennt. Das heißt, bei dieser Technologie wird der Auferweckte praktisch schon seit dem ersten Moment nach der Auferweckung von den Lebenden nicht abgetrennt.

30. DIE UMGESTALTUNG DES WISSENSSYSTEMS, WELCHES DER AUFZUERWECKENDE HAT, IN DAS WISSENSSYSTEM, WELCHES ER FÜR DIE AUFERWECKUNG UND WEITERHIN NACH DER AUFERWECKUNG BRAUCHEN WIRD.

Bei dem Aufzuerweckenden gibt es, selbstverständlich, sein eigenes Wissenssystem. Jedoch soll er für die Auferweckung eben über diejenigen Kenntnisse verfügen, die für die Auferweckung erforderlich sind. Er kann sich natürlich gedanklich an irgendeine Information wenden, entweder im Voraus vor der Auferweckung oder unmittelbar im Moment der Auferweckung. Wie ich gesagt habe, soll er für die Auferweckung über die umgewandelten Kenntnisse verfügen. Die Rede ist vom System des Wissens, welches ihm erlaubt, sich immer im Zustand des Lebens zu befinden, niemals zu sterben, und dafür seine eigenen Methoden zu haben usw.

Sie müssen ihm helfen, solche Umwandlung von Kenntnissen durchzuführen. In der Praxis wird das so gemacht. Sie konzentrieren sich (auf eine Stelle) über seiner Gestalt, über seinem Kopf und übergeben ihm Ihre Kenntnisse über das Leben, über die Auferweckung, über die unendliche Entwicklung. Und das wird zur Auferweckung führen.

Es lohnt sich zu vermerken, dass man dasselbe Verfahren auch zur Wiederherstellung der Gesundheit anwenden kann. Sie können die beschriebene Prozedur mit einem beliebigen Menschen durchführen. Und außer der Wiederherstellung der Gesundheit gibt sie dem

Menschen auch noch das Verständnis für die Auferweckung und die Entwicklung der Ideologie der Unsterblichkeit, das heißt des ewigen Lebens.

## 31. DIE STEUERUNG DER LEBENDIGEN REALITÄT, DIE AUF ALLE IHRE ELEMENTE VERBREITET IST.

Alles, was sich aus Ihrer Sicht auf den Begriff des Lebens bezieht, verbreiten Sie auf alle Elemente der Realität und dann vollzieht sich in einem dieser Elemente die Auferweckung. Die Verbreitung des Begriffes des Lebens auf alle Realitätselemente wird auf folgende Weise verwirklicht. Sie begreifen, dass das Leben durchwächst und sich überall entwickelt, in allen Systemen, allerorts. Und in diesem Falle ergibt es sich, dass Sie der Träger des Lebens sind, der Träger ihrer Entwicklung und gerade deswegen vollzieht sich in einem der Elemente der Realität die Auferweckung.

Methodologisch kann es so aussehen. Man kann das Leben eines Menschen oder eines Schmetterlings oder einer Pflanze betrachten. Diese konkreten Erscheinungen beobachten wir um uns herum. Die Pflanze wirkt zum Beispiel mit dem Boden zusammen. Der Boden liefert ihr die Nahrungsmittel und dadurch vollzieht sich das Wachstum der Pflanze. Das ist eine gewöhnliche Situation. Und wenn man nun die Frage über das Leben einer Pflanze z.B. innerhalb eines Steines stellt? Die Behandlung dieser Situation erfordert gedankliche Anstrengungen. So müssen Sie sich vorstellen, wie sich die Pflanze innerhalb des Steines entwickeln und wachsen könnte. Und wenn Sie diese Vorstellungen bis zur konkreten Steuerung entwickeln, das heißt, wenn die Pflanzen wirklich aus den Steinen herauswachsen können, so kann dann die Auferweckung durchgeführt werden.

## 32. DIE STEUERUNG DER PHYSISCHEN REALITÄT, DIE

AUF DIE HARMONISIERUNG DER BEZIEHUNGEN ZWISCHEN IHNEN UND DEM AUFZUERWECKENDEN UND NACH DER AUFERWECKUNG ZWISCHEN IHNEN UND BEREITS DEM AUFERWECKTEN GERICHTET IST.

Worin besteht die Harmonisierung, die in der Bezeichnung der Methode erwähnt ist? Es ist so, dass sich der Aufzuerweckende zu Ihnen wie zu einem Menschen verhält, der ihn initiiert und ihm hilft, derweil der Auferweckte Sie schon als einen Menschen betrachtet, der sich mit ihm auf gleichen Entwicklungsniveaus befindet. So besteht die Harmonisierung der Beziehungen darin, dass sich der Aufzuerweckende in der Periode der Auferweckung auch auf dem gleichen Niveau mit Ihnen befinden soll, obwohl er selbst meinen kann, dass er von Ihnen in bestimmtem Grad abhängig ist. Und wenn Sie ihn in die Struktur der vollständigen Steuerung hinausführen, das heißt der vollen Freiheit und Unabhängigkeit, so wird der Aufzuerweckende, indem er natürlich mit Ihnen in Verbindung steht, infolge der von Ihnen übernommenen Kenntnisse sehr beständig und selbständig sein. Und außerdem kann er bei solcher Methode der Auferweckung den anderen mehr Kenntnisse übergeben.

33. DIE STEUERUNG MIT DEM GEDANKEN, DIE AUF DIE EXISTENZ DER GEDANKEN IN ALLEN ELEMENTEN DER REALITÄT, IN DER GANZEN WELT, IN ALLEN BEREICHEN DER WELT GERICHTET IST.

Wenn Sie Ihren Gedanken so entwickeln, dass er anfängt, sich in der ganzen Welt zu befinden, so erhalten Sie die Auferweckung des Menschen in einem für Sie nötigen Punkt der Raumzeit. In der Tat, wenn sich der Gedanke in der ganzen Welt befindet, in allen Elementen der Welt, so ist er selbstverständlich auch dort, wo diese Auferweckung schon geschehen ist, im nötigen Punkt, in der nötigen Zeit. Die gegebene Herangehensweise gibt auch die Methodologie desjenigen Denkens, welches die Realität steuert.

## 34. DIE AUFERWECKUNG DES MENSCHEN ANHAND DER ÜBERTRAGUNG SEINER GESTALT AUS DER ZUKUNFT IN DIE GEGENWART.

Die vorzuschlagende Methode basiert auf Folgendem. Als Elemente der Realität muss man nicht nur das betrachten, was sich jetzt vollzieht, sondern auch das, was sich in der Zukunft vollziehen kann. Diesen Menschen, den Sie auferwecken wollen, enthält bereits die Zukunft als einen Auferweckten. Das ist ein Element der Realität der Zukunft. Und wenn Sie dieses Realitätselement der Zukunft, welches den Auferweckten enthält, als eine Gestalt hierher in die Gegenwart übertragen, so verwirklichen Sie auf diese Weise die Auferweckung.

## 35. DIE VERBREITUNG DER GESTALT DES MENSCHEN IN ALLE ELEMENTE DER INFORMATION, IN ALLE ELEMENTE DER WELT.

Diese Methode der Auferweckung besteht darin, dass Sie sich bemühen, die Realität, die dem Leben des Menschen ähnlich ist, überall zu realisieren. Dabei verstehen Sie die Notwendigkeit der Entwicklung des Menschen nach Gottes Bild und Gleichnis. Indem Sie die Gestalt des Menschen in allen Bereichen der Welt betrachten und dadurch faktisch diese Gestalt als ob auf eine von Ihnen unendliche Entfernung verschieben, so verschieben Sie selbstverständlich in der gleichen Zeit auf die unendliche Entfernung auch die Gestalt jenes Menschen, den Sie auferwecken wollen. Indem Sie auf diese Weise handeln, verschieben Sie seine Gestalt zu jenem Punkt der Raumzeit, wo die Information für die Auferweckung funktioniert.

## 36. DIE ERLANGUNG DER GESUNDHEIT UNTER DEN BEDINGUNGEN DER ENTWICKLUNG DER UMWELT UND DIE ERLANGUNG DER GESUNDHEIT FÜR DIE UNENDLICHE ENTWICKLUNG DES AUFZUERWECKENDEN, FÜR DIE UNENDLICHE ENTWICKLUNG DER LEBENDEN UND FÜR DIE UNENEDLICHE ENTWICKLUNG DER WELT.

Die Erlangung der Gesundheit basiert auf der Verbindung der Seele mit dem Körper. Sie müssen die Gesundheit mit Hilfe der Beobachtung dessen erlangen, wie der Körper auf der Grundlage der Kenntnisse der Seele funktioniert. Diese Kenntnisse kann man vergrößern, indem man das Bewusstsein benutzt. Das heißt, man kann sich auf diese Weise, dem Wesen nach, unendlich entwickeln.

## 37. DAS ERHALTEN DER INFORMATION ÜBER DEN DIREKTEN KANAL DES SEHENS.

Sie sollen mit der physischen Sehkraft sehen und durch die Linie des physischen Sehens die Information über die Auferweckung erhalten. Weiterhin handeln Sie in Überstimmung mit der erhaltenen Information.

## 38. DAS ERHALTEN DER VERBINDUNG ZWISCHEN DEN ENTFERNTEN UND ANGENÄHERTEN ELEMENTEN DES EREIGNISSES.

Sie sollen fähig sein, die Verbindung zwischen den entfernten und angenäherten Elementen eines Ereignisses zu erhalten. Auf diese Weise werden Sie die Auferweckung steuern können.

## 39. DAS ERHALTEN DER VERBINDUNGSLINIEN ZWISCHEN DEN EREIGNISSEN.

Sie sollen sich auf die Ereignisse solange konzentrieren, bis Sie die Verbindungslinien erhalten. In diesen Linien kann sich die Auferweckung vollziehen. Und Sie werden auf den Weg und die Methode hingewiesen.

### 40. DIE UMWANDLUNG DER INFORMATION IN DIE SEITE DER AUFERWECKUNG.

Wenn es die Information über das Ableben eines Menschen gibt, so sollen Sie diese Information umwandeln, wobei auf eine solche Weise, damit die Information über das Ableben mit allen es begleitenden Umständen nach ihrer Umwandlung in die Seite der Auferweckung arbeiten würde, das heißt, damit Sie mit ihrer Hilfe die Auferweckung verwirklichen.

### 41. DIE VERWIRKLICHUNG DER PLÄNE DES AUFZUERWECKENDEN FÜR DAS EWIGE LEBEN.

Unter den gegenwärtigen Bedingungen strebt jeder Aufzuerweckende zum ewigen Leben. Sie sollen seine Pläne nach der Auferweckung betrachten und zu ihrer Verwirklichung beitragen. Man soll sofort beginnen, das zu tun. Über die Pläne des Aufzuerweckenden kann man mit Hilfe des Hellsehens erfahren. Wenn Sie sofort beginnen, dem Aufzuerweckenden bei der Realisierung seiner Pläne Hilfe zu leisten, so wird seine Auferweckung schneller vor sich gehen.

### 42. DER ERWERB VON FERTIGKEITEN DER AUFERWECKUNG FÜR DIE UNENDLICHE ENTWICKLUNG.

Indem Sie zur Beherrschung der Praxis der Auferweckung streben, müssen Sie das Prinzip der unendlichen Entwicklung von Anfang an zugrunde legen. Dann vollzieht sich die erste Auferweckung früher.

Indem Sie die Auferweckung praktizieren, erwerben Sie selbstverständlich, wie auch bei jeder beliebigen Praxis, die entsprechenden Fertigkeiten. So sollen diese Fertigkeiten derart sein, damit Sie immer, überall und unter beliebigen Bedingungen auferwecken können.

## 43. DAS ERKENNEN DER MERKMALE DES AUFZUERWECKENDEN IN DEN ELEMENTEN DER REALITÄT.

Bei verschiedenen Realitätselementen müssen Sie die Empfindungen auffangen, die neben dem lebendigen Menschen waren und hätten sein können. Anhand der Wahrnehmung dieser Empfindungen sollen Sie sehen, ob sich die Auferweckung vollzieht oder ob diese schon vollzogen wurde und Sie nur noch das Treffen mit dem Auferweckten erreichen müssen. Mit einem Wort, wo auch immer Sie sich befinden, müssen Sie die Realität so wahrnehmen, um diese ihre Schattierungen aufzufangen.

## 44. DER ERWERB EINES SOLCHEN STATUS DES DENKENS, BEI DEM DER GEDANKE ÜBER DIE AUFERWECKUNG ZU EINEM STÄNDIG VORHANDENEN GEDANKEN WIRD.

Das Wesen dieser Methode der Auferweckung besteht im Folgenden. Man muss so denken, damit bei Ihnen immer, unter beliebigen Umständen, neben beliebigen anderen Gedanken der Gedanke über die Auferweckung vorhanden wäre. Das heißt, das ständige Vorhandensein des Gedanken über die Auferweckung soll zum charakteristischen Zug Ihres Denkens werden.

## 45. DAS ERKENNEN DES AUFZUERWECKENDEN IN DEN GESTALTEN.

Wenn Sie zum Beispiel auf einen Baum oder auf ein beliebiges anderes Realitätselement schauen, so sollen Sie im Rahmen der erhaltenen angesammelten Wahrnehmungen die Gestalt des Aufzuerweckenden erkennen. Sie können ihn, sagen wir, voll, ganzheitlich erblicken, oder vielleicht wird das nur sein Gesicht sein.

In der Kindheit haben viele von uns geheimnisvolle Bilder angeschaut. Auf der Zeichnung kann zum Beispiel ein Baum, daneben ein

Gebüsch dargestellt werden und Ihnen wird empfohlen, sagen wir, einen Hasen aufzufinden. Sie schauen auf diese Zeichnung und sehen dort keinen Hasen. Auf dem ersten Blick gibt es ihn dort einfach nicht. Sie beginnen das Bild in verschiedene Seiten zu drehen. Es gibt nichts. Keinen Hasen. Jedoch, während Sie fortsetzen, die Zeichnung aufmerksam zu beschauen, sehen Sie plötzlich deutlich in irgendeinem Moment denselben Hasen. Er sitzt zum Beispiel unter dem Busch, die Ohren angedrückt. Und nun denken Sie schon mit Erstaunen, wieso Sie ihn nicht sofort gesehen haben.

Etwas Ähnliches müssen Sie mit der Gestalt des Aufzuerweckenden bei der Wahrnehmung der Realitätselemente machen. Wobei die Gestalt so sein soll, dass sie zur Auferweckung führt oder zum konkreten Standort des Auferweckten, falls die Auferweckung bereits vollzogen ist.

### 46. DIE EINBEZIEHUNG DER GESAMTEN ÄUßEREN INFORMATION FÜR DIE AUFERWECKUNG.

Für die Auferweckung muss man jede beliebige äußere Information suchen und einbeziehen. Obwohl es immer besser ist, sich der eigenen Gedanken und der eigenen Kenntnisse zu bedienen, die, vor allem, auf den Prinzipien der Auferweckung basieren.

### 47. DIE EINBEZIEHUNG DES NIVEAUS DER OBERSTEN VERNUNFT, DES NIVEAUS VON GOTT FÜR DIE AUFERWECKUNG.

Der Sinn der vorliegenden Methode: sich an Gott zur Auferweckung zu wenden.

### 48. DIE HINWENDUNG AN GRIGORI GRABOVOI, UM DIE INFORMATION ÜBER DIE AUFERWECKUNG UND UNMITTELBARE HILFE ZU ERHALTEN.

Man kann sich an mich als an denjenigen wenden, der die Auferweckung praktiziert und der diese Theorie geschaffen hat. Man kann sich gedanklich an mich wenden, um eine telepathische Verbindung herzustellen und die für Sie nötige Information für die Auferweckung zu erhalten. Man kann sich auch an die anderen Menschen wenden, die sich konkret mit der Auferweckung beschäftigen.

49. DIE ERLANGUNG DER MERKMALE DER AUFERWECKUNG DURCH DIE VERBREITUNG DES BEWUSSTSEINS AUF IHRE GESAMTE ZUKUNFT.

Es ist erforderlich, Ihr Bewusstsein so auf Ihre gesamte Zukunft zu verbreiten, um Ihre ewige Zukunft in der ewigen Entwicklung der Welt zu begreifen. Das Begreifen dieser Art erlaubt, blitzartig aufzuerwecken.

50. DIE ERLANGUNG DER MERKMALE DER AUFERWECKUNG DURCH DIE VERBREITUNG IHRES BEWUSSTSEINS ALLGEMEIN AUF DIE GESAMTE INFORMATION DER VERGANGENHEIT, DER GEGENWART UND DER ZUKUNFT.

Sie sollen Ihr Bewusstsein so auf die gesamte Information der Vergangenheit, der Gegenwart und der Zukunft verbreiten, damit Ihr Bewusstsein diese gesamte Information in der realen Zeit wahrnimmt und damit Sie genau wissen, dass dieses Bewusstsein absolut überall verbreitet werden kann, sowohl in der Zeit, als auch im Raum. Dann wird die Auferweckung gerade so geschehen, wie Sie wollen.

Indem Sie alle diese Methoden von Anfang an bis zum Ende gelesen haben, indem Sie das alles mit den grundlegenden Prinzipien der Auferweckung, mit dem gesamten Inhalt dieses Buches verbinden und diese in der Praxis anwenden, erhalten Sie ein konkretes Instrument für die Auferweckung von Menschen. Man kann es auch für die Wiederherstellung der Gesundheit, für die Wiederherstellung eines beliebigen Informationsobjektes, für die Steuerung der Ereignisse anwenden. Aber ihre Hauptbestimmung ist die Rettung der Menschen vor der Gefahr einer globalen Vernichtung. Und deshalb soll bei Ihnen ständig der konkrete Gedanke darüber sein, dass Ihre Handlungen auf die Rettung der Menschen vor der Gefahr der globalen Vernichtung gerichtet sind.

## KAPITEL IV
## PRINZIPIEN DER AUFERWECKUNG UND DAS ALLTÄGLICHE LEBEN

In diesem Kapitel betrachten wir die Verbindung der Prinzipien der Auferweckung mit dem alltäglichen Leben. Wir wissen schon, die Prinzipien der Auferweckung – das sind die Gesetze der ewigen Entwicklung des Lebens. Und deshalb führt die Nutzung dieser Prinzipien im alltäglichen Leben zu seiner wohltuenden Umwandlung. Mit der Aneignung dieser Prinzipien und ihrer Einführung in die alltägliche Praxis bekommt das Leben eine feste Grundlage für die schöpferische Entwicklung.

Zuerst spreche ich über die neue Medizin – die Medizin der zukünftigen Jahrtausende. Ich möchte jedoch unterstreichen, dass diese Medizin schon mit der Arbeit begonnen hat. Ihre Ära hat schon begonnen. Diese neue Medizin stellt sich als Hauptaufgabe das Nichtsterben der Lebenden, das heißt die Unsterblichkeit. Die Unsterblichkeit wird bereits zur Realität des heutigen Tages. Die wichtigste Aufgabe der neuen Medizin ist ebenfalls auch die Auferweckung der früher Dahingegangenen.

Der neuen Medizin liegt die Theorie und Praxis der Auferweckung zugrunde. Gerade die Theorie und Praxis der Auferweckung bestimmen die Prinzipien der neuen Medizin und, vor allem, das Prinzip der vollen Wiederherstellung der Materie.

Die Welt kann man als Gesamtheit von kausal verbundenen Erscheinungen betrachten. Der Schöpfer schuf die Welt auf eben solche Weise, wie Er sich selbst schuf. Deshalb wird im vorliegenden Kapitel jede beliebige Entwicklung als eine solche betrachtet, die auf der Grundlage jener Gesetze geschieht, die vom Schöpfer für die Selbsterschaffung realisiert wurden. Ausgehend davon, kann man sagen, dass der Ausdruck "nach dem Bild und Gleichnis Gottes" vor allem bedeutet, wie jedes schöpferische Element der Welt sich selbst wiederherstellen kann.

ES IST KLAR, DASS DER SCHÖPFER WAHRHAFT EIN MENSCH IST, WEIL ER IHN AUCH ERSCHAFFEN HAT. DESHALB IST DIE MAXIMAL UND WAHRHAFT RETTENDE OFFENBARUNG DES SCHÖPFERS SEINE EIGENE VERKÖRPERUNG ALS MENSCH UND DER WEG ALS MENSCH. UND DANN KANN DER SCHÖPFER DAS WISSEN ALLEN ÜBERGEBEN WIE EIN MENSCH DEM MENSCHEN.

Bei Benutzung des Ausdruckes „nach dem Bild und Gleichnis" geht die Rede überall nicht über das äußere Kopieren, sondern über die inneren Verbindungen und Wechselwirkung der Formen.

Wenn wir über das Prinzip der Ähnlichkeit sprechen, so sprechen wir ebenfalls auch darüber, dass der Schöpfer, indem er die Form des Menschen annahm und ihn geformt hat, die gesamte umgebende Welt reproduziert hat. Die Reproduktion der Welt wird auf eine solche Weise verwirklicht, dass die Gestalt des Menschen zur Schaffung eines jeden Elementes der Welt führt. Dabei ist in jedes Element der Welt das Prinzip der Selbsterschaffung hineingelegt. Folglich kann man auf der Grundlage der Form des physischen Körpers des Menschen und seiner Gedankenformen immer die erforderliche Information über ein beliebiges Ereignis in der Welt erhalten. In der Gegenwart existieren Geräte, die die Gedankenformen registrieren.

Ein beliebiges Ereignis kann man in ein wohltuendes umwandeln, indem man lernt, die Gedankenform zielgerichtet zu verändern. Zielgerichtet die Gedankenformen verändern kann das strukturierte Bewusstsein. Dieses Herangehen der Strukturierung des Bewusstseins zur Steuerung der Gedankenformen liegt meiner Lehre „Über die Rettung und harmonische Entwicklung" zugrunde. Diese Lehre ist offiziell in den Gründungsdokumenten der UNESCO bestätigt. Meine jahrelange Praxis bestätigte vollständig alle Grundsätze meiner Lehre. Die erhaltenen Ergebnisse sind in dem dreibändigen Werk „Praxis der Steuerung. Weg der Rettung" dargestellt.

Die Grundsätze meiner Lehre sind so, dass sie von einem beliebigen Menschen, unabhängig vom Alter, leicht anzueignen sind. Deshalb beginnen meine Schüler sofort mit der praktischen Arbeit und erreichen schnell Ergebnisse in der Rettung und harmonischen Entwicklung.

Wenn die Frage darüber gelöst wird, was die reale Rettung für alle Menschen ist, so gibt es darauf folgende Antwort. Die reale Rettung aller Menschen und für alle Zeiten ist die Übergabe des wahren Wissens vom Schöpfer. Wobei jeder, der dieses Wissen erhalten hat, es möglichst weit verbreiten muss. Eben auf diese Weise ist meine Lehre „Über die Rettung und harmonische Entwicklung" aufgebaut. In dieser Lehre werden die Technologien der Erkenntnis, der praktischen Anwendung der Kenntnisse und ihrer Verbreitung gegeben. Wenn sich jeder auf analoge Weise entwickeln wird, dann wird die Systemsicherheit der Entwicklung der Welt garantiert.

Das Gesagte ermöglicht zu sehen, dass die Welt völlig konkrete Konturen hat, ein völlig deutliches System, und jede Handlung in der Welt hat ein entsprechendes Glied, eine bestimmte Struktur und völlig genaue Koordinaten. Alle Ereignisse in der Welt, vergangene und zukünftige, haben völlig genaue Koordinaten, wenn man die Welt als eine solche betrachtet, die sich von der Form des Schöpfers aus entwickelt.

Indem man das Bild der Welt anwendet, welches ich jetzt dargestellt habe, das heißt, indem man faktisch jenes Prinzip der Form, des

Bildes und Gleichnisses verwendet, welche der Schöpfer auf alle Erscheinungen der Welt ausgedehnt hat, indem dieses Prinzip zur Praxis Ihres Lebens verwendet wird, können Sie sehen, dass jene Prinzipien der Auferweckung und jene Methoden der Auferweckung, welche ich gegeben habe, auf die Wiederherstellung eines beliebigen Informationsobjektes zu verbreiten sind. Dem Wesen nach sind die Prinzipien der Auferweckung und die Methoden der Auferweckung – die Prinzipien und Methoden der Steuerung der Realität. Wenn Sie alle Prinzipien und Methoden der Auferweckung von diesem Standpunkt aus betrachten, so sehen Sie, dass ihre Anwendung zu einem beliebigen Prozess der Realität für seine volle Wiedererschaffung ebenfalls auch die volle Steuerung des entsprechenden Elementes der Realität bedeutet.

Ausgehend davon und von jenem Bild der Welt, welches ich eben gerade vorgestellt habe und welches darüber spricht, dass die Welt nach dem Bild und Gleichnis Gottes wiederhergestellt wird, ausgehend davon, kann man die konkrete Technologie dessen sehen, wie die Prinzipien und Methoden der Auferweckung der Menschen zur Wiederherstellung der Gesundheit, zur Steuerung der Ereignisse verwendet werden. Dabei ist selbstverständlich die Steuerung der Ereignisse ein wesentlich breiterer Begriff: die Wiederherstellung der Gesundheit geht in die Steuerung der Ereignisse ein als sein natürliches und harmonisches Glied.

Die Prinzipien der Auferweckung der Menschen sind fundamentale Gesetze der Welt. Ebenso, wie Sie täglich für verschiedene Ziele die Schwerkraft benutzen können, genauso können die fundamentalen Gesetze der Welt von Ihnen für die Lösung konkreter Aufgaben verwendet werden.

Weiterhin zeige ich, wie die Grundprinzipien der Auferweckung für die Erkenntnis der Welt, für die Steuerung der Ereignisse und für die

Heilung angewandt werden. Selbstverständlich, dies sind nur einige von ihren Anwendungen. Wie auch beliebige fundamentale Gesetze, kann man sie überall anwenden.

Die Anwendung der Prinzipien der Auferweckung in der alltäglichen praktischen Tätigkeit beweist, dass die Auferweckung ein gewöhnlicher Prozess im Leben der Menschen ist.

### §1. DIE NEUE MEDIZIN ALS EINE DER FOLGEN DER PRINZIPIEN DER AUFERWECKUNG.

In diesem Abschnitt will ich zeigen, dass das Verständnis der Prinzipien der Auferweckung zum Verständnis des Wesens der neuen Medizin führt. Dafür betrachte ich erneut der Reihe nach die Grundprinzipien der Auferweckung, nur tue ich das dieses Mal sehr kurz.

1.1. DER WAHRE STATUS DER WELT IST IM EWIGEN LEBEN. DAS EWIGE LEBEN GEWÄHRLEISTET DIE WAHRE STABILITÄT DER WELT. DAS STREBEN NACH EINER STABILEN WELT SCHAFFT DAS EWIGE LEBEN.

DERJENIGE, DER NICHT GESTORBEN IST, STELLT DIE GRUNDLAGE DAR, DIE ALLES ANDERE REPRODUZIERT. EINE SOLCHE GRUNDLAGE IST GOTT. GOTT IST EWIG, ER IST NIEMALS GESTORBEN. DARAUS FOLGT ALLES.

Im ersten Teil des Prinzips wird über die gegenseitigen Bewegungen gesprochen: das Streben zur stabilen Welt schafft das ewige Leben, und das ewige Leben gewährleistet die wahre Stabilität der Welt. Hier ist das Prinzip der gegenseitigen Bestrebung und der gegenseitig bedingten Entwicklung dargestellt. Aus diesem Prinzip folgt, dass ein beliebiges Element der Welt in der Dynamik seiner Entwicklung als Struktur existiert, die wenigstens aus zwei Komponenten besteht.

Im zweiten Teil des zu erörternden Prinzips wird darüber gesprochen, dass Gott die Grundlage darstellt, welche alles andere reproduziert.

Das vorliegende Prinzip kann man zur Erörterung einer beliebigen Erscheinung anwenden. Dabei ist ebenfalls auch das zu berücksichtigen, was zu Beginn dieses Kapitels gesagt wurde. Angenommen, zum Beispiel, es ist erforderlich, ein Gewächs wiederherzustellen. Die Wiederherstellung des Gewächses auf dem Niveau des Gedanken führt zur Wiederherstellung des Gewächses in der physischen Realität.

Oder nehmen wir zum Beispiel die Wiederherstellung von Organen des Körpers. Hier ist alles dasselbe. Die Wiederherstellung eines beliebigen Organs auf dem Niveau des Gedanken führt zur Wiederherstellung dieses Organs in der physischen Realität. Die Realität ist steuerbar. Wir haben diese Frage bei der Erörterung des Prinzips (4.3) des zweiten Abschnittes behandelt.

### 1.2. DAS EWIGE LEBEN – DAS IST DAS PRINZIP DER ENTWICKLUNG DER GÖTTLICHEN REALITÄT.

Nach diesem Prinzip entwickelt sich die ganze Welt. Jedes Element der Welt ist so geschaffen, dass der Augenblick sein ewiger Status der Entwicklung ist. Ausgehend davon kann man jedes Objekt wiederherstellen.

Man kann sogar die Ereignisse steuern. Dafür muss man von dem Prinzip der Ewigkeit des gegebenen Ereignisses in einem Punkt ausgehen. In diesem Kapitel ist die Rede vor allem von der Gesundheit. Deshalb wird in erster Linie unter dem notwendigen Ereignis die Wiederherstellung der Gesundheit verstanden.

Das vorliegende Prinzip stellt vorrangig das Blutkreislauf- und das Herzgefäßsystem wieder her, und danach als Folge auch den gesamten Organismus. Die Wiederherstellung des Organismus vollzieht sich über den Begriff der Ewigkeit jedes Elementes der Entwicklung.

Eine wichtige Bedeutung hat hier die Betrachtung gerade des Status der göttlichen Realität, denn die wahrhaftig göttliche Realität entwickelt sich immer in die Richtung des Ewigen.

1.3 UNSER BEWUSSTSEIN NIMMT ALS REALITÄT DAS WAHR, WAS IN UNSEREM BEWUSSTSEIN EXISTIERT.

Aus dem vorliegenden Prinzip folgt, dass ein beliebiges Element der Realität durch unser Bewusstsein reproduziert werden kann. Das Verstehen dessen gibt die Steuerung einer beliebigen Realität, unter anderem auch der eigenen Gesundheit und der Gesundheit anderer Menschen. Dieses Prinzip stellt vor allem das Zellensystem und die Austauschprozesse im Organismus wieder her.

1.4. DIE STRUKTUR DER WELT MUSS SICH IM RAHMEN DER ENTWICKLUNG UNSERES EIGENEN BEWUSSTSEINS SEHR INTENSIV ENTWICKELN.

Indem man dieses Prinzip in Bezug auf die Gesundheit und Steuerung der Ereignisse betrachtet, können Sie sehen, dass sich die ganze Welt im Bewusstsein widerspiegelt, und die intensive Entwicklung der Welt gebärt Ihren eigenen Organismus, oder gebärt eben das Ereignis.

Wenn Sie die neue Geburt jedes Elementes der Welt als Fakt des nächsten Lebens begreifen, so wird Ihnen klar sein, dass die Medizin der Zukunft jedes Element in der vergangenen oder zukünftigen Zeit als einen Moment einer neuen Geburt des Organismus betrachten wird. Indem man diese diskreten Elemente der Geburt verbindet, welche auch Ihrer Seele entstammen, erreichen Sie, dass Ihr eigenes Bewusstsein schon das Element der Entwicklung steuern kann.

1.5. DIE AUFERWECKUNG - DAS IST DIE ERKENNTNIS DES WAHREN BEWUSSTSEINS.

Einerseits, hilft die Wiederherstellung des Objektes ihm ewig zu werden, das ewige Objekt aber verfügt immer über einen maximal möglichen Informationsgehalt, und bei ihm gibt es eine maximal mögliche Anzahl von Austauschprozessen und Verbindungen. Andererseits wird die Wahrheit durch das maximale Begreifen des Objektes charakterisiert. Deshalb, wenn wir darüber sprechen, dass die Auferweckung die Erkenntnis des wahren Bewusstseins ist, so muss man verstehen, dass das Können, ein beliebiges Objekt wiederherzustellen, auch die Wahrheit des Bewusstseins charakterisiert.

Hieraus ist ersichtlich, dass die Fähigkeit der Steuerung als geistige Charakteristik entsteht.

1.6. DAS UNENDLICHE LEBEN BEDINGT DIE NOTWENDIGKEIT DER ENTWICKLUNG DER SEELE.

Einerseits bedingt das unendliche Leben die Notwendigkeit der Entwicklung der Seele. Andererseits ist der Status der Seele als primärer zu betrachten, gerade er formt das unendliche Leben. Wir sehen hier erneut das Prinzip der gegenseitigen Bestrebung und der gegenseitig bedingten Entwicklung.

Das gegebene Prinzip gibt die Möglichkeit der Steuerung einer unendlichen Menge von Ereignissen.

1.7. DAS PRINZIP DER GÖTTLICHKEIT: DAS BESTREBEN ZUR UNVERWESBARKEIT DES KÖRPERS, ZUM EWIGEN LEBEN UND ZUR ENTWICKLUNG DES WAHREN BEWUSSTSEINS – DAS IST DIE PRAXIS DER HÖCHSTEN BLÜTEZEIT DES MENSCHLICHEN DASEINS.

Um dieses Prinzip zur Steuerung der Ereignisse anzuwenden, müssen Sie den Status der Unverwesbarkeit des Körpers als den wahren Status eines beliebigen Ereignisses betrachten.

Indem Sie das Ereignis um den ewigen Körper herum aufbauen, erhalten Sie die Steuerung des Ereignisses und entsprechend die volle Gesundheit.

## 1.8. ES REICHT EINE PERSÖNLICHKEIT AUS, DIE AUFERWECKEN UND DIE WELT WIEDERHERSTELLEN KANN, UND DANN WIRD ES SCHON UNMÖGLICH, SIE ZU ZERSTÖREN.

Dieses Prinzip spricht darüber, dass man ausgehend von einer einzigen Wahrnehmung, das heißt, von der Wahrnehmung eines einzigen Menschen, die ewige Welt haben kann. Dies erklärt sich dadurch, dass, obwohl hier die Rede auch über die Wahrnehmung einer einzigen Persönlichkeit geht, die Seele des Menschen jedoch dem Umfang nach eine unendliche Struktur darstellt, sie ist Teil der Welt und ist in einem beliebigen Ereignis zugegen, mehr noch, die Seele des Menschen ist eine Struktur, welche die Welt organisiert.

Das Wissen darüber ermöglicht die Steuerung der Ereignisse auf das Niveau der Steuerung mit Kontrolle der Zeit zu überführen. Das heißt, das vorliegende Prinzip kann man dafür nutzen, um die Ereignisse in der notwendigen Zeit zu steuern.

## 1.9. DIE AUFERWECKUNG UND DIE FESTSTELLUNG DES FAKTES DER AUFERWECKUNG IST EIN PROZESS, DER FÜR DIE GESAMTE WELT GLEICHZEITIG IST.

Bei Anwendung dieses Prinzips zur Steuerung von persönlichen Ereignissen müssen Sie sich als Träger des Status der Welt betrachten, das heißt, die Welt ist die Offenbarung auch Ihrer Seele in der gemeinsamen Wahrnehmung. Außerdem muss man noch die Gleichzeitigkeit der Feststellung des Faktes der Auferweckung für die gesamte Welt berücksichtigen, über welche bei der Formulierung des Prinzips gesprochen wird. Ausgehend davon sehen Sie, dass ein beliebiges Element der Welt ebenso offenbart werden kann, wie auch Sie, und deshalb ist es steuerbar. Sie beginnen, die Mechanismen der Offenbarung der Welt zu verstehen und erhalten die Steuerung der allgemeinen Realität.

1.10. DAS BEWUSSTSEIN DES MENSCHEN UND SEINE ORGANE GEBEN BEIM RICHTIGEN VERSTEHEN IHRER WECHSELBEZIEHUNG DIE AUFERWECKUNG. DIE AUFERWECKUNG - DAS IST EIN SCHAFFENSAKT.

Dafür, um in vollem Maße die Wirkung des vorliegenden Prinzips zu verstehen, muss man noch ein sehr wichtiges Prinzip berücksichtigen, welches lautet:

DER MENSCH IST DIE GRUNDLAGE DER WELT. DIE FORM DES MENSCHEN SCHAFFT DIE ELEMENTE DER WELT UND BESTIMMT DIE EREIGNISSE.

Als Beispiel kann ich sagen, dass sogar eine einfache Puppe, die die Form eines Menschen hat und in einem Vakuum untergebracht ist, nach einer bestimmten Zeit in der Nähe von sich Sauerstoff schaffen kann. Und dies vollzieht sich nur auf Grund dessen, dass die Puppe die Form eines Menschen hat.

Das jetzt formulierte Prinzip verquickt sich dem Wesen nach mit dem Prinzip (4.2), welches wir schon erörtert haben: „DER MENSCH – DAS IST DIE GESAMTE ÄUßERE UND INNERE WELT GLEICHZEITIG".

Wenn Sie die Organe des Aufzuerweckenden betrachten, so sehen Sie, dass ihr Aufbau in Abhängigkeit vom Bewusstsein des Menschen vor sich geht, das heißt, das Begreifen der Form des Menschen schafft die Organe des Aufzuerweckenden. Ausgehend davon, können Sie mit Hilfe der Konzentration auf ihre verschiedenen Formen und mit Hilfe der Steuerung die vollständige Wiederherstellung des Organismus erlangen.

Das vorliegende Prinzip spricht, folglich, darüber, dass die Form die Ereignisse formt. Wenn Sie irgendein Ereignis vorne sehen, so gibt Ihnen die Erkenntnis der Form der Teilnehmer dieses Ereignisses oder sogar der Form irgendeines sich dort befindlichen Objektes die Steuerung dieses Ereignisses.

## 1.11. DIE ENTWICKLUNG DES MENSCHEN IST ALS EINE KOMPLEXE ENTWICKLUNG DER GESAMTEN EXISTIERENDEN WELT ZU BETRACHTEN.

Die Komplexität in der Entwicklung - das ist vor allem die gesamte Einbeziehung in den Prozess aller Teile, aller Elemente der Struktur. Wobei eine wichtige Rolle hier der Begriff der Gleichzeitigkeit spielt. Nur das gleichzeitige Umfassen und die Berücksichtigung aller Elemente der Welt kann ihre Stabilität im Prozess ihrer ununterbrochenen Entwicklung gewährleisten.

Indem Sie die Anwendung des vorliegenden Prinzips zur Steuerung der Ereignisse betrachten, sehen Sie, dass die Steuerung durch die Komplexität realisiert wird, die sich in der Entwicklung des Menschen widerspiegelt.

## 1.12. DAS PRINZIP DER AUFERWECKUNG KORRELIERT MIT DEM PRINZIP DER ORGANISATION DES MENSCHEN, WELCHES DIE ENTWICKLUNG DER GESAMTEN ÄUSSEREN WELT IN ALLEN ZEITEN BERÜCKSICHTIGT.

Wenn über die Organisation des Menschen gesprochen wird, so ist nicht nur seine physische Form gemeint, die Rede geht ebenfalls über die Organisation seines Denkens und seiner Handlungen. Wenn Sie die in allen Zeiten geschehende Entwicklung der gesamten äußeren Welt berücksichtigen, so sehen Sie entsprechend die Organisation des Menschen, und, das bedeutet, Sie sehen jedes Ereignis von ihm. Das ist das fundamentale Prinzip, welches die Möglichkeit der Steuerung auf der Grundlage des Verständnisses gibt.

1.13. LEID, BEDRÜCKUNG UND NOSTALGIE – DAS IST KEIN VERFAHREN ZUM WELTVERSTÄNDNIS. NUR FREUDE, LICHT UND LIEBE STELLEN EIN VERFAHREN ZUM VERSTÄNDNIS DER WELT DAR.

Jedes schöpferische Ereignis – das ist ein Ereignis, welches auf schöpferische Weise aufgebaut wird. Und der schöpferische Aufbau des Ereignisses vollzieht sich schneller auf der Grundlage von positiven Emotionen. Gerade deshalb sind im schöpferischen Ereignis Freude, Licht und Liebe als Elemente des Aufbaus der Struktur solcher Ereignisse immer anwesend. Und gerade deshalb stellen Freude, Licht und Liebe ein Verfahren zum Verständnis der Welt dar.

1.14. DIE PERSÖNLICHKEIT BLEIBT NACH DEM BIOLOGISCHEN TOD ERHALTEN, UNTER ANDEREM AUCH NACH DER KREMATION. IN DIESEM LETZTEN FALL IST AN JEDES NACH DER KREMATION VERBLIEBENEN ASCHETEILCHEN DIE STRUKTUR DER PERSÖNLICHKEIT VON DEMJENIGEN ANGEHEFTET, DER DER KREMATION UNTERZOGEN WURDE.

Dieses Prinzip ermöglicht zu verstehen, dass in jedem Teilelement des Ereignisses alles existiert, was sich auf das gesamte Ereignis bezieht. Deshalb kann man ein beliebiges Ereignis sogar nur auf der Grundlage bloß irgendwelcher Merkmale der Teilnehmer wiederherstellen, oder auf der Grundlage der Bezeichnung, oder sogar bei Nichtvorhandensein jeglicher Bezeichnungen mit Hilfe des hellseherischen Betrachtens.

Für die Steuerung der Ereignisse bedeutet dieses Prinzip folgendes fundamentale Gesetz: „MAN KANN IMMER EINE SCHÖPFE-

RISCHE STEUERUNG REALISIEREN, WEIL ALLES WIEDERHERSTELLBAR IST". Und als Folge dieses existiert das folgende fundamentale Gesetz: „BEI BELIEBIGEN KOMBINATIONEN VON EREIGNISSEN KANN MAN DIE WELT IMMER RETTEN". Hieraus folgt, dass eine beliebige schöpferische Steuerung immer zum gewünschten Ergebnis führt.

1.15. DER RAUM HÄNGT DAVON AB, WO SICH VERSCHIEDENE ZEITINTERVALLE ÜBERSCHNEIDEN. ALS FOLGE DESSEN KANN DIE ERDE IN IHRER ABMESSUNG VERGRÖSSERT WERDEN.

Die Zeit kann man als ein Element betrachten, welches im Prozess seiner Entwicklung mit dem Raum koexistiert. Dies bedeutet, dass man jedes Zeitintervall als ein Element betrachten kann, das sich entweder auf den Raum selbst bezieht, oder auf irgendein Objekt im Raum. Wenn es bei uns eine Verschiebungen des Objektes gibt, so können wir eine Zeitkoordinate einführen. Dasselbe, selbstverständlich, kann man tun, wenn es einige bewegliche Objekte gibt. Wenn es jedoch keine Verschiebungen gibt, so können wir eine Zeitkoordinate einführen, ausgehend von unserer Wahrnehmung, das heißt, ausgehend von der von uns zu verspürenden bestimmten Empfindung, einer bestimmten Reaktion. Und dann offenbart sich die Zeit sehr deutlich als eine Konstruktion, bei der es sich erweist, dass ihre Verbindung mit dem Raum auf der Grundlage der Abhängigkeit von unserem Bewusstsein geformt ist. Die Zeit kann man in seinem Bewusstsein bezeichnen, man kann dieses aber auch nicht tun, das heißt, die Zeit kann man aus der Sphäre der Wahrnehmung herausführen.

Also, wenn sich das Objekt bewegt, so, muss man natürlich irgendwie seine Bewegung beschreiben und dann muss man die Zeit einführen.

Wenn jedoch die Objekte unbeweglich sind, so legen Sie die Zeit nur in Ihrem Bewusstsein fest. Jedoch in Wirklichkeit können diese Situationen im Bewusstsein gleichzeitig entstehen und darüber hinaus kann es einige Objekte geben. Indem man die Verbindung des Bewusstseins und der Raum-Zeit berücksichtigt, kann man sehen, dass die auftretenden Überschneidungen der Zeitintervalle zur Veränderung des Raumes führen können. Es erweist sich, dass die Vergrößerung des Umfanges mit der Vergrößerung der Informationsmenge verbunden ist. Man kann generell immer ein beliebiges Ereignis steuern, indem man die Informationsmenge erhöht.

Zum Verstehen des zu erörternden Prinzips kann man auch etwas anders herangehen. Angenommen, es gibt die Bewegung irgendeines Objektes. Wenn Sie sogar einfach auf es schauen, so können Sie immerhin einen Impuls in Ihrem Bewusstsein erhalten, von welchem ein anderes Objekt anfangen kann, sich zu bewegen. Das heißt, die Bewegung eines Objektes kann auf der Grundlage der Informationsübergabe die Bewegung eines anderen Objektes hervorrufen. Es ergibt sich, dass diese Bewegung nach Ihrem Wunsch vor sich gehen kann, und dann gibt Ihr geistiges Niveau die Möglichkeit, den Raum zu vergrößern. Ich erinnere daran, dass der Raum und die Zeit Konstruktionen des Bewusstseins sind.

Zur Erläuterung des zu betrachtenden Prinzips habe ich hier konkrete Beispiele der Bewegung aufgeführt, man kann aber auch ohne sie auskommen. Wenn man in das Wesen des Dargestellten schaut, so ist zu sehen, dass Sie immer eine beliebige Information dermaßen vergrößern können, inwieweit dies Ihnen für die Verwirklichung des gewünschten Ereignisses erforderlich ist.

## 2.1. DER MENSCH IST DIE EWIGE SUBSTANZ NACH DEM

PRINZIP SEINER ERSCHAFFUNG. DESHALB BASIERT DIE AUFERWECKUNG AUF DEM HERAUSFINDEN DES EWIGEN IM MENSCHEN.

Das Herausfinden des Ewigen in einem beliebigen Informationsobjekt führt dazu, dass Sie immer die Struktur des gegebenen Objektes in allen seinen Offenbarungen sehen können. In einem solchen Fall aber wird das Objekt absolut steuerbar.

2.2. ES EXISTIERT EINE GEGENSEITIGE ABHÄNGIGKEIT ZWISCHEN DER GEISTIGEN UND PHYSISCHEN STRUKTUR. DURCH VERÄNDERUNG DER INFORMATION ÜBER DIE PHYSISCHE STRUKTUR IM GEBIET DES GEISTES KÖNNEN WIR DEN GEIST BIS ZU DEM NIVEAU VERÄNDERN, WENN ER BEREITS JEDE BELIEBIGE PHYSISCHE STRUKTUR VERÄNDERN KANN, EINSCHLIESSLICH DER SCHAFFUNG DES PHYSISCHEN KÖRPERS.

Das vorliegende Prinzip ermöglicht die folgende wichtige Herangehensweise zur Steuerung der Ereignisse zu verstehen. Möge irgendein Objekt an einem uns interessierenden Ereignis teilnehmen. Dann können wir durch die Veränderung der Information im Gebiet dieses Objektes es so verändern, dass es das Ereignis selbst beeinflussen kann. Das heißt, man kann das Ereignis steuern, indem man die Informationsstruktur lediglich nur in einem Informationsobjekt verändert. Jedoch macht die Veränderung der Informationsstruktur des Objektes dieses zu einem anderen. Deshalb wird die Steuerung schon praktisch durch ein anderes Objekt realisiert, und zwar, durch ein Objekt, in welchem Sie die Informationsstruktur auf die für Sie notwendige Weise geändert haben.

2.3. DIE ZEIT UND DER RAUM BEGRENZEN NICHT DIE LEBENSDAUER. DER BEGRIFF DER LEBENSDAUER FORMIERT

SICH DURCH DAS VERHÄLTNIS DES GEISTES ZUM RAUM UND DER ZEIT.

Dieses Prinzip spricht darüber, dass in Wirklichkeit ein beliebiges Objekt immer ewig ist. Wenn Sie auf irgendein beliebiges Objekt schauen, so gibt es dieses immer. Indem Sie diesen geistigen Zustand auf das Element des für Sie nötigen Ereignisses übertragen, erhalten Sie, dass auch das Ereignis selbst völlig Ihrer Kontrolle unterliegt.

Im Sonderfall erhalten Sie die absolute Gesundheit, denn Ihre Einstimmung in Bezug auf die Gesundheit in diesem Status der Ewigkeit erlaubt es, auch Ihre Gesundheit ewig zu machen.

2.4. DAS PRINZIP DER UNSTERBLICHKEIT, UND DEMZUFOLGE AUCH DAS PRINZIP DER WIEDERHERSTELLUNG NACH DEM MÖGLICHEN BIOLOGISCHEN TOD SIND IN DIE PRIMÄRE URSACHE, IN DIE PRIMÄRE NATUR DER IMPULSE DER NATÜRLICHEN ENTWICKLUNG DES MENSCHEN HINEINGELEGT.

Angewandt auf die Steuerung der Realität spricht die gegebene Bestimmung darüber, dass das Prinzip der Wiederherstellung des Objektes nach seiner Zerstörung genau in die Grundlage eines beliebigen Objektes hineingelegt ist. Die Steuerung eines beliebigen Objektes kann man als Ereignis bezeichnen. Sie führen viele verschiedene Ereigniselemente in es hinein, zum Beispiel, die Einstellung darauf, dass die Welt nicht zerstört wird. Diese Einführung von Ereigniselementen wird auf folgende Weise realisiert. In das Prinzip der Wiederherstellung führen Sie durch Willens- oder Geistesanstrengung die Methode der Entwicklung ein und dann kann schon kein einziges Element des Ereignisses vernichtet werden. Die entstehende harmonische Struktur sichert Ihnen eine solche Steuerung des Ereignisses, dass Sie sogar keinerlei Anstrengungen aufbringen müssen, und das Ereignis entwickelt sich als ob von sich selbst auf die für Sie wohlwollende Weise.

## 2.5. DER IMPULS, DER AUF DIE AUFERWECKUNG GERICHTET IST, IST IMMER AUF DIE UNENDLICHE ENTWICKLUNG DES AUFZUERWECKENDEN GERICHTET.

Ein beliebiger Impuls, der auf die Auferweckung gerichtet ist, ist immer auf die unendliche Entwicklung des Aufzuerweckenden gerichtet. Eine solche Ausrichtung dieses Impulses wird damit erklärt, dass Sie in ihn die volle Wiederherstellung des Menschen hineinlegen. Und im Ergebnis erhalten Sie nach dem Gesetz der allgemeinen Verbindungen für alle Informationselemente die absolut vollständige Wiederherstellung auf allen Niveaus.

## 2.6. DER AUFZUERWECKENDE SIEHT UND BEGREIFT IMMER DEN PROZESS DER AUFERWECKUNG UND BETEILIGT SICH DABEI IMMER AN DER AUFERWECKUNG ALS INITIATIVREICHE PERSÖNLICHKEIT.

Das vorliegende Prinzip ermöglicht zu verstehen, dass ein beliebiges Informationsobjekt immer auf Veränderungen reagiert, die sich in unserem Bewusstsein vollziehen. Wenn Sie ein Ereignis steuern oder, wie im zu betrachtenden konkreten Fall, ein Informationsobjekt wiederherstellen, so ist auf dem schöpferischen Niveau dieses Informationsobjekt immer bestrebt, dazu beizutragen, damit sich die Ereignisse harmonisch entwickeln. Das heißt, jedes Informationselement unterstützt bei seiner Wiederherstellung immer die Bewegung zur größten Harmonie. Dieses geschieht auf der Grundlage des Prinzips, welches zu Beginn des Kapitels dargelegt wurde und welches über die Entwicklung nach dem Bild und Gleichnis Gottes spricht. Die Ähnlichkeit Gottes aber – das ist gleichzeitig auch die Schöpfung Gottes. Und da die Harmonie in jedes

Element der Realität hineingelegt ist, so steht natürlich jedes Element der Realität mit Ihnen in harmonischer Wechselwirkung. Und deshalb kann man bei der Steuerung des Ereignisses eine beliebige Anzahl von Elementen benutzen.

## 2.7. DER AUFZUERWECKENDE WEISS IMMER GANZ GENAU, DASS ER NACH DER AUFERWECKUNG ALS EIN GEWÖHNLICHER MENSCH LEBEN WIRD.

Das vorliegende Prinzip erlaubt zu verstehen, dass ein beliebiges Ereignis, welches Sie steuern, ein beliebiges Organ von Ihnen, ein beliebiges Informationselement, sie alle sind praktisch auf solche Weise aufgebaut, dass in ihnen von Anfang an eine ganz genaue Information darüber hineingelegt ist, welche sie sein müssen.

Deshalb, wenn Sie irgendeine Handlung vollbringen, zum Beispiel, ein Organ des Menschen wiederherstellen, so ist in diesen Prozess, in die Wiederherstellung des Organs, schon ein Eichmaß hineingelegt, denn in dem betreffenden Organ gibt es eine Information darüber, welches es sein soll, und deshalb wird es nach der Wiederherstellung immer ein solches sein, welches es von Anfang an auch immer war.

Wenn Sie jedoch eine geistige Materialisierung irgendeines beliebigen völlig neuen Objektes durchführen, für welches es früher kein anderes ähnliches gab, so wird es dennoch immer harmonisch und nach Bild und Gleichnis Gottes maximal entwickelt sein, das heißt, dem Wesen nach, nach dem Willen Gottes.

Das Gesagte bezieht sich auch auf die Schaffung neuer Systeme und neuer Technologien. Die aufgeführten Beispiele helfen zu verstehen, dass jedes Element der Welt von vornherein von Gott erschaffen wurde. Und gerade darüber spricht auch das erörterte Prinzip.

Wenn Sie bei der Steuerung des Ereignisses auch mit dem Niveau des Elementes steuern, dass von Gott von vornherein geschaffen wurde, so wird Ihre Steuerung immer harmonisch sein.

2.8. DER AUFERWECKTE IST IMMER DER MEINUNG, DASS DER LEBENDE MIT IHM ALS GLEICHER UMGEHEN WIRD, ER FÜHLT NICHT, DASS ER AUF IRGENDEINE WEISE VON DEN LEBENDEN ABGETRENNT IST, ER EMPFINDET SICH ALS EBEN DIE GLEICHE NORMALE PERSÖNLICHKEIT WIE AUCH DIE LEBENDEN.

Es besteht das Prinzip der Gleichheit aller Informationsobjekte. In Übereinstimmung mit ihm KOEXISTIERT EIN BELIEBIGES INFORMATIONSOBJEKT IMMER IN GLEICHER WEISE MIT EINEM BELIEBIGEN ANDEREN INFORMATIONSOBJEKT. Das ist das Gesetz der Welt. Indem Sie dieses Gesetz kennen, können Sie ein beliebiges Ereignis steuern, indem Sie für ihn den Status der Freiheit formieren. Das heißt, oft wird die Steuerung dadurch gesichert, dass Sie dem Ereignis oder Objekt den Status der Freiheit hinzufügen, welcher bei ihnen früher nicht war oder welchen sie sogar einfach nicht kannten.

Also, Sie können Ihren Organismus oder den Organismus anderer Menschen wiederherstellen, Sie können die Realität steuern, indem den Ereignissen und Objekten der Status der Freiheit hinzugefügt wird.

Das Gesagte hilft zu verstehen, dass das Prinzip der vollen Freiheit jeder Persönlichkeit das natürliche geistige Prinzip der Entwicklung ist.

2.9. NACH DER AUFERWECKUNG MUSS MAN UNBEDINGT EINE METHODISCHE ARBEIT DURCHFÜHREN, UM DEM AUFERWECKTEN SEINEN NEUEN ZUSTAND IN VERBINDUNG MIT DEM VORHANDENSEIN BEI IHM JETZT DES PHYSISCHEN KÖRPERS ZU ERKLÄREN.

Das vorliegende Prinzip erlaubt die Ereignisse auf der Grundlage der

Folgen aus ihnen zu steuern. Das ist noch eine Methode der Steuerung der Realität.

Früher haben wir einen anderen Mechanismus erörtert. In jenem Herangehen haben wir gleich auf die nötige Weise die Ausgangssituation verändert, und dann entwickelten sich schon die Ereignisse in der für uns wohlwollenden Richtung weiter.

Das jetzt erörterte Herangehen ist ein völlig anderes. Wir verändern die Anfangssituation nicht, wir beginnen mit den Folgen. Und zwar mit Hilfe des Hellsehens oder auf irgendeinem anderen Wege können wir die Entwicklung des Ereignisses verfolgen, seinen weiteren Gang durchschauen. Indem man diese Angaben besitzt, können wir irgendeinen Moment aus der durchschauten Zukunft auswählen, oder, besser gesagt aus der von uns gesehenen sich abzeichnenden weiteren Entwicklung der Ereignisse. Indem dieser von uns ausgewählte Moment im Gebiet der steuernden Information geändert wird, das heißt, indem man eine der Folgen der Ausgangsinformationen verändert, realisieren wir durch diese Veränderung der Folge die Veränderungen auch der Ausgangssituation selbst. Und die neue Ausgangssituation führt, selbstverständlich, zu einer neuen weiteren Entwicklung der Ereignisse, wobei eben zu derselben, welche wir benötigen.

Wenden Sie dieses Herangehen für Ihre Gesundheit an – und die absolute Gesundheit liegt in Ihren Händen. Wie auch bei einem beliebigen anderen richtigen Herangehen.

2.10. BEI DEM AUFERWECKTEN MENSCHEN BLEIBEN DIE BERUFLICHEN UND ALLE SONSTIGEN FERTIGKEITEN, DIE ER FRÜHER IM LEBEN ERWORBEN HAT, VÖLLIG ERHALTEN.

Es existiert das Prinzip: JEDES ELEMENT DER REALITÄT BEWAHRT IMMER DIE GANZE INFORMATION ÜBER ALLES. Auf der Grundlage dieses Prinzips bleibt bei jedem wiederhergestellten Objekt immer die Information erhalten, die u.a. ihn selbst betrifft. Deshalb bleiben bei dem auferweckten Menschen vollständig alle Fertigkeiten erhalten, die er sich früher im Leben angeeignet hat.

Die Kenntnis des jetzt ausgesagten Prinzips erlaubt ein beliebiges Informationsobjekt von einem beliebigen Punkt aus und in einer beliebigen Zeit zu steuern. Und dabei hat es keinerlei Bedeutung, zum Beispiel, jenes, dass sich zu Beginn der Steuerung das ausgewählte Objekt schon an einen völlig anderen Ort verschoben hat und schon unter völlig anderen Bedingungen funktioniert.

## 2.11. DER BEGRIFF DES GEISTES GIBT DIE WAHRHEIT DER STRUKTUR DER ERKENNTNIS.

Wir wissen, dass der Geist – die Handlung der Seele ist. Und die Wahrheit der Struktur der Erkenntnis für ein beliebiges Informationsobjekt und in erster Linie für den Menschen – das ist seine Charakteristik, die in seinen Status hineingelegt ist. Ich habe diese Frage schon in der Einleitung berührt, als wir über den Erhalt der Information aus dem allgemeinen kosmischen Netz gesprochen haben.

Auf der Grundlage des vorliegenden Prinzips kann die Steuerung schnell und einfach sein, wenn Ihr geistiger Zustand ein solcher ist, dass er folgendes gewährleistet: die Reaktion des Objektes oder die Situation muss eine solche sein, damit sie im gegebenen Moment die größte Harmonie der Welt für Ihr Bewusstsein gibt, wobei auf allen Niveaus. Deshalb gilt hier als Steuerung das Verständnis darüber, dass man in ein beliebiges Ereignis das eigene geistige Element einbringen muss und dadurch eine größere Harmonie gewährleisten muss. Mit anderen Worten, man muss den nötigen geistigen Zustand haben, und gerade er wird auch die Steuerung verwirklichen.

Also, das zu betrachtende Prinzip ermöglicht die Steuerung über die Erkenntnis zu erhalten, über den Zustand des Geistes auf einem maximal hohen möglichen Niveau.

## 2.12. EINER DER ASPEKTE DER AUFERWECKUNG – DAS IST DIE WIEDERHERSTELLUNG DES SCHÖPFERISCHEN BEWUSSTSEINS BEI DEN LEBENDEN MENSCHEN.

Die Wiederherstellung des schöpferischen Bewusstseins bei den lebenden Menschen – das ist eine der wichtigsten Aufgaben. Zu ihrer Lösung können Sie auf folgende Weise handeln.

Wenn Sie auf ein beliebiges Objekt schauen, so können Sie mit eigenartiger Willensanstrengung ihm die Schöpfung übergeben. Dadurch können Sie das Ereignis steuern, indem Sie in ihm das Element der schöpferischen Entwicklung wiederherstellen. Wenn Sie, zum Beispiel, die Gesundheit wiederherstellen wollen, oder bei Ihnen besteht der Wunsch irgendein Ereignis zu steuern, das, sagen wir, mit Ihren persönlichen Sachen verbunden ist, oder, angenommen, mit dem Business, so können Sie insbesondere das schöpferische Bewusstsein bei jenen Menschen wiederherstellen, welche an dem Ereignis teilnehmen, einschließlich, selbstverständlich, auch Ihrer selbst. Oder Sie können die weitere Entwicklung des schöpferischen Bewusstseins beim Menschen gewährleisten, wenn es dieses bei ihm schon gibt. Oder Sie können eben irgendetwas Nutzbringendes tun, zum Beispiel über Ihr Bewusstsein, über den Geist die ökologische Reinigung des Milieus durchführen und im Ergebnis eine Steuerung auf diese Weise erhalten.

Also, auf der Grundlage des zu betrachtenden Prinzips erhalten Sie die Steuerung entweder durch die Wiederherstellung und Entwicklung des schöpferischen Bewusstseins oder einfach durch die schöpferische Handlung.

## 2.13. MAN MUSS AN DEN PROZESS DER AUFERWECKUNG GLEICHZEITIG AUCH WIE AN DEN PROZESS DER REPRODUKTION DER FRUCHT HERANGEHEN.

An jeden beliebigen Prozess ist unter Berücksichtigung seiner weiteren Entwicklung heranzugehen. Gerade darüber spricht auch das jetzt erörterte Prinzip. Es spricht darüber, dass ein beliebiges Ereignis auf solche Weise gesteuert werden muss, damit jede ihre Handlung die notwendige Weiterentwicklung des vorliegenden Ereignisses gewährleistet.

## 2.14. DIE DAHINGEGANGENEN BLEIBEN IN IHRER ENTWICKLUNG NICHT STEHEN. DIE GEISTIGE ENTWICKLUNG DER PERSÖNLICHKEIT GEHT IMMER UNTER BELIEBIGEN BEDINGUNGEN VOR SICH. DESHALB WIRD DIE AUFERWECKUNG AUF DEM GEISTIGEN NIVEAU ALS EINE OFFENBARUNG DER GESAMTEN HARMONIE DER WELT BEGRIFFEN. UND GERADE DESHALB WISSEN ALLE MENSCHEN IN DER SEELE ÜBER DIE ALLGEMEINE AUFERWECKUNG DER DAHINGEGANGENEN BESCHEID.

Jedes Element der Realität hat immer die Information über die Möglichkeit der vollen Wiederherstellung eines beliebigen anderen Elementes. In Anwendung zum Organismus bedeutet dieses, dass sich die Reservemöglichkeiten eines beliebigen Organs in einem beliebigen anderen Organ befinden. Das heißt, der Aufbau einer jeden Zelle ist so, dass es in ihr eine gewaltige Reserve für die Wiederherstellung jedes Elementes des anderen Organismus gibt. Mit anderen Worten, in der Zelle sind praktisch alle Elemente des Organismus konzentriert und deshalb können wir den gesamten Organismus mit Hilfe nur eines einzelnen Impulses wiederherstellen, der auf die Wiederherstellung einer Zelle gerichtet ist.

© Г. П. Грабовой, 2001

Dasselbe bezieht sich auch auf ein beliebiges Ereignis. In Übereinstimmung mit dem Prinzip der gemeinsamen Verbindungen enthält jedes Element des Ereignisses alle seine anderen Elemente. Deshalb können wir ein beliebiges Ereignis wiederherstellen oder es von einem beliebigen Punkt aus steuern und mit Hilfe eines beliebigen seiner Elemente.

## 3.1. DAS BESTREBEN GOTTES UND DES MENSCHEN ZUR EINIGUNG IM RAHMEN DER WIEDERHERSTELLUNG UND WIEDERVEREINIGUNG FÜHRT ZUR MATERIALISIERUNG UND ZUR AUFERWECKUNG.

Man kann ebenfalls auch über das Bestreben Gottes sprechen sowie überhaupt eines beliebigen Informationsobjektes zur Verkörperung der Idee des Schöpfers im Rahmen gerade der Wiederherstellung.

In der Formulierung des Prinzips wird darüber gesprochen, dass das Bestreben Gottes und des Menschen zur Vereinigung im Rahmen der Wiederherstellung und Wiedervereinigung zur Auferweckung und zur Materialisierung führt. Hier ist nicht nur die Materialisierung irgendeines Objektes gemeint, sondern auch des Ereignisses. Auf der Grundlage dieses Prinzips können Sie praktisch ein beliebiges Ereignis steuern, unter anderem auch das zukünftige, welches im vorliegenden Moment noch nicht in der physischen Realität offenbart ist.

## 3.2. DIE KONZENTRATION VOM MENSCHEN SEINES EIGENEN BEWUSSTSEINS KANN ZUR RADIKALEN VERÄNDERUNG DER STRUKTUR DER WELT FÜHREN.

In dieses Prinzip ist zur Verbesserung der Gesundheit folgende Steuerung hineingelegt. Betrachten Sie Ihr Bewusstsein als Element der Welt. Bringen Sie es in das für Sie notwendige Gebiet der Welt unter, zum Beispiel, in ein beliebiges der inneren Organe. Im Ergebnis verändert sich dieses innere Organ in Übereinstimmung mit dem, was Sie in

Ihr Bewusstsein hineingelegt haben. Legen Sie in Ihr Bewusstsein die volle Gesundheit hinein und Sie werden vollständig sowohl Ihre Gesundheit, als auch die Gesundheit eines beliebigen anderen Menschen wiederherstellen können.

### 3.3. DER PHYSISCHE KÖRPER IST IMMER EIN TEIL DER SEELE.

Zur Wiederherstellung der Gesundheit auf der Grundlage dieses Prinzips müssen Sie den Körper immer als einen Teil der Seele betrachten, als Offenbarung der Seele. Bei einem solchen Herangehen können Sie hinreichend einfach Ihren Organismus oder den Organismus eines anderen Menschen wiederherstellen. Dabei ist es wichtig zu verstehen, dass der Körper nur ein Teil der Seele ist.

Über die inneren Organe, über die Organe des Denkens, über einen beliebigen Teil Ihres Organismus können Sie Fertigkeiten und eine Information von der eigenen Seele erhalten. Man kann das alles auch direkt vom Schöpfer erhalten. Denn die Seele des Menschen ist vom Schöpfer geschaffen, das ist Seine eigene Schöpfung. Die Seele – das ist das Licht des Schöpfers.

Wenn Sie das Wissen unmittelbar von Ihrer Seele erhalten können, so bedeutet dies, dass Sie schon an Gott angenähert sind. Man kann aber das Wissen auch direkt vom Herren selbst erhalten. In diesem Falle haben Sie das direkte Wissen. Und in diesem Falle vollzieht sich die Einigkeit mit dem Schöpfer schon auf dem Niveau des physischen Körpers. Da aber die Seele, wie auch das direkte Wissen, auch unmittelbar vom Herren ausgeht, so ergibt sich, dass Sie den Status der Seele dort haben können, wo sich die Einigkeit mit dem Schöpfer auf dem Niveau des physischen Körpers vollzieht. Das bedeutet, dass der physische Körper ein Teil der Seele ist.

Und hieraus folgt seinerseits, dass nach eben einem solchen Prinzip der vielfältigen Funktionierung auch jedes Organ des physischen Körpers aufgebaut ist. So dass Sie immer ein beliebiges Organ bei sich selbst oder bei einem anderen Menschen wiederherstellen können. Dies kann man mit Hilfe der Konzentration entsprechend auf seine Organe oder auf fremde tun.

Man kann auch anders vorgehen. Man kann gedanklich dieses Wissen einem anderen Menschen übergeben und dann kann er selbst für seine Gesundheit alles tun, was nötig ist.

3.4. SOWOHL THEORETISCH ALS AUCH PRAKTISCH KANN MAN DEN MENSCHEN IMMER ALS EINE STRUKTUR DES BEWUSSTSEINS BETRACHTEN, DIE EINE KÖRPERLICHE HÜLLE HAT.

Lassen Sie uns jetzt erörtern, wie das vorliegende Prinzip für die Steuerung der Ereignisse zu nutzen ist.

Jedes Element der Realität kann man als Struktur betrachten, welche zu Handlungen im physischen oder in irgendwelchen anderen Gebieten der Realität führen kann. Was kann man in dem Fall sagen, wenn wir das Bewusstsein des Menschen in Bezug auf irgendein Objekt betrachten? Die Antwort ist eine solche: das mit dem Objekt verbundene Gebiet des Bewusstseins des Menschen stellt das Gebiet der Reaktionen dieses Objektes oder das Gebiet seiner Erschaffung dar.

Indem man sich direkt an den Schöpfer wendet, kann man sehen, wie das Ereignis geschaffen wird. Ein beliebiges Ereignis können wir als Offenbarung des Willens des Schöpfers betrachten. Das Begreifen der Gesetze der Entwicklung der Welt, die Erkenntnis dessen, wie Gott selbst die Welt steuert, gibt die Möglichkeit, beliebige Ereignisse zu steuern.

3.5. AUF DEM NIVEAU DER SCHAFFUNG DER INFORMATIONSVERBINDUNGEN ÜBERSCHNEIDET SICH KEINERLEI OBJEKT MIT EINEM VON DEN ANDEREN OBJEKTEN, U.A. AUCH NICHT MIT SICH SELBST. DAS PRINZIP DER AUFERWECKUNG DES MENSCHEN ODER DAS PRINZIP DER WIEDERHERSTELLUNG EINES BELIEBIGEN OBJEKTES BESTEHT IN DER ÜBERSCHNEIDUNG DER ANFANGSINFORMATION ÜBER DAS OBJEKT MIT DER SICH ENTWICKELNDEN INFORMATION ÜBER ES SELBST IM GEBIET DER FOLGEVERBINDUNGEN, DIE BEI DER ERSCHAFFUNG DER INFORMATION ENTSTEHEN.

Das vorliegende Prinzip ermöglicht vor allem zu verstehen, worin die Autonomie besteht, das heißt, die Unabhängigkeit jedes Elementes der Welt. Wenn irgendein Element der Welt geschaffen wird, so existiert im Prozess seiner Schaffung die Autonomie in jeder Handlung. Und die Unabhängigkeit, Selbstständigkeit in jeder Handlung ist dem Wesen nach die Freiheit des Willens des Informationsobjektes.

Wenn Sie irgendein Ereignis von diesem Standpunkt aus betrachten, das heißt, auf der Grundlage des Prinzips der Freiheit des Willens, so stellt sich für Sie die Situation völlig transparent dar. Sie erkennen alle Verbindungen dieses Ereignisses, wobei diese für Sie auch weit voraus sichtbar sind. Das heißt, Sie sehen klar alle Verbindungen: nicht nur diejenigen, welche im gegenwärtigen Moment existieren, sondern auch jene, die in der Vergangenheit waren, und jene, die in der Zukunft entstehen. Jener Umstand, dass Sie die Entstehung der zukünftigen Verbindungen sehen können, bestimmt die konkrete Technologie der Steuerung der Ereignisse. Und zwar, ermöglicht das zu erörternde Prinzip, das Ereignis auf der Grundlage des Verständnisses seiner nachfolgenden Entwicklung zu steuern.

Angewandt auf die Gesundheit sagt dieses Prinzip folgendes. Für das Vorhandensein einer vollwertigen Gesundheit muss eine harmonische Verbindung des Organismus mit allen Elementen der äußeren Realität existieren. Indem Sie die Rolle dieser Elemente verstehen und ihre Anwesenheit in Ihren Ereignissen berücksichtigen, können Sie eine ausgezeichnete Gesundheit erlangen.

### 3.6. DAS SYSTEM DER GEISTIGEN ANSICHTEN DESJENIGEN, DER SICH MIT DER AUFERWECKUNG BESCHÄFTIGT, IST AUCH DAS PRINZIP DER ORGANISATION DER GESELLSCHAFT AUF DEN NACHFOLGENDEN ETAPPEN IHRER ENTWICKLUNG.

Wenn Sie die Gesellschaft als eine nach dem Prinzip der Selbstwiederherstellung gegründete und auf der Grundlage der vollen Selbstorganisation existierende betrachten, das heißt, wenn Sie den Weg der Entwicklung annehmen, der vom Schöpfer selbst durchgegangen wurde, so nehmen Sie dadurch das nächste Prinzip des Schöpfers an – das Prinzip der allumfassenden und ewigen Schaffung Seiner selbst in allen Elementen der Welt und auf allen Etappen der Entwicklung. Und dann gibt schon jeder Moment der Schaffung und Selbstwiedererschaffung gerade dieses Wesen der Entwicklung.

Deshalb, wenn Sie sich so entwickeln, dass sich Ihre Bewegung nach diesem Ebenbild Gottes realisiert, so kommen Sie zur Welt, welche in Harmonie mit Ihnen existiert und in welcher jedes Element über eine universelle Reservefähigkeit verfügt. Diese universelle Reservefähigkeit besteht darin, dass ein beliebiges Objekt ein beliebiges anderes Objekt schaffen kann.

Das Wissen dessen ermöglicht viele Mechanismen der Entwicklung der Ereignisse zu verstehen, nun, zum Beispiel, warum sich manchmal die Ereignisse auf diese Weise entwickeln, dass irgendein kleines Objekt das Eintreten von großen Ereignissen hemmen kann oder eben irgendein nicht großes Problem kann lange auf entscheidende Weise auf alle Ereignisse Einfluss ausüben, und warum oft nur noch die Kenntnis dieses Problems ausreicht, einfach die Kenntnis, um die Frage vollständig zu lösen, zum Beispiel, der eigenen Selbstwiederherstellung oder der Wiederherstellung anderer Menschen.

Für die Wiederherstellung der Gesundheit muss man vor allem die Ursache ihrer Verschlechterung, die primäre Ursache feststellen. Indem man diese Ursache beseitigt und einen normalen Zustand wiederhergestellt hat, kann man auch den gesamten Organismus vollständig wiederherstellen.

Das ist der eine Weg. Es ist aber auch ein anderer möglich. Denn das jetzt zu behandelnde Prinzip, angewandt auf die Steuerung der Ereignisse, spricht darüber, dass mit Hilfe eines beliebigen Elementes der Welt auch ein beliebiges anderes Element von ihr wiederhergestellt werden kann. Deshalb, wenn der Mensch über ein hohes geistiges Niveau verfügt, so kann er einfach sofort alles verändern, sofort alles so verändern, dass sich der Organismus als vollständig wiederhergestellt erweist.

3.7. DIE ENTFERNTEN OBJEKTE DER REALITÄT – DIES IST DAS, WAS BEI DEM AUFERWECKTEN ANGENÄHERT UND BEI DEM LEBENDEN ENTFERNT IST.

Wir wissen, dass der Auferweckte ein Mensch ist, welcher verschiedene Strukturen des Bewusstseins in Verbindung mit seinem Davongehen und anschließender Rückkehr hatte. Analog hatte auch ein beliebiges wiederhergestelltes Objekt verschiedene Zustände. Die Veränderungen im Zustand des Objektes bei seiner Wiederherstellung kann man mit denjenigen Veränderungen vergleichen, welche bei der Formierung von

Ihnen des notwendigen Ereignisses geschehen. Das Verstehen dieses ermöglicht die Ereignisse auf folgende Weise zu steuern.

Das zu formierende Ereignis kann man als ein solches betrachten, das sowohl aus den entfernten als auch aus den angenäherten Bereichen in Bezug auf die Elemente des gegebenen Ereignisses besteht.

Derjenige, welcher steuert, welcher schafft, arbeitet immer, man kann sagen, mit entfernten Elementen, weil für ihn sie die äußeren Realitäten darstellen. Und jenes, was schon geschaffen ist, kann in der Rolle des angenäherten Elementes auftreten, weil es sich als teilnehmend bei der Schaffung des nächsten, ihm benachbarten Elementes erweist. Wirklich, angenommen, zum Beispiel, Sie kleben eine zerbrochene Vase. Sie setzen sie aus einzelnen Stückchen zusammen. Dann kann man dasjenige Stückchen, welches Sie gerade eben zu den schon vorhandenen angeklebt haben, als ein zur Vase angenähertes Element im Vergleich zu jenem betrachten, welches Sie zu ihr hinzufügen werden.

Indem Sie alles Gesagte verstehen, können Sie die Gesundheit nach dem Prinzip der angenäherten Gestalt wiederherstellen. Dafür schauen Sie durch Ihr eigenes Organ, falls es gesund ist, oder durch das Organ eines anderen Menschen, oder Sie stellen sich gedanklich das gegebene Organ vor, und diese Gestalt des gesunden Organs nähern Sie an oder legen es sogar einfach auf jenes kranke Organ auf, welches Sie heilen müssen. Darin besteht das Wesen des Prinzips der angenäherten Gestalt, welches die Möglichkeit gibt, eine vollwertige Gesundheit schnell wiederherzustellen.

## 3.8. DER AUFERWECKTE VERABSOLUTIERT DEN RAUM UND DETAILLIERT DIE ZEIT. IN DER ANFANGSPERIODE IST DIE ZEIT FÜR IHN DISKRET, WÄHREND FÜR DEN LEBENDEN DIE ZEIT FORTLAUFEND IST.

Das vorliegende Prinzip ermöglicht die Steuerung von Ereignissen auf der Grundlage des folgenden Faktes: wenn irgendein Ereignis sich zu organisieren beginnt, so hat in der Anfangsperiode die Zeit eine erhöhte Detaillierung, das heißt, die Zeit stellt sich als diskrete dar. Nachher, wenn das Ereignis schon geformt ist, erweist sich die Zeit für die Elemente dieses Ereignisses schon als kontinuierlich.

Das eben erst Gesagte gibt die Möglichkeit, folgendes zu verstehen. Wenn wir ein beginnendes Ereignis steuern wollen, so ist davon auszugehen, dass jedes sein Element als isoliert, getrennt von den anderen, wahrgenommen werden kann. Es ergibt sich, dass verschiedene Elemente eines beginnenden Ereignisses in vieler Hinsicht nicht immer voneinander wesentlich abhängen. Jedoch mit der Zeit, das heißt, gemäß der weiteren Entwicklung des Ereignisses, erhöht sich ihre Abhängigkeit voneinander.

Und jetzt über die konkrete Anwendung des erörterten Prinzips zur Wiederherstellung der Gesundheit.

Wenn die Krankheit noch nicht chronisch ist, so bedeutet das, dass sie sich im Anfangsstadium, im Prozess der Formierung befindet. Deshalb kann man den Organismus durch das Heilen einzelner kranker Organe wiederherstellen, selbstverständlich, indem man dabei die sich formierenden Verbindungen berücksichtigt. Den Organismus kann man dabei bedingt als diskrete Struktur betrachten.

Wenn jedoch die Krankheit schon chronisch geworden ist, das heißt, wenn der Krankheitszustand sich schon formiert hat, so muss man schon für die Wiederherstellung der Gesundheit alle hergestellten Verbindungen betrachten. In diesem Fall wird der Organismus schon als einheitliches Ganzes betrachtet.

© Г. П. Грабовой, 2001

## 3.9. DAS PRINZIP DER AUTONOMIE DES FUNKTIONIERENS DER INFORMATION IN VERSCHIEDENEN ZEITEN.

Aus der Analyse dieses Prinzips, aufgeführt im zweiten Kapitel, wissen wir, dass die Zeit eine autonome, das heißt, eine unabhängig funktionierende Struktur hat. Dies bedeutet, dass in verschiedenen Zeiten, das heißt, sagen wir, in der Vergangenheit, Gegenwart und Zukunft die Steuerung von verschiedener Zeit ausgehen kann, von verschiedener, zum Beispiel, im Sinne der Dauer des steuernden Impulses. Da aber im Organismus verschiedene Prozesse eine unterschiedliche charakteristische Zeit haben, so kann man mit der Auswahl der nötigen Dauer des Impulses die Gesundheit wiederherstellen. Dabei führt die Gesundung der Umgebenden zur Wiederherstellung desjenigen, der heilt. Das illustriert den Mechanismus der Selbstwiederherstellung, bei welchem der geheilte Mensch seinerseits die Umgebenden gesund macht.

## 3.10. DIE WAHRE RELIGION IST DARAUF ORIENTIERT, UM ZUR SCHÖPFERISCHEN ENTWICKLUNG DER SEELE, DES KÖRPERS UND DER GESELLSCHAFT BEIZUTRAGEN.

Das vorliegende Prinzip erlaubt ein sehr wichtiges Vorhaben des Schöpfers zu verstehen: Ein beliebiges Informationsobjekt muss die schöpferische Entwicklung eines beliebigen anderen begünstigen. Mehr noch, es muss die ständige Erhöhung des Niveaus dieser schöpferischen Entwicklung unterstützen. Ein solches Prinzip ist durch den Schöpfer in jedes Element der Welt hineingelegt.

Und dieses, wie irgendein Informationsobjekt die Erhöhung des Niveaus der schöpferischen Entwicklung anderer Objekte unterstützt, bestimmt seine eigene Fähigkeit der Schöpfung, sein eigenes Niveau, seinen Status. In jedem Informationsobjekt, in jedem Element des Ereignisses gibt es seinen ihm eigenen inneren Status. Indem man diesen inneren Status verstanden hat, kann man das Ereignis steuern.

Ich möchte noch einmal einen wichtigen Moment unterstreichen, der für die Gewährleistung der vollwertigen Gesundheit prinzipiell ist. Ich meine die Existenz der ununterbrochenen Verbindung des Körpers des Menschen und seiner Seele. Das Abreißen des physischen Körpers des Menschen von seinem geistigen Wesen zieht dem Menschen den festen Boden unter den Füßen weg. Denn der Körper ist ein Teil der Seele. Das Verstehen dieses – ist der entscheidende Faktor in der Gewährleistung eines gesunden physischen Körpers.

Die wahre Religion hilft die harmonische Wechselwirkung der Seele des Menschen und seines Körpers sowie auch jedes Menschen mit der gesamten Gesellschaft zu gewährleisten. Und das begünstigt die schöpferische Entwicklung aller.

## 3.11. DIE AUFERWECKUNG IST DIE HÖCHST REALE, DIE HÖCHST PRAGMATISCHE, DIE HÖCHST ZWECKMÄSSIGE UND DIE HÖCHST BEWEISFÄHIGE GRUNDLAGE FÜR DIE FOLGEENTWICKLUNG, FÜR DIE ENTWICKLUNG DES DENKENS DER FOLGENDEN GENERATIONEN.

Vom Standpunkt der Steuerung sagt dieses Prinzip folgendes. Die Auferweckung, oder im allgemeinen Fall die Wiederherstellung der Objekte, ermöglicht es, sich mit dem wahren Wesen der Welt zu berühren. Ein solch einer ihrer Aspekte wie die Ewigkeit gibt die Möglichkeit, immer ein beliebiges gegebenes Objekt zu haben, immer mit ihm in Kontakt zu sein und das bedeutet, immer die Möglichkeit zu haben, es zu steuern. Faktisch bedeutet das die Möglichkeit der ewigen Steuerung, die Möglichkeit der ewigen schöpferischen harmonischen Entwicklung.

Die volle Harmonie – das ist die ewige Wechselbeziehung, das ist die allseitige Wechselwirkung zwischen allen Elementen, die die schöpferische Entwicklung gewährleisten. Eine solche Harmonie organisiert die absolute Gesundheit.

Die Steuerung auf der Grundlage des jetzt erörterten Prinzips spielt eine wichtige Rolle in der neuen Medizin. Sie zeigt, dass die vollständige Wiederherstellung die Folge des Prinzips der adäquaten Regenerierung und unendlichen Entwicklung des Organismus ist.

3.12. DERJENIGE VON DEN LEBENDEN, DER NICHT GESTORBEN WAR, KANN IMMER DEN DAHINGEGANGENEN IN EINER VIEL OPTIMALEREN ZEIT UND IN EINER VIEL NOTWENDIGEREN VARIANTE WIEDERHERSTELLEN, ALS DAS DER AUFERWECKTE TUN KANN.

Die Steuerung des Prozesses der Wiederherstellung wird durch das Begreifen der Harmonie der Welt verwirklicht, welches der Auferweckende in seinem Bewusstsein reproduziert. Das Beherrschen dieser Steuerung ist von Anfang an in die geistige Struktur eines jeden von uns hineingelegt.

Jedoch existieren Unterschiede in der Geschwindigkeit dieses Prozesses, in seiner Schnelligkeit. Und zwar, bei dem Nichtverstorbenen ist die Geschwindigkeit der Steuerung immer höher, als bei demjenigen, der das Davongehen und die folgende Rückkehr überlebt hat. Denn es ist klar, dass man durch ein Informationsobjekt, welches harmonischer ist, schneller steuern kann als durch ein Objekt, welches die Spuren von stattgefundenen Zerstörungen trägt und in das unter anderem eine noch größere Harmonie eingebracht werden soll.

In Anwendung zur Gesundheit bedeutet all das Gesagte folgendes. Die Wiederherstellung Ihres Organismus oder des Organismus eines anderen Menschen kann man mit großer Leichtigkeit über das gesunde Organ realisieren. Indem man die Aufmerksamkeit auf das gesunde Organ konzentriert und indem man danach das Bewusstsein auf den gesamten Organismus ausdehnt, können Sie eine gute Gesundheit des gesamten Organismus erhalten.

## 3.13. DIE PRAXIS DER AUFERWECKUNG, DIE PRAXIS DER WIEDERHERSTELLUNG WIDERSPRICHT KEINER EINZIGEN VON DEN RELIGIONEN, KEINER GESETZGEBUNG UND KEINER DER RICHTUNGEN DES SCHÖPFERISCHEN PLANES.

Das gegebene Prinzip ermöglicht zu verstehen, dass bei der Wiederherstellung eines beliebigen Objektes in dieses Elemente der schöpferischen Entwicklung hineingelegt werden. Möge, zum Beispiel, früher ein gewisses Objekt ein Problem für die Umgebenden dargestellt haben. Dann gibt die Wiederherstellung dieses Objektes auf der Grundlage des Impulses der Schöpfung ihm die Möglichkeit, sich auf solche Weise zu entwickeln, dass er sich schon in Harmonie mit der Umgebung erweist. Ich möchte hier unterstreichen, dass ein beliebiger Prozess der vollständigen Wiederherstellung unbedingt zur Harmonisierung des Objektes mit der Umgebung führt.

Wenn schon über solche Objekte gesprochen wird, wie zerstörerische Systeme, so bedeutet die Harmonisierung in diesem Fall, dass im Ergebnis der Steuerung alle zerstörerischen Funktionen des gegebenen Objektes sich als vollständig neutralisiert erweisen.

Die Beseitigung der zerstörerischen Funktionen und die Entwicklung der schöpferischen bedeutet die echte Steuerung des Ereignisses.

Aus dem erörterten Prinzip kann man wichtige Folgerungen für die Festigung der Gesundheit ziehen. Nehmen wir, zum Beispiel, einen Raucher, welcher sich das Rauchen abgewöhnen will. Auf der Grundlage des Gesagten kann man folgendes Herangehen empfehlen. Zuerst muss man im Bewusstsein die Zigarette isolieren und nur dann schon das Rauchen aufgeben.

Hier macht es Sinn, eine Erläuterung von allgemeinem Charakter zu machen. Eine beliebige Krankheit entwickelt sich in der Tat zuerst auf dem Informationsplan. Und nur, wenn sie sich entwickelt und in ausreichender Stufe formiert hat, nur dann offenbart sie sich auch schon auf dem physischen Niveau, das heißt, es vollzieht sich ihre Feststellung auch schon im physischen Körper.

Hieraus ist ersichtlich, dass die Heilung nur des physischen Körpers die Heilung der Folgen ist. Es ist besser, die Heilung zu beginnen, indem man immer die Ursachen berücksichtigt. Die Ursachen haben eben ihre Wurzeln in den feinen Plänen des Daseins. Deshalb kann man eine effektive Heilung ziemlich einfach auf der Grundlage der aktiven Nutzung des Bewusstseins gewährleisten.

Schauen Sie noch einmal aufmerksam auf jene Herangehensweisen an die Heilung, die ich Ihnen bei der Erörterung der vorausgegangenen Prinzipien vorgeschlagen habe. Ich habe zum Beispiel gesagt: „Formen Sie in Ihrem Bewusstsein die Gestalt eines gesunden Organs und legen Sie es einfach auf jenes Organ auf, welches Sie heilen wollen".

Das ist ein universelles Herangehen, und das ist ein konkretes Beispiel der Praxis der Steuerung.

### 3.14. DIE AUFERWECKUNG DER MENSCHEN GIBT DIE MÖGLICHKEIT AUFZUERWECKEN UND BELIEBIGE OBJEKTE WIEDERHERZUSTELLEN.

Die Wiederherstellung beliebiger Objekte gibt die Möglichkeit, beliebige Strukturen der Realität zu schaffen und dadurch, faktisch, beliebige Ereignisse zu steuern. Im besonderen Fall kann man auch die Gesundheit steuern.

## 4.1. DIE AUFERWECKUNG IST DIE STEUERUNG DES GESAMTEN ÄUßEREN RAUMES.

Dieses Prinzip ermöglicht, die Ereignisse auf folgende Weise zu steuern: den gesamten äußeren Raum überführen Sie in das Ereignis selbst und auf der Grundlage dessen erhalten Sie die Steuerung.

Wie kann man das Gesagte für die Wiederherstellung der Gesundheit nutzen? Die gesamte Harmonie der äußeren Welt betrachten Sie innerhalb sich selbst, Sie widerspiegeln sie in sich selbst, Sie offenbaren sie in sich, - und nun beginnt sie innerhalb von Ihnen zu erklingen, und der in Harmonie gebrachte Organismus strahlt schon eine ausgezeichnete Gesundheit aus.

## 4.2. DER MENSCH – DAS IST DIE GESAMTE ÄUßERE UND INNERE WELT GLEICHZEITIG.

In Anwendung auf die Gesundheit sagt das gegebene Prinzip folgendes. Die Gesundheit – das ist der Zustand, der durch viele Faktoren bestimmt wird. Das Zusammenfließen aller Faktoren bedeutet die Gesundheit jedes Organs, jeder Zelle.

## 4.3. DIE AUSDEHNUNG DER ZEIT, IHR ENTFERNEN ODER IHR ANNÄHERN BEDEUTET FÜR EINIGE ASPEKTE DES RAUMES AUCH DIE AUFERWECKUNG.

Vom Standpunkt der Gesundheit gibt dieses Prinzip das Verständnis eines wichtigen Momentes.

Jedes Organ kann man als ein Objekt betrachten, welches in der Zeit existiert. In ihm vollziehen sich irgendwelche Prozesse. Es lebt sein Leben, bei ihm gibt es seinen normalen Gang der Zeit. Und dieser sein Gang der Zeit muss gar nicht unbedingt mit dem zeitlichen Gang der Prozesse im benachbarten Organ zusammenfallen. So, wenn Sie sehen, dass die Prozesse, die in verschiedenen Organen verlaufen, sich im Gang der Zeit unterscheiden, möge auch unbedeutend, so bedeutet dieses, dass Sie eine volle Gesundheit haben.

4.4. DAS, WORAN DER MENSCH DENKT, DAS, WAS ER SAGT, UND DAS, WAS ER TUT, TRÄGT DEN CHARAKTER DER EWIGKEIT.

Ausgehend von diesem Prinzip kann man verstehen, dass jedes Organ so geschaffen ist, dass es ewig funktionieren kann. Wenn der Mensch das versteht, jedoch nicht nur formal, nicht nur mit dem Verstand, wenn der Mensch das alles mit seinem ganzen Wesen begreift, so werden bei ihm niemals mehr Probleme mit der Gesundheit sein.

4.5. DAS PRINZIP DER EWIGKEIT. ES GEWÄHRLEISTET DEN DAHINGEGANGENEN DAS VERSTÄNDNIS DESSEN, DASS IHRE WIEDERHERSTELLUNG GESCHEHEN WIRD.

Die Realität und jedes ihrer Elemente sind auf solche Weise aufgebaut, dass im Ergebnis die Prinzipien der vollen Wiederherstellung existieren. Deshalb hat jeder Lebende immer das Wissen über das ewige Leben. Analog hat auch ein beliebiges Informationsobjekt immer das Wissen über seine vollständige Form.

Wenn man über Objekte mit zerstörerischen Eigenschaften spricht, zum Beispiel, über Bomben, so ist es erforderlich zu vermerken, dass das Strukturen sind, denen die Harmonie entzogen wurde, das sind die Strukturen desjenigen Planes des Bewusstseins, wo das schöpferische Element noch nicht zum dominierenden, noch nicht zum bestimmenden geworden ist. Deshalb muss die Rede hier darüber gehen, dass Ihr Bewusstsein die Bombe isoliert, das heißt, so macht, dass sie nicht explodiert. Und damit die Isolierung der Bombe im Bewusstsein dazu führt, dass sich, sagen wir, die politische Situation verändert und die Frage über die Bombe von selbst entfallen würde und zur Grundlage für die

Lösung von Streitfragen die Gespräche würden.

Auf diese Weise vernichtet das Prinzip der Ewigkeit die Bombe selbst nicht, verändert aber zum Beispiel den Aufbau der Gesellschaft oder eben die Struktur des Ereignisses, sodass im Ergebnis im Verlaufe der Zeit die Bombe jene ihrer Funktionen verliert, welche in sie anfangs hineingelegt wurden. Hier ist gemeint, dass, nachdem die Bombe eine bestimmte Zeit liegt, so hört sie infolge des Zerfalls der sie bildenden Komponenten oder anderer ähnlicher Prozesse einfach auf, schon eine Gefahr darzustellen, sie hört dem Wesen nach schon auf, eine Bombe zu sein.

Dieses Prinzip ist in die Form der Objekte hineingelegt. Wenn es ein gewisses Element gibt, welches irgendetwas beschädigen kann, so arbeitet es nach der Form der Selbstzerstörung. Deshalb, wenn wir über die Ewigkeit des Objektes sprechen, so sprechen wir darüber, dass diese mit der Zerstörung verbundenen Elemente in die Struktur hinausgeführt werden, wo sie sich selbst oder andere Elemente der Realität nicht zerstören können.

Also, die richtige Steuerung führt dazu, dass alle Elemente, welche zerstören können, sich selbst im Laufe der Zeit umbilden. Und dabei, ich unterstreiche, berühren wir ihre Anfangsstruktur nicht.

So wird auf der Grundlage des Prinzips der Ewigkeit die Wiederherstellung der Harmonie gewährleistet.

4.6. DIE BEWEGUNG DER DAHINGEGANGENEN DURCH IHR LAND DES LEBENS, MÄRCHENHAFT FÜR UNSER VERSTÄNDNIS, VERWIRKLICHT SICH IN DER TAT ÜBER DIE STRUKTUR UNSERES BEWUSSTSEINS.

In Anwendung auf die Gesundheit ermöglicht das vorliegende Prinzip folgendes zu verstehen.

Wir werden die Elemente der Realität über die Struktur unseres Bewusstseins betrachten, das heißt, wir setzen uns das Ziel, die Realität zu verändern, indem wir unser Bewusstsein verändern. Wir erkennen, dass viele Verbindungen existieren, die von der Struktur unseres Bewusstseins abhängen, von dem, wie wir die Realität wahrnehmen. Wenn Sie dieses verstehen, wenn Sie diese Verbindungen sehen, so können Sie auch die Krankheit verstehen, Sie können ihre Ursache verstehen und sowohl sich selbst als auch die anderen davon heilen.

4.7. DIE VERÄNDERUNGEN DER GEOGRAPHISCHEN LANDSCHAFT, DIE SICH BEI ERDBEBEN ODER DER ABSCHERUNG VON GROSSEN GESTEINEN WÄHREND DER LAWINEN VOLLZIEHEN, FÜHREN ZU GENETISCHEN UND STRUKTURELLEN VERÄNDERUNGEN IM MENSCHEN, WEIL DER MENSCH AUF DEN GESAMTEN RAUM REAGIERT.

Eine beliebige Veränderung in der Welt führt auf der Grundlage des Gesetzes der allgemeinen Verbindungen zu anderen Veränderungen. Das gegebene Prinzip gibt die Möglichkeit zu verstehen, dass eine beliebige Bewegung des Organismus, ein beliebiger Gedanke, eine beliebige Veränderung im Bewusstsein eine Antwortreaktion aller Elemente des Organismus hervorruft. Das Wissen dieses ermöglicht eine beliebige Krankheit zu heilen.

Also, wir haben mit Ihnen nochmals die Prinzipien der Auferweckung betrachtet, die im zweiten Kapitel dargestellt sind. Dieses Mal haben wir sie zur Steuerung der Ereignisse und insbesondere zur Wiederherstellung der Gesundheit verwendet.

Mit diesem Ziel könnte man auf analoge Weise auch die Methoden der Auferweckung der Menschen betrachten, aufgeführt im dritten Kapitel. Ich werde dieses schon nicht tun, wenigstens nicht im vorliegenden

Buch, aber ich empfehle Ihnen dringend, über diese Fragen selbst nachzudenken und zu versuchen, wenigstens am Beispiel einiger Methoden der Auferweckung zu sehen, welche Empfehlungen man daraus für die Steuerung der Ereignisse und für die Wiederherstellung der Gesundheit erhalten kann. Das wird eine gute Praxis zum Begreifen jenes Materials, welches im zweiten und dritten Kapitel dargestellt ist.

Ich möchte Ihre Aufmerksamkeit noch auf folgendes richten. Die Prinzipien der Auferweckung stellen vom Standpunkt der Steuerung der Ereignisse die Widerspiegelung der Gesetze der Welt dar, und die Methoden der Auferweckung – das sind die Gesetze der Welt in dynamischer Offenbarung. Eine beliebige grundsätzliche Struktur, welche den Ausdruck der Gesetze der Welt darstellt, ist auch selbst von vornherein das Gesetz der Welt vom Standpunkt ihrer Anwendung.

Hieraus kann man den nächsten Schritt zum Verständnis des Aufbaus der Welt machen, obwohl wir allerdings darüber schon im zweiten Kapitel gesprochen haben. Die Rede kann schon davon sein, um auf der Grundlage der Prinzipien, durch ihre Anwendung, die Struktur der Welt **zu formen**. Das heißt, solche Gesetze der Welt zu schaffen, welche zur Schöpfung führen. Sie können diese schöpferischen Gesetze schaffen. Denn die Prinzipien, die die Gesetze der Welt widerspiegeln, werden auch selbst nach deren Begreifen von allen zu den fundamentalen Gesetzen der Welt.

## §2. DIE GRUNDPRINZIPIEN DER NEUEN MEDIZIN – DER MEDIZIN DER ZUKUNFT UND BEREITS DER GEGENWART.

Gehen wir jetzt zur Erörterung der Grundprinzipien der neuen Medizin über. Diese Prinzipien sind auf eine solche Weise gruppiert, dass sie zwei Abschnitte bilden. Im ersten Abschnitt sind neun Prinzipien enthalten. Diese neun Prinzipien sind ihrerseits in drei Gruppen eingeteilt, je drei Prinzipien in jeder. Die erhaltenen drei Gruppen entsprechen drei verschiedenen Niveaus der Prinzipien. Jedoch existiert in dieser Einteilung der Prinzipien nach Niveaus die gleiche Bedingtheit, über die ich im zweiten Kapitel bei der Behandlung der Grundprinzipien der Auferweckung gesprochen habe.

Im zweiten Abschnitt sind elf Prinzipien. Sie alle sind ungefähr vom gleichen Niveau und deshalb sind sie der Reihe nach eines nach dem anderen ohne irgendwelche weiteren Teilungen dargestellt.

Abschnitt 1.<br>1

1. ES IST ERFORDERLICH, DIE ENTWICKLUNG DES GEISTES BIS ZU EINEM SOLCHEN NIVEAU ZU GEWÄHRLEISTEN, WENN DER MENSCH AUF DER GEISTIGEN GRUNDLAGE DEN PHYSISCHEN KÖRPER REPRODUZIEREN KANN.

Die neue Medizin muss nicht nur die Prozesse des Lebens des physischen Körpers gewährleisten, sondern auch die Entwicklung des Geistes des Menschen bis zu einem solchen Niveau gewährleisten, wenn der Mensch auf der geistigen Grundlage den physischen Körper und die Ereignisse in einer beliebigen Welt, in einem beliebigen Raum, in einer beliebigen Raum-Zeit reproduzieren kann.

2. DIE NEUE MEDIZIN SOLL DIE SCHAFFUNG VON SPEZIELLEN RAUM-ZEIT-GEBIETEN GEWÄHRLEISTEN, IN WELCHEN DIE REPRODUKTION DER MATERIE REALISIERT WIRD.

Die Reproduktion des Körpers des Menschen soll sich unter den Bedingungen, sagen wir so, des bioorganischen inneren und äußeren Milieus vollziehen, auf dessen Grundlage der Körper in Abhängigkeit vom

Geist, von der Seele und der gesamten Information funktionieren wird. Auf diese Weise entsteht vor der neuen Medizin die Aufgabe, die sich nicht unmittelbar auf den Körper des Menschen bezieht. Diese Aufgabe ist die Schaffung von speziellen Raum-Zeit-Gebieten, solcher Gebiete, wo faktisch die Reproduktion der Materie realisiert wird, und deshalb kann der physische Körper dort frei funktionieren.

3. DER MIT DEM GEIST REPRODUZIERTE KÖRPER WIRD IN WECHSELWIRKUNG MIT DER SEELE, MIT DEM GEIST ANDERE KÖRPER REPRODUZIEREN KÖNNEN, WIRD SIE WIEDERHERSTELLEN KÖNNEN.

Das wird schon Heilertum in seinem authentischen Verständnis sein.

Wenn man schon über viel weiter entwickelte Persönlichkeiten spricht, über viel weiter entwickelte Seelen, so können sie nicht nur den Körper eines anderen Menschen reproduzieren, sie können sogar einzelne Segmente seiner Seele in die Richtung der ewigen schöpferischen Entwicklung strukturieren.

Die Sache ist die, dass sich die Welt kontinuierlich entwickelt, die Umstände verändern sich, und es muss eine schnelle Reaktion auf die neue, sich geänderte Situation geben. Es geht hier um Folgendes. Wenn irgendwer als Erster bemerkt hat, dass man die Reaktion heftig abändern muss, dass man Veränderungen einbringen muss, damit sich die Harmonie der Welt weiterentwickelt, so muss er sofort das nötige Element der Seele des anderen Menschen strukturieren können, und das ist ohne irgendwelchen Gedanken, ohne Worte, ohne irgendeine Zwischenhandlung zu vollbringen, sodass der andere Mensch das schon sofort hat. Die vorliegende Technologie wird zu einem speziellen Abschnitt der neuen Medizin.

Die Formierung des Körpers und die Formierung der Seele beziehen sich in der Gegenwart ausschließlich auf die Handlung des Schöpfers. Es ist so, dass nicht nur die Formierung des Körpers vollständig zu einem Abschnitt der neuen Medizin wird, sondern zu der neuen Medizin wird auch die Praxis der Strukturierung einzelner Segmente der Seele zählen. Wobei man dies sofort tun kann.

2

1. DIE WECHSELWIRKUNG DES PHYSISCHEN KÖRPERS MIT DEM GEIST UND MIT ANDEREN KÖRPERN WIRD DIE NEUE MEDIZIN ALS WECHSELWIRKUNG ZWISCHEN VERSCHIEDENEN OBJEKTEN BETRACHTEN, WELCHE AUF DEM INFORMATIONSPLAN ALLE GLEICH BEDEUTEND SIND.

Der physische Körper lebt in irgendeinem Raum. Die Wechselwirkung des Körpers mit dem Geist und mit anderen Körpern ruft Veränderungen sowohl in ihm selbst, als auch im äußern Raum hervor. Diese Wechselwirkung kann man als Wechselwirkung zwischen verschiedenen Informationsobjekten betrachten. Die allgemeine schöpferische Entwicklung formiert die Gleichwertigkeit dieser Objekte auf dem Informationsplan.

Ich möchte Ihre Aufmerksamkeit darauf richten, dass ich in den Begriff der Medizin einen viel allgemeineren Sinn hineinlege, als einfach nur die Heilung. Nach meiner Ansicht muss die Medizin dem Menschen Gesundheit in einem beliebigen Raum-Zeit-Kontinuum gewährleisten, in einem beliebigen Raum-Zeit-Gebiet. Hieraus folgt, dass in der neuen Medizin ein spezieller Abschnitt erforderlich ist, welcher sich mit den Ergebnissen der Wechselwirkung verschiedener Informationsobjekte beschäftigt: der Körper, der Räume, der Raum-Zeit-Objekte usw.

2. IM ERGEBNIS DER ENTWICKLUNG DES MENSCHEN

WIRD JEDE ZELLE SEINES PHYSISCHEN KÖRPERS EBENSO VERNÜNFTIG, WIE ER AUCH SELBST.

In der Gegenwart ist der Begriff Homo Sapiens bekannt, ein vernünftiger Mensch, wenn man buchstäblich übersetzt, oder, mit anderen Worten, der Mensch als vernünftiges Wesen. So wird zum kennzeichnenden Merkmal der neuen Medizin die Existenz nicht nur des Begriffes eines vernünftigen Menschen sein, sondern auch des Begriffes einer vernünftigen Zelle. Die Zelle wird ebenso vernünftig sein, wie auch der Mensch selbst. Das ist eine neue, bisher unbekannte Erscheinung.

In Übereinstimmung damit, dass die Zellen vernünftig sein werden, wird sich der Mechanismus der Beeinflussung der äußeren Umstände verändern. Der Einfluss auf die äußeren Umstände wird sowohl über das intrazelluläre als auch über das extrazelluläre System realisiert. Das sind die Positionen entsprechend der intrazellulären und überzellulären Medizin.

In Verbindung mit dem Gesagten bezüglich der Zellen wird der Körper ein komplizierteres Hierarchiesystem haben, weil die Möglichkeit der Kontrolle auch noch aus jeder Zelle entstehen wird.

3. DIE ENTWICKLUNG DES KÖRPERS DES MENSCHEN, UNTER ANDEREM AUCH ÜBER DAS BEWUSSTSEIN SEINER ZELLEN, WIRD DAZU FÜHREN, DASS DER KÖRPER DES MENSCHEN SCHON ALS AKTIVES ELEMENT DES AUFBAUS DER WELT AUFZUTRETEN BEGINNT.

Das von Gott Geschaffene kann sich gemeinsam mit der Entwicklung der Welt synchron verändern, wobei sich steuerbar verändern. Die Entwicklung des Körpers des Menschen wird sich auch durch das Bewusstsein seiner Zellenstruktur, durch das Bewusstsein der Zellen vollziehen. Der Körper des Menschen wird schon als aktives Element der

Errichtung der Welt auftreten. Einfacher gesagt, die Entwicklung des Körpers führt dazu, dass er schon nicht nur Verbraucher ist, sondern auch Schöpfer seiner selbst.

Das ist eine völlig neue Richtung der Medizin. Sie wird mit dem Umbau sowohl der geistigen als auch der materiellen Prozesse verbunden sein, zum Beispiel der intrazellulären und überzellulären. Die Entwicklung des Geistes wird sich nach einem verkomplizierten Prinzip vollziehen. Man kann sagen, dass der Geist, das Gehirn und der Körper zu demselben werden, wie auch die Seele, das Gehirn und der Körper. Im zweiten Kapitel habe ich über den Unterschied zwischen dem Geist und der Seele gesprochen. Jedoch aus dem eben Gesagten folgt, dass sich dieser Unterschied im Zuge der Entwicklung des Menschen verwischen wird. Allgemein wird in der neuen Medizin die Vereinigung einiger Elemente im Zusammenhang damit vor sich gehen, dass der Akt der Schaffung ebenfalls ein Akt der momentanen Offenbarung aller seiner Folgen wird.

Der Mensch wird als Schöpfer der Welten auftreten. Er wird auch völlig neue Elemente schaffen können, das heißt, solche Elemente, welche es auf der Erde nicht gibt. Während der Demonstrationen zur Materialisierung habe ich schon Elemente der Materie geschaffen, die bisher unbekannt sind, und das ist in offiziellen Dokumenten fixiert. Ich rede darüber ausführlicher in meinen anderen Arbeiten. Bei dem gegebenen Prozess gibt es viele Seiten. Einen beliebigen Gegenstand, zum Beispiel, einen Nagel kann man mit Hilfe einer Maschine herstellen, man kann ihn aber auch mit Hilfe der Materialisierung durch sein Bewusstsein erhalten.

## 3

1. DER PHYSISCHE KÖRPER, INDEM ER INDIVIDUALISIERT

VERBLEIBT, WIRD AUF DEM NIVEAU DES GEISTES, DER SEELE, ÜBERALL ANWESEND SEIN KÖNNEN.

Der physische Körper soll zukünftig individualisiert verbleiben und zur gleichen Zeit soll er auf viele Informationsobjekte real, sozusagen, verbreitet werden. Verbreitet in dem Sinne, dass der Körper, wie auch die Seele praktisch alle Prozeduren zur Steuerung der äußeren Realität realisieren können wird. Das bedeutet, dass nicht nur die Seele, sondern sogar auch der physische Körper auf dem Niveau des Geistes, der Seele, überall anwesend sein kann. Dabei muss man die Aufgaben der Individualisierung eines jeden Körpers lösen sowie der Bestimmung der realen Sphären des Aufenthaltes der Seele, des Geistes, des Körpers, des Intellektes.

Diese aufgezählten Objekte haben eine unendliche Zahl von Freiheitsgraden. Jeder von diesen Freiheitsgraden ist in einem bestimmten Sichtwinkel offenbart, das heißt, in bestimmten Zutrittssystemen, in bestimmten Elementen des Verständnisses usw. Jedoch existiert all das nur für diejenigen, die das verstehen.

Zur Aufgabe der neuen Medizin wird das Herausfinden der Merkmale der Informationsobjekte, das Herausfinden der individuellen Besonderheiten der Persönlichkeiten. Das ist eine spezielle Aufgabe, sie ist wichtig für die Reproduktion der nachfolgenden Generationen. Das Prinzip der Individualisierung – das ist die Basis für die Reproduktion der nachfolgenden Generationen von Menschen, Tieren, Vögeln, Pflanzen und allgemein aller Wesen.

Sie sehen, dass man dieses Prinzip auch zum ersten Niveau zählen könnte. Ich habe es hierher, in der dritten Gruppe untergebracht, weil man die zu erhaltende Konstruktion von allen Seiten aus leichter wahrnehmen und leichter verstehen kann.

© Г. П. Грабовой, 2001

## 2. DAS EWIGE LEBEN DES MENSCHEN WIRD DADURCH GEWÄHRLEISTET, DASS ES SCHON NICHT MÖGLICH WIRD, DEN SCHÖPFERISCHEN WEG DER ENTWICKLUNG ZU VERÄNDERN.

Dieses Prinzip ist darauf gerichtet, um den Begriff der Entwicklung mit dem Begriff des Zugriffes in eine beliebige Raum-Zeit-Struktur zu verbinden. Indem man den Zugriff in die Raum-Zeit-Struktur hat, kann man darin immer die notwendigen Veränderungen vornehmen. Diese Veränderungen werden mit Hilfe des Impulses des Bewusstseins, des Impulses der Seele vollbracht. Der Einfluss dieses Impulses wird sowohl für die Vergangenheit als auch für die Zukunft verfolgt, jedoch in erster Linie für die Vergangenheit, um eine solche Situation auszuschließen, wenn ein Mensch den angesammelten Informationsumfang verändern könnte, das schon geschaffene konstruktive Entwicklungsschema verändern könnte. Es geht hier um die eigenartige Sicherheitstechnik.

Die Kenntnisse, welche ich gebe, sind ungefährlich. Sie entwickeln den Menschen nur auf die bessere Seite. Und sie gewährleisten die Einhaltung des Prinzips der Sicherheit. Weil sie so organisiert sind, dass einen Zugriff in eine beliebige Raum-Zeit-Struktur nur derjenige erhält, wer weiß und wer kann. Die Rede geht über das schöpferische Wissen und über das schöpferische Können. Derjenige jedoch, der nicht weiß und nicht kann, der kann keinen Zugang in die Raum-Zeit-Strukturen erhalten und kann deshalb nichts verändern. Auf eben einer solchen speziellen Technologie basiert das Prinzip der Sicherheit.

## 3. DIE REPRODUKTION DES LEBENS WIRD UNABHÄNGIG VON DER ERNÄHRUNG REALISIERT.

Anhand des Zuganges zur Information wird es möglich, die Formierung der Struktur der Entwicklung der Organe zu realisieren, wobei es möglich wird, die Formierung und Entwicklung der Organe unabhängig von der Ernährung zu realisieren. Das heißt, die Reproduktion des Lebens wird sich unabhängig von der Ernährung verwirklichen können. Dieser Abschnitt der Medizin wird sich schon mit den Technologien der Gewährleistung des ewigen Lebens verkoppeln, weil zur Befriedigung aller Bedürfnisse des Menschen schon keine Ernährung erforderlich wird. Beliebige Bedürfnisse, mit Ausnahme, selbstverständlich, von zerstörenden, beliebige Bedürfnisse werden auf dem schöpferischen Wege durch die unendliche Entwicklung befriedigt.

Ich spreche über all das deshalb, weil das einer der Schritte ist, eines der Elemente der Bewegung zur neuen Medizin, wo alles in die schöpferische Seite nach dem Willen der Seele umgewandelt wird. Und im Ergebnis wird die Persönlichkeit schon nicht von den Umständen sowohl der äußeren als auch der inneren Welt abhängen. Und es wird ein solcher, kann man sagen, idealer Zustand der Persönlichkeit erreicht, welcher durch vollständige Kontrolle von ihrer Seite und durch ihre vollständige Realisierung charakterisiert wird.

Abschnitt 2.

1. DIE STRUKTUR DER MATERIE IST SO, DASS DAS BEWUSSTSEIN DIE MATERIE IN EINEM BELIEBIGEN PUNKT WIEDERHERSTELLEN KANN.

Dieses Prinzip erlaubt zu verstehen, dass in der neuen Medizin die Synthese des Bewusstseins und der Materie ein bekannter Prozess sein wird und für jeden Punkt vorweg ein bekanntes Ergebnis geben wird. In Wirklichkeit sind die Möglichkeiten der Synthese des Bewusstseins und der Materie auch jetzt schon für diejenigen bekannt, die die Strukturierung des Bewusstseins nach meinem System der Rettung praktizieren.

Deshalb wird die Arbeit des Bewusstseins auf dem Niveau derjenigen Prozesse gezeigt, welche praktisch mit dem Prozess der Reproduktion der Welt verbunden sind.

Ein konkretes Beispiel. Wenn Sie einen Baum pflanzen, so funktioniert Ihr Bewusstsein in diesem Prozess der Reproduktion des Lebens zusammen mit dem Körper. Hier realisiert der Körper auf der Grundlage des Zieles, welches es im Bewusstsein gibt, das Pflanzen des Baumes. Der Baum aber seinerseits, indem er Sauerstoff erzeugt, unterstützt das Leben des Körpers.

Das vorliegende Prinzip wird in allen Geräten, in allen Einrichtungen der neuen Medizin benutzt sowie auch bei allen ihren analytischen Herangehensweisen. Im Ergebnis wird die Analyse nicht nur vom Standpunkt dessen durchgeführt, was sich im Organismus vollzieht, sondern auch vom Standpunkt dessen, wie der Organismus mit der Realität zusammenwirkt. Dies ist eine qualitativ neue Herangehensweise. Sie stellt dem Arzt völlig neue Möglichkeiten für die Wiederherstellung der Gesundheit zur Verfügung.

2. WENN SIE DIE REALITÄT ALS EINE STRUKTUR BETRACHTEN, DIE IHR BEWUSSTSEIN FORMT, SO KANN IHR BEWUSSTSEIN INNERHALB DER GEGEBENEN REALITÄT IHREN KÖRPER FORMEN, WELCHER, SEINERSEITS, DIE NACHFOLGENDE NEUE REALITÄT SCHON FÜR SICH FORMT.

Dieses Prinzip kann man auch anders formulieren. Und zwar, Ihr Bewusstsein kann auf solche Weise die Realität formen, dass jeder Folgeschritt in ihrer Formung zur Schaffung der Realität führt, die viel günstiger für Sie ist. Das bedeutet, dass jedes Individuum mit jeder neuen Entwicklungsstufe immer mehr und mehr harmonisch wird.

Im Ergebnis verschwinden solche Begriffe, wie Alter, Krankheiten,

Verlust der Arbeitsfähigkeit. Es vollzieht sich das Erblühen der Persönlichkeit in jeder Hinsicht. Und jede neue Etappe der Entwicklung führt zur Erhöhung des Niveaus dieser Entwicklung selbst.

Wenn sich jedes Individuum auf ähnliche Weise entwickelt, so wird zur Aufgabe der neuen Medizin schon faktisch die Schaffung der Bedingungen für eine solche Entwicklung.

3. DIE ENTWICKLUNG DER ÖKONOMISCHEN, POLITISCHEN, SOZIALEN UND ÖKOLOGISCHEN BASIS FÜR DIE WIEDERHERSTELLUNG DES MENSCHEN WIRD DAZU FÜHREN, DASS DIE EWIGE ENTWICKLUNG DIE EWIGEN KONSTRUKTIONEN DER WELT BILDEN WIRD, WELCHE SOWOHL IN DER GESETZGEBENDEN ALS AUCH IN DER SOZIALEN SPHÄRE VERANKERT WERDEN.

Indem man sich auf diejenige Basis stützt, über welche in der Formulierung des Prinzips die Rede ist, wird die Entwicklung der Persönlichkeit dermaßen harmonisch verwirklicht werden, dass sich in jedem Entwicklungselement die allgemeine Liebe entwickeln wird. Das wird die Geburt neuer Welten befähigen. Und der Mensch als deren Schöpfer wird die folgende Entwicklungsetappe auf der Grundlage der allgemeinen Liebe organisieren.

Faktisch kann man das gegebene Prinzip auf folgende Weise darlegen. Der Mensch, indem er als Schöpfer auftritt, stützt sich auf die Liebe und entwickelt sie dabei. Gerade ein solches Herangehen an die Entwicklung wurde von Gott von Anfang an hineingelegt. Das heißt, die Liebe ist die Grundlage für den Aufbau der Welten. Und genauso eben, wie die unendliche Liebe des Schöpfers, unsichtbar anwesend, ständig auf jeden von uns gerichtet ist, genauso eben soll jede Ihrer Handlung immer mit Liebe durchdrungen sein, und dann, indem Sie schaffen, werden Sie ebenso handeln, wie das Gott selbst macht. Und dann wird der Aufbau des Organismus und die Heilung von sich selbst und anderer als Offenbarung der allgemeinen Liebe auftreten.

4. EIN BELIEBIGER PROZESS DER REALITÄT WIRD IN WECHSELBEZIEHUNG MIT DEM MENSCHEN BETRACHTET WERDEN.

Das gegebene Prinzip ist verständlich und kann sehr einfach in der Heilung des Menschen, in seinen Handlungen und in seiner Entwicklung unter der Bedingung realisiert werden, dass konkrete Verbindungen des Menschen mit jedem Informationsobjekt zu sehen sind. Dieses Prinzip erlaubt nicht nur die Wechselbeziehung verschiedener laufender Ereignisse zu sehen, die sich im Leben des Menschen vollziehen, sondern auch der zukünftigen Ereignisse. Im Ergebnis kann der Mensch konkrete Empfehlungen bezüglich dessen erhalten, was er zukünftig tun soll, auf welche Weise er sich verhalten soll, damit sein Leben sich normal entwickelt und damit er eine gute Gesundheit hat.

5. JEDES EREIGNIS, DAS SICH MIT EINEM BELIEBIGEN INFORMATIONSOBJEKT VOLLZIEHT, UNTER ANDEREM AUCH JEDES EREIGNIS IM LEBEN DES MENSCHEN, WIRD ALS EIN SOLCHES BETRACHTET, WELCHES DIE WIEDERHERSTELLUNG DER HARMONIE IN DEM MENSCHEN UNTERSTÜTZT, DER IRGENDEINER HILFE BEDARF.

In der neuen Medizin geschieht die Heilung nicht nur von Präparaten aus oder eben von speziellen Technologien, die durch das Bewusstsein konkret für den betreffenden Menschen geschaffen wurden. In der neuen Medizin wird die Heilung auch anhand der Entwicklung des Bewusstseins dieses Menschen in das Gebiet der Wechselbeziehungen mit anderen Menschen realisiert. Im Ergebnis wird die Heilung auf der

Grundlage des Begreifens der Harmonie mit einem beliebigen anderen Menschen realisiert.

Die technische Seite des vorliegenden Prinzips wird auf folgende Weise aussehen. Die Geräte werden die Gesundheit bei allen Menschen verbessern und gleichzeitig alle Informationsobjekte wiederherstellen, im Ergebnis dessen wird sich die Gesundheit auch des betreffenden konkreten Menschen verbessern.

6. DIE BELIEBIGEN TECHNOLOGIEN UND DIE BELIEBIGEN TECHNOLOGISCHEN EINRICHTUNGEN DER NEUEN MEDIZIN WERDEN UNTER KEINEN UMSTÄNDEN DIE FREIHEIT DER HANDLUNGEN UND DIE WILLENSBEKUNDUNG EINES JEDEN EINZELNEN MENSCHEN BEGRENZEN.

In Wirklichkeit wird sich die neue Medizin auf die Freiheit der Handlungen und die Willensbekundung jedes einzelnen Menschen stützen. Deshalb werden die Geräte für die Analyse des Gesundheitszustandes auf solche Weise geschaffen, dass sie in keinem Falle die Freiheit des Denkens und die Freiheit der Handlungen eines jeden Menschen verringern werden, sondern umgekehrt, zur Entwicklung dieser Freiheit beitragen würden. Denn vor allem ist die volle Freiheit des Denkens die unverbrüchliche Bedingung der schöpferischen Entwicklung der Persönlichkeit.

Wie werden praktisch diese Ideen realisiert? Ich gehe nur auf die Strukturierung des Bewusstseins ein, über welche ich schon gesprochen habe. Diese neue Technologie ist darauf gerichtet, dass sich die Heilung hauptsächlich auf der Grundlage des eigenen Bewusstseins des Menschen vollzieht. Die Strukturierung des Bewusstseins wird dazu führen, dass das Bewusstsein, sagen wir, eine beliebige präparative Struktur reproduzieren kann, das heißt, die notwendigen Arzneimittel materialisieren. Und das werden schon völlig andere Arzneimittel sein. Nicht solche wie die, welche auf künstlichem Wege auf der Grundlage der Chemie hergestellt werden. Die Präparate, die durch das Bewusstsein geschaffen werden, sind völlig unschädlich, ohne Nebeneffekte und bringen nur Gutes. Mit ihrer Hilfe kann man, zum Beispiel, die Gesundheit eines beliebigen Organs wiederherstellen. Man kann aber, natürlich, wiederum auf der Grundlage des Bewusstseins, auch sofort einfach die notwendigen Organe in seinem Inneren wiederherstellen. Oder bei einem anderen Menschen. Wenn Sie die Strukturierung Ihres Bewusstseins zur Steuerung der Realität durchführen, so eröffnen sich vor Ihnen unbegrenzte Möglichkeiten.

7. DIE TECHNOLOGIEN UND TECHNISCHEN EINRICHTUNGEN DER MEDIZIN DER ZUKUNFT WERDEN SICH MIT DEM ORGANISMUS DES MENSCHEN OHNE IRGENDWELCHE ZEITLICHEN EINSCHRÄNKUNGEN BESCHÄFTIGEN.

Zukünftig wird sich immer mehr das Bestreben des Menschen zur vollen Freiheit der Handlungen offenbaren und, insbesondere, zur realen Verschiebung in verschiedene Raum-Zeit-Gebiete. Dies bedeutet, dass die Medizin der Zukunft die volle Gesundheit des Menschen in einem beliebigen Punkt aller dieser Raum-Zeit-Gebiete gewährleisten muss. Eben deshalb spricht das gegebene Prinzip darüber, dass die technischen Einrichtungen und Technologien, welche geschaffen werden, nicht nur auf die Gegenwart orientiert sein werden müssen, sondern auch auf die gesamte Vergangenheit des vorliegenden Organismus und auf seinen zukünftigen Zustand, auf seine zukünftige Struktur. Das heißt, die neuen Technologien werden sich mit jedem konkreten Organismus ohne irgendwelche Einschränkungen nach der Zeit beschäftigen.

8. DIE ANALYSE DER BEWEGUNG DES MENSCHEN IM

RAUM UND IN DER ZEIT UND DIE PARALLELE ANALYSE DES DENKENS ERLAUBT, EINE KONKRETE STRUKTURIERUNG DES BEWUSSTSEINS ZU ERHALTEN, WELCHE DIE VOLLE GESUNDHEIT GEWÄHRLEISTET.

Wir können die Bewegung des Menschen im Raum und in der Zeit beobachten und analysieren. Andererseits können wir gleichzeitig die Bewegung beobachten und analysieren, welche sich auf dem Niveau des Denkens vollzieht. Die Verbindung der Elemente dieser beiden Bewegungen ermöglicht eine konkrete Form des Bewusstseins zu erhalten, in der im Ergebnis dessen das Verständnis darüber entsteht, wie man den Gedanken verteilen muss, um die vollständige Gesundheit zu erlangen.

9. DIE NEUE MEDIZIN WIRD NICHT NUR JEGLICHE ALTERSBESCHRÄNKUNGEN AUF DIE GEBURT DES MENSCHEN AUF NATÜRLICHEM BIOLOGISCHEM WEGE AUFHEBEN, SONDERN AUCH DIE MÖGLICHKEIT DER SCHAFFUNG DES MENSCHEN DURCH DIE STRUKTURIERUNG DES BEWUSSTSEINS GEWÄHRLEISTEN.

Die ständige Erhöhung des Gesundheitsniveaus und die Vervollkommnung der Funktionen des Organismus ermöglicht, jegliche Altersbeschränkungen auf die Geburt des Menschen auf natürlichem biologischem Wege aufzuheben und den Prozess der Kindergeburt mit keinerlei zeitlichen Rahmen begrenzt zu machen. Dabei wird sich im Ergebnis der kontinuierlichen fortschreitenden Entwicklung auch das natürliche Niveau des Menschen bei seiner Geburt ständig erhöhen.

Parallel mit der Möglichkeit der Kindergeburt auf gewöhnliche Weise wird auch die volle Schaffung des Menschen über die Strukturierung des Bewusstseins möglich. Das wird schon die Schaffung des Menschen auf demselben Weg, wie ihn Gott selbst erschaffen hat. Die Schaffung des Menschen über die Strukturierung des Bewusstseins wird die volle Freiheit der Handlungen bedeuten. Dem auf diese Weise geborenen Menschen wird die absolute Gesundheit gewährleistet. Er wird ebenfalls die Fähigkeit der momentanen Wahrnehmung und momentanen Weitergabe einer beliebigen Information besitzen. Als Aufgabe der neuen Medizin wird deshalb die Übergabe der Information an den neuen Menschen nach Möglichkeit praktisch schlagartig sein.

10. DIE HAUPTAUFGABE DER NEUEN MEDIZIN IST DIE GEWÄHRLEISTUNG DER UNSTERBLICHKEIT.

Die Bewegung der Gesellschaft zur Unsterblichkeit, zur Realisierung des ewigen Lebens und der unendlichen Entwicklung muss gleichzeitig für alle ihre Mitglieder geschehen, das heißt, jeder Mensch muss sich auf diesem Weg bewegen und jeder Mensch muss unsterblich werden. Deshalb ist die Aufgabe der neuen Medizin die Verbreitung des entsprechenden Wissens und der Technologien unter allen Mitgliedern der Gesellschaft, damit jeder sich frei in dieser Richtung entwickeln könnte.

Man kann auch eine solche Möglichkeit benutzen: die sofortige Übergabe aller dieser Angaben schon dann zu gewährleisten, wenn sich die Frucht gerade erst zu formen beginnt.

11. JE NACH DER ENTWICKLUNG DES BEWUSSTSEINS DES MENSCHEN WIRD JEDES ELEMENT DER REALITÄT IMMER MEHR STEUERBAR UND ANTWORTET IMMER MEHR DEN WÜNSCHEN DES MENSCHEN.

Mit der Entwicklung des Bewusstseins des Menschen wird sich jedes Element der Realität in die Richtung einer immer größeren Abgestimmtheit mit den Anfragen des Menschen verändern. In Verbindung damit wird sich der Charakter der Steuerung der Elemente der Realität allmählich verändern. Die Steuerung wird schon nicht mehr auf der Grundlage eines Kraftansatzes verwirklicht, nicht mit Hilfe einer reinen Willensanstrengung. Durch die Herstellung einer immer größeren Harmonie in der Welt wird die Steuerung der Elemente der Realität immer mehr auf der Grundlage der Abstimmung mit ihnen der voraussichtlichen Handlungen geschehen. Dafür wird ihnen vorab die gesamte erforderliche Information übergeben.

Im Ergebnis wird sich die Realität auf abgestimmte Weise entwickeln. Die Gewährleistung einer solchen Entwicklung ist eine der Aufgaben der neuen Medizin.

Also, das vorliegende Prinzip spricht darüber, dass je nach der Entwicklung des Bewusstseins des Menschen jedes Element der Realität immer steuerbarer wird, immer abgestimmter mit den Anfragen des Menschen, immer entsprechender den Wünschen des Menschen. Im Idealfall muss jedes Element der Realität zu einem solchen werden, wie es der Mensch sehen will.

Beide aufgeführten Abschnitte enthalten gleichbedeutende Prinzipien. Diese Abschnitte sind jedoch verschiedenartig aufgebaut. Im ersten Abschnitt ist der Aufbau der Prinzipien blockweise und im zweiten – aufeinanderfolgend. Im Ergebnis erhalten Sie bei ihrer Aneignung eine unterschiedliche Strukturierung des Bewusstseins.

In Übereinstimmung damit, anhand des inneren Vergleiches, erfassen Sie eine blockweise-aufeinanderfolgende oder, anderenfalls eine diskret-kontinuierliche Struktur des Bewusstseins, was Ihnen die Möglichkeit gewährleistet, nach den gleichen Gesetzen zu steuern, nach welchen die Welt aufgebaut ist.

Im ersten Paragraphen dieses Kapitels waren die Prinzipien der Auferweckung, bezogen auf die Steuerung der Ereignisse, durch die Erklärung der Verfahren ihrer Anwendung gegeben. Im vorliegenden

Paragraphen aber werden die Prinzipien der Steuerung der Ereignisse anhand der Vereinigung der diskreten und kontinuierlichen Verfahren der Wahrnehmung angeeignet. Genauso eben werden alle Ereignisse der Welt geformt. Denn ein beliebiges Ereignis wird aus den Ursache-Wirkungs-Elementen und den diskret-kontinuierlichen Elementen geformt. In unserem Fall ist die Ursache - die Prinzipien der Auferweckung, und die Wirkung - die Anwendung dieser Prinzipien zur Steuerung der Ereignisse. Und die Diskretheit – das ist die Blockstruktur des ersten Abschnittes, und die Kontinuität – die folgerichtige Anordnung der Prinzipien im zweiten Abschnitt. Die Steuerung der Ereignisse auf der Grundlage des Dargelegten berücksichtigt die Vielfalt aller Verbindungen der Welt, was eine harmonische schöpferische Steuerung ergibt.

§3. DIE KONKRETEN FAKTEN DER HEILUNG VON KRANKHEITEN, DIE ALS NICHT HEILBAR GELTEN.

In der gegenwärtigen Zeit sucht die orthodoxe Medizin verstärkt nach Methoden der Heilung von Krankheiten, mit denen sie bisher nicht zurechtgekommen ist. Zu solchen Krankheiten gehören insbesondere Krebs und AIDS im vierten Stadium.

Bei geistigem Herangehen gibt es im Prinzip keine unheilbaren Krankheiten. Mehr noch, bei Verstehen der Prinzipien, die im vorliegenden Buch dargestellt sind, und bei deren Befolgung treten irgendwelche Krankheiten sogar niemals auf. Denn Sie werden sich immer in Harmonie mit der Welt befinden. Und jegliche Krankheit kann man als Folge der Störung dieser Harmonie betrachten. Deshalb ist das Rezept für die Heilung von jeder beliebigen Krankheit sehr einfach – man muss die Harmonie mit der Welt wiederherstellen.

Von mir wurden schon viele Heilungen von Krankheiten durchgeführt, die in der gegenwärtigen Zeit als nicht heilbar gelten. Alle diese Fälle sind dokumentarisch bestätigt. Ein Teil von ihnen ist in dem dreibändigen Buch dargestellt: Grigori Grabovoi. „Praxis der Steuerung. Weg der Rettung". Alle drei Bände wurden in Moskau im Jahre 1998 von dem Verlag „Sopritschastnost" herausgegeben. In diesem Paragraphen werde ich mich auf Materialien beziehen, die im dritten Band dargestellt sind.

Aus einer großen Anzahl von konkreten Fakten habe ich vier Fälle ausgewählt: drei Fälle der Heilung vom Krebs und einen vom AIDS, alle Krankheiten waren im vierten Stadium. In einem Fall hatte sich der Patient selbst an mich gewandt, im anderen – auf Drängen der Verwandten, in noch einem – wusste der Patient nichts darüber, dass sich seine Verwandten an mich gewandt hatten, und wusste sogar nichts über seine Diagnose. Es sind die allerverschiedensten Fälle dargestellt.

1

Antipova Galina Stepanovna. Diagnose: intraduktales Mammakarzinom. Das Material wurde aus dem Band 3, Blätter 149 – 150 genommen. Im vorliegenden Buch befindet es sich in der Anlage B, Seiten 489 –492.

Galina Stepanovna hatte sich an mich nach dem Besuch des onkologischen Dispensaires gewandt, wo bei ihr auf der Grundlage der Analysen das intraduktale Mammakarzinom festgestellt wurde. Das intraduktale Mammakarzinom – das ist faktisch eine nicht heilbare Form des Krebses. Nach den Angaben der Weltorganisation für Gesundheitswesen verbleiben bei der gegebenen Form des Krebses dem Kranken lediglich nur einige Monate zum Leben.

Die Heilung von Galina Stepanovna hatte ich über Distanz, auf Entfernung durchgeführt. Als sie nach einigen Monaten erneut die onkologische Untersuchung durchmachte, wobei in dem gleichen Dispensaire und bei dem gleichen Arzt, so wurde festgestellt, dass sie schon keinen Krebs mehr hatte.

Für die Heilung verwende ich die Prinzipien und Methoden, über welche dieses Buch erzählt. Ich umreiße kurz das von mir angewandte Herangehen.

Zuerst errichte ich alle notwendigen Folgeereignisse. Dann verbinde ich sie mit realen Zellen. Ich richte alle Zellen auf die Selbstreproduktion ein. Ebenfalls richte ich auch alle Ereignisse auf eben diese Reproduktion ein, um eine Übereinstimmung der gesunden Zellen und des Gesamtorganismus mit einem wohltuenden Fortgang der weiteren Ereignisse zu haben, - und der Krebs wird geheilt. Wie auch eine beliebige andere Krankheit.

Denken wir jetzt mal über folgendes nach. Was bedeutet das Heilen des Menschen von einer Krankheit, von welcher er unumgänglich nach einigen Monaten sterben müsste? Dem Wesen nach bedeutet das die Auferweckung, die einfach in der Zeit verschoben ist.

Und jetzt lenken wir uns von den Fällen solcher stark ausgeprägten Krankheiten ab. Viele sterben gegenwärtig auf Grund des Alters. Jedoch das Alter, letztendlich, - das ist auch eine Krankheit. Und, folglich, das Heilen von der Krankheit, Alter genannt, ist auch eine Auferweckung. Und deshalb kann man allgemein sagen, dass dem Wesen nach das ewige Leben eine ununterbrochene Selbstwiederherstellung ist. Wir sind zur Formulierung noch eines wichtigen Prinzips gekommen:

DAS EWIGE LEBEN – DAS IST EINE UNUNTERBROCHENE SELBSTWIEDERHERSTELLUNG:

Dieses Prinzip ermöglicht, sofort die Verbindung zwischen der neuen Medizin und den Prinzipien der Auferweckung zu sehen. In der Tat ist die Hauptaufgabe der neuen Medizin die Gewährleistung des ewigen Lebens, das ewige Leben aber basiert auf der Selbstwiederherstellung. Und deshalb ist die neue Medizin wirklich eine der Folgen der Prinzipien der Auferweckung und Selbstwiederherstellung.

Außerdem, stellt das jetzt formulierte Prinzip die tiefe Verbindung zwischen den zwei wichtigsten Begriffen her, der Auferweckung und dem ewigen Leben. Der Einfluss dieser Worte ist an und für sich außerordentlich nutzbringend. Wenn diese Worte „Auferweckung" und „ewiges Leben" auf eine Audiokassette aufgezeichnet werden, so zerstört ihr mehrfaches Abspielen die Krebszellen. Das ist ein experimentell bestätigter Fakt. So ist die Kraft der Einwirkung dieser Worte. Diese Worte sind Schlüsselworte im vorliegenden Buch. Mit ihnen beginnt auch seine Überschrift.

Nach der Heilung beschloss Galina Stepanovna, den Menschen ihre Geschichte zu erzählen. Bei denen, wer all das hörte, entstand ein Impuls der Wiederherstellung. Sie stellten sich selbst wieder her und stellten die Umgebenden wieder her, dadurch stellten sie auch die gesamte Welt wieder her, so dass im Ergebnis ihr Licht viel greller wurde. Das heißt, der nutzbringende Einfluss einer solchen Heilung verbreitete sich auf alle Erscheinungen der Welt. Ihrerseits dienten alle diese positiven Erscheinungen dienten dazu, dass das Leben von Galina Stepanovna selbst vollwertig und schon ohne Krankheiten wurde.

## 2

Beljakov Michail Gawrilovitsch. Diagnose: Krebs des aufsteigenden Abschnittes des Randdarmes im IV. Stadium mit Metastasen in die Nieren und die Leber. Das Material ist aus dem Band 3, Blätter 179 – 180 entnommen. In dem vorliegenden Buch befindet es sich in der Anlage B, Seiten 496 – 497.

Der vorliegende Fall ist dadurch interessant, dass der Patient selbst nichts über diese gefährliche Diagnose wusste und darüber, dass sich seine Tochter Serbina Nadjezhda Michailovna und die Enkelin Serbina Diana Janovna an mich mit der Bitte um Heilung gewandt hatten.

Sie wandten sich am 25. September 1996 an mich, nachdem Michail Gawrilovitsch die Diagnose gestellt wurde: Krebs des Randdarmes im IV. Stadium mit Metastasen in die Nieren und die Leber. An diesem gleichen Tag führte ich eine Sitzung über Distanz durch.

Die Ultraschalluntersuchung, die am nächsten Tag, am 26. September durchgeführt wurde, zeigte das Nichtvorhandensein von Metastasen. Die nachfolgende Untersuchung unter Anwendung der Computertomographie, durchgeführt am 30. September, bestätigte das Nichtvorhandensein von Metastasen im gesamten Organismus.

Nach meiner Sitzung hat sich Diana Janovna, die Enkelin von Michail Gawrilovitsch, angeschaut, wie sich der Wiederherstellungsprozess vollzieht. Indem sie ihrem Großvater die richtigen Fragen stellte und sich mit ihm unterhielt, verstärkte sie zusätzlich den Prozess der Wiederherstellung, und im Ergebnis wurde die vollständige Heilung lediglich im Verlauf von einigen Tagen erreicht.

Hier muss allerdings zu dem Gesagten noch folgende wichtige Information hinzugefügt werden. Nach der Hinwendung an mich mit der Bitte um die Heilung ihres Großvaters hatte Diana Janovna meine Technologie der Strukturierung des Bewusstseins nach dem System der Rettung studiert und bemühte sich, sie in der Praxis umzusetzen. Der vorliegende Umstand hat seinen Beitrag zur schnellen Heilung von Michail Gawrilovitsch geleistet. Und das widerspiegelt vollständig die Prinzipien der neuen Medizin. Ein beliebiger Mensch, welcher am Heilungsprozess teilnimmt, kann das notwendige Wissen dem Patienten übergeben und dadurch ihm helfen, die Gesundheit wiederherzustellen.

Vom Standpunkt der orthodoxen Medizin müsste ein Mensch mit einer solchen Erkrankung, wie Krebs im IV. Stadium, aus unserer Welt nach einigen Monaten scheiden. Das, dass er unter den Lebenden verblieben ist, bedeutet, dass der Impuls der Auferweckung direkt in seine Zukunft übergeben wurde. Außerdem war ihm dieser Impuls ebenfalls auch in der gegenwärtigen Zeit unmittelbar selbst durch das Gespräch seiner Enkelin mit ihm übergeben, wobei, natürlich, in Form von nicht direkten Worten, nicht direkten in dem Sinne, dass das Wort „Auferweckung" oder ein anderes ähnliches Wort in diesem Gespräch, natürlich nicht erwähnt wurde. Eine zusätzliche Hilfe und Unterstützung für Michail Gawrilovitsch erwies auch seine Tochter Nadjezhda Michailovna, welche ebenfalls an seiner Heilung beteiligt war.

Wie ich schon gesagt habe, wurde im vorliegenden Fall eine schnelle Heilung erreicht. Und es wurde ein normaler Zustand der Gesundheit erreicht. Übrigens kann man vermerken, dass die Übergabe des Impulses der Auferweckung in die Zukunft, dorthin, wo ein tragischer Ausgang eintreten hätte sollen, diese Zukunft korrigiert und immer eine gute Gesundheit bereits in der Gegenwart gibt.

Ich spreche nochmals über die Wichtigkeit der Verbreitung des Wissens über die Auferweckung, über die Wichtigkeit der Übertragung dieser Information. Hier ist ein solches Prinzip gerechtfertigt: umso mehr Wissen Sie an die Umgebenden über die Auferweckung übergeben, z.B. nach dem vorliegenden Buch, nach den darin enthaltenen Prinzipien und Methoden, umso mehr stellt sich die nutzbringende Struktur der Ereignisse um Sie herum auf und umso mehr nähern Sie sich der absoluten Gesundheit.

Der betrachtete Fall spricht darüber, dass der Patient sogar nicht wissen kann, wie konkret bei ihm die Diagnose ist, er kann auch das nicht wissen, dass sich seine Verwandten um Hilfe gewandt haben und bei alldem kann er auch eine schnelle und effektive Heilung erhalten.

### 3

Buza Vladimir Georgijevitsch. Diagnose: Bösartiger Tumor des Kopfes der Bauchspeicheldrüse mit Hineinwachsen in den Zwölffingerdarm. Das Material ist dem Band 3 entnommen, Blätter 747 – 749. Im vorliegenden Buch befindet es sich in der Anlage B, Seiten 517 – 519.

Vladimir Georgijevitsch hat sich an mich um Hilfe auf Drängen seiner Ehefrau Buza Ludmila Iwanovna gewandt. Worüber spricht dieses Detail? Es spricht darüber, dass bei der Heilung dieses konkreten Menschen auch andere Menschen mitwirken können, d.h. andere Menschen können auch bei der Entwicklung der Ereignisse in die für den Menschen gewünschte Richtung mitwirken und sogar einen Anschub gerade einer solchen Entwicklung der Ereignisse geben.

Im betrachteten Fall war der Impuls der Auferweckung auf der Grundlage der Information von Ludmila Iwanovna formiert, welcher letztendlich auch zur Genesung führte.

Ich habe diesen Impuls weiter entwickelt und ich stellte Vladimir Georgijevitsch in der Zukunft mit Hilfe des Impulses der Ausheilung in der Gegenwart wieder her.

Am Ende seiner Erklärung schreibt Vladimir Georgijevitsch: „Faktisch heilte mich Grabovoi Grigori Petrovitsch von einem nicht operablen Krebs des Kopfes der Bauchspeicheldrüse mit Hineinwachsen in den Zwölffingerdarm in einer Sitzung".

Das ist wirklich so. Eine Sitzung hat sich als ausreichend erwiesen, um einen Menschen aus einer hoffnungslosen Lage zu retten.

Ich möchte hier einen wichtigen Moment vermerken. Weiter oben sprach ich über den Impuls der Auferweckung und über den Impuls der Heilung. Es ist so, dass diese beiden Impulse absolut gleich sind. Und sie sind völlig identisch mit dem Impuls der Wiederherstellung überhaupt einer beliebigen Materie. Somit ist in Wirklichkeit die Rede in allen diesen Fällen von der Formierung ein und desselben Impulses. Das ist der Impuls des Bewusstseins, das ist der Impuls der notwendigen Kenntnisse, das ist die Form des notwendigen Wissens, und alles zusammen ist das die Befolgung dessen, wie in analogen Situationen Gott handelt.

Das ist das geistige Herangehen. Zusätzlich dazu lege ich in diesem Kapitel, das der neuen Medizin gewidmet ist, auch ein anderes Herangehen an die Heilung von Krebs dar. Ich erzähle über die von mir ausgearbeitete Methodik der Heilung des Krebses auf der mikroelementaren Grundlage.

Jedoch zu Anfang wiederhole ich einige allgemeine Bestimmungen in Hinblick auf den Prozess der Heilung.

Die orthodoxe Wissenschaft geht davon aus, dass eine objektive physische Realität existiert. Diese „objektive" Realität beziehe ich auf das statische Gebiet des Bewusstseins. Warum gerade auf das statische? Wollen wir uns aber daran erinnern, wie sich überhaupt diese Realität formt.

Die von uns wahrzunehmende Realität ist in der Tat ein Produkt des kollektiven Bewusstseins. Diese Realität entsteht als Ergebnis der Mittelung nach einer gewaltigen Menge von Vorstellungen verschiedener einzelner Bewusstsein. Bei jedem Bewusstsein gibt es doch seine Vorstellungen. Die erhaltene gemittelte Vorstellung ist schon stabil. Erinnern Sie sich an den Versuch mit dem Hochwerfen der Münze. Wenn die Münze sehr viele Male hochgeworfen wird, so ist das Verhältnis der Zahl der ausfallenden Köpfe zur Zahl der Wappen der Münze gleich eins. Im Ergebnis der Mittelung haben wir eine Stabilität erhalten. Das gesuchte Verhältnis wurde zu einer konstanten Zahl.

Sodass, gerade deshalb, weil die Mittelung der Vorstellungen nach einer sehr großen Zahl verschiedener Bewusstsein vor sich geht, gerade deshalb erweist sich die gemittelte Vorstellung auch als stabil. Die Stabilität der Vorstellung aber bedeutet die Beständigkeit des Bildes der wahrzunehmenden Realität. Insbesondere auch die Beständigkeit der Gesetze, zum Beispiel des Gesetzes der Gravitation. Und jegliche Beständigkeit kann man als Statik betrachten.

Das Gesagte ermöglicht es zu verstehen, was das Gebiet der Untersuchung der orthodoxen Wissenschaft darstellt. Das ist der Teil der Wahrnehmung, der sich auf die Statik des Bewusstseins bezieht, welche die orthodoxe Wissenschaft als objektive Wirklichkeit annimmt.

Die Praxis der Erreichung der gewünschten Realität (im vorliegenden Fall die Heilung von Krebs) spricht darüber, dass der Wunsch objektiv existiert, sowohl auf dem Niveau der zu verstehenden Wirklichkeit (Vorhandensein einer Krankheit) als auch auf dem Niveau der Realisierung des Wunsches (der Ausheilung). Die Realisierung des Wunsches beziehe ich auf eine andere Form des Bewusstseins – die dynamische.

Die zu beobachtenden Erscheinungen der physischen Welt, die sich auf das statische Gebiet des Bewusstseins beziehen, stellen nur einen Teil der allgemeineren Welt der Erscheinungen dar, welche in sich auch noch das dynamische Bewusstsein einschließt.

Hieraus entsteht das objektive Gesetz, das über den Einfluss des Bewusstseins auf die existierende Realität spricht. Der Wechsel der Gedankenformen verändert die Realität.

Jetzt kann man zu konkreten Empfehlungen übergehen. Dabei begrenze ich mich nur auf den ersten Fall, der in diesem Paragraphen behandelt wurde, weil ich jetzt einfach die Idee der von mir ausgearbeiteten Methode erklären und den konkreten Weg ihrer Anwendung aufzeigen will.

Vom Standpunkt der Grundlage von Mikroelementen besteht meine Praxis der Heilung vom Krebs darin, dass ich den Gehalt an Magnesium (Mg) im Großhirn erhöhe. Die Konzentration an Magnesium erhöhe ich auf 0,5 %. In diesem Prozess vollzieht sich gleichzeitig auch die Umbildung der gedanklichen Energie in gesunde Zellen.

Wie kann man dieses Rezept der Heilung erhalten? Bei Veränderung meiner Gedankenform, mit dem Ziel die Heilung von Antipova Galina Stepanovna zu gewährleisten, hat die objektive Geräteanalyse gezeigt, dass in ihrem Großhirn eine Erhöhung des Gehaltes an Magnesium um 0,5 % erfolgte. Dieser registrierte Fakt ermöglichte es zu verstehen, dass man das Karzinom durch Erhöhung des prozentualen Gehaltes an Magnesium heilen kann. Und das wird schon leicht durch physiotherapeutische und Heilungsmaßnahmen erreicht, die ambulant in einer beliebigen Poliklinik durchgeführt werden können.

Also, indem man die Veränderung des Gehaltes an Mikroelementen im Organismus der Patienten im Moment meiner Heilungsimpulse betrachtet hat, kann man die Methodik der Heilung mit Stoff schaffen. Im gegebenen Fall kann als Methode der Heilung vom Krebs der Milchdrüse die Erhöhung an Magnesium um 0,5 % im Großhirn auftreten.

Gehen wir über zur Betrachtung des vierten Falles. Hier ist die Rede von der Heilung vom AIDS.

## 4

Mgebrischwili Gwantsa Ramazovna. Diagnose: AIDS im IV. Stadium. Das Material ist aus Band 3 entnommen, Blätter 705 – 707. Im vorliegenden Buch befindet es sich in der Anlage B, Seiten 520 – 528.

Bevor sich Gwanza Ramazovna an mich wandte, hatten die medizinischen Untersuchungen bereits im Verlaufe von mehr als drei Jahren bei ihr das Vorhandensein von AIDS konstatiert. Es waren die Abmessungen der Lymphknoten vergrößert, überall am Körper waren Flecke von verschiedener Größe und verschiedenen Farben: schwarzer, grüner, gelber. Auf der Grundlage von standardmäßigen Methoden der Heilung war es schon nicht mehr möglich, den Menschen zu retten.

Die Heilung führte ich indirekt, auf Entfernung durch. Ich befand mich in Moskau und Gwantsa Ramazovna in Georgien. Zuerst begannen sich bei ihr die vergrößerten Lymphknoten zu zerteilen, dann begann das Sarkom Kaposchi zu verschwinden, es verschwanden nach und nach alle Flecke auf dem Körper und die Haut wurde völlig sauber. Die durchgeführten medizinischen Untersuchungen und die erhaltenen Analysen haben das Nichtvorhandensein von AIDS gezeigt. Sodass nach zwei Monaten der Mensch vollständig gesund war.

Ich möchte hier Ihre Aufmerksamkeit auf ein interessantes Detail richten. Offiziell hatte sich Gwantsa Ramazovna an mich über meine Vertretung in Georgien, in Tbilisi, gewandt. Aber noch bis dahin, als sie nur die Entscheidung getroffen hat, sich an mich zu wenden, hatte ich telepatisch diese ihre Hinwendung, ihre Bitte um Hilfe aufgenommen, und deshalb begann ich die Heilung sofort, noch bis dahin, als sie ihre Hinwendung offiziell formulierte.

Ich spreche darüber deshalb, damit Sie erkennen, dass man sich an mich auch indirekt wenden kann. Sie können sich an mich darüber wenden, dass ich irgendjemanden auferwecke oder Ihnen helfe, das selbst zu tun. Man kann sich nicht nur an mich wenden, sondern auch an andere Menschen, an diejenigen, die auferwecken können, denen das gegeben war oder der das erlernt hat.

Die betrachteten Fälle der Auferweckung und Heilung zeigen, dass die Entfernung keinerlei Bedeutung hat. Der Impuls der Auferweckung kann, egal wohin, übergeben werden, er hat weder eine Anbindung an den Raum, noch an die Zeit. Und das ist natürlich. Denn der Impuls der Auferweckung – das ist ein Impuls des Bewusstseins, und der Raum und die Zeit sind selbst Konstruktionen des Bewusstseins.

Die Impulse der Auferweckung und der Heilung, wie ich gesagt habe, haben ein und die gleiche Natur und ein und die gleiche Struktur. Und jener Umstand, dass diese Impulse des Bewusstseins keinerlei Anbindung weder an den Raum, noch an die Zeit haben, spricht darüber, dass wir es mit einem allumfassenden System der Steuerung zu tun haben, mit einem solchen System, welches wirklich erlaubt, die Welt ewig zu machen.

## §4. DIE RETTUNG DER MENSCHEN DURCH VERHINDERUNG VON HAVARIEN UND VORBEUGENDE PROGNOSTIZIERUNG VON POLITISCHEN, ÖKONOMISCHEN UND SOZIALEN EREIGNISSEN. KONKRETE FAKTEN.

In diesem Paragraphen werden anfangs einige konkrete Fakten der Rettung der Menschen durch Verhinderung von Havarien aufgeführt. Es werden Materialien benutzt, die in dem ersten und zweiten Band meines Werkes „Praxis der Steuerung. Weg der Rettung" dargestellt sind. Die hier aufgeführten Beispiele berichten über die Verhinderung von Havarien unter verschiedenen Bedingungen: unter der Erde, auf der Erde, über der Erde in der Luft und im kosmischen Raum.

1

Experiment über die Möglichkeit der extrasensorischen Bestimmung der Havarieplätze im Schacht sowie auch der Anzahl der verunglückten

Menschen und deren Aufenthaltsortes. Das Material befindet sich im vorliegenden Buch in der Anlage C, Seiten 510 – 512.

Die Kommission aus unabhängigen Experten stellte mir nur das Schema der Ventilation des Schachtes zur Verfügung. Es wurden mir speziell keinerlei Karten der Örtlichkeit übergeben. Ich vermerke, dass das Schema der Ventilation einfach ein Blatt Papier mit Linien darstellt, ohne jegliche Anbindung an die Örtlichkeit.

Außerdem wurden nach der Bedingung des Experimentes von den Mitgliedern der Kommission für mich keine Fragen vorab vorbereitet. Diejenige Frage, welche bei ihnen während unseres Treffens auftrat, haben sie mir auch gestellt. Niemand wusste vorab auch darüber Bescheid, welche Schemen der Ventilation mir konkret gegeben werden.

Nach Erhalt der Aufgabe habe ich ungefähr im Verlaufe einer Sekunde den Ort des Auftretens des Brandes richtig festgestellt, sowie den Ort des Befindens von zwei verunglückten Menschen in der Ventilationsstrecke und die Orte der Störungen der Lüftung.

Das Experiment hat gezeigt, dass man mittels extrasensorischen Verfahrens praktisch sofort die Situation im Schacht nach dessen Schema richtig diagnostizieren kann. Dadurch bestätigte das durchgeführte Experiment, dass jedes beliebige Informationsobjekt (wie, z. B., das Schema der Ventilation) eine Information über alles trägt. Ich habe darüber bei der Erörterung der Prinzipien der Auferweckung gesprochen.

Der betrachtete Fall der Diagnostik des Schachtes – das ist nur eines von konkreten Beispielen. Im allgemeinen Fall ermöglicht die Diagnostik beliebiger Objekte den Ort und die Ursache der möglichen Havarie zu bestimmen und dadurch sie zu verhindern. Im Ergebnis gelingt es, den Tod von Menschen nicht zuzulassen. Das aber bedeutet ihre Auferweckung. Und das gibt ein hervorragendes Beispiel der Steuerung der

Ereignisse, im vorliegenden Fall das Beispiel der Veränderung der Zukunft in einer wohltuenden Richtung.

Mit einer analogen Situation hatten wir es bei der Erörterung der Heilung von fatalen Krankheiten zu tun.

Den Impuls der Auferweckung kann man nach seinem geistigen Sinn auf alle Fälle des Lebens ausdehnen, er bringt überall die Rettung. Sein geistiger Status ist von Anfang an allen eigen. Das ist der Status der allgemeinen Einigung. Und da dieser Status von Anfang an uns allen eigen ist, so bedeutet das, dass in jeden von uns die Fähigkeit hineingelegt ist, aufzuerwecken und seinen Beitrag in die allgemeine Rettung einzubringen. Gerade darauf ist meine Religion begründet. Und auf dem wahren Wissen, vor allem auf dem Wissen darüber, wie der Schöpfer selbst schöpferisch tätig ist.

2

Verhinderung von Automobilhavarien. Der Fall, der von Kuzionov Sergej Petrovitsch beschrieben ist. Das Material wurde aus Band 2, Blatt 110-111 und der Rückseite des Blattes entnommen. Im vorliegenden Buch befindet es sich in der Anlage C, Seiten 513, 514.

Sergej Petrovitsch hat mich am 3. Januar 1995 in Usbekistan, Taschkent kennengelernt. Zu dieser Zeit beschäftigte ihn sehr die Frage, ob eine eindeutige Zukunft existiert oder sie verändert werden kann. Wir wissen mit Ihnen bereits, dass eine Veränderung möglich ist. Mehr noch, das muss die tägliche Praxis eines jeden von uns sein. Jeder Mensch muss der Schmied seiner Zukunft sein, einer glücklichen Zukunft. Dieses Buch ist dafür eben auch geschrieben, damit jeder glücklich werden kann.

Indem ich Sergej Petrovitsch auf die Frage antwortete, sagte ich, dass ich seine Zukunft schon während unseres Gespräches geändert habe.

Das war wirklich so. Ich habe gesehen, dass das Auto, mit welchem Sergej Petrovitsch zum Treffen gefahren kam und welches seinem Vater gehörte, sich in einem Havariezustand befand. Das hätte zu einer Tragödie führen können. Natürlich wollte ich, dass das Auto repariert wird. Und damit Sergej Petrovitsch selbst zu dieser Notwendigkeit kommt und damit das für ihn alles gleichzeitig glücklich ausgeht.

Deshalb, als am nächsten Morgen Sergej Petrovitsch aus der Garage rausfuhr, habe ich im Auto die Schlitze an der Stelle der Kopplung des Lenkstrangs und der Welle des Schneckengetriebes dematerialisiert und in zwei Flächen habe ich die Teile der Schraube an der Stelle der Kopplung dematerialisiert.

Sergej Petrovitsch sah sofort, dass er aus der Garage auf die Straße nicht herausfahren kann, weil beim Drehen des Lenkrades die Räder nicht eingeschlagen sind. Er hat umgehend angehalten, indem er nicht auf die Chaussee herausgefahren ist. Danach, schon in der Station der technischen Wartung, wurde das Auto vollständig in Ordnung gebracht. Eben dann stellte sich heraus, dass der Sicherheitsstift gleichzeitig sofort in zwei Flächen abgeschnitten war, was niemals vorkommt und was praktisch nicht möglich ist, zu machen. Jedoch gerade das war in der Tat für die Sicherheit der weiteren Fahrten gemacht worden.

Ich habe ein solches Verfahren als die Antwort für Sergej Petrovitsch auf seine Frage gewählt, weil er sich zu dieser Zeit schon im Verlauf von 16 Jahren mit der Untersuchung von anomalen Erscheinungen beschäftigt hatte. Er hat Parapsychologie studiert und Fragen, die mit dem Poltergeist und Ufos zusammenhingen. Er ist Mitglied der Kommission zur Untersuchung von anomalen Erscheinungen der Geografischen Gesellschaft der Akademie der Wissenschaften Russlands, war als Mitarbeiter des amerikanischen Zentrums in New York zur Untersuchung anomaler

Erscheinungen und der Heilung von anomalen Verletzungen tätig.

Deshalb war es für ihn als Spezialist interessant, in einer praktischen Antwort auf seine Frage sofort auch die Veränderung der Zukunft zu sehen, wobei eine für ihn lebenswichtige Veränderung, und die Praxis der Steuerung der Ereignisse über Entfernung sowie das Einbringen von wesentlichen Veränderungen in sein Auto gerade zu dem Moment, als ihm und allen anderen Sicherheit garantiert wurde, und auch dasjenige Verfahren, mit dem er letztlich gezwungen wurde, sich mit diesem Auto ernsthaft zu beschäftigen, dazu noch unter Anwendung der Erscheinung der Dematerialisierung einiger Teile.

Nachher erzählte Sergej Petrovitsch über den vorliegenden Fall speziell in einer Videoaufzeichnung für die UNO.

Im dreibändigen Werk sind von mir Fälle der energetischen Korrektur verschiedener Mechanismen und Systeme vom Auto dargestellt sowie Veränderungen des Zustandes der Materialien und vieles andere. Die aufgeführten konkreten Fakten sind sowohl von Privatpersonen als auch von Organisationen vorgelegt worden.

3

Verhinderung von Havarien der Flugtechnik. Das erste Material ist aus Band 1 entnommen, Blätter 62-66. Im vorliegenden Buch befindet es sich in der Anlage C, Seiten 515 – 521.

Die Rede geht über meine praktische Arbeit zur Verhinderung von Flugkatastrophen. Diese Arbeit wurde in Form von Experimenten gestaltet, in welchen die Möglichkeit der extrasensorischen Diagnostizierung der Flugtechnik überprüft wurde. Die Organisatoren des Experimentes stellten vor sich die Aufgabe herauszufinden, wie effektiv man das Auftreten von Defekten, Abweichungen von den technischen Betriebsbedingungen und das vollständige Versagen der Systeme prognostizieren kann. Die Arbeiten in Usbekistan wurden auf der Grundlage des Vertrages mit der usbekischen Verwaltung für Zivilluftfahrt durchgeführt.

Im vorliegenden Fall führte ich die Diagnostik visuell durch, indem ich mich in einer Entfernung von 100 – 200 Metern von Flugzeugen befand. Auf den erwähnten Seiten wurde die Auflistung der von mir gegebenen Prognosen für verschiedene Flugzeuge aufgeführt. Ich verbleibe auf dem letzten Beispiel: Prognose für das Flugzeug IL-62, Bordnummer 86704.

Ich sagte das Auftreten eines Defektes im Triebwerk Nr. 3 voraus, und wenn konkret, so die Verletzung der Struktur des Materials im Gebiet der Brennkammer des Triebwerkes Nr. 3. Nach zehn Tagen wurde an dieser Stelle ein Ausbrennen am Düsenapparat festgestellt, und das Triebwerk wurde vorzeitig außer Betrieb genommen. Die Feststellung des Defektes erfolgte rechtzeitig, weil auf der Grundlage der Vorabprognose diese Stelle unter verstärkte Beobachtung genommen wurde. Nach dem Gutachten der Experten, wenn dieses Triebwerk nicht rechtzeitig abgebaut worden wäre, so hätte sich ein Splittern der Schaufeln im Flug ergeben und es wäre der Bord durchschlagen worden. Das führt aber zur Katastrophe auf Grund des Kabinendruckverlustes. So gelang es durch die richtige Diagnostik einer Havarie vorzubeugen und das Leben von Menschen zu retten.

Die Genauigkeit der Prognose im gegebenen Fall, wie auch in allen anderen, beträgt 100 %.

Generell sind nur im ersten Band meines Werkes „Praxis der Steuerung. Weg der Rettung" mehr als 400 konkrete Fakten mit 100%-iger Bestätigung über den gesamten Umfang der Aufgabenstellungen aufgeführt.

Auf den ersten Blick kann es einem vorkommen, dass im vorgestellten Material nur noch einzelne Fälle aufgeführt sind, in welchen es aufgrund der extrasensorischen Diagnostik wirklich gelang, den Tod von Menschen zu verhindern. In Wirklichkeit ist die Frage hier wesentlich tiefer und die dargestellten Fakten muss man von einem viel allgemeineren Standpunkt aus betrachten.

Die Diagnostik und die Prognostizierung – das sind nämlich die Elemente der Steuerung von Ereignissen. Die richtige Diagnostik bei den entsprechenden Handlungen gewährleistet die Rettung von Menschen. Die aufgeführten Beispiele sprechen darüber, dass man aus unserem Leben die für Niemanden notwendigen tragischen Zufälligkeiten beseitigen kann. Wobei man das auf der Grundlage der Wissenschaft machen kann, auf der Grundlage der wahren Wissenschaft. Ein Beispiel einer solchen Wissenschaft stellen die Prinzipien der Auferweckung dar, die in diesem Buch dargelegt sind. Die Prinzipien der Auferweckung ermöglichen eine Gesellschaft zu schaffen, die sich auf der Grundlage eines wahrhaften Wissens und mit Hilfe der Prinzipien der Steuerung nur schöpferisch entwickeln kann.

Das nächste Beispiel ist aus dem Band 1 entnommen, Blatt 308 und die Rückseite des Blattes. Im vorliegenden Buch befindet sich dieses Material in der Anlage C, Seiten 522-523.

Dieses Mal wurde mir vorgeschlagen, eine extrasensorische Diagnostik von zwei Flugzeugen AN-12 durchzuführen. Nach den Bedingungen des Experimentes sollte ich die Diagnostik in einer Entfernung von 20 – 25 Metern und nicht mehr als in zwei oder drei Sekunden durchführen.

Bei einem Flugzeug stellte ich Korrosion im Gebiet des 62. Spants fest und beim anderen – Risse in den Flächen des rechten und linken

Teiles des Flügels. Nach einigen Tagen wurden diese Prognosen im Ergebnis einer Geräteuntersuchung bestätigt, weil mit physischem Sehen diese Defekte nicht erkennbar waren. Auf diese Weise wurde insbesondere bewiesen, dass man die innere Struktur der Materialien sehen kann.

Im Ergebnis der durchgeführten Prognostizierung wurden technische Defekte festgestellt, welche in der Zukunft zu einer Katastrophe hätten führen können. Durch die Beseitigung dieser Defekte gelang es, das Leben von Menschen zu retten. Dieses bestätigte nochmals die Möglichkeit der Steuerung von Ereignissen durch das Auffinden von technischen Defekten und ihre Beseitigung. Im ersten Band werden praktische Beweise auch noch darüber aufgeführt, dass man ebenfalls mit einer hundertprozentigen Bestätigungsfähigkeit die Diagnostik der Technik nach Schemen und Bordnummern durchführen kann, wobei in einer beliebigen Entfernung von der technischen Einrichtung.

Das dritte Beispiel ist aus dem Band 1 entnommen, Blätter 313- 315. Im Buch befindet sich dieses Material in der Anlage C, Seiten 526 – 528.

Im vorliegenden Fall geht die Rede über Testflüge des Flugzeuges TU-144. Die Flüge realisierte der Testpilot mit Weltnamen Weremej Boris Ivanovitsch. Seine Ehefrau Weremej Inna Andrejevna erfuhr aus der Fernsehübertragung davon, dass ich über die Fähigkeit verfüge, den Zustand der Flugzeuge zu diagnostizieren. Deshalb wandte sie sich an mich mit der Bitte, die Diagnostizierung des technischen Zustandes desjenigen Flugzeuges durchzuführen, welches ihr Ehemann testen sollte.

Ich habe ihre Bitte erfüllt. Meine Daten zur die Diagnostik des Flugzeuges mit der Auflistung der möglichen Defekte und mit Hinweisen für die Piloten zeichnete ich auf dem Diktiergerät auf. Die Kassette mit dieser Aufzeichnung übergab Inna Andrejevna ohne Verzögerung ihrem Ehemann.

Meine Voraussagen wurden vollständig bestätigt. Besonders wichtig erwiesen sich die Daten bezüglich der Arbeit des Zeigers des Erhebungswinkels (das ist das Gerät, welches den Neigungswinkel des Flugzeuges anzeigt). Es war sehr wichtig zu wissen, ob der Geber wirklich eben diejenige Neigung des Flugzeuges anzeigt, welche es bei ihm in der Tat gibt. Meine Angaben ermöglichten es, das Leben der Crew zu retten und das Flugzeug zu erhalten. Denn, wenn aber die Piloten meine Daten zu diesem Gerät nicht hätten, so wäre das Flugzeug bei der Landung mit dem Schwanzteil aufgeschlagen und hätte sich zerstört. Ebenfalls gab es die Empfehlung, die Geschwindigkeit im Vergleich zur berechneten zu erhöhen.

Hier möchte ich noch besonders das Können von Weremej Boris Ivanovitsch vermerken. Nicht umsonst ist er in der ganzen Welt bekannt. Seine gewaltige praktische Erfahrung vereinigte sich mit der Information, die er von mir erhielt, und im Ergebnis dieser „Verschmelzung" entstand ein viel kräftigeres und ein viel stabileres System des Kontaktes des Menschen mit der Maschine. Ein solches System verfügt über eine entscheidend größere Fähigkeit, die zu testende Technik zu retten und zu verbessern.

In der Tat weisen die vom Menschen zu gewinnende Erfahrung, Meisterhaftigkeit und Intuition auf seine Annäherung zur Möglichkeit hin, Ereignisse zu steuern. Mit diesem meinem Buch schlage ich vor, diesen Prozess auf wissenschaftliche Grundlage zu stellen.

### 4

Die Verhinderung von Havarien und die Diagnostik von gesteuerten kosmischen Apparaten.

Die hier vorgestellten Prognosen wurden im Auftrage des Russischen Zentrums der Steuerung von Kosmischen Flügen gemacht. Das Material mit Darstellung aller dieser Fälle wurde aus dem Band 1 entnommen, Blätter 319 - 321. Im vorliegenden Buch befindet es sich in der Anlage C, Seiten 529 – 531.

Im ersten Fall war es notwendig, eine Prognose zur Kopplung des kosmischen orbitalen Komplexes „Mir" (Russland) und des kosmischen Raumschiffes „Atlantis" (USA) zu geben. Die Kopplung sollte am 27. September 1997 stattfinden. Die Aufgabe wurde am 26. September tagsüber gegeben.

Nach Erhalt der Aufgabenstellung habe ich sofort mitgeteilt, was vor sich gehen wird. Und zwar, dass sich die Kopplung vollziehen wird, aber unmittelbar davor wird es eine Abweichung von der Achse geben. Die Prognose wurde vollständig bestätigt.

Gleichzeitig mit der ersten Aufgabenstellung wurde auch die zweite gegeben. Es sollte die Prognose der Arbeit des Bordcomputers des kosmischen orbitalen Komplexes „Mir" gegeben werden.

Ich habe sofort geantwortet, dass der Bordcomputer fünf Tage arbeitet. Genau so war es auch in der Tat. Der Bordcomputer arbeitete fünf Tage, danach wurde er ausgetauscht.

Nach drei Tagen, am 29. September am Tage, wurde ich gebeten, das Triebwerk des kosmischen Raumschiffes „Atlantis" zu diagnostizieren. Ich gab die Antwort nach einigen Sekunden. Ich teilte eine Veränderung der Parameter des unteren Triebwerkes des kosmischen Raumschiffes „Atlantis" mit. Das ist eine wichtige Charakteristik, weil bei Veränderung der Parameter des Triebwerkes eine Störung beim Anlauf des Raumschiffes möglich ist, was zur Veränderung seiner Laufbahn und zu möglichen Havariezusammenstößen führen kann. Meine Diagnostik wurde vollständig bestätigt. Im Allgemeinen ist für die kosmische Technik eine beliebige Prognoseinformation zum Vorbeugen von Havarien besonders wichtig.

Wenn mir die ersten beiden Aufgabenstellungen übergeben wurden, als ich mich im Zentrum der Steuerung von Kosmischen Flügen befand, so habe ich die dritte Hinwendung in dem Moment erhalten, als ich den Neuen Arbat entlang ging. Diese Hinwendung hatte ich per Mobiltelefon angenommen.

Richten Sie Ihre Aufmerksamkeit auf die Bedingungen, unter welchen ich diese Aufgabe erhielt. Auf dem Neuen Arbat ist tagsüber immer eine Menge Volk. Und, indem ich so zu Fuß die Straße entlang ging und mich im Umfeld einer Vielzahl von Menschen befand, erhielt ich diese Aufgabe. Und ungeachtet dessen, trotz einer solchen Situation, gab ich schon nach einigen Sekunden, d.h. praktisch sofort, die richtige Prognose.

Ich spreche über diese konkreten Umstände deshalb, um einen wichtigen Moment zu unterstreichen. In Wirklichkeit kann man die Beherrschung einer beliebigen Sache erst dann als vollständig betrachten, wenn der Mensch in der Lage ist, die gestellte Aufgabe unter beliebigen Bedingungen zu lösen. Dies ist absolut notwendig für die Auferweckung. Sie müssen unter beliebigen Bedingungen auferwecken können, wo auch immer Sie sich im notwendigen Moment befinden würden und womit Sie sich auch beschäftigen würden.

Man kann ebenfalls vermerken, dass nach den Angaben der unabhängigen Expertise die Genauigkeit aller meiner Prognosen und meiner Diagnostizierung 100 % beträgt. Allein schon dieser Fakt spricht darüber, dass wir es hier mit einer genauen Wissenschaft zu tun haben, die auf dem Bewusstsein aufgebaut ist.

Weiter oben habe ich vermerkt, dass die aufzuführenden Fakten keine Sammlung von glücklichen Zufällen sind. Es ist gerade umgekehrt.

Es gibt zu viele Fakten. Und die Genauigkeit aller Prognosen beträgt 100 %. So dass alle diese Fakten über die Nutzung der neuen Wissenschaft durch mich sprechen, der Wissenschaft eines höheren Niveaus. Eben solch eine Wissenschaft muss auch in der Sache der Rettung von Menschen benutzt werden, damit die Rettung unter beliebigen Umständen garantiert wird.

Lasst uns noch einmal darüber nachdenken, was z.B. mein Hinweis darauf bedeutet, dass im Material des Flügels des Flugzeuges Risse vorhanden sind. Wozu führt dieser Hinweis? Auf der Grundlage der zur Verfügung gestellten Information wird der Defekt beseitigt, und schon das neue Material gewährleistet eine wohltuende Entwicklung der Ereignisse. Die richtige Diagnostik verändert den Gang der Ereignisse. Und das ist in den zitierten Materialien dargestellt. Schauen Sie darauf von diesem Standpunkt aus. Sie erblicken die innere Bewegung in den angeführten Protokollen. Die Bewegung in eine wohltuende Richtung.

Deshalb haben wir es hier nicht nur einfach mit der genauen Wissenschaft zu tun, wir haben es hier zu tun mit einer Wissenschaft, welche die Entwicklung in der schöpferischen Richtung bestimmt.

Das gewünschte Endereignis bestimmt diejenigen Handlungen, welche zu ihm führen müssen. Die Diagnostizierung der Technik, im vorliegenden Fall und die Prognostizierung der möglichen Abweichungen von der Norm stellt die Information für die Steuerung zur Verfügung, für die Steuerung der Ereignisse in der erforderlichen Richtung. Die Realisierung dieser Steuerung führt zum notwendigen Ergebnis, zur gewünschten Zukunft. Die hieraus folgende Schlussfolgerung besteht darin, dass man mit dem eigenen Bewusstsein ein beliebiges Ereignis und in einer beliebigen Entfernung von Ihnen bis zum Objekt der Steuerung steuern kann.

Ein eben solches Programm der Handlungen wird auch in meiner Mathematik verwendet. Ich sprach bereits darüber. Jedes Symbol darin ist ein steuerndes Symbol, jedes Symbol gewährleistet die Bewegung zum nötigen Ergebnis. Das wird dadurch garantiert, dass zu Beginn die gewünschte Zukunft betrachtet wird, d.h. jenes Ergebnis, welches man erhalten muss. Dieses Ergebnis wird mit der Operator-Basis verlinkt. Der Operator in Form des notwendigen Symbols existiert bereits in meiner Antwort und deshalb steuert er immer die Entwicklung der Bewegung gerade zu dieser gewünschten Antwort. Und deshalb sind keinerlei Abweichungen zur Seite möglich, da diese Bewegung zur Antwort steuerbar ist.

Nach einem solchen Prinzip müssen sich alle Wissenschaften entwickeln. Und deshalb ist der Charakter der existierenden orthodoxen Wissenschaft in diese Richtung umzugestalten.

Man kann ebenfalls Havarien betrachten, die, z. B., durch das Eindringen eines Vogels in das Triebwerk eines Flugzeuges hervorgerufen werden. Ich vermerke, dass das nur vom Standpunkt der Wissenschaft aus, die das statische Gebiet des kollektiven Bewusstseins untersucht, solche Vorkommnisse zufälliger Art sind. Die Wissenschaft eines höheren Niveaus gibt die Möglichkeit, eine ähnliche Erscheinung auf der Grundlage des Sehens vieler verschiedener Prozesse vorauszusagen.

Dabei sind zwei Herangehensweisen möglich. Bei einer von ihnen wird auf der Grundlage der Daten eine gewöhnliche Berechnung durchgeführt, wie dies in einer beliebigen Wissenschaft gemacht wird. Ich kann das tun. Bei dem anderen Herangehen kann man alle diese Berechnungen nicht durchführen, sondern sofort schauen, was sie für ein Ergebnis bringen, das heißt, sich einfach die Antwort ansehen. Gewöhnlich mache ich das auch so.

Diese zwei Herangehensweisen sind jedem von uns noch aus der Schule bekannt. Angenommen, wir müssen zum Beispiel irgendeine Aufgabe in der Mathematik lösen. Dann muss man die Bedingung aufmerksam durchlesen, sich in sie hineindenken, dann zum Suchen des Weges übergehen, der zur Lösung führt, und, wenn es gelingt, den richtigen Weg zu finden, so muss man alle notwendigen Berechnungen durchführen und eine Antwort erhalten.

Man kann aber auch ein anderes Herangehen anwenden. Man kann die Aufgabensammlung an der notwendigen Stelle aufschlagen und auf die Antwort schauen. In meiner Lehre, die in den Gründungsdokumenten der UNESCO registriert ist, gibt es einen Abschnitt, der der Bildung gewidmet ist. Darin ist gesagt, wie sowohl die Anfangsausbildung als auch die höhere Ausbildung aufgebaut werden soll, oder besser gesagt, eine beliebige Ausbildung, und welche Prinzipien ihre Grundlage bilden sollen. In Zukunft vermittle ich ebenfalls auch meine persönliche Erfahrung auf dem Gebiet des Unterrichts.

Jetzt, indem ich das Beispiel mit der Lösung der Aufgabe in der Mathematik erörtere, verweise ich auf das prinzipielle Vorhandensein einer anderen Möglichkeit. Wenn Sie das Endergebnis interessiert, so kann man einfach das Buch an der notwendigen Stelle öffnen und auf die Antwort schauen. Jedoch in Wirklichkeit spreche ich jetzt, natürlich, über ein anderes Buch. Für Sie muss immer das Buch des Weltalls geöffnet sein.

Kehren wir zurück zur Diagnostik der technischen Systeme. Wir haben aufgeklärt, dass die Diagnostik und die Prognostizierung zur Rettung von Menschen führen. Das heißt, in einigen Fällen als ob zu ihrer Auferweckung. Aber die Fähigkeit zur Diagnostizierung und Prognostizierung kann man sich auf der Grundlage der richtigen Strukturierung des Bewusstseins aneignen. Das bedeutet, dass die Strukturierung des Bewusstseins die Möglichkeit gibt, die Auferweckungen von Menschen zu realisieren, indem man sogar einfach der Fähigkeit entwickelt, die richtige Arbeit der technischen Systeme zu gewährleisten. Im vorliegenden Fall haben wir das Beispiel einer solchen Strukturierung des Bewusstseins, welche für die Auferweckung das Können realisiert, technogene Katastrophen zu verhindern. Das spricht über die Unifizierbarkeit der Methoden der Strukturierung des Bewusstseins nach dem System der Rettung. Die Unifizierbarkeit bedeutet hier das, dass eine beliebige angeeignete Methode in völlig verschiedenen Situationen angewendet werden kann.

Also, einer der Schritte – das ist das Können, die Technik zu diagnostizieren. Dann beginnen Sie schon auf dieser Grundlage aufzuerwecken. Indem man sich weiterbewegt und indem man lernt, das Funktionieren der technischen Objekte tiefer zu sehen, können Sie sehen, wie die Seele des Menschen funktionieren muss, damit der Mensch durch seine eigene Seele auferweckt wird.

\*\*\*

Jetzt gehen wir zur Methodologie der vorbeugenden Prognostizierung über. Das Element der Rettung ist bei einer solchen Prognostizierung als eine vorbeugende Information enthalten sowie auch als die direkte Möglichkeit, konkrete prophylaktische Handlungen durchzuführen.

Die Prognostizierung auf den politischen, ökonomischen und sozialen Gebieten ist mit der Tätigkeit von sehr vielen Menschen sowie auch von Organisationen, Gesellschaften und anderen Strukturen verbunden. Deshalb hat eine solche Prognostizierung eine Reihe von Besonderheiten. Zum Beispiel kann die Angabe eines konkreten Familiennamens oder eines genauen Datums in der politischen Prognostizierung zur Verschiebung der Information der Prognose führen. Jedoch, kann man bei Notwendigkeit konkrete Daten und Umstände aufzeigen, die ermöglichen, konkrete Persönlichkeiten zu bestimmen. Als Beispiel kann ich die Bestätigung meiner Prognose bezüglich der Entwicklung des Prozesses der Präsidentenwahlen in Russland im Jahr 2000 aufführen. (Anlage C, Seiten 532 – 548).

In der Praxis der politischen, ökonomischen und sozialen Prognostizierungen ist es oft notwendig, die Information in eine für alle wohltuende Richtung umzuwandeln. Die hauptsächliche Bedeutung hat hier die Information der Menschen über ihre Zukunft, die in das kollektive Bewusstsein hineingelegt ist.

Wenn es eine negative Information gibt, so muss man sie im Moment der Realisierung der Prognose auflösen. Zum Beispiel, es existierte eine ausgiebige Information über das mögliche Ende der Welt im August 1999. Deshalb, indem ich im Juli 1999 die Information der Prognose über die weitere Entwicklung der Ereignisse formierte, wandelte ich die Information über das mögliche Ende der Welt in eine Information über das Nichtvorhandensein einer globalen Katastrophe um, sowie in die Information einer wohltuenden harmonischen Entwicklung. „Das Ende der Welt findet nicht statt" - so war die Überschrift des Artikels mit dieser meiner Prognose.

Ich meine, dass praktisch jede Prognose ein Akt der Steuerung sein muss, der die schöpferische Entwicklung der Ereignisse formiert.

Beispiele solcher Prognosen sind in der Anlage C gegeben.

## §5. DIE ERSCHEINUNGEN DER MATERIALISIERUNG UND DEMATERIALISIERUNG.

KONKRETE FAKTEN.

Im vorherigen Paragraphen habe ich bereits ein Beispiel der Dematerialisierung angeführt. Jetzt jedoch betrachten wir systematisch eine Reihe von Beispielen der Materialisierung und Dematerialisierung und sprechen über diese Erscheinungen ausführlich. Obwohl wir in Wirklichkeit im Laufe des gesamten Buches gerade eben diese Erscheinungen auch erörtern. In der Tat, was ist die Auferweckung? Die Auferweckung ist eben doch eines der grellsten Beispiele der Materialisierung.

Vom Standpunkt des physischen Körpers, seiner Anwesenheit oder Abwesenheit, kann man auf die Dahingegangenen wie auf Menschen schauen, die den Prozess der Dematerialisierung durchgegangen sind. Mit Hilfe des Umkehrprozesses, der Materialisierung, kann man sie erneut hierher zurückholen.

Der physische Körper des Menschen wird von der Seele materialisiert. Analog ist die Sache auch bei der Materialisierung eines beliebigen Gegenstandes. Sie schaffen mit Ihrer Seele diesen Gegenstand.

Erinnern wir uns an das Prinzip (2.1): DER MENSCH IST EINE EWIGE SUBSTANZ NACH DEM PRINZIP SEINER ERSCHAFFUNG. DESHALB BASIERT DIE AUFERWECKUNG AUF DEM HERAUSFINDEN DES EWIGEN IM MENSCHEN. Gerade die Information über die Ewigkeit eines beliebigen Objektes gewährleistet die Möglichkeit seiner Materialisierung.

Gehen wir jetzt zu konkreten Fakten der Materialisierung und Dematerialisierung über. Man kann mit der Erklärung von Gluschko Svetlana Pavlovna beginnen, Kommentator der Zeitung „Megapolis – Kontinent" (Band 2, Blatt 183. Im vorliegenden Buch Anlage D, Seite 550).

Svetlana Pavlovna zeigte Interesse für die Erscheinung der Materialisierung. Deshalb schlug sie mir während des Gespräches mit mir am

22. September 1994 vor, in ihrer Wohnung irgendwelche Gegenstände zu materialisieren. Sie wandte sich mit diesem Vorschlag an mich auch noch deshalb, weil sie einen Artikel zu diesem Thema schreiben wollte und irgendein konkretes lebendiges Beispiel anführen wollte.

Zu Hause bei Svetlana Pavlovna war ich noch niemals. Und sie hatte mir ihre Adresse sogar speziell nicht mitgeteilt, damit das Experiment, wie sie schreibt, noch sauberer wäre.

Ich erfüllte die Bitte von Svetlana Pavlovna. Nach acht Tagen entdeckte sie im Flur ihrer Wohnung zwei Gegenstände, welche dort vorher niemals waren. Kein Fremder war in dieser Zeit in das Haus gekommen. Der Fakt der Materialisierung lag auf der Hand. Dabei war die Zusammensetzung der Gegenstände so, dass es nicht möglich war, sie mit physischen Methoden zu schaffen.

Bei der Durchführung analoger Experimente ist es sehr wichtig, folgendes zu gewährleisten. Der Mensch soll im Vorhinein wissen, dass die Materialisierung geschehen wird und wer sie konkret realisieren wird. Das ist deshalb notwendig, um die Möglichkeit des Auftretens von Stress auszuschalten. Im ersten Kapitel habe ich darüber gesprochen. Wenn der Mensch über alles vorher Bescheid weiß, so entsteht bei ihm bei der Wahrnehmung der Ergebnisse der Materialisierung keine Veränderung der Zellen.

Der nächste Fall – die Materialisierung eines Schlüssels. Dargestellt von Babajeva Tatjana Pavlovna (Band 2, Blatt 190. In diesem Buch Anlag D, Seiten 551).

Tatjana Pavlovna ist in dem gleichen Hotel abgestiegen, wie auch ich. Und nun trat einmal ein solcher Fall ein: Sie verlor den Schlüssel von ihrem Zimmer. Sie überprüfte alle Kleidungstaschen und ihre Handtasche, jedoch den Schlüssel fand sie nicht. Dann schüttelte Tatjana Pavlovna der Zuverlässigkeit halber alles aus ihrer Tasche heraus, um alles besser betrachten zu können. Jedoch das Suchen war vergeblich. Der Schlüssel war nirgendwo. Sie war sehr verwirrt. Die Situation war eine solche, dass es für sie außerordentlich notwendig war, dringend in ihr Zimmer zu gelangen. Sie beschloss, sich schon an den ältesten Diensthabenden zu wenden, als ich mich in die Sache einmischte. Es ergab sich so, dass ich gerade in dieser Zeit in der Empfangshalle des Hotels saß und deshalb alles Vorsichgehende beobachten konnte.

Ich beschloss, Tatjana Pavlovna zu helfen und materialisierte den Schlüssel in ihrer Handtasche. Ich riet ihr, noch einmal den Schlüssel in ihrer Handtasche zu suchen. Indem sie meinen Rat befolgte, schaute sie noch einmal hinein und zu ihrer Verwunderung entdeckte sie unerwartet den Schlüssel in ihrer Handtasche. Tatjana Pavlovna verstand sehr gut, dass das meine Arbeit war.

Schlüssel zu verlieren - das ist eine ewige Geschichte. Es ist schwer, einen Menschen zu finden, der noch nicht mit diesem Problem in Berührung gekommen wäre. Jedoch wurde in den folgenden Fällen die Materialisierung und Dematerialisierung von Schlüsseln in Form eines Experimentes durchgeführt.

Die ersten beiden Fälle sind in den Erklärungen von Liwado Ekaterina Ivanovna dargestellt (Band 2, Blätter 216, 217. Im vorliegenden Buch Anlage D, Seiten 552 und 553). Im ersten Fall wurde das Experiment zur Dematerialisierung des Schlüssels durchgeführt, im zweiten – zu seiner Materialisierung.

Es wurde ein Schlüssel mit dem Gewicht von 10 g genommen. Während seiner Dematerialisierung befand ich mich in einer Entfernung von 10 m von ihm. Den Prozess der Dematerialisierung führte ich in 20 Minuten durch.

Als die Dematerialisierung des Schlüssels fixiert war, begann ich mit seiner Materialisierung. Während dieses Prozesses befand ich mich in einer Entfernung von 3 m von dem erscheinenden Schlüssel. Die Materialisierung dauerte 5 Minuten.

Dieses Experiment hat eine wichtige Bedeutung. Die Sache liegt selbstverständlich nicht am Schlüssel oder irgendeinem anderen konkreten Gegenstand. Dieses Experiment hat eine prinzipielle Bedeutung für die Festlegung der richtigen Sicht auf die Welt. Sie ist wichtig für das Verstehen des fundamentalen Bildes der Welt.

Der durchgeführte Versuch zeigte, dass die Materialisierung des Schlüssels weniger Zeit in Anspruch nimmt als seine Dematerialisierung, ungefähr um das Vierfache. Hieraus folgt, dass der Prozess der Auferweckung ebenfalls vier Mal weniger dauern kann, als der Prozess des Übergangs vom klinischen Tod in den Zustand des biologischen Todes. Jedoch muss man hier im Auge behalten, dass ich jetzt vom Standpunkt der nächsten von den höheren Niveaus des Bewusstseinszustandes im Verhältnis zum gewöhnlichen Bewusstsein spreche. Bei Nutzung von sehr hohen Niveaus der geistigen Entwicklung kann man die Auferweckung selbstverständlich sofort realisieren.

Die Beschreibung von noch zwei Experimenten gibt in ihrer Erklärung Lavruschkina Nadjeshda Borisovna (Band 2, Blätter 219 – 221. Im vorliegenden Buch Anlage D, Seiten 554 – 557).

Dieses Mal wurde zuerst keine vollständige, sondern teilweise Dematerialisierung des Schlüssels durchgeführt. Danach wurde seine Wiederherstellung realisiert. Der Schlüssel mit einem Gewicht von 10 g befand sich in einer Entfernung von 50 cm von mir. Dabei gab es keinen physischen Kontakt mit dem Schlüssel. Das ganze Experiment dauerte 5 Minuten.

Während des Experimentes wurden vier Fotografien gemacht. Sie sind in der Anlage dargestellt.

Auf dem ersten Bild ist der Schlüssel abgebildet, mit welchem der Versuch durchgeführt wurde. Auf dem zweiten wurde das erhaltene Ergebnis fixiert. Es ist zu sehen, dass die Stange, die den Griff und die Basis des Schlüssels verbindet, praktisch nicht sichtbar ist (teilweise Dematerialisierung, Dematerialisierung einzelner Teile des Gegenstandes).

Also, auf der zweiten Fotografie ist zu sehen, dass die Verbindungsstange fehlt. Sie ist dematerialisiert. Einen Teil des Schlüssels gibt es noch, den anderen aber schon nicht mehr. Es stellt sich die Frage, wo sich jedoch die Information über den ganzen Schlüssel, über seine Form befindet? Sie befindet sich überall: sowohl in den verbliebenen Teilen des Schlüssels, als auch im Abstand zwischen ihnen und in der Nähe der ehemaligen vollständigen Form.

Auf dem vierten Bild ist das Ergebnis des ersten Schrittes zur vollständigen Dematerialisierung des Schlüssels wiedergegeben. Der Schlüssel verschwindet, aber die Information über ihn bleibt nach wie vor erhalten. Sie ist einfach als ob zerstreut, aber sie gibt es immer, in ihr wird die Gestalt des Gegenstandes aufbewahrt und diesen Gegenstand kann man immer wiederherstellen.

Das Gesagte über den Schlüssel kann man mit der Dematerialisierung des physischen Körpers des Menschen vergleichen. Der Körper des Menschen kann sich dematerialisieren und verschwinden, aber die Information über ihn bleibt in der Seele des Menschen immer erhalten. Deshalb kann in jeder beliebigen Minute der physische Körper vollständig wiederhergestellt werden.

So geschieht es mit jedem beliebigen Gegenstand. In Wirklichkeit ist kein einziger Gegenstand tot, man kann über keinen einzigen Gegenstand sagen, dass es in ihm keinerlei Elemente des Bewusstseins gibt. Alle Körper sind doch auf der Grundlage des kollektiven Bewusstseins geschaffen. Deshalb gibt es in jedem Gegenstand Elemente des Bewusstseins. Und deshalb kann man mit einem beliebigen Gegenstand in Kontakt treten. Man kann sich mit ihm als ob zum Beispiel über seine Dematerialisierung absprechen. Man kann ihn quasi überreden, diesen Prozess durchzugehen. Jedoch verbleibt nach der Dematerialisierung beim Gegenstand, richtiger, bei der Substanz, die ihn bildete, eine Information über ihre frühere Form. Das Wesen der danach durchzuführenden Materialisierung besteht faktisch darin, um die Materie an ihre vergangene Form zu erinnern – und der Gegenstand materialisiert sich.

Die Erklärung von Salnikova Svetlana Pavlovna (Band 2, Blatt 213. Im vorliegenden Buch Anlage D, Seiten 558).

Svetlana Pavlovna hat ein Buch zum Druck vorbereitet. In diesem Buch war die Rede von mir. Im Prozess der Arbeit stellte sie fest, dass ein Dokument über mein Treffen mit dem philippinischen Hiler Juko Labo fehlt. Ungeachtet dessen übergab sie mir zur Durchsicht das schon vorbereitete Material. Indem ich das Manuskript zur Hand nahm, verstand ich sofort, dass dieses Dokument fehlt. Deshalb habe ich es materialisiert, sodass es bei Svetlana Pavlovna auf dem Tisch erschien. Wobei dieses materialisierte Dokument der Qualität nach wesentlich besser war als die Kopie. Darauf wies die Deutlichkeit der Buchstaben hin, die Qualität der Schrift und einige andere Details. Vom Standpunkt des Prinzips der vollständigen Wiederherstellbarkeit der Materie bedeutet diese Praxis, dass man ein beliebiges Objekt in einer maximal guten Form wiederherstellen kann. Die Auferweckten, die auf Grund einer Krankheit davongegangen sind, kehren als Gesunde zurück.

Die Erklärung von Babajev Viktor Bagirovitsch und Babajeva Tatjana Pavlovna, Ehepaar (Band 2, Blatt 200. Im vorliegenden Buch Anlage D, Seiten 559).

Das Ehepaar Babajev flog zusammen mit mir auf Dienstreise nach Indien. Bei der Passkontrolle am Flughafen Taschkent stellte sich heraus, dass in meinem Pass kein Stempel war, der die Ausreise aus dem Land genehmigte. Die Grenzer waren darüber sehr verwundert, dass so etwas überhaupt passieren könnte. Jedoch noch viel mehr war das Ehepaar Babajev verwundert, weil der Stempel in meinem Pass in ihrer Anwesenheit vor ihren Augen eingetragen wurde und die vollständige Abfertigung der Dokumente bestätigt war.

Ich ging so vor, um zu zeigen, dass es auf Wunsch mit extrasensorischer Methode möglich ist, den Stempel von einem offiziellen Dokument zu löschen. Und nicht nur den Stempel, sondern allgemein ein beliebiges Zeichen oder irgendeinen Teil des Textes.

Ich möchte hier Ihre Aufmerksamkeit auf den ethischen Moment richten, der mit den zu betrachtenden Erscheinungen im Zusammenhang steht. Bei ihrer Demonstration dürfen in keinem Fall die Interessen von irgendjemandem berührt werden. Gerade so war es, zum Beispiel bei der Dematerialisierung des Stempels in meinem Pass. Ähnliche Fakten zeigen, dass auf Wunsch des Auferweckten die Aufzeichnungen über sein Davongehen verschwinden können.

Babajeva Tatjana Pavlovna bezeugt noch über einen interessanten Fall, der sich mit ihr in Indien vollzog (Band 2, Blatt 186. Im vorliegenden Buch Anlage D, Seiten 560).

Es ergab sich so, dass sie ihr Flugticket verloren hatte. Alles Suchen nach ihm war erfolglos. Ich beschloss, ihr zu helfen und schlug ihr vor, das Ticket in der Einkaufstasche zu suchen, weil ich es eben davor gerade dort materialisiert hatte.

Tatjana Pavlovna hatte bis dahin, natürlich, alles abgesucht, einschließlich auch der Tasche. Aber auf meinen Rat hin schaute sie noch einmal in sie und am Boden der Tasche bemerkte sie wirklich das Flugticket, zerknüllt und leicht befleckt mit Saft von dem dort liegenden Apfel.

Ich habe das Ticket speziell in dieser Art materialisiert, damit Tatjana Pavlovna beim Blick darauf keinen Stress erlebte. So ist es auch geschehen. Als sie das Ticket auf dem Boden der Tasche sah, zerknüllt und befleckt mit Apfelsaft, so hat sie sich sofort beruhigt, weil sie letztlich das Ticket gefunden hat, und weil sein Zustand darüber aussagte, dass es dort auch war. Und schon im nächsten Moment, indem sie sich erinnerte, dass sie auch in der Tasche suchte, verstand Tatjana Pavlovna, dass das Ticket materialisiert worden war. Aber zu dieser Zeit kam sie schon in einen ruhigen Zustand. So dass das notwendige Verstehen der Situation im notwendigen Moment erfolgte.

Übrigens muss man immer bei der Realisierung der Materialisierung die Stufe der Empfänglichkeit des Menschen berücksichtigen. Die Hauptsache ist, dass das Treffen mit einer für ihn neuen Erscheinung bei ihm keinen unnötigen Stress hervorrufen würde. Die Materialisierung im Leben darf man dann realisieren, wenn das in der Tat notwendig ist, wie im aufgeführten Fall mit dem Flugticket. Auf analoge Weise kann man die Pässe für die Auferweckten wiederherstellen, wenn kein Wunsch besteht, sie neu zu erhalten.

Noch ein Fall mit dem Verlust des Flugtickets und seiner Teleportation ist in der Erklärung von Balakireva Elena Damirovna dargestellt (Band 2, Blatt 177. Im vorliegenden Buch Anlage D, Seite 561).

Elena Damirovna, wohnhaft in Taschkent, hat ihr Jahresflugticket auf dem Weg von Moskau nach Hause verloren. Im Zusammenhang damit wandte sie sich an mich um Hilfe.

Ich sah, wo sich das Ticket befindet, und stellte dabei fest, dass es mechanisch beschädigt ist. Deshalb hatte ich es zuerst wiederhergestellt, das heißt ich führte eine teilweise Materialisierung durch, und danach teleportierte ich es zu Elena Damirovna. Im Ergebnis dessen wurde das Ticket von seiner Besitzerin an der gleichen Stelle entdeckt, wo sie es vorher nicht fand.

Ähnlich kann man auch bei der Auferweckung vorgehen. Wenn sich das Gewebe noch nicht vollständig zerlegt hat, so braucht man es nicht neu zu erschaffen. Man muss es einfach nur fertig bauen, um einen wiederhergestellten Organismus zu erhalten. Auf diese Weise kann auch bei der Auferweckung die Rede von der teilweisen Materialisierung sein.

In den nächsten zwei Erklärungen wird ein Fall der Dematerialisierung eines Artikels durch mich bestätigt.

Gusarova Galina Alexejevna (Band 2, Blatt 209. Im vorliegenden Buch Anlage D, Seiten 562) und Tswetkova Anna Michailovna (Band 2, Blatt 455. Im vorliegenden Buch Anlage D, Seite 595) haben beide am Experiment teilgenommen. Es war auch noch die Tochter von Anna Michailovna anwesend.

Der Artikel, um den es geht, war auf zehn gewöhnlichen maschinengeschriebenen Seiten gedruckt und befand sich in der Wohnung von Anna Michailovna im Nachttischchen.

Ich führte die Dematerialisierung dieses Artikels durch, - und die zehn Papierblätter verschwanden spurlos aus dem Nachttischchen.

Hier kann man daran erinnern, dass wenn sich die Schaffung irgendeiner Information vollzog, so existiert sie schon überall und immer. Deshalb, wenn ein Artikel geschrieben ist, so existiert die entsprechende Information schon unabhängig davon, ist der Artikel dematerialisiert oder nicht, und sogar überhaupt unabhängig davon, gibt es bei ihm irgendeine materielle Grundlage oder nicht. Ebenso existiert ein von irgendjemandem geschaffenes Buch schon immer.

Ein auferweckter Mensch übergibt immer eine Information über seine Auferweckung. Diese Information wird immer und überall zugänglich sein. Die Publikation selbst über einen Fall der Heilung von Krebs im IV. Stadium oder über eine einzige Auferweckung spricht schon davon, dass dieser Prozess für alle Zeiten natürlich wird, ewig wird.

Die nächste Erklärung spricht darüber, dass man den lebendigen Laut seiner Stimme in einer beliebigen Entfernung reproduzieren kann.

Die Erklärung von Tschutkova Tatjana Ivanovna (Band 2, Blatt 224. Im vorliegenden Buch Anlage D, Seiten 563).

Tatjana Ivanovna hatte sich an mich hinsichtlich der Erkrankung Ihres Enkels gewandt. Ich habe gesagt, dass ich eine Fernsitzung durchführe. Natalija Vadimovna, die Tochter von Tatjana Ivanovna, kam zu ihrem Kind in das Krankenhaus zu Beginn der Sitzung. Die Sitzung führte ich auf Distanz, in einer Entfernung durch. In Erwartung schaute Natalija Vadimovna auf die Uhr und war aufgeregt. Sie kannte nicht meinen Vornamen und Vatersnamen. „Wie heißt er denn?" – fragte sie sich. Um sie zu beruhigen, beschloss ich, auf ihre Frage zu antworten. Wie in der Erklärung geschrieben ist, hörte sie klar: „Ich heiße Grigori Petrovitsch. Ich arbeite mit Ihrem Sohn. Fürchten Sie sich nicht, ich helfe ihm". Natalija Vadimovna dankte mir aufrichtig. Sie hörte gerade den physischen Laut der Rede, das ist in der Erklärung ihrer Mama unterstrichen, obwohl ich nicht daneben war.

In der Tat sehen wir hier noch ein Beispiel der Materialisierung, im vorliegenden Fall der Materialisierung der Schallschwingungen. Wobei sich die Stimme des Menschen in solchen Fällen überhaupt in nichts von dem unterscheidet, welchen man hören könnte, wenn sich dieser

Mensch nebenan befinden würde. Und dies, wie auch eine beliebige Erscheinung der Materialisierung, ist noch ein Beispiel dafür, wie man die Elemente der physischen Realität steuern kann.

Die Erklärung von Schelechov Vadim Wladimirowitsch (Band 2, Blatt 180. Im vorliegenden Buch Anlage D, Seite 565).

In seiner Erklärung erzählt Vadim Wladimirowitsch darüber, dass sich während des Treffens mit mir, ihn jener Fakt verblüffte, dass ich mich für ihn unerwartet im Auto erwies, welches geschlossen war.

Übrigens hätte es auch kein Auto sein können, sondern ein beliebig anderer Ort, ein beliebiger Planet, eine beliebige Galaxis, ein beliebiges Gebiet der Welt. In analogen Fällen wird das Prinzip der Raumsteuerung benutzt. Ihrem Wunsch nach können Sie sich in einem beliebigen Punkt der Raum-Zeit erweisen. Und wenn Sie wollen, können Sie dort die Bedingungen für das Leben schaffen. Sodass man sich in ein beliebiges Gebiet verschieben kann und ein Leben unter beliebigen Bedingungen schaffen kann.

Also, in der Tat ist hier die Rede von einer wichtigen und ernsthaften Wissenschaft, von einer wahren Wissenschaft. Zuerst können Sie sich, indem man das Milieu auseinander schiebt, in einem beliebigen Punkt der Raum-Zeit erweisen, und danach den gebildeten Raum mit Sauerstoff und anderen lebenswichtigen Bedingungen auffüllen. Auf der Grundlage des Bewusstseins können Sie Welten schaffen und sich dort real erweisen.

Das Voraussehen der Zukunft kann man ebenfalls zur Erscheinung der Materialisierung zählen, und zwar zur Materialisierung in der Gegenwart der Information der Zukunft.

Die Erklärung von Olechnowitsch Lew Petrowitsch, Doktor der chemischen Wissenschaften, Soroser Professor, Leiter des Lehrstuhles der Chemie für Natur- und hochmolekulare Verbindungen der Rostower Staatlichen Universität und von Kornilov Walerij Ivanovitsch, Kandidat der chemischen Wissenschaften, Soroser Dozent des gleichen Lehrstuhls, Leiter des Laboratoriums für Chemie der Kohlenstoffe des NII FOCh RGU (Band 2, Blätter 140 und 142. Im vorliegenden Buch Anlage D, Seiten 566, 567).

Die zwei hier genannten Gelehrten haben mir vorgeschlagen zu bestimmen, welche Variante des Zwischenzustandes im chemischen Prozess die geeignetste ist, die in der Anlage auf der ersten der beiden erwähnten Seiten dargestellt ist. Das ist eine ernsthafte Aufgabe. Ihre Lösung kann man entweder theoretisch auf der Grundlage von komplizierten quantenmechanischen Berechnungen erhalten oder experimentell unter Anwendung der Methoden der kernmagnetischen Resonanz. Im Moment, als diese Aufgabe an mich gestellt wurde, befand ich mich in meinem Büro in Moskau. Ich habe sogleich auf die Frage geantwortet und gab ein schriftliches Gutachten zu Gunsten einer bestimmten Struktur ab. Außerdem habe ich noch zusätzlich auf das verwiesen, dass im Magnetfeld auch die Realisierung einer dritten Struktur möglich ist, was die Autoren selbst nicht berücksichtigt haben. Sie haben mir nichts darüber gesagt, dass sie den genannten Prozess gerade im Magnetfeld untersuchen. Ich habe jedoch auch gleich das gesehen, dass das Experiment im Magnetfeld durchgeführt wird, und auch das, wie dieses Feld fähig ist, auf den Charakter des Zwischenzustandes Einfluss zu nehmen. Meine Prognose wurde vollständig bestätigt.

Die zweite Frage, die von diesen Gelehrten gestellt wurde, stand in Verbindung mit dem chemischen Prozess, dargestellt in der Anlage D auf der Seite 567. Es galt die Ordnung der Anzahl der Migrationen für die Azetylgruppe in diesem Prozess zu bestimmen. Und hier gab ich auch die Antwort praktisch sofort, in schriftlicher Form. Ich sagte, dass die Migrationen 20 – 30 pro Sekunde sein werden, was vollständig in den nachfolgenden Experimenten bestätigt wurde.

Die Erklärung von Kurbatov Sergej Wasiljewitsch, Kandidat der chemischen Wissenschaften, Dozent des Lehrstuhls für Chemie der Natur- und hochmolekularen Verbindungen der Rostower Staatlichen Universität und von Kornilov Walerij Ivanovitsch, Kandidat der chemischen Wissenschaften, Soroser Dozent des gleichen Lehrstuhles, Leiter des Laboratoriums des NII FOCh RGU (Band 2, Blätter 141 und 143. Im vorliegenden Buch Anlage D, Seiten 568 und 569).

Im ersten Fall war es erforderlich, die Anzahl der Migrationen der gleichen Gruppe zu bestimmen, aber schon in einer anderen Reaktion. Diese Reaktion ist auf der Seite 568 aufgeführt. Meine sofortige Antwort lautete: 106 pro Sekunde (d. h. eine Million pro Sekunde). Diese Prognose wurde vollständig bestätigt.

Hier möchte ich vermerken, dass es praktisch nicht möglich war, diese Zahl einfach zu erraten, wie auch im analogen Beispiel in der vorhergehenden Erklärung. Die Sache ist die, dass sich die Anzahl der Migrationen in den Verbindungen eines analogen Typs in sehr breiten Grenzen verändern kann, von 10-6bis 106 pro Sekunde. Die genannten Grenzen stellen in sich Zahlen dar, von welchen die eine um das außerordentlich Vielfache größer ist als die andere, und wenn genauer, so um 1012 – fache, das heißt das Verhältnis der Grenzen wird durch eine Zahl ausgedrückt, in welcher nach der eins zwölf Nullen stehen. Es ist offensichtlich, dass es absolut unmöglich ist, bei einem solch breiten Spektrum von Möglichkeiten die Zahl zu erraten. Die Antwort muss man wissen.

In der zweiten Aufgabenstellung sollte die Geschwindigkeit der Umwandlung eines Stoffes in den anderen eingeschätzt werden. Beide Stoffe sind im Text der Erklärung aufgeführt. Ich habe sogleich geantwortet, dass es bei den vorgegebenen Bedingungen zu fünf Umwandlungen pro Sekunde kommen wird. Diese Prognose wurde danach vollständig sowohl mit Hilfe der nachher durchgeführten Berechnungen bestätigt, als auch experimentell. Hier ist das wichtig, dass im Moment der Übergabe der Information von mir die sie bestätigenden Experimente und Berechnungen noch nicht durchgeführt wurden.

Wir beobachten hier die Fähigkeit, sofort die Antwort auf eine beliebige Frage zu sehen. Diese Fähigkeit trat bei mir bereits in der Kindheit auf. Und ich hatte sie sowohl in der Schule als auch in der Universität sehr breit angewandt. Zum Beispiel schrieb ich in der Universität während der Kontrollarbeiten in die erhaltenen Aufgaben sofort die Antworten auf alle gestellten Fragen, indem ich keine Berechnungen durchführte. Darüber bezeugt in seiner Erklärung Rumjantsev Konstantin Alexandrowitsch, der mit mir gemeinsam studierte (Band 2, Blatt 128, 129. Im vorliegenden Buch Anlage D, Seiten 570, 571). In dieser Erklärung führt er konkrete Fakten des Hellsehens auf, die im Lehrjahr 1982-83 auftraten. In diesem Lehrjahr begann ich die Lehrveranstaltungen in einer beliebigen Zeit zu besuchen, oft gegen Ende der Kontrollarbeit. Selbst dafür, um von der Tafel die Aufgabe der Kontrollarbeit abzuschreiben, reichte praktisch die Zeit nicht aus. Ich schaffte es nur durch das Hellsehen, die Antworten auf die Aufgaben aufzuschreiben. Die Universität zeichnete sich durch ein demokratisches Verhalten zu dem Besuch von Lehrveranstaltungen aus. Die Hauptsache war, das Fach bei der Ablegung der Vorprüfung oder des Examens zu kennen. Aber das Phänomen der genauen Antworten auf die Aufgabe ohne Berechnungen begann sehr stark die Aufmerksamkeit der Lehrer auf sich zu ziehen. Anfangs haben sich einige von ihnen mit mir unterhalten und danach begann der Kurator der Gruppe, öffentlich meine Fähigkeiten in Anwesenheit der ganzen Gruppe bekanntzugeben. Im Weiteren, um keine Aufmerksamkeit auf sich zu ziehen, begann ich erneut, wie in der Schule, bis zur Antwort irgendwelche Zwischenhandlungen aufzuschreiben. Indem ich das Diplom der Universität erhielt, gab ich in meiner berufsbezogenen praktischen Arbeit präzise Antworten über das Hellsehen mit vollem Recht eines diplomierten Spezialisten. Ebenfalls können auch Sie, indem Sie sich das Buch angeeignet haben, sich auf es beziehen, wie auf einen gewöhnlichen Bildungskurs. Nach meinen Technologien bestätigte man mir im Ministerium für Bildungswesen mein Autorenprogramm mit dem Recht auf Erteilung eines staatlichen Diploms über die zweite höhere Ausbildung.

Bei Anwendung des Hellsehens existiert praktisch eine Antwort auf jede beliebige gestellte Aufgabe. Denn gerade so war auch das Vorhaben Gottes, als Er die Welt erschuf. Die Welt wurde so geschaffen, damit Sie immer Ihre beliebige Aufgabe in der unendlichen Raum-Zeit erfüllen könnten. Und das ist das Ideal der Entwicklung des Menschen und der Gesellschaft. Wenn Sie wollen, sagen wir, einen Menschen auferwecken, so existiert unweigerlich die Antwort darauf, wie das zu machen ist. Und nachdem Sie diese Antwort erhalten haben, können Sie auferwecken.

Warum ist dieses Thema – das Erhalten von Antworten – in den vorliegenden Abschnitt aufgenommen? Deshalb, weil man auf ein solches Erhalten von Antworten wie auf die Erscheinung der Materialisierung schauen kann. In der Tat, wenn jedoch vor dem Menschen eine konkrete Frage gestellt ist, so kann für ihre Lösung auf gewöhnlichem Wege, ohne Nutzung des Hellsehens, sehr viel Zeit vergehen. Es kann vorkommen, dass für die Lösung des Problems Jahre benötigt werden. Das heißt, mit gewöhnlichem Verfahren würde die Antwort erst in Zukunft erhalten werden. Deshalb bedeutet das Wissen dieser Antwort schon jetzt, in der Gegenwart, praktisch die Materialisierung der Zukunft. Viele der Prinzipien der Auferweckung, die in diesem Buch dargestellt sind, habe ich durch mein Hellsehen aus der Information über die Zukunft erhalten. Indem sie in der Gegenwart materialisiert sind, erlauben sie schon jetzt, die Auferweckungen auf dem physischen Niveau durchzuführen.

Es gibt auch noch einen wichtigen Moment, den ich im Zusammenhang mit den betrachteten Erklärungen vermerken möchte. Die aufgeführten exakten Prognosen hinsichtlich der Migration der Azetylgruppe sprechen darüber, dass das Vorhersehen der Prozesse auch auf dem molekularen Niveau möglich ist. Ich muss sagen, dass ich unmittelbar sehe, wie sich die chemische Reaktion vollzieht, wie die einzelnen Mikroteilchen in Wechselwirkung treten. Sodass man die Moleküle, Atome, Elektronen und andere Objekte des Mikroniveaus sehen kann, obwohl, natürlich nicht mit physischem Sehen.

Die Erklärungen von Jakovleva Olga Nikolajevna (Band 2, Blatt 211 und 212. Im vorliegenden Buch Anlage D, Seiten 572 – 573).

In der ersten Erklärung bezeugt Olga Nikolajevna darüber, dass ich durch extrasensorische Einwirkung den Inhalt der Audiokassette verändert habe. Auf dieser Kassette befand sich eine Aufzeichnung, die während der Unterhaltung mit mir gemacht wurde. Dort waren auch Nebengeräusche vorhanden. Alle Nebengeräusche habe ich entfernt. Außerdem habe ich ebenfalls durch extrasensorische Einflussnahme einen zusätzlichen Text mit meiner Stimme auf diese Kassette hinzugefügt. Danach wurde die schon früher vorhandene Aufzeichnung mit dem Text verglichen, der auf dem Band unter meiner Einwirkung entstand. Der Vergleich zeigte, dass auf beiden Aufzeichnungen ein und die gleiche Stimme ertönt, und zwar - meine.

Das aufgeführte Zeugnis bestätigt, dass man durch extrasensorische Einwirkung auf dem Audioband Töne materialisieren kann. Indem man das verallgemeinert, kann man sagen, dass man durch die Strukturierung des Bewusstseins am erforderlichen Ort die nötigen Tonformen auf konkreten physischen Trägermaterialien schaffen kann.

Die Materialisierung der Tonformen ist bei der Auferweckung nützlich. Zum Beispiel unterstützt die Schaffung eines geeigneten Tones des Windes eine viel schnellere Adaptation des Auferweckten.

In der zweiten Erklärung erzählt Olga Nikolajevna darüber, dass ich auf eine ganz besondere Art einen Teil der Aufzeichnung von der Audiokassette gelöscht habe. Die Aufzeichnung auf dem Band bestand aus drei aufeinander folgenden Teilen. Anhand der extrasensorischen Einwirkung löschte ich den mittleren Teil, jedoch auf solche Weise, dass bei der nachfolgenden Anhörung nach dem ersten Teil unmittelbar danach sofort der dritte kam. Es gab keinerlei Pausen. Das heißt, auf dem Band verblieb kein freier Platz. Und an der Stelle der entstandenen Kopplung des ersten und dritten Teiles gab es keinerlei anderweitige Geräusche.

Insbesondere möchte ich Ihre Aufmerksamkeit auf den Umstand richten, dass die physischen Parameter des Magnetbandes unverändert blieben. Seine Länge hat sich nicht verändert. Im Ergebnis hat sich ergeben, dass bei der gleichen Länge des Bandes und bei der gleichen Geschwindigkeit seiner Abspulung die Informationen auf dem Band wesentlich geringer waren. Die gelöschte Aufzeichnung war ja hinreichend lang, sodass der Verlust der Information bedeutend war.

Also, ungeachtet dessen, dass vom Band ein Teil der Aufzeichnung gelöscht war, die physische Länge des Bandes aber gleich blieb, gab es ungeachtet all dessen auf dem Band keine leeren Plätze.

Die vorliegende Demonstration zeigt, dass Sie so mit Informationen umgehen können, wie Sie wollen. Dabei werden die physischen Bedingungen und die physischen Parameter Ihrer Steuerung untergeordnet. Deshalb, wenn erforderlich, so kann man mit Hilfe des Bewusstseins die Erde um so viel vergrößern, inwieweit dieses für alle Auferweckten erforderlich ist.

Die Erklärung von Ladytschenko Konstantin Wladimirowitsch (Band 2, Blatt 222. Im vorliegenden Buch Anlage D, Seite 574).

In seiner Erklärung teilt Konstantin Wladimirowitsch darüber mit, dass er Zeuge davon war, wie ich eine Computerdiskette dematerialisierte. Die Diskette enthielt eine Information in einem Umfang von 1,44 Megabyte. Der Aufenthaltsort der Diskette wurde mir speziell nicht angezeigt.

Das vorliegende Beispiel zeigt, dass wenn es zum Beispiel nötig ist, irgendwelche zusätzliche Information auszuschließen, die vom schöpferischen Standpunkt aus unerwünscht ist, so kann man zu diesem Zweck die Erscheinung der Dematerialisierung anwenden, indem man dabei niemandem und nirgendwo einen Schaden zufügt. Diese Erscheinung kann man zum Element des Steuerungssystems machen.

Das gegebene Vorgehen kann man auf alle Erscheinungen der Welt verbreiten. So kann man das Prinzip der Dematerialisierung sofort in die Schaffung völlig neuer Maschinen einbringen. Das ist die von mir ausgearbeitete Technik einer neuen Generation. Ihr charakteristisches Merkmal ist das, dass sie unter keinerlei Bedingungen den Menschen vernichten kann. Das kann man dadurch gewährleisten, dass bei Eintritt von Gefahr für den Menschen durch eine Maschine, diese sich entweder dematerialisieren oder an freie Plätze der Standorte teleportieren wird.

Die Erklärung von Valitov Rafik Tafikovitsch (Band 2, Blätter 50, 51.

Im vorliegenden Buch Anlage D, Seiten 575 – 576).

Rafik Tafikovitsch teilt darüber mit, dass er Zeuge der folgenden Demonstration der Möglichkeiten der Extrasensorik war. Mir wurden zwanzig Disketten für ihre Diagnostizierung auf Viren vorgeschlagen. Dabei wurde selbstverständlich keine Computertechnik oder spezielle Anti-Viren-Software benutzt, die für das Feststellen von Viren vorgesehen ist. Der Virus musste auf der Grundlage der visuellen Betrachtung der Disketten bestimmt werden, das heißt nur nach Augenmass. Ich habe alle fünf mit Viren befallenen Disketten genau bestimmt.

Danach war es erforderlich, auf extrasensorischem Weg den Virus zu entfernen. Gewöhnlich, wenn die Diskette von einem Virus befallen ist, so bleibt der Virus bei dem Kopieren des Programmfiles von ihr auf die Festplatte erhalten und geht auf die Festplatte über. Jedoch beim Überschreiben des Files von der Diskette hatte ich den Virus vernichtet und deshalb wurde er nicht auf die Festplatte übertragen. Das bestätigte danach das angewendete Computer Antivirus-Programm.

Außerdem habe ich das so gemacht, dass der Programmfile auf die Festplatte in dem Umfang übertragen wurde, welcher um das 10-fache geringer als das Original war.

Die demonstrierte Beseitigung des Virus spricht darüber, dass man mit Hilfe extrasensorischer Einwirkung die Veränderungen in den Informationsstrom einbringen kann, indem man ihn nach eigenem Ermessen ändert.

Wenn wir uns irgendeinen beliebigen Gegenstand vorstellen, so sehen wir auf dem Gedankenniveau eine gewisse Gestalt. Vor unserem gedanklichen Blick erscheint ein bestimmtes Bild. Dabei ergibt jedes Element der Realität sein charakteristisches Bild. Der Virus hat einen völlig konkreten farblichen Hintergrund. Durch Einflussnahme auf diesen Hintergrund, durch Änderung seines Farbspektrums, durch seinen Ausgleich kann man die Datei säubern.

Wenn wir gedanklich einen Menschen sehen, welcher auferweckt werden soll, so erweist er sich dadurch schon als Auferweckter auf dem Niveau derjenigen Realität, welche dem Denken entspricht. Es verbleibt nur noch, ihn in die physische Realität zu überführen, erneut hierher zurückzuholen.

Bei einem normalen Gang der Dinge muss das Leben ewig sein. Es darf im Prinzip keinerlei Hinscheiden geben. Vom Standpunkt des Dargestellten kann man sagen, dass die Aufgabe darauf zurückzuführen ist, um die Realität vom Virus zu säubern. Das heißt, praktisch kann man sagen, dass der biologische Tod ein Virus ist, von welchem man die Realität säubern muss, um sie in die Norm zu bringen.

Also, in der angeführten Demonstration war bei der Überspielung der Datei der Virus beseitigt worden. Im Ergebnis erschien auf der Festplatte die normale Software. Analog, indem man die Realität vom Tod gesäubert hat, erhalten wir gerade diejenige Realität, welche auch sein muss.

Die Erklärung von Babajeva Tatjana Pavlovna (Band 2, Blatt 190. Im vorliegenden Buch Anlage D, Seiten 577).

In ihrer Erklärung teilt Tatjana Pavlovna darüber mit, dass sie mit ihrem Mann mehrmals beobachtete, wie ich, indem ich den Knopf des Fahrstuhles nicht berührte, ihn dazu brachte, sich in die vorgegebene Richtung zu bewegen und in der nötigen Etage anzuhalten. Diese Demonstrationen führte ich im April 1994 im Hotel durch, in welchem wir während unseres Aufenthaltes in Delhi wohnten (Indien).

In den aufgeführten Fällen, indem ich den Knopf nicht berührte, habe ich mit extrasensorischer Einwirkung den Stromkreis geschlossen und brachte den Fahrstuhl in Bewegung.

Gleich zusammen mit diesem analysieren wir noch ein Beispiel, in welchem ebenfalls die Rede von einem Schluss des Stromkreises der elektrischen Leitung ist.

Im vorigen Paragraphen habe ich die Erklärung von Kuzionov Sergej Petrovitsch betrachtet (Band 2, Seite 354 und Rückseite des Blattes), eines Spezialisten auf dem Gebiet der Untersuchung von anomalen Erscheinungen. In seiner Erklärung erzählt Sergej Petrovitsch noch über die Fortsetzung meiner extrasensorischen Einwirkung auch danach, als ich für die Verhinderung einer Havarie die Schlitze und Teile der Schraube in seinem Auto dematerialisiert hatte. Einst drehte er die Sicherung in seiner Wohnung heraus, jedoch ungeachtet dessen brannte bei ihm zu Hause das Licht und es arbeitete das Faxgerät, indem es Mitteilungen empfing. Ich realisierte diese Situation dazu, damit Sergej Petrovitsch, ein ernsthafter Forscher, noch eine Möglichkeit hat, persönlich die ihn interessierenden Offenbarungen der Arbeit des Bewusstseins zu beobachten.

Die herausgedrehten Sicherungen bedeuten die Unterbrechung des Stromkreises. Ich habe gezeigt, dass ich über Entfernung den unterbrochenen Stromkreis schließen kann. Wobei ich hier die Erscheinung der Materialisierung nicht verwendet habe. Ich habe eine andere Erscheinung verwendet. In der Tat habe ich einfach in meinem Bewusstsein den nicht vorhandenen Abschnitt des Stromleiters modelliert. Es fragt sich, wie ich das mache? Ich lege an die notwendige Stelle die Information über die Notwendigkeit des Vorhandenseins dort der Ununterbrochenheit des Stromkreises. Und die Gestalt, die im Bewusstsein geschaffen war, funktioniert wie ein physischer Stromleiter. Dieses Beispiel zeigt, dass das Bewusstsein beliebige Funktionen erfüllen kann.

Das vorliegende Experiment spricht ebenfalls darüber, dass man auf der Grundlage der Prinzipien des Funktionierens des Bewusstseins die für die ewige Entwicklung notwendigen Technologien schaffen kann, indem man dabei keinerlei Ressourcen verwendet. Mehr noch, solche Technologien sind absolut ungefährlich. Zum Beispiel, als ich mit dem Bewusstsein den nicht vorhandenen Abschnitt des Leiters des elektrischen Stromes modelliert hatte, so erschien der Strom, jedoch mit prinzipiellem Vorteil darin, dass man an der Stelle des nicht vorhandenen Abschnittes des Stromleiters keinen elektrischen Stromschlag erhalten kann. Ausgehend davon kann man auf der Grundlage des Bewusstseins oder auf dem technischen Niveau mittels optischer Systeme gefahrlose und mit dem physischen Sehen unsichtbare Geräte einfach in der Luft aufbauen.

In anderen von mir beschriebenen Fällen, Fällen der Materialisierung, geht die Gestalt, die im Bewusstsein geschaffen ist, in die physische Gestalt über. Darin besteht das Wesen des Prozesses der Materialisierung.

Ähnlich handeln wir auch bei der Auferweckung. Wir schaffen im Bewusstsein die Gestalt des Menschen, welchen wir auferwecken wollen. Und diese Gestalt, die in unserem Bewusstsein geschaffen wird, überführen wir in die physische Gestalt, die schon im gewöhnlichen dreidimensionalen Raum existiert. Das ist ein natürlicher Prozess. Und er bestätigt das, dass das Leben auf geistiger Grundlage aufgebaut ist.

Deshalb, wenn man versteht, dass der Mensch für das ewige Leben geschaffen worden war, dass es im Prinzip kein Hinscheiden und keinerlei Dahingegangene geben sollte, wenn es für einen jeden selbstverständlich wird, dass das Leben ewig sein soll, so wird das Leben eben auch ein solches sein, gerade eine solche wird auch die physische Realität sein. Denn die Gestalt im Bewusstsein bestimmt und formt die physische Gestalt. Gerade so wird die physische Realität geschaffen. Und gerade so kann man ein wirklich glückliches ewiges Leben schaffen.

## §6. DIE NUTZUNG TECHNISCHER EINRICHTUNGEN FÜR DIE AUFERWECKUNG VON MENSCHEN UND FÜR DIE WIEDERHERSTELLUNG VERLORENGEGANGENER ORGANE.

Vor allen Dingen gilt es sofort zu sagen, dass alle technischen Einrichtungen nur Hilfsmittel sind. Sie sind zur Nutzung von denjenigen Menschen vorgesehen, welche noch nicht vollständig die Strukturierung des Bewusstseins auf dem Gebiet der Wiederherstellung der Gesundheit und auf dem Gebiet der Wiederherstellung der Organe und der Auferweckung realisiert haben. Faktisch sind diese technischen Einrichtungen als Hilfe für die Menschen vorgesehen, die sich die Technologie der Strukturierung des Bewusstseins aneignen, die Technologie der Entwicklung der Seele, des Geistes und der schöpferischen Ideen in der Realität der ewigen Welt aneignen. Indem sie Hilfsmittel sind, sind diese Einrichtungen berufen, diejenigen Möglichkeiten zu entwickeln, die der Mensch haben soll.

Ich habe schon gesagt, dass beim Menschen von Anfang an bei seiner Erschaffung alle Kenntnisse über das ewige Leben, über die Auferweckung, über die Wiederherstellung der Organe, über das Heilen von beliebigen Krankheiten hineingelegt sind. Jedoch sind noch nicht alle zum Begreifen dessen und zum freien Umgang mit seiner Seele erweckt.

Mit der Seele kann man direkt verkehren. In diesem Fall haben wir ein Beispiel der Arbeit unmittelbar mit der Seele. Die Seele wird von vornherein von Gott erschaffen und kann nicht durch irgendwelche technischen Einrichtungen ergänzt werden.

© Г. П. Грабовой, 2001

Die technischen Einrichtungen kann man dann verwenden, wenn wir nicht mit der Seele arbeiten, sondern mit dem Bewusstsein. In diesem Fall ergänzen diese Einrichtungen quasi jene Strukturen des Wissens der Seele, welche noch nicht vollständig in das Bewusstsein überführt sind. Das heißt, für diejenigen, wer die erforderliche Strukturierung des Bewusstseins noch nicht realisiert hat, ergänzen diese technischen Einrichtungen die Strukturen des Bewusstseins und arbeiten auf diese Weise gemeinsam mit dem Bewusstsein des Menschen.

Ich habe schon eine ganze Reihe solcher real arbeitenden Einrichtungen geschaffen. Sie sind auf der Grundlage der von mir gemachten fundamentalen Entdeckung aufgebaut worden. Diese Entdeckung habe ich in der von mir verteidigten Dissertation zur Erlangung des akademischen Grades Doktor der physikalisch-mathematischen Wissenschaften dargelegt.

Das Wesen der Entdeckung besteht im Folgenden. Alle Erscheinungen der Realität werden über die Wahrnehmung begriffen. Die Wahrnehmung kann jedoch mit verschiedenen Verfahren realisiert werden. Zum Beispiel, mit Hilfe des physischen Sehens oder der Empfindungen oder gedanklich. Wenn wir das Wahrzunehmende im Bewusstsein fixieren, so können wir immer eine gewisse Lichtgestalt sehen. Diese Lichtgestalt ist mit dem geistigen Sehen sichtbar. Sie kann auch gleich im Bewusstsein offenbart werden. Indem man sich der wissenschaftlichen Sprache bedient, kann man ein wenig bedingt sagen, dass es beim Menschen ein gewisses System der Umwandlung gibt, welches seine Wahrnehmung in Lichtgestalten überführen kann.

Dieses uns eigene System der Umwandlung, das optische System, wird auch bei der Auferweckung verwendet. In diesem konkreten Prozess der Steuerung der Welt kann man die Gestalt des Menschen, welcher auferweckt werden soll, als optisches Signal betrachten. Dieses Signal im geistigen Raum (die Gestalt des Aufzuerweckenden) entspricht der Wahrnehmung des gegebenen Menschen in der gewöhnlichen physischen Welt. Von diesem Standpunkt aus stellt die Auferweckung einen Prozess der Umwandlung des optischen Signals aus dem geistigen Raum in einen dreidimensionalen physischen Raum dar.

Ähnliche optische Systeme der Umwandlung kann man auch auf dem technischen Niveau schaffen. Gerade über solche technischen Einrichtungen ist die Rede auch in diesem Abschnitt. Diese Einrichtungen ergänzen die Möglichkeiten des Menschen im Raum der Steuerung. Das heißt, alle technischen Hilfsmittel müssen nach dem Prinzip der Ergänzung arbeiten.

Als Beispiel eines solchen Hilfsmittels kann ich mich auf die von mir ausgearbeitete Programmproduktion beziehen, die auf der Grundlage der von mir gemachten Entdeckung basiert. Ich habe das Modell der Archivierung der Information in einem beliebigen Punkt der Raum-Zeit geschaffen. Das Lizenz-Zertifikat „Archivierung der Information in einem beliebigen Punkt der Raum-Zeit" wird in der Anlage E, Seite 579 aufgeführt.

In einem beliebigen Punkt der Raum-Zeit kann man die Reproduktion der Materie auf der Grundlage der Information gewährleisten, die in diesem Punkt archiviert ist. Wobei dieser Punkt in einem beliebigen Stoff genommen werden kann, in der Luft oder im Vakuum, das heißt, wirklich an einem willkürlichen Platz.

Die Methode besteht in Folgendem. Der Raum wird als eine in der Wahrnehmung offenbarte Struktur der Zeit betrachtet. Die Zeit wird als Funktion des Raumes betrachtet. Die Reproduktion der Materie wird als Folge der Reaktion der Zeit auf die Veränderung des Raumes betrachtet.

In diesem Fall kann man die Berührungspunkte des Raumes mit der Zeit berechnen. Diese Punkte sind auch die Punkte der Archivierung einer beliebigen Information.

Die Kenntnis der Archivierungspunkte der Information ermöglicht, die technologischen Systeme auf der Grundlage der EDVA zu schaffen, die die notwendige Information in einem beliebigen Punkt der Raum-Zeit archivieren können. Der gegebene Umstand ermöglicht die Form des Verstandes zu schaffen, den man als gescheite Maschine betrachten kann (machina sapiens – gescheite Maschine, in Analogie zu homo sapiens – gescheiter Mensch).

Die archivierte Information der Vergangenheit stellt die statische Konstruktion dieser Maschine dar. Die Archivierung der Zukunft gibt ihre dynamische Konstruktion. Das Gebiet der Gegenwart gewährleistet die Steuerung dieser gescheiten Maschine. Auf diese Weise kann man die notwendige Form des Verstandes schaffen, der vollständig die gescheite Maschine kontrolliert und sie auf der Grundlage des Bewusstseins des Menschen steuert.

Eine solche Form des Verstandes wird den Schöpfer oder andere Objekte nicht zerstören, weil sie sich in der laufenden Zeit nur als Funktion der schöpferischen Steuerung offenbart. Wir haben hier das Beispiel einer gescheiten Maschine, die für Menschen, Tiere und andere Informationsobjekte gefahrlos ist.

Die unterscheidende Besonderheit dieser Entdeckung besteht darin, dass man Informationen nicht nur auf Disketten oder anderen heute bekannten Trägern archivieren kann, sondern auch im Vakuum. Und ich mache das über einzelne Impulse eines speziellen Zusatzgerätes zu einem gewöhnlichen Computer.

Man kann ebenfalls die Information in der Luft mittels eines von der

Diskette widergespiegelten Impulses archivieren oder in einem beliebigen Stoff durch kontinuierliche Aufzeichnung.

Die auf diese Weise auf dem physischen Niveau archivierte Information kann man in ein Gebiet zum Beispiel mit der Abmessung eines Streichholzkopfes unterbringen (Durchmesser nicht mehr als 3 mm).

Auf der Grundlage einer solchen Archivierungsmethode der Information kann man eine prinzipiell neue Art der Computertechnik schaffen. Man kann sie für die Schaffung der notwendigen Form des Verstandes im Vakuum, in der Luft oder einem beliebigen Stoff nutzen.

Auf analoge Weise kann man auch eine Einrichtung zum Lesen der archivierten Information machen. Im Ergebnis erhält man in der Praxis eine gescheite Maschine, die sich im nötigen Punkt befindet und keinen Platz einnimmt. Diese Maschine stellt von sich eine steuerbare Form des Verstandes dar. Nach unserem Wunsch kann man sie auf die Schaffung des Stoffes, des Raumes oder der Zeit orientieren.

Der Schaffung von prinzipiell neuen Arten der Computertechnik liegt noch eine meine Methoden zugrunde. (Lizenz-Zertifikat „Computertechnologie der Distanzsteuerung", Anlage E, Seite 580). Von mir wurde die Technologie der Überführung der Information eines beliebigen Ereignisses in geometrische Formen ausgearbeitet. Ein spezielles Computerprogramm führt zuerst das betrachtete bestimmte Ereignis in eine ihm entsprechende geometrische Form über. Weiter wird diese Ausgangsform in eine andere umgewandelt, und zwar in eine solche, welche der Entwicklung des gegebenen Ereignisses in der notwendigen Richtung entspricht. So wird die Steuerung der Ereignisse verwirklicht. Wobei die Steuerung in einer beliebigen Entfernung verwirklicht werden kann.

Im speziellen Fall kann der Computer für die Schaffung der notwendigen Form des Verstandes in einem ausgewählten Punkt verwendet werden. Dieser Verstand entsteht in dem ausgewählten Punkt als Ergebnis der Handlung der einzelnen Steuerungsimpulse von dem speziellen Zusatzgerät des Computers.

Von mir wurden einige verschiedene Einrichtungen eines solchen Typs gebaut. Sie arbeiten ausgezeichnet. In ihnen wird die Wechselbeziehung des Raumes und der Zeit für die Schaffung des Stoffes genutzt. Das ist noch ein von mir entdecktes Prinzip, das offiziell registriert ist (Lizenz-Zertifikat „Zeit, das ist die Form des Raumes", Anlage E, Seite 581).

In diesem Dokument wird darüber gesprochen, dass die von mir ausgearbeiteten Computertechnologien es ermöglichen, die Zeit in einen beliebigen Stoff zu überführen. Dadurch eröffnen sich prinzipiell neue Möglichkeiten für die Schaffung des Stoffes. Diese Computertechnologien ermöglichen die Steuerung der Materie zu gewährleisten, die Wiederherstellung der Gewebe des Organismus, die Möglichkeit, praktisch sofort die notwendige Form der Materie zu erhalten, sowie die Errichtung von Gebäuden, die Schaffung von Mechanismen und Maschinen, die Realisierung der Kontrolle der Maschinen und vieles andere.

Auf der Grundlage dieser und anderer von mir geschaffenen Technologien kann man die energetischen Krisen und Probleme der Energie ein und für alle Male vergessen. Energie kann man, zum Beispiel aus der Zeit der vergangenen Ereignisse erhalten. Diese Energiequelle ist unbegrenzt.

Zu dem oben Gesagtem macht es Sinn, eventuell noch eine Bemerkung zu machen. Es kann die Frage darüber entstehen, wie man eine Information nicht auf üblichen Trägern archivieren kann, sagen wir, auf Disketten, sondern überhaupt ohne jegliche Träger, im Vakuum.

Erinnern wir uns noch einmal, dass der Raum und die Zeit Konstruktionen des Bewusstseins sind. Und da der Raum und die Zeit Konstruktionen des Bewusstseins sind, so kann man die Information in einen beliebigen Punkt der Raum-Zeit hineinlegen, darunter auch in ein Vakuum. Denn das Vakuum, sozusagen, „ein leerer Raum", ist ebenfalls eine Konstruktion des Bewusstseins. Und gerade deshalb sind einige Gelehrte, indem sie einerseits über das Vakuum als ein Medium sprechen, das keine Materie enthält, andererseits sind sie aber gezwungen, anzuerkennen, dass man aus dem Vakuum alles erhalten kann. Aber dafür, um eine solche Position irgendwie zu rechtfertigen, begannen sie das Vakuum als physisches zu bezeichnen. Das Ausdenken von Bezeichnungen ist des Öfteren eine Methode, um der Lösung des Problems auszuweichen. Hier gelingt es niemals, über die Runden zu kommen, wenn man fortsetzt, an den Begriff der objektiven physischen vom Bewusstsein unabhängigen Realität festzuhalten. Denn eine solche Realität, wie wir wissen, existiert einfach nicht.

In der Tat ist das Wesen der Frage einfach. Das Vakuum – ein leerer Raum, das ist eine ebensolche Konstruktion des Bewusstseins, wie alles andere auch. Und da das Vakuum eine Konstruktion des Bewusstseins darstellt, gerade deshalb kann man aus ihm alles erhalten. Weil man aus dem Bewusstsein alles erhalten kann. Alle Körper sind auf der Grundlage des Bewusstseins geschaffen.

Und deshalb ist nichts Verwunderliches darin, dass man in einem beliebigen Punkt, unter anderem auch in einem Vakuum, eine beliebige Information archivieren kann. Und damit kann man in einem ausgewählten Punkt die notwendige Form des Verstandes schaffen.

Also, auf der Grundlage der aufgeführten Entdeckungen schuf ich eine spezielle Programmproduktion. Das ist ein gewöhnliches Computerprogramm, jedoch arbeitet es nach dem Prinzip der extrasensorischen Einwirkung. Es ergänzt auf notwendige Weise die Information der Steuerung, im Ergebnis dessen das Gewebe entsteht, oder anders, es wird das Gewebe geschaffen. Und als Folge dessen werden zum Beispiel die zerstörten Zellen wiederhergestellt.

Bei der Wiederherstellung der Organe und allgemein des physischen Körpers wird ein Gewebe geschaffen, das unbedingt mit der Seele des Menschen verbunden ist. Hier gilt zu beachten, das eine der Offenbarungen der Seele die hochkonzentrierte Information ist. Durch die Abstimmung der Information vollzieht sich auch die Verbindung des zu erschaffenden Gewebes mit der Seele.

Unter anderem, da die Seele eine dem Umfang nach unendliche Struktur ist und da eine der Offenbarungen der Seele eine hochkonzentrierte Information ist, so ist hier die Archivierung der Information in allen Punkten der Raum-Zeit vorhanden. Sodass das Prinzip der Archivierung der Information – eines der fundamentalen Prinzipien der Welt ist. Deshalb ist seine Anwendung, über die weiter oben gesprochen wurde, völlig natürlich.

Und deshalb ist auch die Möglichkeit natürlich, in einem beliebigen Punkt der Raum-Zeit eine solche Form des Verstandes zu schaffen, die ständig den Menschen wiederherstellen wird. Und nicht nur seine Organe wiederherzustellen oder ihn aufzuerwecken, sondern auch allgemein ein konstantes Niveau einer normalen Gesundheit zu gewährleisten.

Diese Arbeit wird verwirklicht, wie ich gesagt habe, auf der Grundlage des Prinzips der Ergänzung. Das heißt, die technischen Einrichtungen werden diese Arbeiten in dem Fall verwirklichen, wenn das Bewusstsein des Menschen auf irgendetwas anderes abgelenkt ist oder wenn er die Strukturierung seines Bewusstseins im gegebenen Gebiet noch nicht vorgenommen hat. Eben so, nach dem Prinzip der Ergänzung, arbeiten auch die von mir schon geschaffenen Einrichtungen.

Bei der Auferweckung und bei der Wiederherstellung verloren gegangener Organe mit Hilfe von technischen Einrichtungen steht mit besonderer Schärfe die Frage über die Identität. Der auferweckte Mensch soll doch gerade derjenige sein, wer er früher war. Er muss der Gleiche sein. Dasselbe kann man auch über seine Organe sagen, über das physische Gewebe. Im allgemeinen Fall muss das wiederherzustellende Objekt erneut identisch in physischer Realität offenbart werden.

Diese Aufgabe wird auf der Grundlage meiner Entdeckung gelöst. (Lizenz-Zertifikat - „Reproduzierende selbstentwickelnde Systeme, die die äußeren und inneren Gebiete der Vielseitigkeit der schaffenden Sphären widerspiegeln", Anlage E, Seite 582).

Das Wesen der Sache besteht in Folgendem. Von mir wurde die volle Identität beliebiger Informationsobjekte in Bezug auf das schaffende Informationsgebiet entdeckt, was erlaubt, eine vollständige Identität der wiederherzustellenden Objekte mit ihren Originalen zu erhalten. Die Entdeckung des schaffenden Informationsgebietes habe ich realisiert, indem ich mein Wissen über die Seele angewandt habe. Die vollständige Identität, die in den Prozessen der Wiederherstellung realisiert wird, war in der Praxis demonstriert worden. Die Protokolle dieser Ergebnisse sind notariell in der UNO beglaubigt.

Von mir wurden konkrete Technologien vorgeschlagen, die es erlauben, das schaffende Informationsgebiet ohne seine Zerstörung zu nutzen. Mehr noch, es wurde gezeigt, wie man seine Selbstentwicklung gewährleisten kann.

Es ist die Methodik dargestellt, auf der Grundlage derer man solche schaffende Informationsgebiete auffinden kann. Die Idee dieser Prozedur ist folgende. Aus vergangenen bekannten Informationsobjekten erhalten wir eine Form der Sphäre. Dem Wesen nach haben wir auf der inneren Oberfläche dieser Sphäre, auf der Grundlage des Prinzips der allgemeinen Verbindungen die Widerspiegelungen der Objekte der laufenden Zeit. Jetzt wählen wir ein Objekt aus, welches man wiederherstellen muss. Wir finden seine Widerspiegelung auf der inneren Oberfläche der Sphäre, weil uns die Vergangenheit bekannt ist. Dieses wird auch das Gebiet der Schaffung des gegebenen Objektes. Im Ergebnis kann das Objekt vollständig wiederhergestellt sein.

Eben nach einem solchen Prinzip arbeiten die von mir geschaffenen realen Technologien. Sie stellen den gesamten Menschen wieder her oder seine einzelnen Organe, oder einzelne Zellen. Die Arbeit der technischen Einrichtungen wird auf der Grundlage der von mir ausgearbeiteten speziellen Computerprogramme und optischen Systeme verwirklicht.

Die oben angeführten Entdeckungen sind in meinem Werk „Angewandte Strukturen des schaffenden Informationsgebietes" dargestellt. Auf der Grundlage der dort dargestellten Prinzipien habe ich noch eine Ausarbeitung gemacht, welche als mein Patent für die Erfindung Nr. 2148845 mit der Bezeichnung: „Verfahren zur Verhinderung von Katastrophen und Einrichtung für seine Verwirklichung" (das Patent ist in der Anlage E auf den Seiten 583 - 601 dargestellt) registriert wurde.

Wir haben schon diese Einrichtung besprochen, als wir über die Verhinderung von Erdbeben sprachen. Aber das Erdbeben – das ist nur eine der Arten von Katastrophen. Katastrophen können unterschiedlich sein. Krebs oder AIDS im vierten Stadium – das sind auch Katastrophen, jedoch schon des menschlichen Organismus. Die leichteren Erkrankungen kann man als Katastrophen von geringerem Maßstab betrachten.

Weil das vorliegende Gerät auf der Grundlage der wahren Wissenschaft geschaffen wurde, verfügt es über eine universelle Wirkung. Und deshalb kann man es mit Erfolg auch für die Verhinderung und Beseitigung von Katastrophen des Organismus verwenden, das heißt, zur Heilung. Und für die Auferweckung ebenfalls.

Ich erinnere daran, dass das vorliegende Gerät auf folgende Weise arbeitet. Zuerst verringert es die Kraft der herannahenden Katastrophe. Wenn seine technischen Ressourcen ausreichend sind, so liquidiert es einfach die drohende Gefahr. Wenn jedoch für die vollständige Beseitigung der Katastrophe seine technischen Ressourcen nicht nicht ausreichen, so verringert es maximal die herannahende Gefahr, in Übereinstimmung mit seinen Möglichkeiten, und teilt dann mit, wann und wo diese Katastrophe geschehen kann. Dann kann man sich auf die Kristalle mit dem Gedanken über die Verhinderung der Katastrophe oder über die Heilung konzentrieren, und in diesem Fall erhöht sich die Ressource des Gerätes um das Vielfache.

Eben ein solches Handlungsprinzip ist auch in das Gerät hineingelegt, das für die Auferweckung und die Wiederherstellung der Gesundheit vorgesehen ist.

Dieses Gerät stellt ein optisches System dar, das auf der Grundlage von Kristallen geschaffen wurde. Wenn im Organismus des Menschen irgendetwas nicht in Ordnung ist, so, um die normale Gesundheit wiederherzustellen, ist es hinreichend, dieses Gerät neben dem Menschen unterzubringen oder auf ihn die aufnehmende Oberfläche des Gerätes zu lenken.

Wenn man dieses Gerät auf das kranke Organ oder auf seine Röntgenaufnahme richtet, so vollzieht sich die Wiederherstellung dieses Organs.

Wenn man dieses Kristallmodul auf die Fotografie des Dahingegangenen richtet, so kann man seine Auferweckung verwirklichen.

Indem man das Modul auf das Schema der Durchführung irgendeiner Maßnahme richtet, kann man alle mit ihm in Verbindung stehenden Ereignisse normalisieren.

Auf diese Weise ist diese technische Einrichtung entsprechend ihrer Fähigkeit, einen normalen Zustand wiederherzustellen, universell. Wie aber, fragt man sich, erfährt sie über die Norm, zu welcher man zum Beispiel den Zustand des Organismus bringen muss? Oder irgendeines anderen Objektes? Sie liest im Raum die Information über die harmonische Norm ab, das heißt, über jene Norm, die vom Schöpfer für diese Entwicklungsetappe hineingelegt wurde. Zu dieser Norm wird auch das entsprechende System durch das vorliegende Gerät geführt. Und die Information über die notwendige Norm existiert in jedem Punkt des Raumes.

Ich wiederhole nochmals, dass solche Geräte, die durch das Bewusstsein des Menschen gesteuert werden, schon in der Praxis arbeiten. Eben nach solchen Prinzipien werden auch die technischen Einrichtungen der Zukunft geschaffen.

Die dargestellten Prinzipien kann man auch bei der Schaffung von Einrichtungen für die Informationsübertragung verwenden. Eine aus diesen von mir geschaffenen Einrichtungen hat mit Erfolg alle Versuchsdurchführungen durchlaufen. Für sie habe ich das Patent für die Erfindung erhalten „System der Informationsübertragung" Nr. 2163419 (Das Patent ist in der Anlage E auf den Seiten 602 – 618 dargestellt).

Sie arbeitet auf folgende Weise. Sie sprechen gedanklich bei sich irgendeine beliebige Phrase. Diese Phrase kann man als Mitteilung betrachten, welche Sie übergeben wollen. Selbstverständlich, wenn Sie die

Strukturierung des Bewusstseins realisiert haben, so können Sie auch selbst, ohne irgendwelche Geräte, diese Mitteilung telepatisch übergeben. Wenn Sie aber ähnliche Methoden noch nicht beherrscht haben, so können Ihnen spezielle Einrichtungen helfen.

Eine Übertragungseinrichtung, die auf der Grundlage der oben erörterten Prinzipien aufgebaut ist, überträgt Ihren Gedanken. Und am anderen Ende formt eine andere kristallische Einrichtung Ihren Gedanken in Worte oder Gestalten um, in Abhängigkeit von Ihrem Wunsch. Faktisch ist das eine neue Verbindungsart, aufgebaut ohne Nutzung elektromagnetischer Wellen. In einer der Zeitungspublikationen wurde meine Ausarbeitung als Telepatotron bezeichnet. Anstelle des Operators kann man für die Übertragung der Video- oder Audioinformation die Laserstrahlung benutzen. Dann kann man die Fernseh- und Rundfunksendungen übergeben, sich mit Computerdaten austauschen usw. Von mir wurde eine Technologie ausgearbeitet, die es erlaubt, die Möglichkeiten der normierenden und übergebenden Kristallmodule zu verbinden. Nach dieser Technologie kann man ein kristallisches Miniatur-System herstellen, das in einem Uhrenarmband untergebracht werden kann, welches den Menschen wiederherstellen wird und zudem noch Daten über seine Gesundheit in das zentrale kristallische System übergeben wird. Und wenn die durch das zentrale System erhaltenen Daten darüber informieren, dass man den Zustand des Organismus verbessern muss, dann stellen die zentralen großen Kristalle die Gesundheit des Menschen wieder her. Solche Technologien der Wiederherstellung kann man auf beliebige Informationsobjekte verbreiten.

Die Übertragung der Information wird sofort verwirklicht. Die Entfernung hat keine Bedeutung. Sie können Ihren Gedanken in einen beliebigen Punkt des Raumes, in eine beliebige Galaxis übergeben. Und dabei existieren keinerlei Gebiete, wo dieses gestört werden könnte. Und außerdem wird das gesendete Gedankensignal immer individuell sein, weil es von einem konkreten Menschen gesendet wurde. Die Individualität des Gedanken, und folglich auch des Signales, wird immer nach der Gesamtheit der Merkmale aufbewahrt. Deshalb sind solche Verbindungssysteme vom Standpunkt der Störfestigkeit ideal. Und dabei stehen sie unter voller Kontrolle. Ebenfalls so, wie auch schon die geschaffenen Einrichtungen für die Wiederherstellung der Organe und für die Auferweckung bei voller Kontrolle über ihre Handlungen arbeiten.

## §7 DIE HEILUNG VON BELIEBIGEN KRANKHEITEN MIT HILFE VON ZIFFERNREIHEN.

Mit der Nutzung von Zahlenfolgen haben wir schon zu tun gehabt. Erinnern wir uns an die elfte Methode der Auferweckung von Menschen aus dem dritten Kapitel. Dort wurde für die Auferweckung eine Folge aus sieben Ziffern verwendet. Wobei die Folgen verschieden waren für die verschiedenen Fälle der Konzentration.

Die Möglichkeit der Auferweckung des Menschen mit Hilfe von bestimmten Zahlenreihen sagt darüber aus, dass man auf der Grundlage dieser Methode Menschen von beliebigen Krankheiten heilen kann. Denn die Auferweckung des Menschen kann man als seine Heilung von einer sehr ernsthaften Krankheit betrachten. Andere Krankheiten sind einfacher. Sodass diese einfache Methode in der Tat sehr effektiv ist.

Da die Einfachheit der Methode ihr großer Vorzug ist, legte ich dieses Herangehen beim Schreiben eines Ratgeber-Handbuches zur Heilung von beliebigen Krankheiten zugrunde. Dieses Buch ist schon geschrieben. Es heißt „Wiederherstellung des Organismus des Menschen durch die Konzentration auf Zahlen". Es besteht aus mehr als hundert Seiten. Es werden ca. tausend Bezeichnungen von Krankheiten angeführt und für jede von ihnen wird eine entsprechende Zahlenreihe aus sieben, acht oder neun Ziffern gegeben. Indem man sich auf irgendeine konkrete Zahlenreihe einstellt, heilen Sie sich von der entsprechenden Krankheit.

Es entsteht die Frage: Warum eine solch einfache Prozedur, wie die Konzentration auf die Reihenfolge bestimmter Zahlen sich als so effektiv für die Heilung von Krankheiten erweist? Worum geht es hier?

Die Sache hier ist in Folgendem. Jede Krankheit stellt eine Abweichung von der Norm dar. Die Abweichung von der Norm in der Arbeit einzelner Zellen, oder Organe, oder des gesamten Organismus im Ganzen. Die Heilung von der Krankheit bedeutet die Rückkehr zur Norm. So gewährleisten gerade die von mir angeführten Ziffernreihen auch die Rückkehr zur Norm. Indem man sich auf diese konkrete Reihenfolge von Zahlen konzentriert, indem man sich auf diese Ziffernreihe einstellt, verwirklichen Sie die Einstellung des Organismus auf denjenigen Zustand, welcher die Norm ist. Im Ergebnis wird all das als Heilung von der Krankheit fixiert.

Zur Erläuterung des Wesens einer solchen Heilung muss man einige Worte über die Vibrationsstruktur von Zahlen sagen.

Unser Leben ist von einem Rhythmus durchsetzt. Die Planeten vollziehen ein periodisches Umkreisen um die Sonne. Für die Erde bedeutet das die periodische Aufeinanderfolge von Winter und Sommer. Die Erde dreht sich um ihre Achse und bei uns vollzieht sich regulär der Wechsel von Tag und Nacht.

Und auf dem Mikroniveau ist das Bild das gleiche. Die Elektronen im Atom vollziehen reguläre Bewegungen um den Kern herum.

Jeder von uns, indem er in sich hinein hört, kann das reguläre Schlagen seines Herzens hören. In unserem Organismus hat jedes Zellchen seinen Rhythmus. Und bei der Gesamtheit der Zellchen ebenfalls, obwohl, natürlich schon einen anderen. Und bei ihrer großen Gesamtheit, das heißt, schon auf dem Niveau des Organs, noch einen. Es gibt auch seinen Rhythmus auf dem Niveau der Verbindung zwischen den Organen.

In dieser Hinsicht kann man den Organismus mit einem Orchester vergleichen. Das Orchester darf bei der Ausführung eines Werkes nicht falsch spielen. So auch der Organismus. Der Klang des Organismus muss harmonisch sein. Und wenn irgendein Organ oder irgendeine Verbindung in ihrer Arbeit von der Norm abweicht, das heißt, beginnt falsch zu spielen, so bedeutet dies eben auch den Beginn der Krankheit. Und dann müssen Sie als Dirigent Ihres Orchesters Ihren Dirigentenstab schwingen und seinen harmonischen Klang wiederherstellen.

Den Rhythmus kann man auch dort feststellen, wo auf den ersten Blick als ob er nicht da wäre. Schauen wir uns den Regenbogen an, welcher manchmal am Himmel nach dem Regen erscheint. Wir sehen herrliche Farben, satte grelle Farben. Was aber bedeuten diese Farben vom Standpunkt der Wissenschaft aus? Das Wahrnehmen dieser oder jener Farbe von uns vollzieht sich unter Einfluss der elektromagnetischen Welle einer bestimmten Frequenz. Die Schwingungsfrequenz im violetten Teil des sichtbaren Spektrums ist ungefähr um das Zweifache höher als die Schwingungsfrequenz im roten Bereich. Auf diese Weise steht hinter der Differenz bei der Wahrnehmung von Farben eine unterschiedliche Vibrationsfrequenz.

Bei der Wahrnehmung der Zahlen, wie auch bei der Wahrnehmung der Farbe ist es sofort gar nicht offensichtlich, dass hinter ihnen auch die Vibrationsstruktur steht. Wir haben aufgeklärt, dass jeder Farbe eine bestimmte Frequenz der Schwingungen entspricht. Genau so ist die Sache auch hier. Hinter jeder Zahl steht eine ihr entsprechende Vibrationsstruktur. Das Gleiche kann man auch über die Reihenfolge der Zahlen sagen.

Unter anderem kann man auf jede Ziffernreihe wie auf eine bestimmte Kombination von Ziffern schauen. Wenn man für eine Minute erneut zu den Farben des Spektrums zurückkehrt, so kann man sich erinnern, dass es in der Wissenschaft und Technik eine große Erfahrung bei der Nutzung ihrer Kombinationen gibt. Nehmen Sie das Farbfernsehen. Alle jene verschiedenen herrlichen Farben, welche Sie auf dem Bildschirm sehen, werden in der Tat durch die Mischung von nur drei Farben erhalten: der roten, grünen und blauen. Jede dieser Farben wird in der nötigen Helligkeit genommen, ausgehend von der geforderten Bildwiedergabe.

Das Orchester klingt anders, als ein einzeln genommenes Instrument. Jeder Farbensatz des Spektrums gibt seinen Effekt. Analog ist die Sache auch mit den Zahlensätzen.

Ein ungeeigneter Ziffernsatz in der Bordnummer des Flugzeuges kann zum Auftreten von nicht gewünschten Vibrationen führen. Und umgekehrt, ein geeigneter oder, besser gesagt, richtiger Ziffernsatz unterstützt die wohlwollende Entwicklung der Ereignisse, die Herstellung der Harmonie. Gerade auf dieser Eigenschaft der richtigen Kombination der Ziffern beruht auch diese Methode der Heilung.

Ich habe schon gesagt, dass im Fall einer beliebigen Krankheit die richtige Reihenfolge der Zahlen zur Heilung führt, das heißt, den Organismus zur Norm führt. Jedoch jetzt, nachdem wir erfahren haben, dass hinter jeder Zahl und jeder Reihenfolge der Ziffern eine entsprechende Vibrationsstruktur steht, so kann man die Heilung bei Anwendung dieser Methode anders beschreiben. Das, dass die richtig ausgewählte Reihenfolge der Ziffern den Organismus zur Norm führt, vollzieht sich deshalb, weil unter Berücksichtigung der hinter ihr stehenden Vibrationsstruktur diese Zahlenreihenfolge auch selbst die Norm ist. Sie stellt den notwendigen Klang dar, den richtigen Klang dar. Und die Konzentration auf diese Ziffernreihenfolge bedeutet das Stimmen. Genauso werden nach dem Ton der Stimmgabel die Musikinstrumente gestimmt.

Wenden wir uns jetzt an mein Ratgeber-Handbuch. Das Buch besteht aus 27 Kapiteln. In jedem Kapitel wird die Gesamtheit bestimmter Krankheiten betrachtet. In den ersten 25 Kapiteln sind praktisch alle bekannten Krankheiten erfasst. Im 26. Kapitel sind die Konzentrationen für die Heilung von unbekannten Krankheiten und Zuständen gegeben.

Nach der Bezeichnung jedes Kapitels, gleich danach, kommt die wiederherstellende Ziffernreihe, welche sich gleichzeitig auf alle Krankheiten bezieht, die in diesem Kapitel untergebracht wurden. Sie kann man immer benutzen und insbesondere dann, wenn die genaue Diagnose nicht bekannt ist und nur das bekannt ist, dass die Krankheit zu diesem Abschnitt gehört. Wenn jedoch die Diagnose bekannt ist, so wird die Ziffernreihe verwendet, die sofort nach der Bezeichnung dieser konkreten Krankheit steht. Man kann zusätzlich auch, wie ich gesagt habe, die allgemeine Reihe des Kapitels benutzen. Das Material ist in dem Buch auf diese Weise dargestellt, dass sofort nach der Bezeichnung der Krankheit immer eine Ziffernreihe steht, welche diese Krankheit heilt.

Als Beispiel führe ich den Anfang des ersten Kapitels an.

KAPITEL 1. PRINZIPIEN DER HEILUNG VON KRITISCHEN ZUSTÄNDEN – 1258912.

AKUTER ATMUNGSMANGEL 1257814 – pathologischer Zustand des Organismus, bei welchem die Aufrechterhaltung der normalen Gaszusammensetzung des Blutes nicht gewährleistet wird oder durch die

Spannung der kompensatorischen Mechanismen der äußeren Atmung erreicht wird und charakterisiert wird: durch Verringerung pO des arteriellen Blutes (paO2) unter 50 mm Quecksilbersäule bei Atmen mit atmosphärischer Luft; durch Erhöhung des pCO des arteriellen Blutes (paCO) über 50 mm Quecksilbersäule; durch Störung der Mechanik und des Rhythmus der Atmung; durch Verringerung pH (7,35).

AKUTES HERZ-KREISLAUFVERSAGEN – 1895678 – verloren gegangene Fähigkeit des Herzens, eine adäquate Blutversorgung der Organe und Systeme zu gewährleisten, eine Diskrepanz zwischen den Möglichkeiten des Herzens und dem Sauerstoffbedarf der Gewebe, wird durch einen niedrigen AD charakterisiert, durch Verringerung der Blutströmung in den Geweben.

HERZSTILLSTAND (klinischer Tod) – 8915678 – Übergangszustand zwischen Leben und Tod – das ist noch kein Tod, aber auch schon kein Leben mehr. Es beginnt ab dem Moment der Unterbrechung der Funktion des zentralen Nervensystems, des Blutkreislaufes und der Atmung.

TRAUMATISCHER SCHOCK, SCHOCK UND SCHOCKÄHNLICHE ZUSTÄNDE – 1895132 – schwerer Zustand, ausgelöst durch ein Trauma, begleitet durch ausgeprägte Störungen der Funktionen von lebenswichtigen Organen, in erster Linie des Blutkreislaufes und der Atmung.

Weiterhin führe ich hier nur die Bezeichnungen der nachfolgenden Kapitel mit den entsprechenden wiederherstellenden Ziffernreihen auf.

......................

KAPITEL 2. GESCHWULSTKRANKHEITEN – 8214351.

KAPITEL 3. SEPSIS – 58143212.

KAPITEL 4. SYNDROM DER DISSEMINIERTEN

INNERGEFÄSSLICHEN BLUTGERINNUNG – 5148142.

KAPITEL 5. KRANKHEITEN DER ORGANE DES BLUTKREISLAUFES – 1289435.

KAPITEL 6. RHEUMATISCHE KRANKHEITEN – 8148888.

KAPITEL 7. KRANKHEITEN DER ATMUNGSORGANE – 5823214.

KAPITEL 8. KRANKHEITEN DER VERDAUUNGSORGANE – 5321482.

KAPITEL 9. KRANKHEITEN DER NIEREN UND DER HARNWEGE – 8941254.

KAPITEL 10. KRANKHEITEN DER BLUTSYSTEME – 1843214.

KAPITEL 11. ENDOKRINE - UND STOFFWECHSELKRANKHEITEN – 1823451.

KAPITEL 12. BERUFSKRANKHEITEN – 4185481.

KAPITEL 13. AKUTE VERGIFTUNGEN – 4185412.

KAPITEL 14. INFEKTIONSKRANKHEITEN – 5421427.

KAPITEL 15. KRANKHEITEN AUFGRUND VON VITAMINMANGEL – 1234895.

KAPITEL 16. KINDERKRANKHEITEN – 18543218.

KAPITEL 17. GEBURTSHILFE, FRAUENKRANKHEITEN – 1489145.

KAPITEL 18. NERVENKRANKHEITEN – 148543293.

KAPITEL 19. PSYCHISCHE KRANKHEITEN – 8345444.

KAPITEL 20. SEXUALSTÖRUNGEN – 1456891.

KAPITEL 21. HAUT- UND GESCHLECHTSKRANKHEITEN – 18584321.

KAPITEL 22. CHIRURGISCHE KRANKHEITEN – 18574321.

KAPITEL 23. HALS-, NASEN-, OHRENKRANKHEITEN – 1851432.

KAPITEL 24. AUGENKRANKHEITEN – 1891014.

KAPITEL 25. KRANKHEITEN DER ZÄHNE UND DER MUNDHÖHLE – 1488514.

..................

**KAPITEL 27. NORM DER LABORKENNZIFFERN – 1489999.**

Es kann auch so passieren, dass es bei irgendwelchem Unwohlsein schwer wird, nicht nur die Diagnose zu stellen, sondern sogar auch die Krankheitsart festzustellen, das heißt, das konkrete Kapitel zu nennen, auf welches diese Krankheit hätte bezogen werden können. Dazu, dass man auch in diesem Fall mit der Situation klar kommen würde, habe ich noch ein Kapitel in das Buch eingefügt, das 26.: **„UNBEKANNTE KRANKHEITEN UND ZUSTÄNDE – 1884321."**

Das Wesen der Methode ist in diesem Fall wie folgt. Der Körper des Menschen wird aus sieben Teilen bestehend betrachtet. Ich führe sie jetzt auf, wobei ich neben jeden Körperteil die entsprechende wiederherstellende Ziffernreihe stelle.

1. Kopf – 1819999.
2. Hals – 18548321.
3. Rechter Arm – 1854322.
4. Linker Arm – 4851384.
5. Rumpf – 5185213.
6. Rechtes Bein – 4812531.
7. Linkes Bein – 485148291.

Und jetzt darüber, wie diese Angaben benutzt werden. Angenommen, beim Menschen ist der Kopf erkrankt. Dann kann er die Ziffernreihe anwenden, die für den Kopf vorgesehen ist. Wenn jedoch der Mensch irgendwelche schmerzhaften Empfindungen sofort an zwei oder mehr Körperteilen fühlt, so muss man sich nacheinander auf die Reihen konzentrieren, die diesen Gebieten entsprechen.

Einige Worte über die Reihen mit verschiedener Anzahl von Ziffern. Vergleichen wir die Reihenfolgen untereinander, die aus 7, 8 und 9 Zahlen bestehen.

Wenn die Reihenfolge aus 9 Zahlen besteht, so gewährleistet sie, in der Regel, die Heilung von 1 – 2 bestimmten Krankheiten.

Wenn in der Ziffernreihe 8 Ziffern stehen, so heilt sie im mittleren schon ab 5 Krankheiten.

Wenn jedoch die Ziffernreihe aus 7 Ziffern besteht, so kann sie zehn und mehr verschiedene Krankheiten heilen. Das heißt, die Ziffernreihe aus 7 Ziffern verfügt über mehr Möglichkeiten, das Gebiet ihrer Anwendungen ist wesentlich breiter. Gerade deshalb benutzte ich hauptsächlich solche Ziffernreihen im Ratgeber-Handbuch.

Über die praktische Arbeit mit Zahlenreihen sprach ich schon im Kapitel III, als ich die elfte Methode der Auferweckung von Menschen erklärte. Man kann die Zahlenreihenfolge von Anfang bis Ende durchlaufen. Man kann aber auch von den Randziffern beginnen und Stück für Stück zum Zentrum gelangen.

Bei der Arbeit mit den Ziffernreihen kann man verschiedenartig auch noch eben in einem solchen Verhältnis handeln. Man kann, indem man von einer Zahl zur anderen übergeht, sich auf jede Zahl mit der gleichen Zeit konzentrieren. Man kann sich aber bei einigen Zahlen eine Zeit aufhalten und bei anderen - eine andere. Man kann sich sogar auf jede dieser sieben Zahlen verschiedene Zeit konzentrieren.

Hier müssen wir für eine Minute zum Farbfernsehen zurückkehren. Wie ich gesagt habe, werden für den Aufbau des Farbbildes nur drei Farben verwendet: rote, grüne, blaue. Die Kombination dieser drei Elemente ergibt eine neue Farbe. Die resultierende Farbe kann man ändern, indem man die Intensität dieser drei Bestandteile ändert.

Indem man die Dauer der Konzentration auf irgendeine Zahl verändert, verändern wir dadurch die Intensität der Wirkung dieser Zahl. Demzufolge entsteht bei der Veränderung der Dauer der Konzentration auf einzelne Zahlen von vorgegebener Reihenfolge ein etwas anderer Klang von ihr und deshalb wirkt sie schon etwas anders. Bei der praktischen Arbeit vertrauen Sie hier Ihrer Intuition, obwohl der Wiederherstellungseffekt bei beliebiger Dauer der Konzentrationen erreicht wird.

Ich richte Ihre Aufmerksamkeit auf folgendes. Indem Sie sich auf die Zahlen konzentrieren, müssen Sie in der gleichen Zeit sich selbst begreifen, Ihren Organismus spüren, ihn innerlich sehen, ihn absolut gesund sehen. Das ist wichtig für eine schnelle Wiederherstellung des normalen Zustandes.

Mit dieser Methode kann man auch andere Menschen heilen.

Der Sinn des gesamten Ratgeber-Handbuches ist wie folgt: Auf der Grundlage von zehn Ziffern: 0, 1, 2, 3, 4, 5, 6, 7, 8, 9 muss man beliebige Krankheiten heilen können und weiterhin den gewonnenen normalen Gesundheitszustand behalten.

Für die Erlangung einer normalen Gesundheit werden oft wiederherstellende Stimmungstexte benutzt, das heißt, bestimmte Texte, die nur noch aus einigen Phrasen bestehen. Richtig zusammengestellte Stimmungstexte verfügen über eine große Effektivität. Der Form nach ist das zum Teil eine ähnliche Methode. Denn in den Stimmungstexten wird eine bestimmte Reihenfolge von Wörtern benutzt, in dieser Methode aber, welche wir erörtern, wird eine bestimmte Reihenfolge von Zahlen verwendet.

Das Wort ist auch ein Symbol. Wirklich, wenn man irgendeinen Gegenstand nimmt, zum Beispiel einen Stuhl, so ist leicht festzustellen, dass bei verschiedenen Völkern dieser Gegenstand, ein und derselbe, mit völlig verschiedenen Wörtern bezeichnet wird. Ungeachtet dessen, obwohl das Wort auch ein Symbol ist, wissen alle gut, über welche Kraft es verfügt. Dieses wird damit erklärt, dass hinter jedem Wort die entsprechende geistig-energetische Vibrationsstruktur steht.

Kehren wir zurück zur Zahl. Wenn man sich jetzt auf dem fundamentalen Niveau äußert, so muss man sagen, dass auch hinter jeder Zahl, wie auch hinter jedem Wort, ebenfalls eine geistig-energetische Vibrationsstruktur steht. Gerade das gewährleistet deren Wirksamkeit.

Auf der Grundlage einer solchen Herangehensweise könnte man die allerverschiedensten Erscheinungen unseres Lebens analysieren. Nehmen Sie zum Beispiel die Musik. Die geistig-energetische Vibrationsstruktur steht auch hinter jedem Ton. Gerade deshalb kann die Musik eine solch erstaunliche Wirkung auf die Hörer ausüben.

Wie Sie verstehen, wenngleich Ziffernreihen für die Heilung von Krankheiten existieren, so müssen natürlich auch Ziffernreihen für die Lösung anderer Lebensprobleme existieren. Und das ist wirklich so.

Im Leben muss man bei jedem Schritt Entscheidungen treffen. Nun, zum Beispiel, ob man das Arbeitsangebot annehmen muss oder nicht; ob diese Arbeit zu jener Tätigkeit wird, welche Ihre Entwicklung fördert oder nicht; ob die Situation, die in diesem Moment existiert, für irgendeinen Betrieb günstig ist oder nicht; ob Sie die beste Methode für die Lösung des vor Ihnen stehenden Problems gewählt haben oder nicht, ob der Partner, der auf Ihrem Horizont auftauchte, der passende ist oder nicht; ob Ihr Wunsch mit dem zusammenfällt, was Sie wirklich brauchen oder nicht, usw. bis zur Unendlichkeit. Für einen beliebigen Typ der Lebenssituation kann man eine optimierende Ziffernreihe anführen, welche Ihnen hilft, das vor Ihnen stehende Problem zu lösen.

Dabei erfüllen die Ziffernreihen die Aufgabe der Strukturierung des Bewusstseins für die Steuerung der Ereignisse. Darin besteht ihre Nützlichkeit. Die Ziffernreihen können Ihnen helfen, mit vielen Aufgaben entscheidend besser zurechtzukommen und allgemein sich entscheidend besser in der offenbarten Welt zu orientieren.

In der Anlage G werden für jeden Tag des Monats zwei Zahlenreihenfolgen aufgeführt. Eine aus sieben Ziffern, die andere aus neun. Auf sie kann man sich der Reihe nach konzentrieren: zuerst auf die eine, dann auf die andere. Oder getrennt, in verschiedener Zeit.

Diese Ziffernreihen, wie auch die von mir für die Heilung von Krankheiten aufgeführten, sind mit der Steuerung verbunden, die von der geistigen Sphäre ausgeht. Und deshalb hilft die Arbeit mit ihnen der Entwicklung des Geistes.

Erfüllen Sie ebenfalls auch die zwei anderen Übungen, die in der Anlage angegeben sind. Dieses hilft Ihrer Entwicklung und der Herstellung der Harmonie mit dem Puls des Weltalls.

## §8. DIE METHODEN DER SCHAFFUNG EINER BELIEBIGEN MATERIE AUF DER GRUNDLAGE DES EIGENEN BEWUSSTSEINS.

Das vorliegende Thema – die Schaffung der Materie – ist uns gut bekannt. Wir beschäftigen uns damit im Verlaufe des gesamten Buches.

Jetzt gebe ich Ihnen die Methoden der Strukturierung des Bewusstseins, das heißt, Methoden des Aufbaues des Bewusstseins auf solche Weise, dass Sie selbst aus Ihrem Bewusstsein eine beliebige Materie schaffen könnten. Die Beherrschung dieser Methoden gibt das Verständnis darüber, auf welche Weise der Schöpfer selbst die Materie geschaffen hat. Diese Methoden geben faktisch diejenige Technologie der Entwicklung, welche Gott selbst hineingelegt hat.

Die angeführten Methoden geben ein präzises Verständnis darüber, wie jedes Element der Realität existiert und wie es mit anderen Elementen zusammenwirkt. Sie erlauben, die Materie real aufzubauen und diesen Prozess real zu steuern.

Das Verstehen der Wechselwirkung zwischen den Elementen bedeutet außerordentlich viel. Nehmen wir zum Beispiel die Auferweckung der Menschen. Ich kann sagen, dass es hier ausreichend ist, sogar nur einen Parameter in die Norm zu bringen, sagen wir, vom Standpunkt des Mikroelementes des Menschen, und schon alleine daraus erweist sich der Mensch als Auferweckter. Eben das ergibt das Verständnis der normalen Verbindungen.

Die von mir darzustellenden Methoden sind fundamental. Wenn Sie zum Beispiel ein Element des Mikroniveaus richtig aufbauen, eine – einzige Zelle, so können Sie schon genau wissen, dass Sie fähig sind, auch einen Menschen aufzuerwecken. Eine solche Praxis gibt das reale Wissen über die Verfahren der Realisierung des ewigen Lebens.

Also, zu den hier darzustellenden Methoden gilt es sich gerade so zu verhalten, wie zu den Methoden des Aufbaus einer beliebigen Materie auf der Grundlage seines Bewusstseins.

1. DER AUFBAU DER MIKROMATERIE.

Dafür, um eine Mikromaterie aufzubauen, müssen Sie in Ihrem Bewusstsein einen entfernten Abschnitt hervorheben. Mit diesem Begriff hatten wir schon gleich zu Anfang des dritten Kapitels zu tun. Sie müssen genau wissen, was für Sie ein entfernter Abschnitt des Bewusstseins darstellt.

Sie müssen sich auf Ihren entfernten Abschnitt einstellen, ihn für sich persönlich heraustrennen, und dieser entfernte Abschnitt wird auch zur Mikromaterie, mit welcher alle anderen Elemente der Realität verbunden sind. Was konkret kann für Sie diese Mikromaterie sein? Dieses hängt von Ihnen ab. Das kann zum Beispiel ein Molekül sein, das heißt, der kleinste Teil des Stoffes. Das kann aber auch ein Element eines viel tieferen Niveaus sein, das heißt, irgendeine Struktur, die die Materie schafft. Diese Struktur des viel tieferen Niveaus beinhaltet das Vorhandensein einer Basis, auf welcher die Materie aufgebaut wird.

Also, die erste Methode des Aufbaus der Materie besteht darin, dass

Sie einen entfernten Teil Ihres Bewusstseins hervorheben und ihn als Mikromaterie, Mikroelement erklären. Solche Gebiete, und dementsprechend die Mikroelemente, können Sie so viele, wie Sie wollen, nach Ihrem Ermessen heraustrennen.

## 2. DIE SCHAFFUNG VON MAKROELEMENTEN AUS MIKROELEMENTEN.

Nach der ersten Methode haben Sie einen ganzen Satz von Mikroelementen. Das sind dem Wesen nach herausgetrennte Abschnitte Ihres Bewusstseins. Sie beginnen, diese in Ihrem Bewusstsein zu bewegen, und bei ihrer Bewegung zeichnen sich bei Ihnen bestimmte Symbole, bestimmte Gestalten ab. Diese Gestalten beginnen sich ihrerseits auch zu bewegen und es zeichnen sich bei Ihnen schon ihre Vereinigungen ab. Der Prozess setzt sich fort, und nun erhalten Sie schon im Ergebnis ein gewisses Objekt, zum Beispiel die Verbindung von Molekülen.

Sie können auf diese Weise ein Gewebe schaffen und Organe wiederherstellen, Menschen auferwecken, Krankheiten heilen, beliebige Gegenstände materialisieren. Dafür werden Sie selbstverständlich den weiter oben beschriebenen schöpferischen Prozess lenken müssen. Nach dieser Methode können Sie allgemein eine beliebige Realität aufbauen, eine physische oder geistige, allgemein eine beliebige, wenn Sie diese lediglich zur Makrowelt zählen.

In der vorliegenden Methode gehen Sie von der Mikromaterie zur Makromaterie über.

Ich wiederhole noch einmal die Grundzüge der ersten zwei Methoden.

In der ersten Methode trennen Sie einige entfernte Abschnitte des Bewusstseins, maximal entfernte heraus. Sie teilen ihnen die Rolle der Mikroelemente zu. Sie erklären sie als Mikroelemente. Und bei richtigem Verstehen der normalen Verbindungen können Sie auf diese Weise das ganze Objekt erhalten.

In der zweiten Methode beobachten Sie die Bewegung dieser Mikroelemente. Die Bewegung kann chaotisch oder systematisch sein, das ist nicht wichtig. Die Hauptsache ist, dass sich im Ergebnis dieser Bewegung die Mikroelemente vereinigen, als ob sie sich in ein einheitliches Ganzes zusammenkleben, und im Ergebnis die Schaffung der Makromaterie vor sich geht.

In der ersten Methode legen Sie fest, und in der zweiten erhalten Sie schon.

3. DER AUFBAU DER REALITÄT MIT HILFE DES DENKENS.

Diese Methode kann man als Folge der ersten beiden betrachten. Sie nehmen die von Ihnen herausgetrennte Mikromaterie und die in Ihrem Bewusstsein errichtete Makromaterie und verbinden blitzartig, mit einer sehr hohen gedanklichen Geschwindigkeit diese Gebiete. Das auf diese Weise errichtete Gebiet ist der herausgetrennte Teil des Gedankens und stellt von sich quasi eine gewisse Plattform dar, auf welche sich Ihr Denken stützt und dadurch den Aufbau einer beliebigen Materie realisiert. Im vorliegenden Fall ist die Rede vom Aufbau einer beliebigen Materie vom Standpunkt der Grundlagen.

Jedoch kann man in dieser Methode auch anders vorgehen. Das ist ein anderes Herangehen. Sie müssen nicht unbedingt im Bewusstsein Mikrogebiete heraustrennen und mit ihrer Hilfe Makrogebiete errichten. Sie können den Stoff einfach auf der Grundlage des Denkens schaffen. Das heißt, es ist für Sie ausreichend, einfach nur zu denken. Demzufolge trennen Sie bei diesem Herangehen jene gedankliche Komponente heraus, welche die steuernde ist, welche die Realität aufbaut.

Sie können so einen Stuhl, einen Computer, ein Gewächs, einen Menschen, egal was aufbauen.

4. DER AUFBAU VON ELEMENTEN DER ÄUßEREN REALITÄT DURCH DIE WIDERSPIEGELUNG AUF DEM INNEREN ELEMENT IHRES BEWUSSTSEINS.

Sie fixieren ein gewisses inneres Element Ihres Bewusstseins und schauen, wie sich zu Ihnen, aber genauer, zu diesem inneren Element Ihres Bewusstseins, die Gestalt der äußeren Realität nähert. Und so fixieren Sie beim Übergang der Grenze dieses Elementes der Wahrnehmung das, was Sie erhalten wollen. Einfacher gesagt, Sie führen Ihren Wunsch in das Element der Wahrnehmung ein. Und dann ergibt es sich, dass Sie das, was Sie brauchen, dort aufbauen, wo sich Ihre Wahrnehmung befindet. Die Wahrnehmung befindet sich in diesem Fall im Gebiet der Steuerung.

Also, in der gegebenen Methode befindet sich die Zone der Steuerung in dem Gebiet, das von Ihnen herausgetrennt ist, in dem sich Ihre Wahrnehmung befindet und in dem auch die für Sie notwendige physische oder geistige Realität realisiert wird.

5. DER AUFBAU DES INNEREN GEHALTES ALLER GESTALTEN DER ÄUSSEREN REALITÄT.

Sie können die Gegenstände mit physischem Sehen wahrnehmen. Sie schauen zum Beispiel auf einen Computer und sehen sein Äußeres. Sie können den Computer auch auf dem gedanklichen Niveau wahrnehmen. Das ist schon eine andere Wahrnehmung. Ihre Aufgabe in der gegebenen Methode besteht darin, um noch ein Herangehen zu nutzen. Sie müssen gedanklich den inneren Gehalt des Objektes, sagen wir, eines Computers, auf solche Weise aufbauen, dass Ihr Aufbau das widerspiegelt, wie diesen Aufbau der Schöpfer selbst realisiert.

Der Schöpfer ist bei dem Aufbau eines jeden Elementes der Realität anwesend, unter anderem auch im Aufbau jedes Elementes des Computers. Ähnlich wie der Schöpfer zu handeln - bedeutet im vorliegenden Fall, die Struktur des Computers zu überdenken, in ihm die inneren Verbindungen zu sehen, sie in das Mikrosystem herauszutrennen und dadurch zu begreifen, wie zum Beispiel die Moleküle aneinander befestigt werden.

Wenn Sie blitzartig alle Systeme der Verbindungen, ihre Wechselwirkung begreifen können, so haben Sie schon aus diesen Verbindungen den Sinn der vorliegenden Einrichtung verstanden. Und Sie können sie schaffen. Oder wenn diese schon geschaffen worden ist, so können Sie sie im Falle eines Bruches immer reparieren. Wobei Sie sich dazu überhaupt nicht unbedingt in dem konkreten Mechanismus der sie bildenden physischen Elemente zurechtfinden müssen. Es reicht für Sie aus, nur die Verbindungen zwischen den Informationselementen zu kennen, welche den Inhalt dieses Objektes, sagen wir, des Computers darstellen. Für Sie ist nur dies ausreichend, nur die Kenntnis der Verbindungen zwischen den Informationselementen und Sie können die Arbeit des Objektes im Ganzen immer wieder herstellen.

6. DIE DISKRETE STEUERUNG ÜBER KONTINUIERLICHES DENKEN.

In dieser Methode muss man ein beliebiges Objekt nehmen und es sich als ein aus Teilen bestehendes vorstellen. Eine Ausnahme stellt der Mensch dar. Den Menschen muss man immer als Ganzes sehen, seine Gestalt muss immer ganzheitlich sein. Die anderen Objekte aber kann man gedanklich in Teile einteilen. Nehmen wir zum Beispiel einen Löffel. Wir können uns ihn aus einigen Teilen bestehend vorstellen. Zur Vereinfachung, wie ich dieses in einigen Fällen im dritten Kapitel getan habe, begrenzen wir uns auf drei Teile.

Also, wir stellen uns einen Löffel vor, bestehend aus drei Teilen (Diskretheit!). Wir benutzen jetzt diese Elemente des von uns ausgewählten Gegenstandes für die Schaffung des gewünschten Objektes. Drei Teile des Löffels stellen die von uns ausgewählten Elemente der Realität dar. Das sind materielle Objekte. In dieser Methode beginnen wir sofort unmittelbar mit der Materie. Aber jedes aus diesen Ausgangselementen der Materie hat seine bestimmte Form. Derjenige Gegenstand, den wir schaffen wollen, hat eine andere Form. Er ist auch materiell, jedoch von einer anderen Form. Das bedeutet, man muss nur noch die Form verändern. Mit Veränderung der Form auf dem Informationsniveau kann man einen Gegenstand in einen anderen überführen, ohne ihn zu verändern. Als verbindendes kontinuierliches Element des Denkens gilt die Überführung einer Form in die andere.

Die Kontinuität des Denkens bedeutet im vorliegenden Fall das Vorhandensein des einen Gedankens. Dieser Gedanke entwickelt sich nach denjenigen Gesetzen, welche von Gott für die Erschaffung der materiellen Objekte benutzt wurden. Indem Sie eine solche Denkweise erlernt haben, werden Sie aus einem beliebigen Gegenstand ein beliebiges anderes Element der Realität aufbauen können, bei Beibehaltung des Ausgangsgegenstandes.

7. DER AUFBAU DES RAUMES, DER DAS VEKTORELEMENT DER ZEIT ENTHÄLT.

In der vorliegenden Methode ist für die Schaffung der Materie zuerst der Raum zu errichten. In diesem Raum muss der Vektor der Zeit errichtet werden, welcher Ihnen auch die Möglichkeit gibt, die Materie abzugrenzen und sie zu schaffen.

Der Vektor der Zeit – das ist ein technischer Fachausdruck. Er hat kein direktes Verhältnis zu jenen Vektoren, welche Sie aus der Mathematik kennen. Dies ist ein bedingter Begriff. Ich erkläre, was er bedeutet.

Stellen Sie sich vor, dass sich Ihrem Blickfeld eine gewisse Landschaft eröffnet hat. Sie sehen, sagen wir, Bäume. Ein Baum begann irgendwann an einem Ort zu wachsen und der andere – an einem anderen Ort und in einer anderen Zeit. Die Zeit kann man sich als ein System vorstellen, welches den Raum auspackt. Oder, einfacher gesagt, jedem Teil des Raumes seine Bedeutung beimisst. Und jeder Teil des Raumes hat dabei seine Zeit. In diesem Fall spielt die Zeit eine eigenartige Rolle. Man kann sie mit einem Szenaristen vergleichen, welcher das koordiniert, was im Raum vor sich geht.

Und nun, wenn Sie auf diese Weise den Raum und die Zeit bestimmen, so bedeutet die Schaffung des Vektors der Zeit die Schaffung des Instrumentes, das für die Steuerung erforderlich ist. Wenn ich über die Errichtung des Vektors der Zeit spreche, so spreche ich darüber, dass der Vektor der Zeit zu einem solchen Wesen Ihres Bewusstseins werden soll, dass es im Ergebnis bei Ihnen immer genaues Wissen über den Aufenthaltsort eines beliebigen Gegenstandes gibt. Dabei brauchen Sie überhaupt nicht unbedingt irgendetwas zu zeichnen oder sich irgendetwas in Form irgendeines konkreten Vektors vorzustellen. Das heißt, die Errichtung des Vektors der Zeit in Ihrem Bewusstsein – das ist faktisch das Begreifen dessen, was sich und wo es sich befindet und wann und wie es sich entwickelt. So reicht es aus, den Vektor der Zeit nur noch so zu begreifen, wie ich gesagt habe, und Sie werden die Materie schaffen können.

8. DER AUFBAU DER INFORMATION AUF SOLCHE WEISE, DASS JEDES ELEMENT EIN BELIEBIGES ANDERES AUFBAUEN KANN. METHODE DES MEHRMALIGEN HINEINLE-

GENS.

Das Wesen dieser Methode ist der Aufbau eines allgemein gültigen und vielfältig gestreuten Systems von Bedeutungen, der Aufbau des Informationsgebietes, dessen jedes Element ein beliebiges anderes schaffen kann. In dieser Methode nehmen Sie zwei beliebige Informationselemente und aufgrund des mehrfachen gedanklichen Hineinlegens eines Elementes in das andere und des Tausches ihrer Plätze, können Sie ein beliebiges anderes Element erhalten. Das heißt, das ist die Methode des mehrfachen Hineinlegens.

Ausführlicher sieht die anzuwendende Prozedur auf folgende Weise aus. Sie können beliebige Gegenstände nehmen, zum Beispiel eine Videokassette und eine Apfelsine oder beliebige andere. Das hat keine Bedeutung. Die zwei ausgewählten Gegenstände stellen Sie sich vor als ob sie das Aussehen von Sphären haben. Sie nehmen gedanklich eine von diesen Sphären und legen sie in die andere hinein, danach tauschen Sie ihre Plätze aus. Sie verschieben sie auf diese Weise viele, viele Male. Wenn Sie diese lange verschieben, so entsteht bei Ihnen im Bewusstsein ein bestimmter Korridor, durch welchen diese Verschiebungen vor sich gehen. Mit der Praxis wird die Schaffung dieser Korridore zur Gewohnheit. Wenn man sich anschaut, wie sie entstehen, so wird es klar, dass sie Verschiebungen des Gedanken von sich darstellen. So sind diese gewöhnten Wege der Verschiebung des Gedanken – die Materie. Sie nehmen sie gedanklich und legen sie in ein krankes Organ hinein – und im Ergebnis wird dieses Organ gesund. Oder Sie richten diese Materie in die Seite der Fotografie des dahingegangenen Menschen – und der Mensch wird auferweckt.

9. DER AUFBAU DER MATERIE ÜBER DIE VIELFÄLTIGKEIT DER ÄUßEREN FORMEN.

Mögen Sie irgendeinen beliebigen Gegenstand wahrnehmen, zum Beispiel einen Computer, einen Baum oder sonst etwas. Der Gegenstand kann willkürlich ausgewählt sein. Weiterhin stellen Sie sich ihn aus mehreren Teilen bestehend vor. Ich erinnere daran, dass man so mit einem beliebigen Objekt vorgehen kann, außer mit dem Menschen. Ich habe schon darüber gesprochen. Den Menschen muss man immer als Ganzes wahrnehmen. Das ist mit dem Aufbau seines Bewusstseins verbunden. Man kann vermerken, dass im Prinzip sogar die Information, die quasi dem Bewusstsein des Computers entspricht, das heißt, dem Gebiet seiner Reaktion, den Menschen als Ganzes wahrnimmt.

Also, Sie nehmen irgendeinen Gegenstand, zum Beispiel einen Computer, und stellen sich ihn aus vielen Teilen bestehend vor. Wobei sich diese seine einzelnen Teile an verschiedenen Plätzen befinden. Und jeder von ihnen hat seine Form. Vor Ihnen gibt es auf diese Weise eine Vielfältigkeit von Formen. Sie nehmen sie alle gleichzeitig wahr. Man kann sagen, dass Ihre Wahrnehmung sich als ob aus vielen parallelen Wahrnehmungen zusammensetzt. Das heißt, Sie nehmen gleichzeitig viele Elemente der verschiedenartigsten Formen wahr.

Jetzt müssen Sie in Ihrem Bewusstsein einen Punkt finden, in welchem diese gesamte vielfältige Information momentan gesammelt werden könnte. Diesen Platz nennt man Punkt des Zusammenbaus. In diesem Punkt können Sie sich selbst sofort informativ zusammenbauen, das ist das Gebiet Ihrer Selbstwiederherstellung.

Das von Ihnen ausgewählte Objekt haben Sie in Teile in dem Gebiet Ihrer Wahrnehmung zerlegt. Sie nehmen jetzt alle diese verschiedenartigen Elemente und widerspiegeln sie quasi vom Punkt des Zusammenbaus. Dort, wo sie sich nach der Widerspiegelung sammeln, dort erweist sich auch die von Ihnen aufgebaute Materie. Selbstverständlich müssen

Sie diesen Prozess steuern.

Also, alle Elemente verschiedener Form spiegeln Sie vom Platz des Zusammenbaus wider. Weiterhin sammeln Sie sie an jenem Ort, wo Sie die Materie schaffen wollen. Der Prozess des Sammelns vieler Elemente an einem Ort hat die Analogie in der Optik. Gerade so wirkt eine gewölbte Linse, das heißt, ein gewöhnliches Vergrößerungsglas. Mit Hilfe der Linse können Sie die Lichtstrahlen in einem Punkt bündeln. Diese Analogie kann Ihnen in der praktischen Arbeit helfen.

Auf der Grundlage der gegebenen Methode können Sie eine beliebige Materie aufbauen. Selbstverständlich eine beliebige schöpferische Materie. Sie können jedoch nicht nur eine physische Materie aufbauen, eine solche, wie, sagen wir, einen Computer. Sie können ein beliebiges Element der Realität aufbauen. So zum Beispiel, irgendein Element der schöpferischen Entwicklung der Gesellschaft. Oder eine konkrete Technologie von dem erhalten, wie man, sagen wir, eine Gesellschaft entwickelt. Oder woher eine Information genommen wird. Wenn unterschiedliche Elemente vom Punkt des Zusammenbaus aus widergespiegelt und sofort zusammengefügt werden, so entsteht Wissen. Wobei ein solches Wissen, welches persönlich Ihrer und gleichzeitig auch der allgemeinen schöpferischen Entwicklung dient.

10. DIE SELBSTÄNDIGE SCHAFFUNG DER MATERIE DORT, WO SIE ALS FOLGE DER ARBEIT DES AUSGEWÄHLTEN ELEMENTES DER REALITÄT HÄTTE ENTSTEHEN SOLLEN.

Stellen wir uns einen Baum vor. Wir können eine Vielzahl von Ästen sehen, und auf den Ästen – grüne Blättchen. Wir vermerken diese Situation gedanklich, das gibt es schon in der Natur. Wir wissen ebenfalls, dass einige Zeit vergeht und auf den Ästen neue Blättchen erscheinen, neben denen, welche es schon gibt. Das geschieht einfach deshalb, weil der Baum lebt und sich entwickelt. Und so können Sie nicht warten, bis auf dem von Ihnen ausgewählten Ast ein neues Blättchen erscheint, sondern es selbst schaffen.

In dieser Methode schauen Sie, welche Elemente als Folge erscheinen, im vorliegenden Fall des Wachsens des Baumes. Und dann schaffen Sie diese Elemente selbst. Die Methode besteht darin, um die schon auf der Grundlage der Information aufgebauten Abschnitte in Ihrer Wahrnehmung herauszutrennen und dann selbst das nächste Element aufzubauen.

Man kann ein anderes Beispiel anführen. Schauen Sie sich an, wie Korallen wachsen. Oder Kristalle. Man kann sogar einen solchen einfachen Versuch durchführen. Gießen Sie in einen Teller oder in eine Tasse Wasser und lösen darin eine gewisse Menge von Kochsalz (Speisesalz). Die Menge des Salzes muss eine solche sein, damit die Lösung gesättigt wird. Wenn die Lösung gesättigt ist, so wird sich in ihr schon kein Salz mehr lösen. Jetzt bringen Sie dorthinein ein Salzkristallchen ein. Man kann es auf den Boden legen, aber auch an einem Fädchen aufhängen, so dass es den Boden nicht berührt. Sie werden sehen, dass dieses Kristallchen zu wachsen beginnt und allmählich immer größer und größer wird. Die neuen Schichten werden sich auf der Grundlage derjenigen bilden, welche schon da waren. Mit Hilfe Ihres Bewusstseins können Sie diesen Prozess steuern und einen Kristall selbständig bauen.

Also, wenn Sie irgendeine Materie aufbauen müssen, so schauen Sie, zur Folge welches Prozesses oder zur Folge der Arbeit welches Elementes der Realität die Entstehung der gegebenen Materie sein könnte. Und dann schaffen Sie sie selbst aus Ihrem Bewusstsein. Ich wiederhole noch einmal: Sie nehmen nichts von irgendwo her. Alles produziert Ihr Bewusstsein.

Das sind diejenigen zehn Methoden des Aufbaus einer beliebigen Materie auf der Grundlage unseres Bewusstseins, mit denen ich beschloss, Sie bekanntzumachen. Selbstverständlich, gibt es auch noch andere Methoden. Jedoch sind diese zu einem beliebigen Bewusstsein mehr adaptiert. Außerdem haben Sie sich ja mit den Methoden der Schaffung der Materie in den vorausgegangenen Kapiteln vertraut gemacht. Wenn man zu den Prinzipien der Auferweckung und den Methoden der Auferweckung, welche Sie schon aus den vorausgegangenen Kapiteln kennen, die jetzt dargelegten Methodiken hinzufügt, so können Sie auf der Grundlage Ihres Bewusstseins eine beliebige Materie schaffen. Wobei Sie dieses schon auf der wissenschaftlich-praktischen Grundlage machen können, indem Sie den angeführten Methoden folgen. Bei Verständnis dessen, was in dem vorliegenden Buch dargestellt ist, wird die Schaffung der Materie aus dem eigenen Bewusstsein zu einer Standardprozedur.

Sie werden Menschen auferwecken können, verloren gegangene Organe wiederherstellen und die Gesundheit wiederherstellen können. Sie werden jede beliebige Situation steuern können, eine beliebige Elementen-Basis errichten können, zum Beispiel dort Luft schaffen, wo dieses notwendig wird, wobei Sie ökologisch saubere Luft schaffen können. Sie können das so machen, dass in einer kritischen Situation das Flugzeug nicht abstürzt, dass sich keine Explosion eines Atomkraftwerkes ereignet, dass es keine Katastrophen gibt. Das heißt, Sie können eine reale systematische Rettung aller Menschen erreichen.

Sie verstehen natürlich, dass diese Methoden einer selbständigen Aneignung bedürfen. Und deshalb ist hier der entscheidende Faktor die Praxis. Bemühen Sie sich, diese Methoden zum Aufbau nicht nur der physischen Materie anzuwenden, sondern auch der geistigen. Dies ist bereits ein anderes Niveau. Hier kann man zum Beispiel über die Gefühle sprechen: über die Liebe, über die Treue, über die Hoffnung, mit einem Wort über vieles. Wenn man über die Liebe wie über die primäre Materie spricht, so kann man mit Hilfe der vorliegenden Methoden das so machen, dass sie von anderen Menschen richtig wahrgenommen wird.

Alles Gesagte bezieht sich auch auf den Aufbau einer beliebigen Information. Auf der Grundlage dieser Methoden können Sie eine Information selbst als eine solche aufbauen. Und Ihr Bewusstsein so offenbaren, wie Sie wollen, damit es schöpferisch offenbart wird. Insbesondere, zum Beispiel für die Schaffung einer beliebigen Materie, einer geistigen oder physischen.

Sie können eine beliebige Information und eine beliebige Materie schaffen, eine geistige oder physische, weil in den dargelegten Methoden die Technologie gegeben ist, welche der Schöpfer selbst benutzt.

## ZUSAMMENFASSUNG

Dieses Buch gehört, wie ich bereits früher gesagt habe, zu der Serie von Büchern, die der Darstellung des wahren Bildes der Welt gewidmet sind. Deshalb sollten darin verständlicherweise die Antworten auf die Fragen über die fundamentale Einrichtung der Welt ihren Platz finden. Und unter anderem selbstverständlich auch die Antwort auf die Frage darüber, was primär ist, was allem zugrunde liegt.

Das vorliegende Buch gibt eine klare und eindeutige Antwort auf diese Frage. Als Primärer gilt Gott, der Schöpfer. Weiterhin folgen die Seele und der Geist. Danach das Bewusstsein. Wobei das Bewusstsein sowohl selbständig, an und für sich, als auch wie ein Verbindungsglied zwischen dem Geistigen und dem Physischen, zwischen dem Geist und der Materie auftritt. Die physische Materie stellt eine Form der Entwicklung des Bewusstseins dar. So ist die Welt aufgebaut. Das Leben ist auf der geistigen Grundlage aufgebaut. Die zahlreichen dokumentarischen Fakten bestätigen das überzeugend. Alleine in dem dreibändigen Werk "Praxis der Steuerung. Weg der Rettung" sind einige Hunderte von solchen Fakten angeführt.

Die Auferweckung geht bereits in unser alltägliches Leben ein, wird zu einer seiner Erscheinungen. Diejenigen Menschen, die eine Möglichkeit hatten, sogar einen Teil dieses Buches zu lesen, haben eine neue Lebensempfindung erworben und viele von ihnen begannen, mit Erfolg selbst aufzuerwecken. Auferweckte gibt es schon viele und ihre Anzahl nimmt permanent zu.

Die Auferweckung aller, die dahingegangen sind, und die Geburt von neuen und neuen Menschen führt zu erheblichem Wachstum der Bevölkerung der Erde. Das stellt an die Tagesordnung die Frage über die

Ressourcen. Aufgrund der Begrenztheit der vorhandenen materiellen Ressourcen wird zum Hauptverfahren ihrer Gewinnung ihre Erschaffung auf der Basis des Bewusstseins. Gerade deshalb habe ich bereits im vorliegenden Buch dieser Serie die Methoden des Erhalts einer beliebigen Materie auf der Grundlage seines Bewusstseins gegeben. Die Beherrschung dieser Methoden ermöglicht es, alle Aufgaben zu lösen, u.a. auch die Vergrößerung des notwendigen Raumes.

Diese Methoden stellen ein leuchtendes Beispiel der Steuerung, der Steuerung der Realität dar. Sie werden die nachfolgende Entwicklung unserer Zivilisation gewährleisten, sie werden die unendliche Entwicklung unseres Lebens gewährleisten.

Die Prinzipien der Auferweckung, die Methoden der Schaffung der Materie und die Methoden der ewigen Entwicklung – sie alle bringen das wahre Wesen des Menschen zum Ausdruck.

Ich sage noch ein paar Worte über die Erschaffung der Materie auf der Basis unseres Bewusstseins. Wir erörterten diese Frage am Ende des vierten Kapitels. Ich möchte jetzt noch einmal erläutern, warum der Mensch das erfolgreich tun kann, wobei die Erschaffung einer beliebigen Materie für ihn einfach zu einer gewöhnlichen Standardprozedur werden kann.

Es ist so, dass unser Bewusstsein vom Schöpfer nach Seinem eigenen Bild und Gleichnis aufgebaut ist. Demzufolge ist unser Bewusstsein so aufgebaut, dass wir die beliebigen Objekte der Realität schaffen können, die wir für die Ausführung unserer Pläne brauchen. Dafür ist es einfach nötig, dass wir jede beliebige schöpferische Idee so formieren, wie sie der Schöpfer formiert. Und dann eröffnen sich für unsere schöpferische Tätigkeit grenzenlose Perspektiven.

Während einer der Vorführungen habe ich zum Beispiel gezeigt, dass man Stoffe schaffen kann, die auf der Erde überhaupt nicht vorhanden sind. Wir haben mit Ihnen den Fall mit der Materialisierung des Gegenstandes in der Wohnung von Gluschko Svetlana Pavlovna betrachtet. Äußerlich war das Material, aus dem dieser Gegenstand von mir geschaffen wurde, einem Metall ähnlich. Wenn man aber die Untersuchung seines inneren Aufbaus, seiner chemischen Zusammensetzung vornahm, hat es sich herausgestellt, dass dieses Material eine ganz andere Natur hat und solche Materialien auf der Erde überhaupt nicht vorhanden sind. Ich habe absichtlich den Gegenstand aus einem solchen ungewöhnlichen Material geschaffen. Dieses Material stellt eine Mehrkomponenten-Grundlage dar. Man kann es als Ergebnis der Offenbarung von gemeinsamen Verbindungen in der Materie betrachten.

Übrigens kann ich zeigen, wie man von einem Element der Mendelejev-Tabelle zu einem anderen übergehen kann, dass heißt, wie man in der Praxis ein Element in ein anderes umwandelt. Diese Umwandlung wird auf der geistigen Basis durchgeführt.

Von dem, was wir früher erörtert haben, ist ersichtlich, dass die Umwandlung eines Elementes in das andere einen Sonderfall der Schaffung der Materie darstellt. In der Tat können Sie alles Schöpferische, was Sie in Gedanken haben, in der Realität erhalten.

Ich gebe eine vollkommen neue Technologie der Schaffung von technischen Einrichtungen. Die für die Technik, sagen wir, notwendigen Platine, welche heutzutage anhand der Entlaugung erhalten werden, dass heißt, anhand einer ökologisch schädlichen Technologie, kann man ökologisch ohne Gefahr mit Hilfe der Materialisierung erhalten. Die vorliegende Technologie habe ich im Artikel "Fundamentale Bestimmungen der optischen Systeme bei der Steuerung der Mikroprozesse" beschrieben. Dieser Artikel wurde in der Zeitschrift „Mikroelektronik",

Ausgabe 1 (153), 1999 veröffentlicht. Im Falle der Anwendung der Materialisierung fallen sofort viele dazwischen liegende Prozesse weg, solche wie z.B. Löten oder Schweißen. Man braucht sogar die einzelnen Teile der Maschine nicht herzustellen, sondern die Maschine sofort als Ganzes, in vollendeter Form zu schaffen. Dann wird sie überhaupt keine Nähte haben.

Man kann aber auch anders vorgehen. Man kann Maschinen schaffen, indem man diese von der Zukunft aus in die Gegenwart überführt, das heißt, die Maschinen der Zukunft in der Gegenwart materialisieren. Ich mache das auch so.

Nach der Beherrschung der Methoden der Materialisierung kann man sowohl neue Stoffe als auch Maschinen schaffen und überhaupt alles, was für ein vollwertiges ewiges Leben notwendig ist.

***

Ich möchte noch ein paar Worte über die Heilung von Krankheiten mit Hilfe von Ziffernreihen sagen. Ich sprach bereits darüber, dass sich dieses Herangehen auf jenen Umstand stützt, dass hinter allen Objekten die Vibrationsstruktur der Zahl steht. Die Vibrationsstruktur der Zahl stellt die Gesamtheit aller Eigenschaften des Objektes dar. Gerade deshalb stellt die richtige Reihenfolge von Zahlen die Norm wieder her.

Somit möchte ich hier eine Anmerkung machen. Im Text schlage ich vor, unterschiedliche Ziffernreihen zur Heilung von verschiedenen Krankheiten anzuwenden. In Wirklichkeit ist das der Einfachheit halber gemacht. Das ist dazu gemacht, um dem Menschen zu helfen, maximal schnell auf dem Laufenden zu sein und eine erfolgreiche Praxis zu beginnen. In diesem Fall kann man sofort gute Ergebnisse erhalten. Wenn Sie aber beginnen, positive Ergebnisse zu erzielen, so werden Sie sehen, dass Sie auch anhand einer einzigen Ziffernreihe, derjenigen, welche Sie bereits beherrscht haben, auch alle anderen Krankheiten ausheilen können. Denn man muss im Auge behalten, dass es viele Krankheiten gibt, aber nur eine Gesundheit. Und deshalb, wenn Sie zu ihr einen Zugang gefunden haben, so wird diese schon immer in Ihren Händen sein.

Wenn man jedoch auf diese Methoden von einem tieferen Standpunkt aus schaut, so wird es klar, dass sich hier alles um den Bewusstseinszustand handelt. Die angeführten Ziffernreihen helfen Ihnen, den nötigen Bewusstseins-Impuls zu formieren, gerade denjenigen, der zur Heilung führt. Und übrigens gerade deshalb bin ich bei der Auswahl auf den siebenstelligen Ziffernreihen stehengeblieben. Es ist so, dass die Nutzung einer Reihenfolge aus sieben Ziffern dem Menschen hilft, den Übergang zur Einwirkung anhand eines einzelnen Impulses zu vollziehen. Als Ergebnis erlangen Sie die Fähigkeit, die Gesundheit mit Hilfe eines einzigen Impulses des Bewusstseins wiederherzustellen.

Man kann wohl noch eine Anmerkung machen. Bisher haben wir über die Reihenfolgen von Zahlen, Wörtern und Tönen gesprochen. Jedoch kann man auch über die Reihenfolgen von überhaupt verschiedenen Symbolen sprechen. Wichtig ist lediglich, dass diese richtig ist, richtig vom Standpunkt der Erlangung des gestellten Zieles. Zum Beispiel kann die ausgewählte Reihenfolge eine wiederherstellende Wirkung ausüben. Man kann, sagen wir, ein Blatt Papier nehmen und darauf eine bestimmte Reihenfolge von nötigen Symbolen auftragen. Dann, wenn man dieses Blatt neben eine Pflanze oder einen Stein legt, so beginnt die Pflanze sich wiederherzustellen und der Stein wird keine Risse bekommen. Das geschieht anhand der Wahrnehmung der Information durch sie, die durch die Reihenfolge von Symbolen übergeben wird.

*\*\*\**

Auf der Grundlage der Prinzipien und Methoden, die in diesem Buch aufgeführt sind, kann man unser Leben völlig umgestalten. Ich habe schon über die Möglichkeit der vollständigen Beseitigung von Erdbeben und anderen Katastrophen gesprochen, über den Bau absolut neuer Weltraumschiffe, über die Schaffung von technischen Einrichtungen für die Auferweckung und Wiederherstellung verlorengegangener Organe. Wie ich vermerkt habe, gibt es auch schon die von mir patentierten Geräte, die durch den Gedanken gesteuert werden.

Von mir wurden auch die neuen Energiequellen vorgeschlagen. Als Ergebnis kann man auf alle Kernkraftwerke völlig verzichten und ein für alle Mal das Energieproblem lösen. Wobei es die neuen Energiequellen ermöglichen, sie anhand eines ökologisch sauberen Verfahrens zu gewinnen. Ich habe schon die Möglichkeit der Energiegewinnung, zum Beispiel aus der Zeit der vergangenen Ereignisse erwähnt.

Ich füge noch ein Beispiel aus dem Gebiet des Schaffens der neuen Technik hinzu. Auf der Grundlage der von mir ausgearbeiteten Prinzipien kann man einen Computer schaffen, bei dem sich die Informationsbearbeitung mit unendlicher Geschwindigkeit vollziehen wird und der über ein unendliches Gedächtnis verfügen wird. Man kann denken, dass man dafür die Abmessungen des Gerätes wesentlich vergrössern und seine Konstruktion komplizierter machen soll. Es ist jedoch nicht so. Auf der Grundlage meiner Entwicklungen kann man in einem physischen Element eine unendliche Menge an Informationen unterbringen. Und deshalb kann man eine unendliche Operationsgeschwindigkeit und ein unendliches Gedächtnis auf der Grundlage eines nicht grossen Mikroprozessors realisieren.

Ich habe schon über das Schaffen von mir eines Gerätes zur Verhinderung von Erdbeben gesprochen. Darüber, inwieweit eine ernste Erscheinung ein Erdbeben darstellt, neben den es begleitenden Zerstörungen, sprechen die folgenden Fakten.

Nahe der Erdoberfläche vollziehen sich wesentliche Veränderungen der Spannung des elektrischen Feldes. Gewöhnlich ist die Spannung des elektrischen Feldes nahe der Erdoberfläche im Bereich von 120-150 V/m. 24 Stunden vor einem starken Erdbeben und während des Erdbebens selbst nimmt in der Zone des Epizentrums und unweit davon die Spannung des elektrischen Feldes um das Tausendfache zu!

Die Folgen einer solchen Anomalie können ganz unterschiedlich sein. So, zum Beispiel sind im Zeitraum von 24 Stunden vor dem verheerenden Karpaten - Erdbeben 1986 in Bukarest (gelegen 200 km vom zukünftigen Epizentrum) alle EDV – Anlage außer Betrieb gesetzt worden. Außerdem wurde in der Nacht ein Leuchten rings um verschiedene Gegenstände beobachtet.

Die Leuchterscheinungen begleiten starke Erdbeben ziemlich oft und deuten auf diese hin. Es kann das Leuchten des Himmels, des Erdbodens, der Berggipfel und der steilen Felsenvorsprünge, der Starkstromleitungen, der Gipfel der Bäume und Antennen beobachtet werden. Man kann auch das Leuchten rings um die Menschen und Tiere beobachten.

In einer ziemlich grossen Zone werden nicht nur Geräte mit der elektronischen Apparatur ausser Betrieb gesetzt. Die sich derzeit in dieser Zone befindenden Menschen (Piloten, Operatoren, Führungskräfte) können keine klaren Entscheidungen treffen. Der Ausfall von Geräten und die Unfähigkeit von Menschen, klare Entscheidungen zu treffen, schafft eine Havariesituation.

Daraus ist ersichtlich, was für eine wichtige Rolle das von mir geschaffene Gerät für die Verhinderung von Erdbeben und überhaupt von Katastrophen spielt. Dieses Gerät ist, wie ich gesagt habe, auf der Grundlage der neuen Wissenschaft geschaffen worden.

Eine große Gefahr für unsere Zivilisation stellen die Kernwaffen und die Kernenergiewirtschaft dar. Die heute bestehende Situation ist außerordentlich ernsthaft. Und nicht nur wegen der ungeheuren Vorräte an Kernwaffen. Der Betrieb von Kernkraftwerken verbirgt in sich auch eine tödliche Gefahr. Ich führe eine konkrete Tatsache an, als ich die Erde schon vor ihrer Vernichtung retten musste.

Die Rede ist von der Verhinderung durch mich einer Havarie im Kozlodujskaja Kernkraftwerk in Bulgarien. Darüber wurde in der von der Regierung Russlands gegründeten Zeitung "Rossijskaja Gazeta" Nr. 18 (1878) vom 30. Januar 1998 berichtet. Unter der Rubrik "Stille Sensation" wurde in dieser Zeitung der Artikel "Die Katastrophen für morgen fallen aus" veröffentlicht. Dieser Artikel berichtet darüber, dass ich die Havarie im Kozlodujskaja Kernkraftwerk verhindert habe. Diese Havarie hätte zu einer Katastrophe von einem solchen Maßstab führen können, die sich von der Tschernobyl-Katastrophe prinzipiell unterscheiden würde.

Die Sache besteht darin, dass unter dem Kozlodujskaja KKW Schichten mit einer erhöhten Stromleitfähigkeit liegen. Im Falle einer Explosion würde das zur Bildung eines Vakuumabflusses führen, der die Atmosphäre der Erde einsaugen würde. Es wäre unmöglich, diesen Abfluss mit den heute existierenden technischen Mitteln zu stoppen, und nach Berechnungen der Physiker würde dieser Prozess unseren Planeten zum Jahr 2000 in eine Staubwolke verwandeln.

Die Fetstellung der Defekte durch mich und die entsprechenden Handlungen im KKW sind auf höchstem staatlichem Niveau beglaubigt. Meine Handlungen ermöglichten es, die Havarie zu verhindern. Im Ergebnis wurde die Erde gerettet.

In unserer Zeit, wenn der Welt die Gefahr einer vollen Vernichtung droht, soll die Wissenschaft die Methoden zur Verhinderung dieser auffinden. Und als Wissenschaft wird in dieser Situation gerade dasjenige System des Wissens und der Handlungen genannt, das über reale, ich betone, über reale Methoden der Rettung vor einer globalen Katastrophe verfügt.

In meiner Praxis benutze ich das Hellsehen. Das ist eine irrationale Technologie. Mit Hilfe des Hellsehens habe ich schon viele Katastrophen globalen Charakters verhindert. Es war unmöglich, diese Katastrophen mit irgendwelchen anderen Verfahren zu verhindern, man konnte diese anhand von Methoden und Mitteln der orthodoxen Wissenschaft nicht verhindern. Demzufolge, wie die Fakten sprechen, sind gerade die irrationalen Technologien wahrhaft wissenschaftlich, solche wie das Hellsehen, die Materialisierung und Dematerialisierung, die Teleportation und andere mehr, jedoch vor allem ist das natürlich die Auferweckung. Die Auferweckung von Menschen und überhaupt die Wiederherstellung von beliebigen Objekten. Gerade diese Technologien sind wahrhaft wissenschaftlich. So ist die Realität.

Hier muss man vermerken, dass ich den Begriff "die irrationalen Technologien" in der heute üblichen Bedeutung anwende. Jedoch muss man gut verstehen, dass diese Technologien nur vom Standpunkt des gewöhnlichen Bewusstseins als irrationale vorgestellt werden. Wegen der Unmöglichkeit für das wache gewöhnliche Bewusstsein, die oben angeführten Prozesse klar zu sehen und zu begreifen, gerade wegen dieser Unmöglichkeit gelten die vorliegenden Technologien als irrationale. In der gleichen Zeit sind alle diese Erscheinungen für einen höheren Bewusstseinszustand völlig natürlich. Dem Wesen nach stellen sie die Wissenschaft eines höheren Niveaus, die wahre Wissenschaft dar.

Diese wahre Wissenschaft beruht auf dem Wissen dessen, wie die

Welt in Wirklichkeit aufgebaut ist. Und gerade deshalb verfügen die aufgezählten Technologien über eine solche enorme Effiktivität.

In meiner Praxis kann ich die Kombination meines Hellsehens, der neuen und orthodoxen Wissenschaft anwenden. Das sieht man anhand der Betrachtung meiner Erfindungen, der von mir geschaffenen technischen Einrichtungen und der verteidigten Doktorarbeiten. Das wird auch durch die Tatsache bestätigt, dass ich zum Akademiemitglied von vielen Akademien weltweit gewählt wurde. (Anlage E, Seiten 619-638). Dieselbe Herangehensweise befolge ich auch dann, wenn ich meine Vorlesungen halte, die auch die orthodoxen Methoden einschließen. Ich halte Vorlesungen in der Agentur für Monitoring und Prognostizierung von Notstandssituationen beim MTschS der RF [Ministerium für Katastrophenschutz] und in der Russischen Akademie für Staatsdienst beim Präsidenten der RF (die Thematik ist in der Anlage E, Seite 639 vorgestellt). Die Rede ist von modernen Technologien zur Vorbeugung und Beseitigung von Notstandssituationen.

Ich führe die Titel von Kursen an, welche ich zum Thema "Methoden der Prophylaxe von Katastrophen über Distanz" lese:

1) Mathematische Modellierung der Prophylaxe von Katastrophen.

2) Praxis der irrationalen Steuerung der Prophylaxe von Katastrophen.

3) Spezialmethoden zur Prophylaxe von globalen katastrophalen Prozessen, die eine Gefahrt für die ganze Welt darstellen.

4) Verallgemeinerte Analyse von traditionellen und nicht-traditionellen Vorgehensweisen zur Prophylaxe von Notstandssituationen.

Im März 2001 wurde mein Ausbildungskurs "Technologien der vorbeugenden Prognostizierung und gefahrlosen Entwicklung" im Ministerium für Ausbildung von Rußland bestätigt (der Lehrplan des Kurses ist in der Anlage E, Seite 640 angeführt). Nach den Ergebnissen des Kursabschlusses kann den Kursteilnehmern ein Staatsdiplom der RF über die zweite höhere Ausbildung ausgestellt werden sowie ein UNESCO/MZOS – Zertifikat über den erfolgreichen Abschluss des Kursus nach dem Abschnitt meiner Lehre "Technologien der vorbeugenden Prognostizierung und gefahrlosen Entwicklung". Dieser Kurs ist ein Unterabschnitt des Gebietes "Prognosesteuerung". Ein Muster des auszuhändigenden Zertifikats ist in der Anlage E auf der Seite 641 aufgeführt.

Meine Vorlesungen wurden in das Lehrprogramm aufgenommen, das auf CD aufgezeichnet wurde und vom Allrussischen Wissenschaftlichen Forschungsinstitut für Zivilverteidigung und Notsituationen im Ausbildungskurs der Mittelschule in der RF angewandt werden.

Die Vorlesungskurse, die Praxis der Auferweckung, die Schaffung von prinzipiell neuen technischen Einrichtungen und andere Arten meiner Arbeit sind Bestandteile meiner Lehre "Über die Rettung und harmonische Entwicklung".

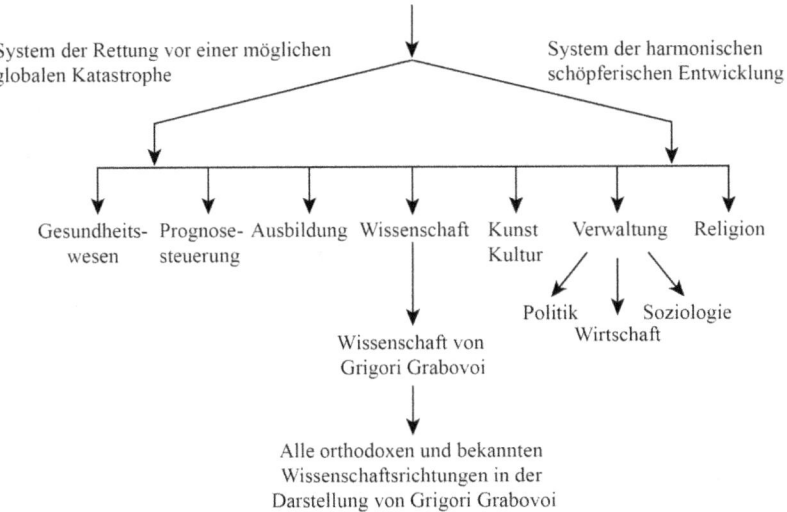

Da wir über den Unterricht geredet haben, so vermerke ich einen wichtigen Moment, welcher meines Erachtens in einem beliebigen Bildungssystem seinen Platz einnehmen soll. Es geht um die Unterrichtung der Methoden zur direkten Steuerung der Ereignisse vom eigenen Bewusstsein aus. Die Bildung soll noch vor der Geburt des Menschen anfangen. In meinem System fängt sie in der unendlichen Vergangenheit an und setzt sich auch in der unendlichen Zukunft fort. Man kann ihre folgenden Etappen hervorheben. Die erste Etappe fängt in der unendlichen Vergangenheit an und endet drei Jahre vor der Geburt des Menschen. In dieser Periode formieren die Eltern und andere Personen mit Hilfe spezieller Konzentrationen die zukünftigen Ereignisse des Kindes. Dabei wird ein Massiv an Informationen der Vergangenheit für diese Periode benutzt. Danach beginnt die zweite Etappe, die ein Jahr vor der Geburt abschließt. Weiterhin geht die dritte Etappe, die mit der Geburt des Menschen zu Ende geht. Danach stellt schon jeder Tag des Lebens im Laufe des ersten Monats eine einzelne Etappe dar. Dann verlängern sich die Etappen bis zu einem Monat und weiterhin vergrößern sie sich zyklisch bei der Entwicklung in die unendliche Zukunft.

Lernen kann man in jedem beliebigen Alter. Ein erwachsener Mensch soll sich einfach gedanklich in ein früheres Alter übertragen und den Kurs von Konzentrationen durchmachen, die diesem frühen Alter entsprechen. Dabei muss man im Auge behalten, dass man bei solch einer Methode das Material von vielen Monaten an einem Tag erlernen kann. Mehr noch, man kann, indem man sich in die Zukunft übertägt, die zukünftigen Kenntnisse erlernen und dadurch die richtigen Entscheidungen in der Gegenwart treffen.

*** 

Zur Verhinderung von Katastrophen im Maßstab unseres Planeten und für die Aufrechterhaltung einer stabilen schöpferischen Entwicklung schlage ich vor, eine spezielle technische Einrichtung aufzubauen. Das wird eine Konstruktion in der Art eines Pfeiles, der in den Himmel hoch geht. Auf seiner Spitze wird sich ein Kristall befinden. Er wird nach jener Technoloige arbeiten, die in meinem Patent "Verfahren zur Verhinderung von Katastrophen und eine Einrichtung für seine Realisierung" dargestellt ist. Dieses Patent haben wir schon mit Ihnen besprochen.

Die anzubietende Einrichtung wird auf folgende Weise arbeiten. Die Information wird von dem Kristall über die Glasfaserkabel zum Fundament der Konstruktion übertragen. Auf der Erde wird ein Kreis um den Sockel des Turmes aufgezeichnet. Der Sockel des Turmes wird sich im Zentrum dieses Kreises befinden. Die eine Hälfte des Kreises wird eine Karte des Erdballs enthalten, ungefähr eine solche, die man im Geschäft kaufen kann.

Sobald in irgendeinem Erdteil eine Gefahr, zum Beispiel ein Erdbeben oder ein Sturm droht, so wird an der entsprechenden Stelle auf der Karte ein Licht aufleuchten. Das ist das Signal über die Gefahr. Weiterhin fängt der Kristall auf der Turmspitze an, die Kraft der potenziellen Katastrophe zu minimieren. Wenn die technischen Ressourcen bei dieser Konstruktion ausreichen, so wird die Gefahr völlig beseitigt. Wenn aber die vorhandenen Ressourcen nicht ausreichen, so fordert das Signal an dieser Stelle der Karte eine zusätzliche Unterstützung an. Und dann wird die Gefahr mit Hilfe von zusätzlichen Mitteln beseitigt.

Jetzt über die zweite Hälfte des Kreises. Auf dieser Kreishälfte wird die Karte des Sternenhimmels dargestellt, genauer, ihr Fragment, das die allmögliche Entwicklung des Weltalls für alle Zeiten widerspiegeln wird. Und dann wird man mögliche Katastrophen im Kosmos verhindern können.

© Г. П. Грабовой, 2001

Die Darstellung der Karte an der Turmsohle kann man über das Fernsehen und Internet in alle Punkte des Erdballs übergeben. Man kann dafür sogar einen speziellen Kanal zur Verfügung stellen. Dann kann jeder beliebige Mensch bei sich zu Hause den Fernseher einschalten und sehen, wie die Situation auf der Karte und dem Wesen nach in der Welt ist. Und wenn es in dieser Zeit an irgendeiner Stelle ein Warnsignal gibt, so kann sich jeder beliebige Mensch in den Rettungsprozess einschalten und auch seinen schöpferischen Gedanken auf die Wiederherstellung des Gleichgewichtes richten. Somit wird jeder auf dem Laufenden über die Vorkommnisse sein und kann bei Notwendigkeit am Rettungsprogramm teilnehmen.

Als Anmerkung kann ich sagen, dass derselbe Kreis, wie auch an der Sohle des Turmes, mit der Darstellung der Karte der Erde und eines Fragmentes des Sternenhimmels, auf meinem Siegel vorhanden ist. Auf demselben, mit dem die Dokumente gesiegelt werden.

Mein Vorschlag über die Errichtung des Turmes mit dem Kristall obenauf hat einen positiven Nachhall gefunden.

Als eine soziale Struktur, die es ermöglicht, sich in der Sache der Rettung und harmonischen Entwicklung zu vereinigen, habe ich einen Namensfonds zur Verbreitung meiner Lehre gegründet (das Zeugnis über die Registrierung des Fonds ist in der Anlage E, Seite 642 vorgestellt).

Der Fonds ist eine steuernde Struktur der internationalen Vereinigung "Verband zur Verbreitung der Lehre von Grigori Grabovoi "Über die Rettung und harmonische Entwicklung". Dieser Vereinigung kann ein beliebiger Mensch, eine beliebige Organisation, ein beliebiger Staat usw. beitreten. Neben der Entwicklung der Vereinigung führe ich auch ein System der gefahrlosen Entwicklung ein, das auf zweckbestimmten Verträgen von einem extra geschaffenen Staat basiert. Ich bin der Meinung, dass dieser Staat geschaffen werden soll, um mit allen Ländern weltweit direkte Verträge über eine systemumfassende sichere Entwicklung abzuschließen.

***

Es gibt noch eine wichtige Frage, die wenigstens kurz beleuchtet werden soll. Das ist eine Frage über den juristischen Status der Auferweckten. Es ist so, dass die Auferweckung allmählich in unser Leben eindringt. Dieser Prozess gewinnt an Kraft. Und deshalb wird die Frage über den juritischen Status der Auferweckten aktuell.

Man muss die juristische Basis für die Auferweckung schaffen. Dafür soll vom Standpunkt des Staates und des Rechtes das Prinzip des unendlichen Lebens bestätigt werden. Dieses Prinzip soll offiziell gestaltet und in das System des Staatsaufbaus aufgenommen werden. Die Auferweckung soll man als einen harmonischen Akt bei der Entwicklung eines beliebigen Staates und einer beliebigen Staatlichkeit betrachten. Die Auferweckung soll zum Prinzip eines beliebigen Staates, eines beliebigen Menschen, eines beliebigen Milieus werden.

Die Aufgabe von Strukturen der Auferweckung ist die Auferweckung von allen. Die Rede ist von allen Ländern, von allen Gebieten des Erdballs. Unter anderem auch von verschiedenen Zeitschichten. Das heißt, man muss auch diejenigen auferwecken, die in anderen Jahrhunderten, bei einem anderen Gesellschaftaufbau gelebt haben. Deshalb wird irgendeine genommene Region eine mehrschichtige zellenartige Struktur haben. Neben den modernen Menschen werden dort gleichzeitig auch die Menschen sein, die auch bei der urgemeinschaftlichen Ordnung, der Sklavenhaltergesellschaft, der Feudalordnung gelebt haben.

Jedoch wird das keine besonderen Probleme bereiten. Wenn man verschiedene Gebiete der Welt durchstreift, so kann man doch auch jetzt neben den technologisch entwickelten Gesellschaften Inselchen von einem ganz anderen Leben finden. Viele Volksstämme demonstrieren jene Lebensweise, die vor vielen Jahrhunderten existierte. Jedoch dringt allmählich die Zivilisation auch dorthin ein. Deshalb wird sich nach der allgemeinen Auferweckung eine kontinuierliche Lebensangleichung in verschiedenen Orten vollziehen.

Die nachfolgende Entwicklung der Auferweckten wird im Rahmen des gemeinsamen schöpferischen Aufbaus der Welt realisiert.

Als Grundlage bei der Arbeit an der Gestaltung des juristischen Status der Auferweckten soll das Prinzip der Göttlichkeit gelegt werden (1.7). Ich formuliere es noch einmal:

DAS PRINZIP DER GÖTTLICHKEIT: DAS BESTREBEN ZUR UNVERWESBARKEIT DES KÖRPERS, ZUM EWIGEN LEBEN UND ZUR ENTWICKLUNG DES WAHREN BEWUSSTSEINS – DAS IST DIE PRAXIS DER HÖCHSTEN BLÜTEZEIT DES MENSCHLICHEN DASEINS.

Im ersten Kapitel, das der Darlegung von konkreten Fakten der Auferweckung gewidmet ist, habe ich bei der Erörterung des zweiten Falles über gewisse Wesen gesprochen, von denen die Auferweckung geleitet wird. In ihren Händen ist auch die Registrierung der Auferweckten. Ich füge jetzt einige Wörter über sie hinzu.

Diese vergeistigten Wesen sind unmittelbar von Gott geschaffen und stehen unter Seiner direkten Kontrolle. Sie sind ein Glied in der Entwicklung der Welt. Diese Wesen verfügen über die Fähigkeit, ein beliebiges äusseres Antlitz anzunehmen. Sie können zum Beispiel das Antlitz eines Menschen annehmen. Aber sie können auch das Antlitz eines Gebäudes annehmen. Und sie können gleichzeitig das Antlitz des Gebäudes und das Antlitz des sich dort befindenden Menschen annehmen, von dem die

Auferweckten empfangen und regiestiert werden.

Diese Wesen verwalten alles, was zu der Auferweckung zählt. In ihren Händen befindet sich die gesamte Information, sie kontrollieren die Situation. Sie stellen von sich aus die Inselchen in der physischen Realität dar, die als autonome Blöcke funktionieren.

Die Auferweckung vollzieht sich unter unmittelbarer Kontrolle von Gott, die Auferweckung geht auf unverbrüchliche Weise über Gott.

Es ist zu vermerken, dass die Zerstörungskräfte nicht auferwecken können. Die Auferweckung ist ein Privileg der Schöpfungskräfte.

Im zweiten Kapitel sprach ich über den Unterschied zwischen den Auferweckten und den Nicht-Verstorbenen. So kann ich jetzt Ihnen sagen, dass es nach der Auferweckung von allen schon keinen Unterschien zwischen den Auferweckten und denjenigen, wer nicht starb, geben wird. Alle werden in der gleichen Lage sein.

***

Das vorliegende Buch hilft, sich von einer der größten Verirrungen, von einem der größten Mythen unserer Geschichte zu befreien. Ich meine den Mythus über die Existens der objektiven physischen Realität, die von dem Bewusstsein des Menschen nicht abhängt.

Eine ähnliche Vorstellung stellt die wahre Herkunft des Menschen in Frage, beraubt dem Menschen seine wahre Größe, verneint seine Göttliche Bestimmtheit.

Es existiert bis jetzt auch noch eine Reihe anderer Mythen, anderer Verirrungen, die den Menschen stören, das vollwertige Leben zu führen. Nehmen Sie zum Beispiel das Problem des Leidens. Bekannt ist die Behauptung darüber, dass das Leiden ein unabdingbares Element unseres Lebens darstellt. Diese Behauptung ist völlig absurd. Sie ist fehlerhaft, weil das Leiden in unserer Welt kein echtes Fundament, keinerlei

Grundlage hat. Ähnliche Vorstellungen beziehen sich auf das Unverständnis dessen, wie die Welt in Wirklichkeit aufgebaut ist.

In der Tat nehmen wir eine der ernsten Ursachen für das menschliche Leiden – den Tod der Verwandten oder der Nächsten. Das ist zweifellos ein ernster Grund. Jedoch wissen wir schon, wie man Menschen auferwecken kann, wir wissen, dass der Tod in unserem Leben überhaupt keinen Platz einnehmen soll. Er existiert einfach nur noch als Missverständnis. Bald verschwindet diese Erscheinung für immer aus unserem Leben.

So ähnlich ist die Sache auch bei anderen irrigen Gründen des Leidens. Zusammen mit ihnen verschwindet auch die unsinnige Idee darüber, dass man viele Sachen nur durch Leiden erwerben kann. Und heutzutage, in Verbindung mit der Gefahr einer nuklearen Vernichtung kann diese Idee über die Notwendigkeit des Leidens sogar zu einer globalen Katastrophe führen. Der Gedanke darüber, dass man viele Sachen nur über das Leiden erhalten kann, wurde den Menschen im Laufe von Jahrhunderten in die Köpfe gesetzt. Endlich ist es aber soweit, um ähnliche Aberglauben loszuwerden. In Wirklichkeit, wie ich gesagt habe, gibt es zum Leiden und zu anderen negativen Emotionen keine wahre Basis. Und um so mehr jetzt, wenn sie sich mit dem Beginn der Praxis der Auferweckung schon zu zerstreuen beginnen. Deshalb ist die Grundregel, die es ermöglicht, die Genauigkeit des zu realisierenden Prozesses der Auferweckung zu kontrollieren, diese, dass sich im Laufe dieses Prozesses sogar bei dem, der sich mit der Auferweckung beschäftigt, und bei denen, die ihn umgeben, alles in eine bessere Seite entwickeln muss.

Dem Aufbau der Welt legte der Schöpfer die schöpferischen Emotionen und vor allem Freude, Licht und Liebe zugrunde. Gerade Freude, Licht und Liebe sind in erster Reihe die Grundlage des Aufbaus der

Welt. Und gerade sie werden zusammen mit angemessenem Verständnis der Welt das vollwertige glückliche ewige Leben gewährleisten.

Ausserordentlich wichtig ist dafür die Erhöhung des Niveaus des Bewusstseinszustandes. Denn der Übergang zu den immer höheren und höheren Bewusstseinszuständen, wie wir wissen, ist auch der Weg zu Gott.

Alle großen Religionen der Welt sind auf der Basis von persönlichen Erfahrungen ihrer Gründer entstanden. Das heißt, jeder Religion liegt eine Offenbarung zugrunde. Worin liegt der Sinn dieser Offenbarung? Wenn man über die Schranken des gewöhnlichen wachen Bewusstseins hinausdringt, eröffnet sich dem Menschen in höheren Bewusstseinszuständen die fundamentale Realität dieser Welt. Und dann spricht derjenige, wer diese Realität erkannt hat, über sie. Deshalb werden die Technologien der Erhöhung des Bewusstseinsniveaus von allen grundlegenden und schöpferischen Religionen in der Welt unterstützt.

Versuchen Sie aber nicht, diese Sachen auf dem logischen Wege zu verstehen, denn sie liegen außerhalb der gewöhnlichen Logik. Dort ist die Logik eines ganz anderen Niveaus gerechtfertigt, die aus der Sicht des gewöhnlichen wachen Bewusstseins mit der Logik überhaupt nichts gemeinsames hat.

Die Erhöhung seines Bewusstseinsniveaus ist der einzige reale Weg zu Gott und zur Erkenntnis der Welt. Denn nur in den höheren Bewusstseinszuständen eröffnet sich vor dem Menschen die Wahrheit.

Dieses Buch ist für alle Menschen geschrieben. Es richtet sich an jeden. Es ist aber nicht nur für die Menschen geschrieben. Denn unsere Aufgabe besteht auch darin, dass nicht nur Menschen, sondern auch Tiere und Pflanzen und Steine und überhaupt alles Existierende beginnen würde, anhand des Systems der Rettung zu arbeiten. Das ist möglich.

Und das ist erforderlich. Und dieses Buch weist den Weg auf. Und es zeigt auch auf, wie dieser Weg auf alle Elemente der Realität, auf alle Erscheinungen der Welt zu verbreiten ist. Und das führt zur Herstellung der wahren Harmonie in der Welt. So ist dieses Buch für die gesamte Welt und für alle Zeiten.

Das ewige Leben bringt die Erfüllung aller Wünsche. Wenn wir darüber sprechen, was wir wollen, müssen wir wissen, dass dieses teilweise vom Allerhöchsten vorbestimmt worden ist. Und wenn Sie das ewige Leben in der Entfernung sehen, so müssen Sie wissen, dass es in der gleichen Zeit an Sie angenähert ist. Lernen Sie die Erscheinungen so zu sehen, wie sie sind, und sie sind solche, welche Sie brauchen. Wenn Sie sich die Realität anschauen und Ihnen darin etwas nicht passt, wie zum Beispiel der biologische Tod, so bedeutet das, dass so etwas in der Welt nicht vorhanden sein soll, weil Sie mit allem zufrieden sein sollen.

Wenn Sie auferwecken und Objekte materialisieren, so soll jedes Objekt nach Ihrem Bild und Gleichnis geschaffen werden. Sie können das Wissen, das Sie von diesem Buch erhalten haben, an jedes beliebige Objekt übergeben und es wird dieses Wissen tragen.

In diesem Buch wird die Praxis der Erkenntnis über die Auferweckung gegeben. Das ermöglicht zu verstehen, dass das Bewusstsein auf den Prinzipien der Ewigkeit beruht.

In meiner Religion wird die Steuerung für die ewige Entwicklung, für das ewige Leben gegeben. In meinen Prinzipien der Welt ist die Ewigkeit - eine einheitliche Ewigkeit, die vom Schöpfer zum allgemeinen Wohlergehen und zur allgemeinen Entwicklung erschaffen wurde.

Ausgehend von diesen prinzipiellen Bestimmungen meiner Lehre nehmen Sie dieses Buch und tragen Sie es wie ein Licht, wie ein Licht des Lebens, wie ein Licht, von dem Ihr Weg beleuchtet wird. Dieses

Buch bringt das wahre Glück für alle. Es gibt eine solche Entwicklung, die Sie immer haben werden und die Sie schon jetzt haben. Sie können mit diesem Buch die Welt um sich herum und in sich selbst umgestalten. Denn dieses Buch ist das reale Instrument meiner Lehre. Darin ist das Prinzip der Handlung, das Prinzip der schöpferischen Handlung hineingelegt. Es ist selbst - die reale Handlung. Das vorliegende Buch - ist der Weg.

Wenn ich über dieses Buch spreche, so spreche ich über das reale Leben, das dieses Buch reproduziert hat. Ich habe diese Realität in Worten ausgedrückt und diese Worte bringen Ihnen das Licht des Lebens, das ewige Licht, das nie erschöpft. Sie werden immer dieses Licht haben, indem Sie dieses Buch nur berührt haben oder nur darüber gedacht haben oder seine ersten Seiten gelesen haben.

Dieses Buch lehrt das, wie man um sich herum die notwendige Realität aufbaut. Indem Sie es studiert haben, werden Sie überall, immer und ewig steuern können. Und die ewige Steuerung wird sich in Ihrer Seele so widerspiegeln, dass diese Kenntnisse an alle übergehen. Und es ergibt sich das allgemeine Wohlergehen, das Bestreben zur Einigkeit, zur Einigung und zur allgemeinen schöpferischen Entwicklung.

Und wenn Sie mit Gott in Seinem höchsten Gefühl zu Ihnen, in Seiner unermesslichen Liebe zu Ihnen in Berührung kommen, werden Sie verstehen, dass Sie Gottes Geschöpf sind, welches verpflichtet ist, zu schöpfen und welches schöpfen muss, und Sie werden auch nach dem Bild und Gleichnis schöpfen. Sie werden so schaffen wie der Schöpfer schafft. Und Sie werden das Licht Seines Bewusstseins dorthin tragen, wo Sie das Bessere sehen, und auch dorthin, wo Sie das sehen, was verändert werden soll. Sie werden das Licht Seines Bewusstseins dorthin tragen, wohin es Ihnen Ihre Seele und Ihr Bewusstsein, Ihr Verstand und

Ihr Intellekt hinweisen werden. Dorthin, wo das von Menschen, Tieren, Pflanzen und der ganzen existierenden Welt benötigt wird. Denn Sie sind das Licht der Welt und das ist Ihnen ein für alle Mal und in alle Ewigkeit gegeben.

Anlage A

**DOKUMENTE, DIE DIE IMBUCH ANGEFÜHRTEN KONKRETEN FAKTEN DER AUFERWECKUNG VON MENSCHEN BESTÄTIGEN**

## ZEUGNIS

über die extrasensorische Arbeit von Grabovoi Grigori Petrovich, geboren am 14. November 1963 in der Ansiedlung Kirowskij, Kirowskij Bezirk, Tschimkenter Gebiet, Kasachische SSR (Geburtsurkunde Serie II – OG Nr. 463794)

Ort des Beginns der Ausstellung des Zeugnisses: Moskau, ul. Iljinka, 5/2
Zeit des Beginns der Ausstellung des Zeugnisses: 1996.05.27 16.17

Ich, Rusanova Emilija Alexandrovna
Staat: Bürgerin Russlands,
Bezeichnung des Dokumentes, Serie, Nummer, durch wen und wann ausgestellt: habe Personalausweis: Pass XXII-MJu Nr.672200.

Am 25.09.1995 habe ich bei einem direkten Treffen mit Grabovoi Grigori Petrovich mich an ihn mit der Bitte über die volle Wiederherstellung meines Sohnes R.A. gewandt, geboren am 22.08.1950 und verstorben am 16.06.1995. Mein Sohn wurde in Moskau geboren und ist auch in Moskau verstorben. Bis zur Hinwendung an Grabovoi G.P. war ich in völliger Verzweiflung – habe einen Infarkt gehabt. Nach meiner Hinwendung an Grabovoi G.P. irgendwann Anfang Oktober 1995 erschien bei mir die Hoffnung auf die Rückkehr des Sohnes. Ich begann seine Anwesenheit (geistige) im Haus zu fühlen.

Ich fuhr auf den Friedhof und, indem ich zu dem Grab meines Sohnes kam, sah ich, dass durch das gesamte Grab ein tiefer Riss geht, und in der Mitte hatte sich eine Aushöhlung gebildet, als ob Erde aus dem Inneren ausgeworfen worden wäre.

Irgendwo nach Mitternacht sah ich klar (bei geschlossenen Augen), wie von meiner Brust aus zwei weisse Schnüre zum Grab meines Sohnes gezogen sind, zu der sich auf ihm gebildeten Aushöhlung und dann als ob ich die Schnüre zu mir gezogen habe, wobei ich eine Last empfand. Das alles dauerte einige Sekunden. Mein Sohn ist auf dem Wostrjakovskij Friedhof von Moskau begraben, aber meine Sicht seines Grabes war auf der Ebene des Fensters meiner Wohnung, die sich in der 7. Etage befindet.

(Unterschrift) Rusanova E.A.

Fortsetzung des vorliegenden Textes in der Anlage Nr. 2 zum ersten Blatt

# ANLAGE Nr. 2

zum Zeugnis über die extrasensorische Arbeit von Grabovoi Grigori Petrovich, geboren am 14. November 1963 in der Ansiedlung Kirowskij, Kirowskij Bezirk, Tschimkenter Gebiet, Kasachische SSR (Geburtsurkunde Serie II – OG Nr. 463794)

Ort des Beginns der Ausstellung des Zeugnisses: Moskau, ul. Iljinka, 5/2
Zeit des Beginns der Ausstellung des Zeugnisses: 1996.05.27 16.17

(Die oben aufgeführten Angaben des vorliegenden Blattes werden aus dem ersten Blatt des Zeugnisses herausgeschrieben)
Als ich mich an Grabovoi Grigori Petrovich mit der Bitte der Wiederherstellung meines Sohnes P.A. gewandt hatte, habe ich mich darüber mit der ehemaligen Frau meines Sohnes ausgetauscht, Kozlova Tatjana Iwanovna, mit der wir nach der Scheidung in freundschaftlichen Verhältnissen verblieben. Sie war auch bei seiner Beerdigung anwesend. Kozlova Tatjana Iwanovna.

In der darauffolgenden Zeit in unseren Gesprächen im Zeitraum von Oktober bis Februar hatte mir Kozlova T.I. mehrmals darüber erzählt, dass sie oft in den Strassen der Städte Kaliningrad und Moskau Leute getroffen hatte, die meinem Sohn R.A. ähnlich waren.

Anfang Februar 1996 fuhr sie mit dem Zug "Jantar' aus Moskau nach Kaliningrad und im Abteil des Waggons fuhr gemeinsam mit ihr ein Mensch, der meinem Sohn R.A. sehr ähnlich war. Ähnlich nach dem Äusseren, der Manier, dem Benehmen, den Gesten, dem Anblick, jedoch aber etwas weltfremd und verloren. Er fuhr mit einem Menschen, als ob dieser ihn begleitete und ihn steuerte, wobei er ihn aber nicht einmal beim Namen nannte. Kozlova T.I. war verwundert, als mein Sohn R.A. beim Erblicken von Geld (1 Tausend Rubel des neuen Musters) ein klares Nichtkennen dieses Geldes zum Ausdruck brachte.

(Unterschrift)                                                                                      Rusanova E.A.

Die Unterschrift hat der Hauptbuchhalter "Servis-Zentrum" TPP RF beglaubigt.

Rundes Siegel, das den folgenden Text enthält: "Stadt Moskau. Gesellschaft mit beschränkter Haftung. Servis-Zentrum".

# ZEUGNIS

über die extrasensorische Arbeit von Grabovoi Grigori Petrovich, geboren am 14. November 1963 in der Ansiedlung Kirowskij, Kirowskij Bezirk, Tschimkenter Gebiet, Kasachische SSR (Geburtsurkunde Serie II – OG Nr. 463794)

Ort des Beginns der Ausstellung des Zeugnisses: Moskau, ul. Iljinka, 5/2
Zeit des Beginns der Ausstellung des Zeugnisses: 1996.05.27    15.28

Ich, Kozlova (Rusanova) Tatjana Iwanova,
Staat: Bürgerin Russlands
Bezeichnung des Dokumentes, Serie, Nummer, durch wen und wann ausgestellt: habe Personalausweis : Pass XXX-IK Nr. 658401.

Von Dezember 1975 bis Oktober 1982 war ich mit R.A. verheiratet. Nach der Scheidung von R.A. verblieb ich in freundschaftlichen Verhältnissen mit seiner Mutter, Rusanova Emilija Alexandrovna. Während des Treffens mit ihr am 26.09.1995, geboren im Moskauer Gebiet, teilte sie mir darüber mit, dass sie sich an Grabovoi Grigori Petrovich mit der Bitte gewandt hatte, ihren Sohn R.A., der am 22.08.1950 in Moskau geboren wurde, wiederherzustellen. In Übereinstimmung mit der Sterbeurkunde verstarb er am 16.06.1995 in Moskau. Nachdem ich, indem ich davon wusste, dass Grabovoi Grigori Petrovich eine Arbeit zur Wiederherstellung von R.A. durchführt, begann ich im Zeitraum ab Oktober 1995 bis Februar 1996 auf der Strasse Leute zu beobachten, die äusserlich R.A. ähnlich sind, und bei der Fahrt nach Kaliningrad des Kaliningrader Gebietes fuhr mit mir im Abteil ein Mensch, bei dessen Betrachtung der Anschein entstand, dass man ihn aus einer andere Welt geholt hat.

(Unterschrift)                                                            Kozlova T.I.

Die Unterschrift ist beglaubigt durch den kom. Direktor "Servis-Zentr" TPP RF

Rundes Siegel: Stadt Moskau Gesellschaft mit beschränkter Haftung Servis Zentr.

Fortsetzung des vorliegenden Textes in der Anlage Nr.1 (eins) zum ersten Blatt

## ANLAGE Nr. 1

zum Zeugnis über die extrasensorische Arbeit von Grabovoi Grigori Petrovich, geboren am 14. November 1963 in der Ansiedlung Kirowskij, Kirowskij Bezirk, Tschimkenter Gebiet, Kasachische SSR (Geburtsurkunde Serie II – OG Nr. 463794)

Ort des Beginns der Ausstellung des Zeugnisses: Moskau, ul. Iljinka, 5/2
Zeit des Beginns der Ausstellung des Zeugnisses: 1996.05.27 15-28

(Die oben aufgeführten Angaben des vorliegenden Blattes werden aus dem ersten Blatt des Zeugnisses herausgeschrieben)
Dieser in das Abteil gekommene Mensch entsprach R.A., geb. 1950 in den folgenden Kriterien: Farbe der Haare, Augenfarbe, äusseres Aussehen und Bildung des Gesichts. Das Benehmen des in das Abteil hineingegangenen Menschen entsprach dem Benehmen von R.A. Dabei entsprachen sogar die Charakterzüge, er hatte die gleichen Angewohnheiten (Schweigsamkeit, Vorliebe zum Lesen – den grossen Teil der Zeit las er Zeitung).

Der ihn begleitende Mensch war ein Mann von mittlerem Wuchs, der ihn während der ganzen Fahrt nicht einmal beim Namen nannte. Und als dieser Mensch Geld zeigte, so war R. entsprechend verwundert, indem er 1000 Rubel des neuen Formates sah, worauf der ihn begleitende Mensch sagte, dass das Geld von neuem Muster ist. Es entstand der Eindruck, das er (der begleitende Mann) eine bestimmte Zeit von dem realen Leben abgetrennt war, jedoch aber seine professionellen Gewohnheiten erhalten hatte, weil der ihn begleitende Mann sagte, dass sie Autos überführen.

Das oben beschriebene Treffen fand am 02.02.1996 während meiner Fahrt auf der Strecke "Moskau – Kaliningrad" im Zug "Jantar" statt. Während des Telefon-Gespräches im Mai 1996 R.

(Unterschrift)                                                                 Kozlova T.I.

Die Unterschrift ist beglaubigt durch den kom. Direktior "Servis-Zentr" TPP RF.

Rundes Siegel, das den folgenden Text enthält: "Stadt Moskau. Gesellschaft mit beschränkter Haftung Servis-Zentr Industrie-und Handelskammer RF"

## ALLEN INTERESSIERTEN PERSONEN

Antragsteller: Kulikova Swetlana Alexejevna

## ANTRAG

über die Feststellung des Faktes der Anerkennung von Grabovoi Grigori Petrovich, fähig zu sein, einen gestorbenen Menschen wiederzuerwecken

Geburtsdatum und Geburtsort: Ich wurde am 22.09.1939 in Moskau, Russland geboren
Bezeichnung des Dokumentes, Serie, Nummer, durch wen und wann ausgestellt: Personalausweis: Pass XXIX-MU N693104
Erklärung von Kulikova Swetlana Alexejevna vom 26.01.1999.

In Verbindung damit, dass ich mich an Grabovoi Grigori Petrovich, geboren am 14. November 1963 in der Ansiedlung Kirowskij, Kirowskij Bezirk, Tschimkenter Gebiet, Kasachische SSR, (Geburtsurkunde, Serie II-OG Nr. 463794, Pass, Serie III OG Nr. 586058, ausgestellt 01.02.1980) gewandt habe,

„Im Zusammenhang damit, dass ich mich am 24.12.1998 anlässlich der Auferweckung meines getöteten, 26 Jahre alten Sohnes Valentin an Grigori Petrovitsch Grabovoi gewandt hatte, erkläre ich, dass Grabovoi Grigori Petrovitsch tatsächlich in der Lage ist, getötete Menschen aufzuerwecken.

Nach dem Empfang bei Grigori Petrovitsch Grabovoi und seinem Einverständnis, den im Jahre 1993 getöteten Sohn Valentin, geboren 1967, aufzuerwecken, habe ich verstärkt begonnen, seinen Vortrag zur Doktordissertation und das dreibändige Werk „Praxis der Steuerung. Weg der Rettung" zu studieren. Mit jedem Mal ist eine Unmenge von Fragen entstanden. Mitunter zeigt sich mein Nichtwissen, woher die Formeln genommen werden. Und die Unmöglichkeit, die lakonischen Phrasen der Dissertation zu begreifen, haben zur Verzweiflung geführt. Nach jedem neuen Durchlesen hat sich der Vortrag als ein anderer erwiesen, irgendetwas hatte sich in ihm verändert.

Und plötzlich, am 10.01.99 ca. 23 Uhr, nach dem nächsten Versuch, das Nichtverständliche zu verstehen, habe ich mich mit dem Herzen gedanklich um Hilfe an Grigori Petrovitsch gewandt und nach einiger Zeit ist alles verworrene Unverständliche irgendwohin gegangen. Im Bewußtsein haben sich völlig klare und verständliche Bestimmungen der kubischen Form der Zeit und Gesetze des Aufbaus der Welt niedergelegt. Es trat das Gefühl einer Freude und des Glückes ein. Einige Tage hatte mich die Frage gequält: „Wer aber ist dieser Grigori Petrovitsch Grabovoi?".

(Unterschrift)                                                    Kulikova
26.01.1999

Fortsetzung des vorliegenden Textes in der Anlage Nr. 1

ANLAGE Nr. 1 zum Text, welcher beginnt im vorherigen Dokument: „Allen interessierten Personen", das am 26.01.99 von Kulikova S.A. zusammengestellt wurde

Am 13. Januar 1999, am Vorabend des alten Neuen Jahres, indem ich schon den Tisch für meine Verwandten gedeckt hatte, fühlte ich den unwiderstehlichen Wunsch zum Fenster zu gehen. Indem ich eng an das Fenster getreten bin, vertiefte ich mich mit Bewunderung in die herrliche Winterlandschaft mit dem funkelnden blauen Schnee. Es war die Zeit von 22.40 Uhr – 22.50 Uhr. Und in den Gedanken trat erneut die Frage auf: „Und wer ist doch dieser Grigori Petrovitsch Grabovoi?". Und sogleich begannen an Stelle des Schnees bei mir vor meinen Augen gewaltige schwarze Ziffern zu pulsieren: 14111963. Danach erschienen zwischen ihnen die Zeichen des Addierens und alles hat sich in eine Gleichung umgesetzt: $1+4+1+1+1+9+6+3=8$. Die Acht leuchtete leicht in einer flieder-violetten Farbe. Danach drehte sich die Acht um und legte sich, indem sie das Zeichen der Unendlichkeit $\infty$ bezeichnete. Ich wurde zum Tisch gerufen und die Ziffern verschwanden. Erst am nächsten Tag habe ich begriffen, dass die Ziffern das Geburtsdatum von Grigori Petrovitsch Grabovoi waren. Ihre Summe aber ergab 8 – die Ziffer von Jesus Christus, die, indem sie sich umgedreht hatte, die Unendlichkeit anzeigte.

Am 14.01.99 hatte meine Tochter Katja bei uns übernachtet, welche getrennt wohnt und welche ein Zwilling gemeinsam mit dem umgekommenen Sohn Valentin ist. Um 2 Uhr nachts, als alle zu Hause Anwesenden schon schliefen und Katja eben in ihr Zimmer ging, hörte ich einen Schlag, als ob ein Ballon geplatzt wäre, und nach einer bestimmten Zeit knisterte eine Folie, die im Sessel eines der Zimmer lag. Sogleich kam Katja aus ihrem Zimmer und sagte, dass buchstäblich vor ihren Augen eine Schachtel unter der Nähmaschine hervorgeflogen sei, als ob irgendein Unsichtbarer sie mit dem Fuß angestoßen hätte. Ich sagte, dass ich diesen Schlag gehört hätte und nuch noch das Rascheln der Folie im Sessel hörte. Wir sind gegangen, um den Sessel zu betrachten und haben gesehen, dass die Folie wie geknittert war und sich auf ihr der Abdruck einer erwachsenen menschlichen Hand befand. Und danach hatte sich im Hause ständig das Gefühl der Anwesenheit von irgendjemandem ergeben.

Fortsetzung des vorliegenden Textes in der Anlage Nr. 2

ANLAGE Nr. 2 zum Text in der Anlage Nr. 1 der als Fortsetzung des vorliegenden Dokumentes gilt „Allen interessierten Personen", das am 26.01.99 von Kulikova S.A. zusammengestellt wurde

Es ergab sich plötzlich ein Rauschen, die Vorhänge haben sich bewegt, der Fußboden quietschte.

Am 16.01.99 haben der Sohn (Dmitrij, geboren 1965) und der Enkel (Michail, geboren 1985) mit einer Stimme erzählt, dass, indem sie mitten in der Nacht aufgewacht sind, der Sohn Dmitrij an der dem Bett entgegengesetzten Wand, im Gebiet der großen Fotografie eines Löwen, den lebenden Valentin gesehen hätte. Der Sohn Dmitrij hat die Augen geschlossen und sie erneut geöffnet. Valentin war noch am Platz. Dann hat der Sohn den Enkel Michail geweckt und sich überzeugt, dass der Enkel ebenfalls Valentin sah. Wobei der Sohn bis dahin sehr skeptisch die Mitteilung über die Möglichkeit der Auferweckung von Valentin aufnahm. Jetzt ist er davon absolut überzeugt. Ich möchte ergänzen, dass (während des Empfangs bei Grabovoi Grigori Petrovitsch) ich von ihm eine Audiokassette mit seiner Stimme erhalten habe, wo seine Erklärung für mich aufgezeichnet war, was als Kriterium gilt und warum der Raum sekundär im Verhältnis zum Bewusstsein ist, und dass das Intervall der Bewegung primär ist. Nachdem ich das begriffen hatte, verschwand die Kassette, das heißt, sie hat sich dematerialisiert".

(Unterschrift)                                                             Kulikova
26.01.1999

Moskau, Russland 28.01.1999, ich, Sherbakova Natalia Nikolaevna, Notar der Stadt Moskau, bestätige die Echtheit der Unterschrift von Kulikova Swetlana Alexejevna, die in meiner Anwesenheit vollzogen wurde.
Die Persönlichkeit desjenigen, der das Dokument unterzeichnet hat, ist festgestellt.
Registriert im Register unter Nr. 1-923.
Nach Tarif wurden 20,87 Rubel eingezogen.

Stempel der Notariatskanzlei
Unterschrift des Notars

## ALLEN INTERESSIERTEN PERSONEN

Antragsteller: Kulikova Swetlana Alexejevna

## ANTRAG

über die Feststellung des Faktes der Anerkennung von Grabovoi Grigori Petrovich, als Heiler und Hellseher und fähig zu sein, getötete Menschen wiederzuerwecken

Geburtsdatum und Geburtsort: Ich wurde am 22.09.1939 in Moskau, Russland geboren
Bezeichnung des Dokumentes, Serie, Nummer, durch wen und wann ausgestellt: Personalausweis: Pass XXIX-MU N693104

In Verbindung damit, dass ich mich an Grabovoi Grigori Petrovich, geboren am 14. November 1963 in der Ansiedlung Kirowskij, Kirowskij Bezirk, Tschimkenter Gebiet, Kasachische SSR, (Geburtsurkunde, Serie II-OG Nr. 463794, Pass, Serie III OG Nr. 586058, ausgestellt 01.02.1980) gewandt habe.

„Ich wandte mich an Grigori Petrovitsch Grabovoi hinsichtlich der Auferweckung des getöteten Sohnes. Ich erkläre, dass Grabovoi Grigori Petrovitsch wirklich getötete Menschen auferwecken kann.

Ich wandte mich an Grigori Petrovitsch Grabovoi am 24.12.98 mit der Bitte, den getöteten Sohn Valentin aufzuerwecken, geboren 1967.

Am 16. Januar 1999 erzählten der Sohn Dmitrij (geboren1965) und der Enkel Michail (geboren1985) mit einer Stimme, dass, indem sie nachts aufwachten, der Sohn Dmitrij im Gebiet der Fotografie des Löwen den lebenden Valentin sah. Der Sohn Dmitrij schloss die Augen und öffnete sie erneut – Valentin war noch am Platz. Dann weckte der Sohn den Enkel Michail und überzeugte sich, dass der Enkel ebenfalls Valentin sah. Meine Tochter Katja erzählte, dass irgendwo in den ersten Tagen des April 1999 Valentin zu ihr kam und sagte, dass bei uns große Veränderungen zum Guten kämen. Und mit mir sprach der lebende Valentin über das Haustelefon. Wobei Katja seine Berührung spürte. Er bat sie irgendeine Telefonnummer zu wählen und mit ihrer

Ich bitte meinen Antrag im Zusammenhang mit den Dokumente und oben genannten Beweisen die meine Persönlichkeit bestätigen, zu beglaubigen.

(Unterschrift)                                                                              Kulikova
26.04.1999

Fortsetzung des vorliegenden Textes in der Anlage Nr. 1

ANLAGE Nr. 1 zum Text, welcher beginnt im vorherigen Dokument:
„Allen interessierten Personen", das am 26.04.99 von Kulikova S.A. zusammengestellt wurde

Stimme irgendjemanden anzurufen. Sie erinnert sich, dass sie das Telefon genommen hatte, sich auf das Bett setzte, die Nummer zu wählen begann, aber dort waren lange Rufzeichen. Valentin sagte, dass das nicht eilig sei, verabschiedete sich und ging. Am 11. April 1999, am Feiertag des heiligen Ostern, etwa 18.00 Uhr rief mich die Enkelin Mascha (geboren 1990) an, die Tochter Valentins (meines Sohnes) und sagte, dass der lebende Valentin zu ihrer Mutter Glebova Marina (geboren 1970) gekommen war. Nach diesem Fakt des Treffens von Valentin mit seiner ehemaligen Ehefrau – Marina fuhr sie mit der Freundin und der Tochter Mascha zum Friedhof, wo sich früher das Grab von Valentin befand. Aber sie konnten das Grab von Valentin weder am physischen Ort, noch im Registrationsbuch" feststellen.

(Unterschrift)                                              Kulikova
26.04.1999

Moskau 05.05.1999, ich, Sherbakova Natalia Nikolaevna, Notar der Stadt Moskau, bestätige die Echtheit der Unterschrift von Kulikova Swetlana Alexejevna, die in meiner Anwesenheit vollzogen wurde.
Die Persönlichkeit desjenigen, der das Dokument unterzeichnet hat, ist festgestellt.
Registriert im Register unter Nr. 3-5261.
Nach Tarif wurden 50 Rubel eingezogen.

Stempel der Notariatskanzlei
Unterschrift des Notars

## ALLEN INTERESSIERTEN PERSONEN

Antragsteller: Kazakova Ljubov Serafimovna

## ANTRAG

über die Feststellung des Faktes der Anerkennung von Grabovoi Grigori Petrovich, fähig zu sein, einen gestorbenen Menschen wiederzuerwecken

Geburtsdatum und Geburtsort: Ich wurde am 01.09.1947 in Moskau, Russland geboren
Bezeichnung des Dokumentes, Serie, Nummer, durch wen und wann ausgestellt: Personalausweis: Pass XXIV-MU N534024

In Verbindung damit, dass ich mich an Grabovoi Grigori Petrovich, geboren am 14. November 1963 in der Ansiedlung Kirowskij, Kirowskij Bezirk, Tschimkenter Gebiet, Kasachische SSR, (Geburtsurkunde, Serie II-OG Nr. 463794, Pass, Serie III OG Nr. 586058, ausgestellt 01.02.1980) gewandt habe,

„In Verbindung damit, dass ich mich am 06.05.1999 an Grabovoi Grigori Petrovitsch gewandt habe hinsichtlich der Auferweckung meiner Mutter Tschigirinzeva Nina Wassiljevna, erkläre ich, dass Grabovoi Grigori Petrovitsch wirklich meine Mutter Tschigirinzeva Nina Wassiljevna auferweckt hat.

Ich, Kazakova Ljubov Serafimovna, habe mich an Grigori Petrovitsch Grabovoi hinsichtlich der Auferweckung meiner Mutter Tschigirinzeva Nina Wassiljevna gewandt, geboren am 23. Dezember 1923 und verstorben am 18. April 1999 in Moskau.

Ich bin zum Friedhof gefahren. Als ich zum Grab gekommen bin, war ich sehr verwundert, dass die von meinem Sohn eingegrabene Plastikvase, von ihm etwa 7 – 10 cm in die Erde eingegraben, seitlich vom Grab herumlag und die Blumen auf der anderen Seite. Es entstand der Eindruck, dass die Vase aus dem Inneren herausgestoßen wurde. Danach setzte ich mich neben das Grab und begann die Vorlesung von Grigori Petrovitsch über die Auferweckung der Mutter zu hören. Nach einer bestimmten Zeit begann auf dem Grab die Erde zu schwanken (kam in Bewegung). Mir wurde es ungemütlich, ich ging auf die andere Seite, stand bei einem anderen Grab und setzte fort, die Vorlesung zu hören (die Vorlesung hörte ich drei Mal) und sah die Erde oder ihr großes Territorium von der Seite, das war ein dunkler Wald aus braunen Tannen. Danach bin ich sofort weggefahren.

Ich bitte meinen Antrag im Zusammenhang mit den Dokumente und oben genannten Beweisen die meine Persönlichkeit bestätigen, zu beglaubigen.

(Unterschrift)    Kazakova
01.06.1999

ANLAGE zum Antrag von Kazakova Ljubov Serafimovna vom 01.06.99

Nachdem ich das zweite Mal zum Grab gefahren bin, habe ich sofort gefühlt, dass das Grab leer ist und es dort niemanden gibt.

Danach habe ich die Mutter gebeten, wenn ich alles richtig mache, mir irgendein Zeichen zu geben. Plötzlich schaute ich auf die Wand, an der Wand hing ein Löffel mit einer Gabel mit einer Länge von 82 cm auf einer Höhe. Und ich sah, dass sich die Gabel um 61 cm nach unten verschoben hatte und auf die Seite zum Löffel hin um 15 cm. In das Zimmer ist im Verlaufe des Tages niemand gekommen und die Gabel konnte niemand umhängen, und vor 2-2,5 Stunden schaute ich auf die Gabel mit dem Löffel und dachte, dass man sie in die Küche umhängen muss. Ich überzeugte mich, dass Mama dieses Zeichen gegeben hatte. Nach der Hinwendung zu Grigori Petrovitsch Grabovoi (06.05.99) in der Nacht zum 07.05.99 hatte ich mit Mama einen Kontakt. Sie war mit mir unzufrieden. Während des Kontaktes kam es zu physischen Störungen, sie waren aber mit der Berührung durch die physische Hand von Mama an meine Wange beseitigt. Das Treffen mit der physisch auferweckten Mama wurde von mir ruhig aufgenommen".

(Unterschrift)　　　　　　　　　　　　　　　　　　Kazakova
01.06.1999

Stempel der Notariatskanzlei: 03.06.1999. Ich, Petrov A.A., Notar der Stadt Moskau, bescheinige die Echtheit der Unterschrift von Kazakova Ljubov Serafimovna, die in meiner Anwesenheit vollzogen wurde. Die Person, die das Dokument unterschrieben hat, ist festgestellt.
Registriert im Register unter Nr. 1c-1329.
Die Steuer von 41 Rub. 75 Kop. wurde eingezogen.


Stempel der Notariatskanzlei
Unterschrift des Notars

Stempel der Notariatskanzlei
Insgesamt wurden zusammengebunden, zusammengezählt 2 Blätter
Unterschrift des Notars

## ALLEN INTERESSIERTEN PERSONEN

Antragsteller: Bogomolov Lev Davidowitsch

# ANTRAG

über die Feststellung des Faktes der Anerkennung von Grabovoi Grigori Petrovich, fähig zu sein, einen Menschen nach dem biologischen Tod wiederherzustellen

Bezeichnung des Dokumentes, Serie, Nummer, durch wen und wann ausgestellt: habe Personalausweis Pass VI-MJu Nr. 736302.
Im Zusammenhang damit, dass ich mich an Grabovoi Grigori Petrovich gewandt hatte, geboren am 14. November 1963 in der Ansiedlung Kirowskij, Kirowskij Bezirk, Tschimkenter Gebiet, Kasachische SSR (Geburtsurkunde, Serie II – OG Nr. 463794, Pass, Serie III-OG Nr. 586058, ausgestellt 01.02.1980) am 07.01.1978 in Moskau hinsichtlich des Todes von O.

Ich erkläre, dass Grabovoi Grigori Petrovich wirklich die Lebensfunktionen von O. nach meiner Information an ihn zu dieser Frage im Verlaufe der Zeitperiode von 23 Uhr 15 Minuten am 7. Januar 1998 bis zu 16 Uhr 15 Minuten am 08. Januar 1998 wiederherstellte.

Als Beweis für den Tod von O. gilt die Erklärung ihres Mannes E; begründet auf dem Gutachten der Ärzte vom 07.01.1998. Als Bestätigung des Faktes der Wiederherstellung der Lebenstätigkeit von O. nach der Sitzung, die von Grabovoi Grigori Petrovich über Distanz in 17 Stunden durchgeführt wurde, gilt dies, dass ich persönlich mit O. um 16 Uhr 15 Minuten am 08.01.1998 gesprochen hatte, als auch die Erklärung ihres Mannes E.

Andere Methoden der Wiederherstellung von O., ausser der intensiven extrasensorischen Einwirkung über Distanz, durchgeführt von Grabovoi Grigori Petrovich, wurden nicht angewendet.
Ich bitte, meinen Antrag auf der Grundlage der Dokumente, die meine Person bestätigen und auf der Grundlage der oben dargestellten Beweise zu beglaubigen.

(Unterschrift)                                         Bogomolov L.D
28.01.1998

Stempel der Notariatskanzlei: 29. Januar 1998. Ich, Smorgunova E.A., Notar der Stadt Moskau, bescheinige die Echtheit der Unterschrift von Bogomolov Lev Dawidowitsch, die in meiner Anwesenheit vollzogen wurde. Die Person, die das Dokument unterschrieben hat, ist festgestellt. Registriert im Register unter Nr. 1s-214.
Die Steuer von 23 Rub. 54 Kop. wurde eingezogen.

Notar      (Unterschrift)                              Smorgunova E.A.
Rundes Amtssiegel, das den folgenden Text enthält: "Stadt Moskau. Notar Smorgunova E.A."

## ANLAGE B

## DOKUMENTE, DIE DIE IMBUCH ANGEFÜHRTEN KON-KRETEN FAKTEN DER HEILUNG VON KRANKHEITEN BESTÄTIGEN, DIE ALS UNHEILBAR ZÄHLEN

# ZEUGNIS

über die extrasensorische Arbeit von Grabovoi Grigori Petrovich,
geboren am 14. November 1963 in der Ansiedlung Kirowskij, Kirowskij Bezirk,
Tschimkenter Gebiet, Kasachische SSR, (Geburtsurkunde Serie II-OG Nr. 463794)

Ort des Beginns der Ausstellung des Zeugnisses: RF, Moskau
Zeit des Beginns der Ausstellung des Zeugnisses: 1996.06.26          20.01

Ich, Antipova Galina Stepanovna,
Geburtsdatum und Geburtsort: geboren am 14. Juli 1946 in Taschkent
Staat: Bürgerin Uzbekistans
Adresse des Wohnortes und Privattelefon: wohne in Taschkent, Akmal-Ikramowskij Bezirk, Wohnblock 26, Haus 25, Wohnung 62, Tel. 72-76-94
Bezeichnung des Dokumentes, Serie, Nummer, durch wen und wann ausgestellt: habe Personalausweis: Pass VII-JuS Nr. 537807, ausgestellt: Akmal-Ikramowskij RIK, Taschkent, 17. August 1979
Arbeitsort, Dienststellung und Diensttelefone: arbeite im SGAKB „ASAKA", Hauptbuchhalter, Tel. 79-69-93, 79-74-91.

Am 24. März 1994 wurde im Republikanischen onkologischen Dispansaire des Ministeriums für Gesundheitswesen von Baschkirien, dass sich unter der Adresse befindet: Ufa, Prospekt Oktjabrja, Haus 73/1, Tel. 24-25-29, mir, Antipova Galina Stepanovna, eine zytologische Untersuchung der Abstriche durchgeführt, die aus der rechten Brustwarze der Milchdrüse ausgetreten sind, unter der Nr. 4988 vom 24. März 1994. Im Ergebnis der zytologischen Untersuchung Nr. 4988 vom 24. März 1994 wurde bei mir die folgende Form von Krebs festgestellt: Mammo-Karzinom. Zum Moment der Feststellung der Diagnose hatte ich Blutabfluss aus der Brustwarze der rechten Brust. Nachdem die Diagnose festgestellt wurde: Mammo-Karzinom, hatte ich die Entscheidung getroffen, den Kursus einer kontaktlosen extrasensorischen Heilung durchzuführen, der von Grabovoi Grigori Petrovich in einer beliebigen Entfernung von ihm durchgeführt wurde. Im Zeitraum vom 30. März 1994 bis zum 3. April 1994 haben im Ergebnis der extrasensorischen Arbeit von Grabovoi Grigori Petrovich die Blutausscheidungen aus der rechten Brust aufgehört. Die Heilung erfolgte täglich von 22 Uhr bis 23 Uhr Ortszeit. Während der Sitzung hatte der Aufenthaltsort keine Bedeutung, Einschränkungen gab es keine (andere Stadt, Ansiedlung, Arbeitsplatz, Erholungsort). Bis zum 29. August 1994 führte Grabovoi Grigori Petrovich täglich eine kontaktlose Heilung durch.

Fortsetzung des vorliegenden Textes in der Anlage Nr. 1 zum ersten Blatt

## ANLAGE Nr. 1

zum Zeugnis über die extrasensorische Arbeit von Grabovoi Grigori Petrovich, geboren am 14. November 1963 in der Ansiedlung Kirowskij, Kirowskij Bezirk, Tschimkenter Gebiet, Kasachische SSR, (Geburtsurkunde Serie II-OG Nr. 463794)

Ort des Beginns der Ausstellung des Zeugnisses: RF, Moskau
Zeit des Beginns der Ausstellung des Zeugnisses: 1996.06.26       20.01

(Die oben aufgeführten Daten werden aus dem ersten Blatt des Zeugnisses herausgeschrieben).

Am 29. August 1994 wurde im Republikanischen onkologischen Zentrum des Ministeriums für Gesundheitswesen Baschkiriens, das sich in Ufa, Prospekt Oktjabrja, Haus 73/1, Tel. 24-25-29 befindet, eine wiederholte Untersuchung des Punktates der Brustwarze der rechten Milchdrüse Nr. 143647 durchgeführt. Die wiederholte Untersuchung wurde von dem gleichen Arzt, Abteilungsleiter für Geschwülste der Milchdrüse, dem verdienten Arzt von Baschkirien, Muchamedjarow Wachit Lutfrachmanowitsch, Diensttelefon 24-27-74 durchgeführt. Bei der wiederholten zytologischen Untersuchung des Punktates der Milchdrüse wurde fixiert, dass ich keinen Krebs habe. Das oben von mir Dargelegte ist im Gutachten des Republikanischen onkologischen Dispansairs der Republik Baschkirien, Ufa, Prospekt Oktjabrja, Haus 73/1 fixiert. Bis zur Erstellung der Diagnose Krebs am 24. März 1994 hatte ich keinerlei medikamentöse Mittel zur Heilung eingenommen. Vom 24. März bis 29. August 1994 wurde nur die kontaktlose Heilung von Grabovoi Grigori Petrovich durchgeführt. Ich bin überzeugt, dass vom Krebs mich Grabovoi Grigori Petrovich geheilt hat, was durch medizinische Analysen bestätigt ist. Im Zeitraum vom 29. August 1994 bis 26. Juni 1996 war ich objektiv praktisch gesund, es hatten sich keinerlei Ausscheidungen aus der Brust wiederholt, das Selbstgefühl war in der Norm, objektive Beschwerden gebe ich nicht an. In dieser Zeitperiode arbeite ich ständig als Hauptbuchhalter der Bank. Hinwendungen an medizinische Einrichtungen auf Grund des Gesundheitszustandes gab es keine, da keine Notwendigkeit bestand.

(Unterschrift)                                                      Antipova      Galina
Stepanovna                    1996.06.28

Stempel der Notariatskanzlei: 28. Juni 1996, ich, Sewerin Ju. D., Notar der Stadt Moskau, bestätige die Echtheit der Unterschrift von Antipova Galina Stepanovna, die in meiner Anwesenheit vollzogen wurde. Die Unterschrift desjenigen, der das Dokument unterzeichnet hat, ist festgestellt.
Registriert im Register unter Nr. 3s-45.
Nach Tarif wurden 3795 Rubel eingezogen.
Notar     (Unterschrift)                                      Sewerin Ju. D.

Amtssiegel, das den folgenden Text enthält: „Stadt Moskau. Notar Sewerin Ju. D."
Stempel der Notariatskanzlei: Alles verschnürt, numeriert und gesiegelt mit Stempel in zwei Blättern. Notar

DIE AUFERWECKUNG VON MENSCHEN UND DAS EWIGE LEBEN - VON NUN AN UNSERE REALITÄT!

## ALLEN INTERESSIERTEN PERSONEN

Antragsteller: Antipova Galina Stepanovna
Adresse und Telefon: Taschkent, Uzbekistan, Wohnblock 26, Haus 25, Wohnung 62, Tel. 72-76-94

### ANTRAG
über die Feststellung des Faktes der Anerkennung von Grabovoi Grigori Petrovich
als Heiler und Hellseher

Geburtsdatum und Geburtsort: Ich wurde am 14.07.1946 in Taschkent, Uzbekistan geboren
Bezeichnung des Dokumentes, Serie, Nummer, durch wen und wann ausgestellt: Personalausweis: Pass VII-JuS Nr. 537807, Akmal-Ikramowskij RIK, Taschkent, 17. August 1979
Bezeichnung des Unternehmens, Dienststellung und Telefon: arbeite im SGAKB „ASAKA" Hauptbuchhalter, Tel. 79-69-93.

In Verbindung damit, dass ich mich an Grabovoi Grigori Petrovich, geboren am 14. November 1963 in der Ansiedlung Kirowskij, Kirowskij Bezirk, Tschimkenter Gebiet, Kasachische SSR, (Geburtsurkunde, Serie II-OG Nr. 463794, Pass, Serie III OG Nr. 586058, ausgestellt 01.02.1980) am 24.03.1994 in Taschkent im Ergebnis der festgestellten Diagnose gewandt habe: Mammo-Karzinom der Milchdrüse, erstellt im Re-publikanischen onkologischen Zentrum Baschkiriens.

Ich erkläre, dass Grabovoi Grigori Petrovich mich wirklich im Ergebnis der kontaktlosen Heilung geheilt hat, durchgeführt täglich von 22.00 bis 23.00, was durch das medizinische Gutachten des Republikanischen onkologischen Zentrums Baschkiriens in Ufa bestätigt ist.

Das medizinische Gutachten vom 24. März Nr. 4988, in dem die Diagnose Krebs genannt ist und das medizinische Gutachten vom 29. August Nr. 143647, wo fixiert ist, dass ich keinen Krebs habe.

Ich bin überzeugt, dass ich meine Gesundung Grabovoi Grigori Petrovich zu verdanken habe.

Ich bitte meinen Antrag auf der Grundlage der oben genannten Dokumente, die meine Person bescheinigen, und auf der Grundlage der oben dargelegten Beweise zu beglaubigen.

(Unterschrift)                                                       Antipova Galina Stepanovna
      28.06.1996

> Stempel der Notariatskanzlei: 28. Juni 1996, ich, Sewerin Ju. D., Notar der Stadt Moskau, bestätige die Echtheit der Unterschrift von Antipova Galina Stepanovna, die in meiner Anwesenheit vollzogen wurde. Die Unterschrift desjenigen, der das Dokument unterzeichnet hat, ist festgestellt.
> Registriert im Register unter Nr. 3s-42.
> Nach Tarif wurden 3795 Rubel eingezogen.

Notar      (Unterschrift)                                     Sewerin Ju. D.

> Amtssiegel, das den folgenden Text enthält: „Stadt Moskau. Notar Sewerin Ju. D."

Republikanisches Onkodispansaire Ufa,
Prospekt Oktjabrja,
73-1, Chefarzt: 24-25-29

# GUTACHTEN

Die Kranke Antipova G. S., 48 Jahre, wurde vom Arzt – Mammologen angeschaut und untersucht.
Konsultatives Gutachten: Mammo-Karzinom.

1. Zytologische Untersuchung der Abflüsse aus der rechten Brustwarze Nr. 4988 vom 24.03.94. Mammo-Karzinom.


(Unterschrift des Arztes)                    Muchamedjarov W. L.

Rundes Siegel, das den folgenden Text enthält: „Arzt Muchamedjarov Wachit Luftrachmanowitsch"

## ALLEN INTERESSIERTEN PERSONEN

Antragsteller: Serbina Diana Janovna

## ANTRAG

über die Feststellung des Faktes der Anerkennung von Grabovoi Grigori Petrovich als Heiler und Hellseher

Nummer und Serie der Geburtsurkunde: Eintrag über meine Geburt wurde durch die Organe des Standesamtes vollzogen III – MJu Nr. 382361
Bezeichnung des Dokumentes, Serie, Nummer, durch wen und wann ausgestellt: ich habe Personalausweis Pass V-SB Nr.739976.

Im Zusammenhang damit, dass ich mich an Grabovoi Grigori Petrovich gewandt hatte, geboren am 14. November 1963 in der Ansiedlung Kirowskij, Kirowskij Bezirk, Tschimkenter Gebiet, Kasachische SSR (Geburtsurkunde, Serie II – OG Nr. 463794, Pass, Serie III-OG Nr. 586058, ausgestellt 01.02.1980) am 25.09.96, Moskau, ul. Koshewnitscheskaja , Haus 10/2, hinsichtlich des Darmkrebses im IV. Stadium mit Metastasen in die Nieren und Leber meines Grossvaters, Beljakov M.G., geb. 1928.

Ich erkläre, dass Grabovoi Grigori Petrovich wirklich am 25. September über mich eine Sitzung durchgeführt hat. Die Ärzte der Poliklinik Nr. 31 stellten auf der Grundlage der durchgeführten Untersuchung bei meinem Grossvater, Beljakov Michail Gawrilowitsch, geb. 1928, die Diagnose: Krebs am aufsteigenden Abschnitt des Grimmdarms im IV. Stadium mit Metastasen in die Nieren und Leber. Nach der Durchführung von einer Sitzung durch Grabovoi Grigori Petrovich wurde eine wiederholte Untersuchung durchgeführt. Die Ultraschalluntersuchung vom 26. September zeigte kein Vorhandensein der Metastasen. Die Computeruntersuchung, die am 30. September durchgeführt wurde, zeigte ebenfalls keine Metastase.

Ich bitte meinen Antrag auf der Grundlage der Dokumente, die meine Person bezeugen und auf der Grundlage der oben dargestellten Beweise zu beglaubigen.

(Unterschrift)                                         Serbina D.Ja.
1996.10.04

Stempel der Notariatskanzlei: 8. Oktober 1996, ich, Wergasova Galina Iwanovna, Notar der Stadt Moskau, bescheinige die Echtheit der Unterschrift von Serbina Diana Janovna, die in meiner Anwesenheit vollzogen wurde.
Die Person, die das Dokument unterzeichnet hat, ist festgestellt.
Registriert im Register unter Nr. 3-7708
Lt. Tarif wurden 7590 Rub. eingezogen.
Rundes Amtssiegel, das den folgenden Text enthält: "Stadt Moskau. Notar Wergasova G.I."

DIE AUFERWECKUNG VON MENSCHEN UND DAS EWIGE LEBEN - VON NUN AN UNSERE REALITÄT!

# ZEUGNIS

über die extrasensorische Arbeit von Grabovoi Grigori Petrovich, geboren am 14. November 1963 in der Ansiedlung Kirowskij, Kirowskij Bezirk, Tschimkenter Gebiet, Kasachische SSR (Geburtsurkunde Serie II – OG Nr. 463794)

Ort des Beginns der Ausstellung des Zeugnisses: Moskau, ul. Koshewnitscheskaja. 10/2
Zeit des Beginns der Ausstellung des Zeugnisses: 1996.10.04     15.10

Ich, Serbina Nadeshda Michajlovna,
Staat: Bürgerin Russlands
Bezeichnung des Dokumentes, Serie, Nummer, durch wen und wann ausgestellt: ich habe Personalausweis Pass XVI-MJu Nr. 623845

Am 23.09.1995 haben ich und meine Tochter, Serbina Diana Janovna uns an Grabovoi G.P. hinsichtlich der Krankheit von Beljakov Michail Gawrilowitsch, geb. 1928 (meines Vaters) gewandt. Im städtischen Krankenhaus Nr. 31 wurde bei ihm eine Untersuchung durchgeführt: Irrigoskopie, Kolonoskopie, UZI. Es wurde die Diagnose gestellt: Krebs am aufsteigenden Abschnitt des Grimmdarms im IV. Stadium mit Metas-tasen in die Nieren und Leber.

Am 26. September, dem nächsten Tag nach der ersten Sitzung durch Grabovoi G.P., wurde im Krankenhaus eine wiederholte Ultraschalluntersuchung durchgeführt. Metastasen wurden nicht festgestellt.

Die Computeruntersuchung, die am 30. September durchgeführt wurde, bestätigte ebenfalls keine Metastasen im gesamten Organismus.

(Unterschrift)                                    Serbina N.M.
04.10.1996

Stempel der Notariatskanzlei: 8. Oktober 1996, ich, Wergasova Galina Iwanovna, Notar der Stadt Moskau, bescheinige die Echtheit der Unterschrift von Serbina Nadeshda Michajlovna, die in meiner Anwesenheit vollzogen wurde.
Die Person, die das Dokument unterzeichnet hat, ist festgestellt.
Registriert im Register unter Nr. 3-7687.
Lt. Tarif wurden 7590 Rub. eingezogen.

Notar        (Unterschrift)           Wergasova G.I.

Rundes Stiegel, das den folgenden Text enthält: "Stadt Moskau. Notar Wergasova G.I."

DIE AUFERWECKUNG VON MENSCHEN UND DAS EWIGE LEBEN - VON NUN AN UNSERE REALITÄT!

## ALLEN INTERESSIERTEN PERSONEN

Antragsteller: Serbina Nadeshda Michajlovna

## ANTRAG

über die Feststellung des Faktes der Anerkennung von Grabovoi Grigori Petrovich
als Heiler und Hellseher

Nummer und Serie der Geburtsurkunde: Eintrag über meine Geburt wurde durch die Organe des Standesamtes RB Nr. 392246 vollzogen
Bezeichnung des Dokumentes, Serie, Nummer, durch wen und wann ausgestellt: ich habe Personalausweis Pass XVI-MJu Nr. 623845

Im Zusammenhang damit, dass ich mich an Grabovoi Grigori Petrovich gewandt hatte, geboren am 14. November 1963 in der Ansiedlung Kirowskij, Kirowskij Bezirk, Tschimkenter Gebiet, Kasachische SSR (Geburtsurkunde, Serie II – OG Nr. 463794, Pass, Serie III-OG Nr. 586058, ausgestellt 01.02.1980) am 25.09.96, Moskau, ul. Koshewnitscheskaja, Haus 10/2, hinsichtlich des Krebses am aufsteigenden Abschnitt des Grimmdarms im IV. Stadium mit Metastasen in die Nieren und Leber.

Ich erkläre, dass Grabovoi Grigori Petrovich wirklich meinen Vater, Beljakov Michail Gawrilowitsch, geb. 1928 geheilt hat. Ich Serbina Nadeshda Michajlovna, erkläre, dass am 25. September 1996 Grabovoi Grigori Petrovich über meine Tochter, Serbina Diana Janovna eine Sitzung durchgeführt hat. Bis zur Sitzung war in dem städtischen Krankenhaus Nr. 31 für Beljakov Michail Gawrilowitsch die Diagnose gestellt worden: Krebs am aufsteigenden Abschnitt des Grimmdarms im IV. Stadium mit Metastasen in die Nieren und Leber. Am nächsten Tag nach der Sitzung durch Grabovoi Grigori Petrovich (26. September) zeigte eine wiederholte Ultraschalluntersuchung keine Metastasen. Die Computeruntersuchung, die am 30. September durchgeführt wurde, bestätigte, dass im gesamten Organismus keine Metastasen vorhanden sind.

Ich bitte meinen Antrag auf der Grundlage der Dokumente, die meine Person bezeugen und auf der Grundlage der oben dargestellten Beweise zu beglaubigen.

(Unterschrift)                                     Serbina N.M.
1996.10.04

Stempel der Notariatskanzlei: 8. Oktober 1996, ich, Wergasova Galina Iwanovna, Notar der Stadt Moskau, bescheinige die Echtheit der Unterschrift von Serbina Nadeshda Michajlovna, die in meiner Anwesenheit vollzogen wurde. Die Person, die das Dokument unterzeichnet hat, ist festgestellt.
Registriert im Register unter Nr. 3-7688.
Lt .Tarif wurden 7590 Rub. eingezogen.

Notar     (Unterschrift)                            Wergasova G.I.
Rundes Stiegel, das den folgenden Text enthält: "Stadt Moskau. Notar Wergasova G.I."

Rechteckiges Siegel, das den folgenden Text enthält: "Departament für Gesundheitswesen der Stadt Moskau. Städtisches klinisches Krankenhaus Nr. 31"

## BESCHEINIGUNG n.b. 12855

Ausgestellt an Beljakov M.G., 67 Jahre, darüber, das er sich im 31. städtischen klinischen Krankenhaus in der I. Abteilung seit dem 12.09.1996 bis zum heutigen Tag mit der Diagnose befindet: Krebs der Leberkrümmung des Grimmdarms im IV. Stadium.

Med. Registrator des Archivs

Datum 13.09.1996

Behandelnder Arzt: (Unterschrift)

Dreieckiges Siegel, das den folgenden Text enthält: "Departament für Gesundheitswesen der Stadt Moskau. Städtisches klinisches Krankenhaus Nr. 31".

## ENTLASSUNSBERICHT

Kranker: Beljakov M.G. Alter: 67 Jahre. Beruf: arbeitet nicht.
Ergebnisse der klinischdiagnostischen Untersuchung bei der Entlassung:
Allgemeine Analyse des Blutes vom 14. Oktober 1996.
Erythrozyte 4,1. Hämoglobin 128. Leukozyte 10,2. E 9.P – S 63. L 22. M 5. SOE 42.
Allgemeine Analyse des Harns vom 14. Oktober 1996. Reaktion sauer.
Spezifisches Gewicht 1020. Eiweis 0,033. Zucker keiner. Leukozyte 1-3. Erythrozyte keine.
Biochemische Analyse des Blutes:
Eiweis 60,5. Harnstoff 7,6. Kreatinin 106. AlAT 22. AsAT 35. Alkalische Phosphatase 79.
Strahlendiagnostik:
EKG: diffuse Veränderungen.
Konsultationen: Histologische Untersuchung – hochdifferenziertes Adenokarzinom bei Eintritt.
Entlassen: mit Gesundung.
Arbeitsfähigkeit: eingeschränkt.
Diäten: aufgeteilt in mehrere kleine Mahlzeiten, ohne Schlacke.
Wiederholte Hospitalisierung: Nein.
Dispansairebetreuung und Beobachtung durch Fachärzte: Onkologe

Behandelnder Arzt (Unterschrift)        Martschenko I.P.

# ZEUGNIS

über die extrasensorische Arbeit von Grabovoi Grigori Petrovich, geboren am 14. November 1963 in der Ansiedlung Kirowskij, Kirowskij Bezirk, Tschimkenter Gebiet, Kasachische SSR (Geburtsurkunde Serie II – OG Nr. 463794)

Ort der Ausfüllung des Zeugnisses: RF, Moskau

Datum: 1997.01.30

Ich, Busa Ljudmila Iwanowna,
Geburtsdatum und Geburtsort: geboren am 23. Oktober 1960 in Donezk, Ukraine
Staat: Bürgerin Russlands
Wohnort und Privattelefon: wohne in der Republik Sacha (Jakutien), Stadt Nerjungri, Pr. Mira, Haus 5, Wohnung 21, Telefon 6-08-53
Bezeichnung des Dokumentes, Serie, Nummer, durch wen und wann ausgestellt: ich habe Personalausweis Pass V-SN Nr. 633176, UWD Nerjungri, Republik Sacha (Jakutien), 14. November 1995

Arbeitsort, Dienststellung und Diensttelefone: arbeite im GUP "Jakutugol", Verwaltung für technische Kontrolle und Kohlequalität, Ingenieur für TschS und TB.

Ich, Busa Ljudmila Iwanowna, bescheinige, dass während meiner Hinwendung zu Grabovoi Grigori Petrovich es bei Busa Wladimir Georgijewitsch, geboren am 4. Dezember 1952 in Donezk Ukraine die Diagnose gab: bösartige Geschwulst am Kopf der Bauchspeicheldrüse mit Hineinwachsen in den Zwölffingerdarm, gestellt am 17. Dezember 1996 im Moskauer Forschungsinstitut für Diagnostik und Chirurgie (MNIIDiCh). Die erste Sitzung wurde am 25. Dezember 1996 durchgeführt. Das Fehlen einer Onkologie wurde am 10. Januar 1997 im Donezker diagnostischen Gebietszentrum und am 29. Januar 1997 im MNIIDiCh von Moskau festgestellt. Faktisch hat Grabovoi Grigori Petrovich meinen Mann von einem nichtoperablen Krebs am Kopf der Bauchspeicheldrüse mit Hineinwachsen in den Zwölffingerdarm in einer Sitzung geheilt.

Das vorliegende Zeugnis ist ein Fakt der extrasensorischen Arbeit auf dem Gebiet der Heilung vom Krebs.

(Unterschrift) Busa L.I. 1997.01.30

Einunddreissigster Januar neunzehnhundertsiebenundneunzig, ich, Wroblewskaja L.E., Notar der Stadt Moskau, bescheinige die Echtheit der Unterschrift, die von Busa Ljudmila Iwanowna vollzogen wurde.
Die Person, die die Unterschrift vollzogen hat, ist festgestellt.
Registriert im Register unter Nr.1-1074.
Nach Tarif wurden 25000 Rub. eingezogen.

Notar (Unterschrift) Wroblewskaja L.E.

Rundes Siegel, das den folgenden Text enthält: "Stadt Moskau. Notar Wroblewskaja L.E."

DIE AUFERWECKUNG VON MENSCHEN UND DAS EWIGE LEBEN - VON NUN AN UNSERE REALITÄT!

# ZEUGNIS

über die extrasensorische Arbeit von Grabovoi Grigori Petrovich, geboren am 14. November 1963 in der Ansiedlung Kirowskij, Kirowskij Bezirk, Tschimkenter Gebiet, Kasachische SSR (Geburtsurkunde Serie II – OG Nr. 463794)

Ort der Ausfüllung des Zeugnisses: RF, Moskau

Datum: 1997.01.30 Zeit: 15.00

Ich, Busa Wladimir Georgijewitsch,
Geburtsdatum und Geburtsort: wurde am 4. Dezember 1952 in Donezk, Ukraine geboren
Staat: Bürger der Ukraine
Wohnort und Privattelefon: wohne in der Republik Sacha (Jakutien), Stadt Nerjungri, Pr. Mira, Haus 5, Wohnung 21, Telefon 6-08-53
Bezeichnung des Dokumentes, Serie, Nummer, durch wen und wann ausgestellt: ich habe Personalausweis: Pass XIV-NO Nr. 555605, OWD Tscherwonogwardejskij Rajispolkom, Makejewka des Donezker Gebietes
Arbeitsstelle, Dienststellung und Diensttelefone: arbeite im GUP "Jakutugol", Aufbereitungsfabrik "Nerjungrinskaja", Hauptbuchhalter, Tel. 4-58-85, 9-25-07.

Ich, Busa Wladimir Georgjewitsch, bescheinige, dass ich mich an Grigori Petrovich Grabovoi gewandt habe hinsichtlich meiner Krankheit mit der Diagnose: bösartige Geschwulst am Kopf der Bauchspeicheldrüse mit Hineinwachsen in den Zwölffingerdarm, gestellt im Moskauer wissenschaftlichen Forschungsinstitut für Diagnostik und Chirurgie (MNIIDiCh) am 17. Dezember 1996.

Die erste Sitzung wurde am 25. Dezember 1996 durchgeführt.

Das Fehlen einer Onkologie wurde am 10. Januar 1997 im Donezker diagnostischen Gebietszentrum und am 29. Januar 1997 im MNIIDiCh von Moskau festgestellt.

Das vorliegende Zeugnis ist ein Fakt der extrasensorischen Arbeit auf dem Gebiet der Heilung vom Krebs.

Faktisch hat Grabovoi Grigori Petrovich mich von einem nichtoperablen Krebs am Kopf der Bauchspeicheldrüse mit Hineinwachsen in den Zwölffingerdarm in einer Sitzung geheilt.

(Unterschrift)          B u s a   W . G .
1997.01.30.

Einunddreissigster Januar neunzehnhundertsiebenundneunzig, ich, Wroblewskaja L.E., Notar der Stadt Moskau, bescheinige die Echtheit der Unterschrift, die von Busa Wladimir Georgijewitsch vollzogen wurde. Die Person, die die Unterschrift vollzogen hat, ist festgestellt.
Registriert im Register unter Nr.1-1071
Nach Tarif wurden 25000 Rub. eingezogen

Notar     (Unterschrift)                 Wroblewskaja L.E.

Rundes Amtssiegel, das den folgenden Text enthält: "Stadt Moskau. Notar Wroblewskaja L.E."

© Г. П. Грабовой, 2001

DIE AUFERWECKUNG VON MENSCHEN UND DAS EWIGE LEBEN - VON NUN AN UNSERE REALITÄT!

# MOSKAUER FORSCHUNGSINSTITUT FÜR DIAGNOSTIK UND CHIRURGIE MZ RF

117837, Moskau, ul. Profsojuznaja, 86, Tel. 333-91-20

BESCHEINIGUNG Nr. 6526/96

Ausgestellt an Busa Wladimir Georgijewitsch, geb. 1952, darüber, das er sich in stationärer Behandlung in der Klinik MNIIDiCH vom 27. November 1996 bis 30. Januar 1997 befand.

Zytologische Untersuchung des Bioptats vom 04.12.1996 Nr. 24486/96. Erythrozyte, Gruppe von Zellen kubischen Epithels, Komplexe von polymorphen Zellen.

Histologie Nr. 16798-92. Schleimhaut-Stücke des Zwölffingerdarmes.

Datum 16.12.1996 (Unterschrift)    Behandelnder Arzt M.A. Kunda
Abteilungsleiter   (Unterschrift)   N.A. Eltyschev

Dreieckiges Siegel, das den folgenden Text enthält: "Moskauer Forschungsinstiutut für Diagnostik und Chirurgie"

Donezker diagnostisches Gebietszentrum namens W.D. Kolesnikov
Abteilung für endoskopische Untersuchungen

FIO des Patienten: Busa W.G. Reg. Nr. DZ 97011011004236
Geburtsjahr: 1952. Geschlecht: männlich. Kategorie: 99. Status: Z. Kabinet: 229

Durchgeführte Untersuchungen:
Ösophagogastroduodenoskopie.
Mit Apparat GIF-Q-10 Speiseröhre ist frei durchgängig. Schleimhaut glatt, blass-rosa. Kardia geschlossen.

Datum: 10.01.1997 (Unterschrift)    Arzt für Endoskopie Gubanov D.S.

## ALLEN INTERESSIERTEN PERSONEN

Antragsteller: Mgebrischwili Twanza Ramasowna

## ANTRAG
über die Feststellung des Faktes der Anerkennung von Grabovoi Grigori Petrovich als Heiler und Hellseher

Geburtsdatum und Geburtsort: Ich wurde am 06. Dezember 1970 in Tbilissi geboren Bezeichnung des Dokumentes, Serie, Nummer, durch wen und wann ausgestellt: ich habe den Personalausweis R.SEO Nr. 0108292 Nr. 01009000595, ausgestellt am 19. Februar 1996, Studentin.
Im Zusammenhang damit, dass ich mich an Grabovoi Grigori Petrovich, geboren am 14. November 1963 in der Ansiedlung Kirowskij, Kirowskij Bezirk, Tschimkenter Gebiet, Kasachische SSR (Geburtsurkunde, Serie II-OG Nr. 463794), am 9. November 1995 in Tbilissi deshalb gewandt habe, dass mich Grabovoi Grigori Petrovich fernheilt.

Ich erkläre, dass Grabovoi Grigori Petrovich mich wirklich von der Krankheit AIDS im IV. Stadium mit zerstreuten Veränderungen verschiedener Farbe auf der Hautoberfläche und Vergrösserungen der Abmessungen der Drüsen im Verlauf von 2 Monaten geheilt hat.

Der Beweis dafür besteht darin, dass bis zum Beginn der Wiederherstellung über Distanz, die von Grabovoi G. P. durchgeführt wurde, bei mir im Verlaufe von drei Jahren die Diagnose AIDS in der Dispansaire-Abteilung des Republikanischen AIDS - und klinischen Immunologiezentrums des Ministeriums für Gesundheitswesen Georgiens, Tblissi, bestätigt wurde. Am Körper waren Flecken von schwarzer, grüner und gelber Farbe und ebenfalls waren die Drüsen vergrössert. Nach der Durchführung eines Heilungskurses über Distanz durch Grigori Petrovich steht in dem Entlassungsbericht vom 21. Dezember 1995 vom Republikanschen AIDS- und klinischen Immunologiezentrum des Ministeriums für Gesundheitswesen Georgiens die Niederschrift, dass ich praktisch gesund bin. Und wirklich, Veränderungen auf der Haut gibt es keine, die Analyse der Immunität ist in der Norm.

Ich bitte meinen Antrag auf der Grundlage der Dokumente, die meine Person bescheinigen, und auf der Grundlage der oben dargelegten Beweise zu beglaubigen.
Mgebrischwili Twanza Ramazovna

(Unterschrift)  :  Mgebrischwili T. R.
1996.03.25

Stempel der Notariatskanzlei: 25. März 1996. Ich, Sewerin Ju. D., Notar der Stadt Moskau, bescheinige die Echtheit der Unterschrift von Mgebrischwili Twanza Ramazovna, die in meiner Anwesenheit vollzogen wurde. Die Person, die das Dokument unterzeichnet hat, ist festgestellt.
Registriert im Register unter Nr. 1s-1600
Nach Tarif wurden 9489 Rubel eingezogen

Notar    (Unterschrift)         Sewerin Ju. D

Amtssiegel, welches den folgenden Text enthält: „Stadt Moskau. Notar Sewerin Ju. D."

## ZEUGNIS

über die extrasensorische Arbeit von Grabovoi Grigori Petrovich, geboren am 14. November 1963 in der Ansiedlung Kirowskij, Kirowskij Bezirk, Tschimkenter Gebiet, Kasachische SSR, (Geburtsurkunde Serie II-OG Nr. 463794)

Ort des Beginns der Ausstellung des Zeugnisses: Moskau, ul. Iljinka, Haus 5/2
Zeit des Beginns der Ausstellung des Zeugnisses: 22.03.1996    16-20

Ich, Mgebrischwili Twanza Ramazovna,
Bezeichnung des Dokumentes, Serie, Nummer, durch wen und wann erstellt: ich habe den Personalausweis: R.SEO Nr. 0108292 Nr. 01009000595
Arbeite: Studentin.

Die Frage zur Untersuchung des Blutes wurde mir gestellt im Zusammenhang mit der Feststellung der HIV-Infektion bei meinem Ehemann R. R., der mit dieser Diagnose in der Kartei des Aidszentrums seit Mai 1992 in Tblissi stand. Er starb im Mai 1995. Endgültige Diagnose: HIV-Infektion, AIDS IV im ersten Stadium, Toxoplasmoser-Gehirnabszess, Neurotoxikose, neurovaskulare Form.

Die Untersuchung meines Blutserums auf Vorhandensein von Antikörpern zu HIV wurde mehrfach nach den Methoden IFA und NIF durchgeführt. Alle Ergebnisse waren positiv. Durch die Methode Western Blot wurde das Vorhandensein der Antikörper zu den Eiweissen HIV festgestellt.

Auf der Grundlage dieser Labordaten wurde mir im Republikanischen AIDS - und klinischen Immunologiezentrum des Ministeriums für Gesundheitswesen Georgiens im Juli 1992 die Diagnose gestellt: HIV-Infektion im IV. Stadium, generalisierte persistierte Lymphadenopatie (nach der Klassifizierung SPS). Eine präparative Heilung habe ich nicht vollzogen. Alle Untersuchungen bis zum 9. November 1995 (unter anderem auch in Moskau) haben das Vorhandensein von AIDS gezeigt.

Bis zum 09.11.1995, ab dem ich den Fernheilungs-Kurs von Grabovoi Grigori Petrovich anzunehmen begann, hatte ich ausser den Analysen, die das Vorhandensein von AIDS bestätigten, Flecke von verschiedenem Durchmesser und Abmessungen, die sich an den verschiedenen Körperteilen befanden.

Fortsetzung des vorliegenden Textes in der Anlage Nr. 1 zum ersten Blatt

## ANLAGE Nr. 1

zum Zeugnis über die extrasensorische Arbeit von Grabovoi Grigori Petrovich, geboren am 14. November 1963 in der Ansiedlung Kirowskij, Kirowskij Bezirk, Tschimkenter Gebiet, Kasachische SSR, (Geburtsurkunde Serie II-OG Nr. 463794)

Ort des Beginns der Ausstellung des Zeugnisses: Moskau, ul. Iljinka, Haus 5/2
Zeit des Beginns der Ausstellung des Zeugnisses: 22.03.1996    16.20
(Die oben aufgeführten Daten werden aus dem ersten Blatt des Zeugnisses herausgeschrieben).

Außerdem waren die Drüsen vergrössert, auf Grundlage dessen die Diagnose AIDS – im IV. Stadium gestellt wurde.

Am 09.11.1995 habe ich in der georgischen Vertretung von Grabovoi Grigori Petrovich einen Vertrag darüber abgeschlossen, dass Grabovoi G. P. eine Distanzheilung meiner Gesundheit durchführt. Dabei habe ich als Hauptdiagnose das Vorhandensein von AIDS bei mir angegeben. Nach den Bedingungen des Vertrages musste ich den Zustand meiner Gesundheit protokollieren. Im Verlaufe eines Monats seit Beginn der Distanzheilung, die von Grabovoi Grigori Petrovich seit November 1995 durchgeführt wurde, waren die Flecke an den Beinen, die schwarze, gelbe und grüne Farbe hatten, verschwunden und seit Ende Dezember 1995 waren am Körper keine Flecken mehr. Die Haut war sauber.

Während der Durchführung der kontaktlosen Heilung von Grabovoi Grigori Petrovich fühlte ich eine Pulsierung in den Drüsen, die sich im Januar 1996 mit grosser Geschwindigkeit verringerten. Das Selbstgefühl ist gut, ich fühle mich gesund.

Am 05.12.1995 vollzog ich eine labor-instrumentale Untersuchung in der Dispensaire-Abteilung des Republikanischen AIDS- und klinischen Immunulogiezentrums des Ministeriums für Gesundheitswesen Georgiens in Tblissi beim heilenden Arzt L. Scharwadze. Die Untersuchungen erfolgten nach vollem Programm bis zum 21.12.1995. Im Unterschied zu allen vorausgegangenen Untersuchungen, die im Verlauf von 3 – 4 Tagen durchgeführt wurden und in allen Testsystemen das Vorhandensein von AIDS festgestellt wurde, wurde nach der wiederherstellenden Heilung über Distanz von Grabovoi G.P. mir 3 mal Blut aus der Vene und 2 mal aus dem Finger abgenommen, obwohl man früher 1 mal abgenommen hatte, und im Ergebnis wurden keine Antikörper im Spektrum HbsAg festgestellt.

Fortsetzung des vorliegenden Textes in der Anlage Nr. 2 zum ersten Blatt

## ANLAGE Nr. 2

zum Zeugnis über die extrasensorische Arbeit von Grabovoi Grigori Petrovich, geboren am 14. November 1963 in der Ansiedlung Kirowskij, Kirowskij Bezirk, Tschimkenter Gebiet, Kasachische SSR, (Geburtsurkunde Serie II-OG Nr. 463794)

Ort des Beginns der Ausstellung des Zeugnisses: Moskau, ul. Iljinka, Haus 5/2
Zeit des Beginns der Ausstellung des Zeugnisses: 22.03.1996    16.30
(Die oben aufgeführten Daten werden aus dem ersten Blatt des Zeugnisses herausgeschrieben).

Das Immunsystem, die allgemeine Analyse des Blutes – ist in der Norm. Im Krankengeschichteauszug schrieb man, dass ich praktisch gesund bin und man gab die Empfehlungen: es sind zusätzliche Untersuchungen zur Bestätigung der Diagnose durchzuführen.

Berücksichtigend, dass meine Hautschichten sauber sind, die immunologischen Untersuchungen und die allgemeine Analyse in der Norm lagen, sowie auch, dass die Antikörper des Spektrums HBsAg und andere breite Spektren nicht festgestellt wurden, die früher das Vorhandensein von AIDS anzeigten, bin ich der Meinung, dass Grabovoi Grigori Petrovich mich von AIDS im Verlaufe von 2 Monaten geheilt hat.

Mgebrischwili Twanza Ramazovna            (Unterschrift)

Stempel der Notariatskanzlei: 25. März 1996, ich, Sewerin Ju. D., Notar der Stadt Moskau,
bestätige die Echtheit der Unterschrift von Mgebrischwili Twanza Ramazovna, die in meiner Anwesenheit vollzogen
wurde. Die Unterschrift desjenigen, der das Dokument unterzeichnet hat, ist festgestellt.
Registriert im Register unter Nr. 1s-1605.
Nach Tarif wurden 9489 Rubel eingezogen.

Notar    (Unterschrift)                                    Sewerin Ju. D.

Amtssiegel, das den folgenden Text enthält: „Stadt Moskau. Notar Sewerin Ju. D."
Stempel der Notariatskanzlei: Alles verschnürt, numeriert und gesiegelt mit Stempel in drei Blättern
Notar (Unterschrift) Sewerin Ju. D.
Amtssiegel, welches den folgenden Text enthält: „Stadt Moskau. Notar Sewerin Ju. D."

# AUSZUG

aus der Krankheitsgeschichte

Die Kranke M. G., 25 Jahre, Witwe, wohnhaft in Georgien.
Die Frage der Untersuchung des Blutes von M. G. wurde im Zusammenhang mit der Feststellung einer HIV-Infektion bei ihrem Ehemann L. R. gestellt, der mit dieser Diagnose in der Kartei im Zentrum seit Mai 1992 stand. Er starb im Mai 1995. Endgültige Diagnose: HIV-Infektion, AIDS IV. Stadium, S 1 Toxoplasmoser-Gehirnabszess, Neu-rotoxikose – neurovaskulare Form.

Die Untersuchung des Blutserums von M. G. auf Vorhandensein von Antikörpern zum HIV wurde mehrfach nach den Methoden IFA und NIF durchgeführt. Alle Ergebnisse der Testung waren positiv, mit der Methode Western Blot wurde das Vorhandensein von Antikörpern zu den Eiweissen HIV festgestellt.

Auf der Grundlage dieser Labordaten wurde die Diagnose HIV-Infektion gestellt, und die Kranke wurde in die Dispensairestatistik aufgenommen.

Bei der Aufnahme in die Liste beschwerte sich die Kranke bezüglich der Vergrösserung der Lymphoknoten im Bereich des Halses und der Achselhöhlen, die sie im Verlaufe der letzten 6 Monate beunruhigten und Ausflüsse aus der Scheide und Juckreiz im voranalen Gebiet.

Bei objektiver Besichtigung der Kranken wurden vergrösserte Lymphoknoten fest-gestellt: hinter dem Hals links – bis Durchmesser von 2 cm, in den Achselhöhlen von beiden Seiten 3 – 4 Knoten mit Durchmesser bis 1,5 – 2,5 cm, in den Leisten – einzel-ne von beiden Seiten mit Durchmesser bis 1,5 – 2 cm; schmerzlose, von mässig dich-ter Konsistenz.

Serologische Untersuchungen auf das Vorhandensein von Antikörpern zu HIV

| Methode | Datum | Test-System | Ergebnisse |
|---|---|---|---|
| NIF | 06.92 wiederholt | | positiv |
| Immunoblot | 23.12.92 | Blot-HIV | gpl20/41, p24/17, p 51 |
| | 16.02.93 | ANTIGEN-HIV | gp160/120, gp41, p 55, p24, p65 p 53 |
| | 22.03.93 | CMG | gpl20, gp41.p24, p 65 |
| | 02.04.93 | Blot-HIV | gpl20/41, p24/17, p 51 |
| | 21.04.93 | CB-HIV-1 | gpl60, gp120, gp41, p17, p24, p55, p31, p51, p66. |

## Immunulogische Untersuchungen

### 7.07.92

CD3 – 51% (N - 60-80%)
CD4 – 31% (N - 34-60%)
abs. Zahl-1612 mm3
CD8 – 26% (N - 16-30%)
CD4/CD8 – 1,19 (N - 1,5-2,5%)
B – 26% (N - 15-25)
CD6 – 7% (N - 10-20)
IgG – 14,4 g/l (N 8,4 –14,5 g/l)
IgA – 3,44 g/l (N 1,5 – 4,2 g/l)
IgM – 2,69 g/l (N 0,46 –1,9 g/l)

### 22.09.92

CD3- 67%
CD4- 41%,
abs. Zahl -1676 mm3
CD8 – 28% T4/T8
CD4/CD8 - 1,4
B – 26%
CD6- 12%
IgG – 8,25 g/l
IgA - 1,09 g/l
IgM – 0,76 g/l

### 31.03.93

CD3 – 61%
CD4 – 40%. abs. Zahl -344 mm3
CD8 – 25%
CD4/CD8 - 1,6
B – 23%
CD6 -
IgG - 11,69 g/l
IgA - 1,82 g/l
IgM – 1,58 g/l

### 29.03.94

CD3 – 71%
CD4 – 45% abs. Zahl -399 mm3
CD8 – 25%
CD4/CD8 - 1,8
B – 21%
CD6 – 10%
IgG – 14,55 g/l
IgA – 2,28 g/l
IgM – 1,12 g/l

### 10.94

CD3 – 60%
CD4 – 40% abs. Zahl-430 мм3
CD8 – 26%
CD4/CD8 – 1,5
B – 25%
CD6 – 10%
IgG – 13,5 g/l
IgA – 2,4 g/l
IgM - 2,02 g/l

Biochemische Blutanalyse
14.07.92 Thymolprobe– 26-Einh.
24.09.92 Thymolprobe – 10-Einh.
01.04.93 Thymolprobe – 20-Einh.

## Untersuchungen auf HIV assoziierte opportunistische Infektionen mit der Methode IFA
5.12.95

| | |
|---|---|
| HBsAg | nicht festgestellt |
| Anti – Hbcor (sum) | nicht festgestellt |
| Anti – HBC lgM | nicht festgestellt |
| Anti – Delta-lgM | nicht festgestellt |
| Anti – Delta-lgG | nicht festgestellt |
| Anti - HCV | nicht festgestellt |
| Anti – HAV lgM | nicht festgestellt |

Algemeine Analyse des Blutes
Hauptsächliche Kennziffern in den Grenzen der Norm

Gegenwärtig nennt die Kranke keine subjektiven Beschwerden und fühlt sich praktisch gesund.
Die objektive Betrachtung ergab keine Veränderungen seitens der Lymphoknoten.
21.12.1995.
(Unterschrift)    heilender Arzt Scharwadze L. G.

Rundes Siegel, welches folgenden Text enthält: „Republikanisches AIDS - und klinische Immunologiezentrum". Für Auskünfte.

## ERSTAUENLICHES ERGEBNIS
### der Hinwendung an Grabovoi G.P. um Hilfe zur Verjüngung

Das erste Mal wandte ich mich an G.P. Grabovoi am 7. März 2000 mit der Bitte um Verjüngung.

Das zweite Mal besuchte ich G.P. Grabovoi am 25. Juli 2000 mit der Tochter, die ihm positive Ergebnisse der Arbeit von Grabovoi G.P. mit ihr für ihre berufliche Karriere bestätigte.

Zwei Wochen nach diesem Treffen habe ich eine Ultraschalluntersuchung im Sanatorium namens Frunze der Stadt Sotchi gemacht, deren Ergebnisse mich erschütterten: die Ultraschaluntersuchung bestätigte das Vorhandensein der Gebärmutter in den Maßen von 35 x 40 mm.

Ich teilte der Ärztin mit, dass bei mir die Gebärmutter zusammen mit dem Gebärmutterhals vor 3 Jahren herausoperiert wurde und legte den Auszug aus dem Operationsprotokoll und das Ergebnis der Histologie der Gebärmutter mit Gebärmutterhals und Eileitern vor.

Die für die Ultraschaluntersuchung zuständige Ärztin zog die Gynäkologin hinzu, und sie tastete bei der Untersuchung das Vorhandensein der Gebärbutter ab. All diese erstaunlichen Ergebnisse wurden mit dem stellv. Chef-Arzt für den medizinischen Bereich des Sanatoriums namens Frunze der Stadt Sotchi, Dr. habil. Bogatschkin M.W. erörtert.

Am 29. August 2000 machte ich die Bioresonanzdiagnostik „Metapathie" der Organe des kleinen Beckens.

Ergebnisse der Diagnostik:

Nichtvorhandensein eines Myoms, einer Endometriose, einer Zyste an der Wand des Zervikalkanals, Nichtvorhandensein von virenähnlichen Bakterien.

Durch Diagnostik wurde das Vorhandensein eines Endozervizitis fixiert (Entzündung der Schleimhaut des Gebärmutterkanals).

Die Augenzeugen von dem oben beschriebenen waren:
Ich          - Simakowa Nina Wasiljewna, Geburtsjahr 1951    (Unterschrift)

Stellv. Chef-Arzt für den medizinischen Bereich des Sanatoriums namens Frunze der Stadt Sotchi, Dr. habil. Bogatschkin M.W.    (Unterschrift)

Diagnostizierender Arzt des medizinischen Zentrums „Sunrider" (USA), Dr. der biologischen Wissenschaften Bogatschkova O.P.    (Unterschrift)

## ANLAGE C
**DOKUMENTE, DIE DIE IM BUCH ANGEFÜHRTEN KONKRETEN FAKTEN DER VERHINDERUNG VON HAVARIEN DURCH DIE VORBEUGENDE PROGNOSTIZIERUNG BESTÄTIGEN, SOWIE DIE VERÖFFENTLICHTEN PROGNOSEN ÜBER POLITISCHE, ÖKONOMISCHE UND SOZIALE EREIGNISSE MIT VOLLER BESTÄTIGUNG**

Ministerium für Treibstoff und Energie der Russischen Föderation

## ZENTRALSTAB

der militärisch organisierten Grubenwehren der Kohleindustrie

(TsSch WGSTsch)

121019, Moskau, ul. Novyj Arbat, 15, Empfangszimmer 202-31-93, Operativ Abt. 202-30-90, Prof. Abt. 202-03-76 Verrechnungskonto Nr. 345075 in Elektrobank, Korrespondenzkonto Nr. 161890 in RKTs GU RF, MFO 201791

Nr. TsSch- 52 vom 16.06.1995

Zu Nr. _____

## PROTOKOLL

der experimentellen Prüfungen der Fähigkeit
von GRABOVOI Grigori Petrovich,
extrasensorisch Havarien,
die Anzahl der verunglückten lebendigen Menschen und ihre Auffindungsorte
sowie Störungen der Belüftung in Schächten
anhand des Schemas zu bestimmen

Moskau, ul. Novyj Arbat, Haus 15, Zimmer 933
Telefon: 202-12-74, 202-24-39
Zentralstab der militärisch organisierten Grubenwehren      16. Juni 1995
der Kohleindustrie Russlands                                 15:00 Uhr
(TsSch WGSTsch UP RF)

### 1. ZIEL DES EXPERIMENTES

Das Ziel des Experimentes bestand laut Vertrag mit der Administration des Präsidenten der Russischen Föderation darin, die Fähigkeit von GRABOVOI Grigori Petrovich, geboren am 14. November 1963 in der Ansiedlung Kirowskij, Kirowskij Bezirk, Tschimkenter Gebiet, der Kasachischen SSR, Geburtsurkunde II-OG Nr. 463794, zur extrasensorischen Bestimmung der Orte von Havarien, der Anzahl der verunglückten lebenden Menschen sowie der Störungen der Belüftungen in den Schächten anhand des Schemas festzustellen.

### 2. REINHEIT DES EXPERIMENTES

Die Reinheit des Experimentes bestand darin, dass
2.1. Die Anordnung der Strecken unter streng experimentellen Bedingungen nach dem Ventilationsschema auf solche Weise zur Verfügung gestellt wurde, dass bis zum Anfang des Experimentes niemand wusste, welche Schemata für die Durchführung der extrasensorischen Diagnostik der Schächte durch GRABOVOI G.P. übergeben werden.

(Die Fortsetzung des Protokolls der Prüfung der extrasensorischen Fähigkeiten von GRABOVOI G. P. vom 16. Juni 1995, 15:00 Uhr, Moskau, ul. Novyj Arbat, 15, Zimmer 933 folgt auf der Seite 2).

Seite 2 des Protokolls der Prüfung der extrasensorischen Fähigkeiten von GRABOVOI G. P. vom 16. Juni 1995, 15:00 Uhr, Moskau, ul. Novyj Arbat, 15, Zimmer 933

2.2. GRABOVOI G.P. hat extrasensorisch, praktisch momentan nach der Vorlage des Schemas an ihn, die Orte der Havarien auf den Schemata richtig angezeigt, die Anzahl der verunglückten lebenden Menschen sowie deren Standort genau bestimmt, die Plätze der Störungen der Belüftung richtig festgestellt, ohne Zeit für Fragen zu haben und ohne die Koordinaten der Strecken auf dem Gelände zu haben.

2.3. Die unabhängigen Experten erfuhren über die Aufgabe der Durchführung des Experimentes zur Prüfung der Fähigkeit von GRABOVOI G.P., die extrasensorische Diagnostik von Schächten durchzuführen, sofort nach der Bekanntschaft mit GRABOVOI G.P. und stellten die Aufgaben auf eine willkürliche Art und Weise auf. In der Expertenkommission arbeiteten hochqualifizierte Spezialisten und Führungskräfte des Zentralstabs der militärisch organisierten Grubenwehren.

### 3. ANGABEN UND ERGEBNISSE DES EXPERIMENTES

3.1. GRABOVOI G.P. hat anhand des extrasensorischen Verfahrens ohne Vorlage irgendwelcher vorläufigen Information an ihn im Laufe von einer Sekunde nach Erhalt des Ventilationsschemas des Schachtes „Workutinskaja" AO „Workutaugol" anhand des Standortes der Objekte der Diagnostizierung folgendes richtig und genau ausgeführt:

3.1.1. Die Stelle der Brandentstehung fehlerfrei bestimmt.

3.1.2. Die Auffindungsorte von zwei verunglückten lebenden Menschen in der Ventilationsstrecke fehlerfrei bestimmt.

3.1.3. Die Störungen in der Belüftung in der Havariestrebe richtig bestimmt.

3.2. GRABOVOI G.P. führte die extrasensorische Diagnostizierung des Schemas durch, ohne Informationen über die Lage des Schachtes auf dem Gelände zu haben, das heißt einfach von einem Blatt Papier aus.

3.3. Das Schema des Schachtes wurde von den Kommissionsmitgliedern sofort nach der Bekanntschaft mit GRABOVOI G.P. und der Aufgabenstellung des Experimentes willkürlich gewählt.

3.4. GRABOVOI G.P. hat die ihm gestellten Aufgaben richtig beantwortet: anhand des extrasensorischen Verfahrens hat er die Stelle der Brandentstehung, die Anzahl der Menschen und ihren Auffindungsort sowie die Plätze mit den Störungen der Belüftung festgestellt. Auf diese Weise wurde unter den Bedingungen des reinen Experimentes festgestellt, dass G.P. GRABOVOI anhand des extrasensorischen Verfahrens nach dem Schema der Schächte praktisch momentan richtig diagnostiziert.

(Die Fortsetzung des Protokolls der Prüfung der extrasensorischen Fähigkeiten von GRABOVOI G. P. vom 16. Juni 1995, 15:00 Uhr, Moskau, ul. Novyj Arbat, 15, Zimmer 933 folgt auf der Seite 3).

Seite 3 des Protokolls der Prüfung der extrasensorischen Fähigkeiten von GRABOVOI G. P. vom 16. Juni 1995, 15:00 Uhr, Moskau, ul. Novyj Arbat, 15, Zimmer 933

## 4. SCHLUSSFOLGERUNGEN

4.2. GRABOVOI G.P. diagnostiziert anhand des extrasensorischen Verfahrens nach dem Schema der Schächte momentan und zeigt auf dem Schema richtig die Stellen der Brandentstehung, die Anzahl und Auffindungsorte der lebenden Menschen in den Strecken, die Stellen der Störungen der Belüftungen.

4.3. Wir betrachten die Zusammenarbeit mit G.P. GRABOVOI auf dem Gebiet der Prognostizierung und Vorbeugung von Havariesituationen, der Auffindung und Rettung von Menschen bei Havarien in den Kohlenunternehmen als sinnvoll.

Mitglieder der Expertenkommission:

Stellv. Chef-Ingenieur des Zentralstabs WGSTsch UP RF _____ A.G. Kuznetsow
Stellv. Chef-Ingenieur des Zentralstabs WGSTsch UP RF _____ A.P. Zholus

DIE AUFERWECKUNG VON MENSCHEN UND DAS EWIGE LEBEN - VON NUN AN UNSERE REALITÄT!

# ZEUGNIS

**über die extrasensorische Arbeit von Grabovoi Grigori Petrovich,**
geboren am 14. November 1963 in der Ansiedlung Kirowskij (Dorf Bagara), Kirowskij Bezirk, Tschimkenter Gebiet, Kasachische SSR, Geburtsurkunde, Serie II-OG Nr. 463794

Ort des Beginns der Ausfüllung des Zeugnisses: Russland, Sankt-Petersburg    Datum: 04.07.1996
Zeit: 12.07
Ich, Kuzionov Sergej Petrowitsch
Geburtsdatum und Geburtsort: geboren am 26. April 1953 in Taschkent Uzbekistan
Staat: Bürger von Russland
Wohnort und Privattelefon: ich wohne in Sankt-Petersburg, W.O., ul. Kartaschichina, Haus 6, Wohnung 8, Tel. 108-65-67
Bezeichnung des Dokumentes, Serie, Nummer, durch wen und wann ausgestellt: Personalausweis Pass VI-ME 652375, ausgestellt am 13.07.79 von Siguldskij OWD Rizhskij RIK Latwijskaja SSR
Bezeichnung des Unternehmens, Dienststellung und Diensttelefone: arbeite als Experte-Berater der Sankt-Petersburger Eparchie in der Kathedrale der Heiligen Lebensgründenden Dreifaltigkeit des Ismajlowskij Regiments.

Am 3. Januar 1995, dem Tag der Bekanntschaft mit Grigori Petrovich Grabovoi war ich bei einer Unterhaltung in Taschkent - Hauptstadt von Uzbekistan anwesend, in der Grigori Petrovich über seine Reise nach den Philipinnen und sein Verständnis des Wirkungsmechanismus erzählt hat. Es war dabei mein Freund, Pukemov Aleksandr Timofejewitsch, Chefredakteur der Zeitung "Taschkentskaja Prawda" anwesend, der mich zu dem Treffen eingeladen hat und der über mein Interesse für Phänomene sowie meine langjährige Forschungen über UFO, Parapsychologie und Poltergeist wusste. Im Laufe des Gespräches habe ich Grigori Petrovich eine Frage gestellt, die mich in dieser Lebensperiode beschäftigte: "ob die Zukunft eindeutig existiert oder diese modelliert werden kann". Grigori Petrovich hat augenblicklich nebenbei bemerkt, dass er sie bereits für mich verändert hat. Da das so nebenbei gesagt wurde, habe ich keine besondere Aufmerksamkeit den Worten geschenkt.

Nach dem Treffen kehrte ich mit dem Wagen WAZ-21011, Kennzeichen 00-54 TNU ins Haus meiner Verwandten zurück, wo ich in Taschkent abgestiegen bin. Das war nach 24 Uhr, praktisch in der Nacht.

Am Morgen sollte ich mit demselben Auto WAZ-21011 zu einem Geschäftstreffen fahren. Indem ich aus der Garage herausfuhr und weiter auf eine Strasse abgebogen bin, war ich dadurch erstaunt, dass die Räder beim Drehen des Lenkrades nicht einlenkten. Nachdem ich verstanden habe, dass mein Auto eine Panne hat, habe ich das Treffen telefonisch abgesagt und auf eine spätere Zeit verlegt, und ich begann, die Ursache der Störung zu klären. Es hat sich herausgestellt, dass an der Stelle der Verbindung der Lenkwelle mit der Welle des Schneckengetriebes die Schlitze gemacht wurden, sowie die Schraube an der Stelle der Kopplung in zwei Ebenen abgeschnitten wurde, die mein Vater, Kuzionov Pjetr Wasiljewitsch, in der Station für technische Wartung installieren liess, um den Spalt auszuschliessen.

Fortsetzung des vorliegenden Textes in der Anlage Nr. 1 zum ersten Blatt.

# ANLAGE Nr. 1

**zum Zeugnis über die extrasensorische Arbeit von Grabovoi Grigori Petrovich,**
geboren am 14. November 1963 in der Ansiedlung Kirowskij (Dorf Bagara) Kirowskij Bezirk, Tschimkenter Gebiet, Kasachische SSR, Geburtsurkunde, Serie II-OG Nr. 463794

Ort der Ausfüllung des Zeugnisses: Russland, Sankt-Petersburg.      Datum: 04.07.1996
     Zeit: 12.07

(Die oben aufgezählten Angaben des vorliegenden Textes werden vom ersten Blatt des Zeugnisses eingetragen)
Ich habe die andere Schraube ähnlichen Durchmessers eingebaut und die Schraubenmutter angedreht. Danach bin zur Wartungsstation zu meinem Bekannten, Chefingenieur der WS Kostrov Michail Naumowitsch gefahren, der sich wunderte und sagte, dass er, normalerweise, solche Sicherungsschrauben "nicht abschneidet", um-somehr in zwei Ebenen (beim Schraubenkopf und in der Zone der Schraubenmutter).

Merkwürdig erscheint für micht bis jetzt die Korrektur in der Zeit und in den Umständen des Gespräches am Tag zuvor, sowie die Phrasen von Grigori Petrovich Grabovoi über mich, über die Änderung meiner Zukunft und über die Zeit (das eigentliche Moment) der Störung und ihres Charakters. Das heist, wenn der Zeitpunkt der Panne kurz vor oder nach der Einfahrt zum Parkplatz vor der Garage wäre, wären das Auto und ich im besten Fall im Strassenrand gelandet.

Als Ergänzung kann ich mitteilen, dass innerhalb eines halben Jahres nach diesem Fall noch einige Male Erscheinungen anomalen Charakters in Anwesenheit von anderen Zeugen zu beobachten waren.

Zum Beispiel, es brannte das Licht in der Wohnung und das Faxgerät arbeitete bei abgedrehter Stöpselsicherung, es gab Lärmeffekte im leeren Zimmer (es war wirklich zu hören, dass jemand sich bewegt und in der Wohnung knipst usw.).

Ich kann mitteilen, dass ich mich mit der Untersuchung von anomalen Erscheinungen schon längst beschäftige, seit 1980. Ich bin Mitglied der Kommission zur Untersuchung von anomalen Erscheinungen der Geographischen Gesellschaft der Akademie der Wissenschaft von Russland, war Mitarbeiter des amerikanischen Zentrums für Untersuchung von anomalen Erscheinungen und Heilung von anomalen Verletzungen (New York, USA), habe die Arbeit organisiert und die Korporation "HOLY STONE in New York gegründet.

Über das oben Dargestellte wurde am 28. Juni 1996 in Moskau in Anwesenheit von Zeugen und Grigori Petrovich Grabovoi eine Videoaufzeichnung für das Archiv der UNO aufgenommen.

Die Videoaufnahme des Treffens vom 3. Januar 1995 in Taschkent wurde zusammen mit diesem Dokument Grigori Petrovich Grabovoi übergeben.


(Unterschrift)            Name
Kusionov Sergej Petrowitsch

Logotyp UZBEKISTAN
Airways

BESTAETIGT
Generaldirektor
der Nationalen Fluggesellschaft
der Republik Usbekistan
(Unterschrift) Rafikov

G.M.
03.VII.92

Rundes Amtssiegel: Хаво Йуллари Узбекистон Республикасининг миялий авиакомпанияси Узбекистон. Nationale Fluggesellschaft der Republik Usbekistan.

## PROTOKOLL Nr. 08/92

Taschkent                                                                 02. Juli 1992

der experimentellen Überprüfung der Möglichkeit von Grabovoi Grigori Petrovich, eine extrasensorische Prognostizierung der Entstehung von Störungen, Ausfällen oder Abweichungen von den technischen Betriebsbedingungen in den Hauptsystemen und Elementen der Flugzeuge IL-68 und IL-86 für den Zeitraum von Dreißig Tagen durchzuführen.

Expertenkommission, bestehend aus dem Vorsitzenden
Balakirev W.F., leitender Pilot-Inspektor der Untersuchungsabteilung der Hauptinspektion für staatliche Regulierung und Aufsicht für Zivilflugwesen der Republik Usbekistan und den Mitgliedern der Kommission:

1. Saulkin W.M., Leiter des Ingenieur-Informations-Zentrums der flugtechnischen Basis der Nationalen Fluggesellschaft der Republik Usbekistan;

2. Nemtsov S.W., leitender Ingenieur des Ingenieur-Informations-Zentrums der flugtechnischen Basis der Nationalen Fluggesellschaft der Republik Usbeki-stan;

3. Kriwonosov W.M., Leiter der juristischen Abteilung der Nationalen Fluggesellschaft der Republik Usbekistan, handelnd auf der Basis des Vertrages Nr.9, abgeschlossen am 2. Dezember 1991 zwischen dem gemeinsamen Sowjetisch-Amerikanischen Unternehmen „ASKON" und der Usbekischen Verwaltung für Zivilflugwesens hat die Überprü-fung der Möglichkeiten des Extrasens Grabovoi Grigori Petrovich durchgeführt, dass er folgendes verwirklichen kann:
- die extrasensorische Prognostizierung der Entstehung von Störungen, Aus-fällen oder Abweichungen von den technischen Betriebsbedingungen in den Hauptsystemen und Elementen der Flugzeuge IL-62 und IL-86 für den Zeitraum von Dreißig Tagen.

Im Ergebnis des Experimentes hat die Kommission folgendes festgestellt:

ABSCHNITT 1. Ergebnisse der Überprüfung der Reinheit des Experimentes
Die Prognose wurde am 20. Januar 1992 vor dem Beginn der Periode der Prognose abgegeben und befand sich im Weiteren bei den Kommissionsmitgliedern. (Unterschriften der Mitglieder der Kommission)

## Blatt Nr. 2 des Protokolls Nr. 08/92

Die Arbeit zur Prognostizierung hat der Extrasens Grabovoi G.P. visuell in ei-ner Entfernung von 100-200 Metern von den Flugzeugen durchgeführt.

Der Extrasens Grabovoi G.P. hatte vor Beginn der Arbeit keinerlei Information über den Zustand der zu diagnostizierenden Flugzeuge, und hatte keine tradi-tionellen Methoden und Geräte für die Diagnostizierung der Störungen, Ausfälle oder Abweichungen von den technischen Betriebsbedingungen in den Haupt-systemen und Elementen des Flugzeuges benutzt.

Im Zusammenhang damit, dass sich bei Ingenieursystemen Spezialisten für Elektroausrüstung mit der Beseitigung der Defekte beschäftigt haben, wurde bei der Abgabe der Prognose folgende Annahme gemacht und zu den Systemen der Elektroversorgung gezählt:
- lichttechnische Anlagen;
- Eisentfernungssystem;
- Feuerlöschsystem.

ABSCHNITT 2. Angaben und Ergebnisse des Experimentes

Im Januar 1992 wurde vom Extrasens Grabovoi G.P. eine extrasensorische Arbeit in der Taschkenter flugtechnischen Basis für die Prognostizierung der Entstehung von Störungen in den Haupsystemen der Flugzeuge IL-62 und IL-86 durchgeführt.

Das Ziel dieser Arbeit bestand in der extrasensorischen Bestimmung der in der Zukunft möglichen Störungen, die die Flugsicherheit bedrohen werden.

Der Extrasens Grabovoi G.P. hat die extrasensorische Prognostizierung der Störungen und Ausfälle für die Hauptsysteme der Flugzeuge IL-86 im Zeitraum vom 20. Januar 1992 bis zum 20. Februar 1992 und für die Flugzeuge IL-62 im Zeitraum vom 24. Januar bis zum 24. Februar durchgeführt.

Die Angaben der extrasensorischen Prognostizierung von Grabovoi G.P. sind in der Tabelle Nr. 1 aufgeführt.

Tabelle Nr. 1

| Typ und Bordnummer Bordnummer des Flugzeuges | Extrasensorische Information von Grabovoi G.P. | Bestätigende Eintragung im Bordbuch des Flugzeuges |
|---|---|---|
| IL-86 Nr. 86052 | - Reduzierung der Kapazität des 4. Triebwerkes, die sich nicht auf eine Störung bezieht. | -27. Januar 1992. Vogeleinschlag in den Trakt des 4. Triebwerkes. Ansaugrohr und Nabenverkleidung sind verbeult. Das Triebwerk Nr. A86142028 ist außer Betrieb gesetzt. |

|  |  |  |
|---|---|---|
|  | - Störung in den Bordmitteln der Kontrolle und Registrierung der Flugdaten. | - 21. Januar 1992. Nach der Schließung der Tür vor dem Start des Triebwerkes leuchtet das Tableau „MSRP-MARS"und das Lämpchen des Ausfalls des Haupt-Instrumentensatzes auf. -30.Januar 1992. Starker Lärm und Prasseln beim Abhören der Aufnahme MARS BM. |
|  | - Störung im Eisentfernungssystem (POS) | - 16. Februar 1992. Bei der Einschaltung EI POS ist die Notabschaltung des Schutzautomaten eingetreten. Not-Wiederherstellung von POS, Es leuchtet MS (I) nicht. |
|  | (Unterschriften der Mitglieder der Expertenkommission) ||

| Blatt Nr. 3 des Protokolls Nr. 08/92 |||
|---|---|---|
| Typ und Bordnummer des Flugzeuges | Extrasensorische Information von Grabovoi G.P. | Bestätigende Eintragung im Bordbuch des Flugzeuges |
| IL-86 Nr. 86056 | -Störungen in der Elektroversorgung (lichttechnische Ausrüstung). | - 23. Januar 1992. Bei der Einschal-tung der Generatoren 2 und 3 leuchtet der Kanal der Einsatzbereitschaft nicht. Die Parameter der Generatoren liegen in der Norm. Die Generatoren werden an das Bordnetz 5 Minuten nach dem Übergang der Triebwerke 2 und 3 in den Startbetriebszustand angeschlossen. |

| | | -Störungen in der Geräteausrüstung. | -03. Februar 1992. Bei der Über-prüfung funktioniert die eingebaute Kontrolle 4 des Generators nicht, es leuchtet der Signalanzeiger nicht auf. Ausgetauscht BZUSP376T. <br> - 09. Februar 1992. Nach der Startdurchführung, Ausschaltung und Reinigung die linke Nasen-Lampe nicht erloschen. <br> - 13. Februar 1992. Der Blinker "KS" ist ausgefallen |
|---|---|---|---|
| | | -Störungen im Triebwerk und seinen Aggregaten. | - 10. Februar 1992. Beim Startbe-triebszustand ist die Drehzahl von PND SU Nr. 1 auf 240 Um/Min er-höht. EP-664 ist ausgetauscht. |
| IL-86 Nr. 86072 | | -Störungen im System der Elektroversorgung. <br> -Störungen in der Geräteausrüstung. | - 04. Februar 1992. Ausfall des Generators Nr. 1 - beim Abwärtsflug leuchtet das Leuchtfeld "Ausfall der Querruderbegrenzung". WUP-4 ist ausgetauscht. <br> -27. Januar 1992. Das Versagen von 1 p/k des Auto-Trimms wird nicht eingeführt. <br> BRT-1 ist ausgetauscht. |
| IL-86 Nr. 86090 | | - Störungen im Triebwerk. | -30.Januar 1992. Die Erhöhung des Öldrucks beim Einlauf des Triebwerkes 2 bis 5,3 kg/cm2, bei der mittleren Stütze bis zu 1,7 kg/cm2. Das Triebwerk ist wegen des Verdachts der Zerstörung der radialen Kontakt-Gleitringdichtung außer Betrieb gesetzt. |

| | -Störungen im System der Elektroversorgung (licht-technische Anlagen).<br><br>-Nickbewegung des Flugzeuges entspricht nicht den TU. | - 11. Februar 1992. AZS der Be-leuchtung der Mannschaftskabine fällt aus. Spannung auf den Stromschienen 711 I-3-393-16 U=.<br>- 28. Januar 1992. Es leuchtet das Leuchtfeld "Keine Reserve der Be-grenzung von RW", gleichzeitig leuchtet der Knopf der Lampe in der Reihe "Höhe" 1 p/k auf PU-41. |
|---|---|---|
| (Unterschriften der Mitglieder der Kommission) |||

| Blatt Nr. 4 des Protokolls Nr. 08/92 |||
|---|---|---|
| Typ und Bordnummer des Flugzeuges | Extrasensorische Information von Grabovoi G.P. | Bestätigende Eintragung im Bordbuch des Flugzeuges |
| IL-62<br>Nr. 86610 | - Störungen in der Elektroversorgung.<br><br>- Störungen im Treibstoffsystem und seinen Aggregaten. | - 29. Januar 1992. Der Generator 3 SU schaltet sich nicht zur Parallelarbeit ein.<br>- 23. Februar 1992. Der Restent-leerungshahn des Tanks Nr. 3 ist nicht hermetisch.<br>-Störungen der Geräteausrüstung.<br>- 19. Februar 1992. Der Zähler-stand des Stundenverbrauchs ist zu niedrig. Schwankungen beim Momentan-verbrauch. Es sind ausgetauscht BPS-RTsch, BPSP2, DRTM-SIOT, IRTI-I. |

| | | |
|---|---|---|
| IL-62<br>Nr. 86694 | - Störungen in der Elektroversorgung.<br><br><br><br>- Störungen im Triebwerk. | -01.Februar 1992. Bei der Start-vorbereitung wurde festgestellt: „Der Generator Nr. 4 ist außer Be-trieb". Es ist ausgetauscht GT4OPTsch8.<br>- 02.Februar 1992. Die gemittelten Werte der 2. und 3. Triebwerke übersteigen die Vergleichswerte mit mehr als 4 Einheiten. Erfüllt ist bul. 784 BE. |
| IL-62<br>Nr. 86704 | - Störungen im Treibstoffsystem.<br><br><br><br>- Störungen in der Elektroversorgung.<br><br><br>- Störungen im Triebwerk Nr. 3 (Verletzung der Struk-tur des Materials der Brenn-kammer). Zusätzlich zu die-ser Prognose wurde vom Extrasens die Information über die Notwendigkeit der Kontrolle der Besatzung über das System der Steuerung gegeben. | -22. Februar 1992. Keine Angaben des Vorratsmessers des Tanks Nr.3. Vorratsgeber DT-27-26T ist ausgetauscht.<br><br>-10.Februar 1992. Der Generator wird nicht an das Bordnetz einge-schaltet.<br><br>-31. Januar 1992. Ausbrennen der Strahldüse. Das Triebwerk ist vor-fristig außer Betrieb gesetzt. Zu den bestätigenden Fakten für die zusätzliche Anmerkung gehören Defekte, die am 26. Januar 1992 aufgetreten sind: „Die Alternativka-näle (KURS, KURVENLAGE, HÖHE) des Selbststeuerungssystems sind außer Betrieb". „Fal-sche Angaben der KPP Platten beim Eintritt in das Leit-Regime". |

In allen Fällen hat sich die extrasensorische Prognose von Grabovoi G.P. be-stätigt. Im Ergebnis der Erörterung der Angaben zieht die Kommission folgende Schlussfolgerungen:

(Unterschriften der Mitglieder der Expertenkommission)

## Blatt Nr. 5 des Protokolls Nr. 08/92

- aus dem Vergleich der Information der Prognosen mit den Auszügen aus den Bordbüchern folgt, dass die gesamte extrasensorische Information von Grabovoi G.P., die im Ergebnis seiner Arbeit für extrasensorische Prognostizie-rung flugtechnischer Störungen für einen Monat im Voraus erhalten wurde, voll-ständig bestätigt wurde.
- die Möglichkeiten des Extrasens Grabovoi G.P. entsprechen den Bedürfnis-sen der Taschkenter flugtechnischen Basis.

**Die Kommission empfiehlt:**

- den Extrasens Grabovoi Grigori Petrovich für die Durchführung solcher Ar-beiten auch im Weiteren zur Prophylaxe der Störungen einzubeziehen, die die Flugsicherheit bedrohen.
Vorsitzender der Kommission

Leitender Pilot-Inspektor der Untersuchungsabteilung
der Hauptinspektion für staatliche Regulierung und Aufsicht
für Zivilflugwesen der Republik Usbekistan
(Unterschrift)   Balakirev W.F.
Kommissionsmitglieder

Leiter des Ingenieur-Informations-Zentrums
der flugtechnischen Basis
der Nationalen Fluggesellschaft der Republik Usbekistan
(Unterschrift)   Saulkin W.M.

Leitender Ingenieur des Ingenieur-Informations-Zentrums
der flugtechnischen Basis
der Nationalen Fluggesellschaft der Republik Usbekistan
(Unterschrift)   Nemtsov S.W.

Leiter der juristischen Abteilung
der Nationalen Fluggesellschaft der Republik Usbekistan
(Unterschrift)   Kriwonosov W.M.

# PROTOKOLL

der experimentellen Überprüfungen der Möglichkeit des Extrasens Grabovoi Grigori Petrovich, eine extrasensorische Diagnostizierung der Flugzeuge AN-12 durchzuführen.

Fergana                                                                                           1994.05.18

Expertenkommission in der Zusammensetzung:
Vorsitzender:, Stellvertreter des Leiters der Werkstatt Nr. 39 des Ferganer Werkes (FMS) Ponomarjov W.A. und Mitglieder der Kommission:
1. Sakajev N.F., Vertreter ANTK namens „Antonov" im FMS;
2. Scherstnev A.A., Leiter Bueros für technische Kontrolle der Werkstatt Nr. 39 FMS;
3. Worobjov S.W., Meister der Gruppe Nr. 01 der Werkstatt Nr. 39 FMS, berufen auf der Grundlage des Vertrages Nr. 94/0105 vom 05. Januar 1994, hat die Überprüfung der Möglichkeiten des Extrasens Grabovoi Grigori Petrovich über die extrasensorische Diagnostik der Flugzeuge AN-12 durchgeführt zur Auffindung aus einer Entfernung von Defekten an den Flugzeugen, wenn diese Defekte mit rein physischem Sehen nicht erkennbar sind. Entsprechend der Bedingungen des Experimentes diagnostiziert Grabovoi G.P. im Verlaufe von 2 – 3 Sekunden ab dem Moment, wann man ihm das Flugzeug zeigt.

Im Ergebnis des Experimentes hat die Kommission die nachfolgenden grund-legenden Daten ermittelt:

Im Verlaufe von 2-3 Sekunden hat Grabovoi G.P. in einer Entfernung von 20-25 Metern vom Flugzeug AN-12 mit der Seriennummer 1901, welches der Bul-garischen Fluggesellschaft „Air Sofia" gehört und dem Flugzeug mit der Serien-nummer 1204, welches der Panzer vereinigten Fluggruppe aus der Russischen Föderation gehört, die extrasensorische Diagnostik durchgeführt und es wurde eine vollständige Bestätigung seiner Diagnose im Ergebnis der Betrachtung der genannten Flugzeuge durch die Kommissionen gegeben.

Abschnitt 1 Ergebnisse der Überprüfung der Reinheit des Experimentes:

1.1. Von Grabovoi G.P. wurden keinerlei Mittel der Geräte-Diagnostik ver-wendet und er hatte auch keine Möglichkeit, sich über den Zustand des Flug-zeuges zu befragen im Zusammenhang mit der beschränkten Zeit für seine Diagnostik.

1.2. Bis zur Diagnostik von Grabovoi G.P. wusste niemand über diejenigen Defekte, auf die er hingewiesen hatte und welche dann im Ergebnis der Arbeit der Kommission gefunden wurden und als technische Akte Nr. 39-20-194 und Nr. 39-20-193 ausgestellt wurden; wo die Untersuchung des gesamten Rump-fes des Flugzeuges Nr. 1901 sowie alle Flächen des rechten und linken STschK beschrieben wurden. Es wurden aber Defekte nur dort gefunden, worauf Gra-bovoi G.P. hingewiesen hatte.

Abschnitt 2. Daten und Ergebnisse des Experimentes:

2.1. Grabovoi G.P. hat extrasensorisch das Flugzeug AN-12 № 1901 im Ver-laufe von 2-3 Sekunden in einer Entfernung von 20-25 Metern diagnostiziert und hat sofort seine extrasensorische Information folgenden Inhaltes überge-ben : „Korrosion im Gebiet des 62. Querträgers". Die Korrosion ist visuell von außen am Flugzeug nicht zu sehen. Nach acht Tagen haben der Vertreter des ANTK namens „Antonov", Herr Miranez B. und die Arbeiter der Werkstatt

Nr. 39 FMS Korrosion im Gebiet des 62. Querträgers im Ergebnis der Besichtigung des gesamten Rumpfes des Flugzeuges 1901 gefunden, was durch den technischen Akt Nr. 39-20-194 gestaltet wurde und das vollständig die extrasensorische Information von Grabovoi G.P. bestätigte.

2.2. Grabovoi G.P. hat im Verlaufe von 2-3 Sekunden das Flugzeug AN-12 Nr. 1204 extrasensorisch diagnostiziert und seine Information über Risse an der linken und rechten Fläche STschK sofort übergeben, was dann vollständig be-stätigt und in dem Akt Nr. 39-20-193 formuliert wurde.

Im Ergebnis der Erörterung der Daten zieht die Kommission folgende Schlussfolgerungen:

Grabovoi Grigori Petrovich (Pass Serie III-OG № 586058, ausgestellt 01.02.1980) diagnostiziert extrasensorisch solche Defekte der Flugzeuge, die visuell nicht zu sehen sind und folglich besitzt er ein Hellsehen (mit der Mög-lichkeit, die innere Struktur des Materiales oder des Flugzeuges zu sehen), er diagnostiziert praktisch sofort und absolut genau unter konkreter Angabe des Ortslage des Defektes.

Die Möglichkeiten des Extrasens Grabovoi Grigori Petrovich entsprechen den Bedürfnissen des Flugwesens und sind auch dort zu betrachten, wo die extrasensorische Diagnostik der Technik erforderlich ist.

Die Kommission empfiehlt:

Den Extrasens Grabovoi Grigori Petrovich für die Durchführung der extrasen-sorischen Diagnostik der Flugzeuge einzubeziehen, die in das Ferganer me-chanische Werk gebracht wurden, mit dem Ziele des Auffindens von verdeckten Defekten sowie zur Erhöhung der Sicherheit der Flüge.

Vorsitzender der Kommission

Stellvertreter des Leiters der Werkstatt Nr. 39
des Ferganer mechanischen Werkes
(Unterschrift) Ponomarjov V.A.
Stempel: PDB Werkstatt Nr. 39

Mitglieder der Kommission :

Vertreter ANTK namens Antonov
im Ferganer mechanischen Werk
(Unterschrift) Sakajev N.F.

Leiter des Bueros für technische Kontrolle
der Werkstatt Nr. 39
des Ferganer mechanischen Werkes
(Unterschrift) Scherstnjev A.A.
Meister der Gruppe Nr. 01 der Werkstatt Nr. 39
des Ferganer mechanischen Werkes
(Unterschrift) Worobjov S.W.

## TECHNISCHER AKT Nr. 39-20-193

Der vorliegende Akt wurde durch die Kommission in folgender Zusammensetzung erstellt:
Vorsitzender der Kommission:
Ponomarjev W.A., stellv. Leiter der Werkstatt.
Mitglieder der Kommission:
Pikuza A.A. – Leiter TB
Scherstnjev A.A. – Leiter BTK
darüber, dass an dem Erzeugnis 1204 eine Besichtigung des technischen Zu-standes STschK rechts und links durchgeführt wurde.

1. Die Kommission hat STschK rechts und links des Erzeugnisses 1204 be-sichtigt.
2. Durch die Kommission wurde folgendes festgestellt:
2.1. An den oberen Verkleidungen des rechten STschk wurden Risse festge-stellt
mit einer Länge von 14 mm im Gebiet des 2 nk m/u 7-8 str.;
mit einer Länge von 15 mm im Gebiet des 8 nk m/u 7-8 str.;
2.2. An den oberen Verkleidungen des linken STschk wurden Risse festge-stellt
mit einer Länge von 14 mm im Gebiet 2 nk m/u 7-8 str.
mit einer Länge von 20 mm im Gebiet 8 nk und am 1. Längsholm;
mit einer Länge von 10 mm im Gebiet des 10 nk und am 1. Längsholm;
mit einer Länge von 15 mm im Gebiet des 7-8 nk und 2-3 str.;
mit einer Länge von 20 mm im Gebiet 2 nk, 1. Längsholm.
3. Schlussfolgerung
3.1. Der rechte und linke STschK des Erzeugnisses 1204 ist einer Reparatur zu unterziehen mit Errichtung von Reparaturlaschen auf den oberen Paneelen.

| | | |
|---|---|---|
| Stellv. Leiter der Werkstatt 39: | (Unterschrift) | Ponomarjov W.A. |
| Leiter BTK- 39: | (Unterschrift) | Scherstnev A.A. |
| Leiter TB-39: | (Unterschrift) | Pikuza A.A. |

Stempel: 39 k 2

DIE AUFERWECKUNG VON MENSCHEN UND DAS EWIGE LEBEN - VON NUN AN UNSERE REALITÄT!

| Logotyp | |
|---|---|
| ФАРГОНА МЕХАНИКА ЗАВОДЕ | FERGANER MECHASNISCHES WERK |
| 712016 ФРАГОНА шахар Герцен кучаси 2, телеграф коди 166136 (гроза) телефакс – 69435 телефон 420 68, 414 12 | 712016 Fergana, ul. Gerzena 2 Telegraph Cod- 166136 (groza) Telefax:- 694 35 Telefon: 420 68, 414 12 |

1994 11.18., Nr. 1200

## ZEUGNIS

Fergana                                                                                     1994.11.18

Das vorliegende Zeugnis bescheinigt, dass Grabovoi Grigori Petrovich (hat den Pass Serie III OG Nr. 586058, ausgestellt 01.02.1980 und eine Bescheini-gung für extrasensori-sche Diagnostizierung der Technik Serie A Nr. 018466, ausgestellt am 28.04.1994) wirklich extrasensorisch Flugzeuge mit folgenden Ergebnissen diagnostizieren kann:

1. Zeigt genau den Lageort von verdeckten Defekten auf, die nur durch Gerä-te für Defekte an Flugzeugen erkennbar sind, indem er sich in einer geringen Entfernung von den Flugzeugen befindet.

2. Diagnostiziert praktisch momentan und übergibt sofort seine extrasensori-sche Information.

Die Analyse der Ergebnisse der extrasensorischen Arbeiten von Grabovoi G.P. zeigt, dass Grabovoi G.P. genau und mit voller Bestätigung die Flugzeuge nur durch sein Hellsehen diagnostiziert, praktisch momentan diagnostiziert mit konkretem Aufzeigen der Aggregate, die Störungen, Korrosionen, verdeckte Defekte haben.

| Direktor FMS | (Unterschrift) | Guljamov D.Ch. |
|---|---|---|
| Stellvertreter des Leiters der Werkstatt Nr. 39 FMS | (Unterschrift) | Sakajev N.F.. |
| Vertreter ANTK namens Antonov im FMS | (Unterschrift) | Ponomarjov W.A.. |

Leiter des Bueros für technische Kontrolle der Werkstatt Nr. 39 FMS (Unterschrift)
                                                                                                                                   Scherstnjev A.A.
Meister der Gruppe Nr. 01 der Werkstatt Nr. 39 FMS (Unterschrift)       Worobjov S.V.

Rundes Amtssiegel: Ministerium für Flugzeugindustrie der UdSSR
Ferganer mechanisches Werk

## AN ALLE INTERESSIERTEN PERSONEN

Antragsteller. Weremej Boris Iwanovitsch
Adresse und Telefone: Moskau, Novoslobodskaja ul., Haus 54/ 56, Wohnung 69, Tel. 978 30.77
Interessierte Personen:

### ANTRAG

über die Feststellung des Faktes der Anerkennung
von Grabovoi Grigori Petrovich
als Heiler und Hellseher

Ich wurde 1935.12.25 im Moskauer Gebiet, Schaturskij Rayon, Stadt Mische-ronskij geboren,

Bezeichnung des Dokumentes, Serie, Nummer, durch wen und wann ausge-stellt: Personalausweis Pass XII-MJu Nr. 619339, ausgestellt von 14. o/m Moskau, 6. Juni 1978

Bezeichnung des Betriebes, Stellung und Telefon: ich arbeite im Schukovsker LI und DB; Testflieger.

Im Zusammenhang damit, dass ich mich an Grabovoi Grigori Petrovich ge-wandt hatte, der am 14. November 1963 in der Ansiedlung Kirovskij des Ki-rowskij Bezirkes des Tschimkenter Gebiets der Kasachischen SSR geboren wurde (Geburtsurkunde Serie II – OG Nr. 463794).

erkläre ich, dass Grigori Petrovich mir wirklich eine magnetische Aufzeichnung des Gespräches mit meiner Ehefrau – Weremej Inna Andrejevna - vom 27. No-vember 1996 zur Verfügung gestellt hat, als sie sich an ihn gewandt hatte be-züglich des ersten Fluges des Flugzeuges TU-144LL, an dem ich am 29. No-vember teilnahm. Meine Frau hatte aus der Fernsehinformation über die extra-sensorische Arbeit von Grabovoi Grigori Petrovich mit der Flugzeugtechnik er-fahren und, da sie sich Sorgen über den Ausgang des Fluges des Flugzeuges TU-144LL machte, hatte sie um eine Prognose des bevorstehenden Ereignis-ses gebeten.

Die extrasensorische Analyse des technischen Zustandes des Flugzeuges TU 144LL bis zum ersten Flug, ausgestellt in einer magnetischen Aufzeichnung, und die Prognose der Ereignisse, die dem Hauptkonstrukteur Puchov A.A. und der Besatzung des Flugzeuges TU-144LL einige Tage vor dem zweiten Flug am 11. Dezember übergeben wurden, hatte sich in vielen Positionen bestätigt und sind von mir in dem Zeugnis über die extrasensorische Arbeit von Grabovoi G.P aufgeführt.

Ich bitte, meine Erklärung auf der Grundlage der Dokumente, die meine Per-sönlichkeit bestätigen, sowie auf der Grundlage der oben dargelegten Beweise zu beglaubigen.

(Unterschrift)   Weremej B.I.                    18.12.1996

Stempel der staatlichen Notariatskanzlei:
27. Februar 1997. Ich, Stepanova A.I., Notar in der Stadt Moskau, bescheinige die Echtheit der Unterschrift des Herrn Weremej Boris Iwanovitsch, die in mei-ner Anwesenheit gemacht wurde.
Registriert im Register unter der Nummer 10-1358
Der Tarif 4175 wurde eingezogen
Notar: (Unterschrift) Stepanova A.I.

Rundes Amtssiegel : Stadt Moskau. Notar Stepanova A.I.

Blatt Nr. 1

## ZEUGNIS

über die extrasensorische Arbeit von Grabovoi Grigori Petrovich, geboren am 14. November 1963 in der Ansiedlung Kirovskij (Dorf Bagara), Kirovskij Bezirk, Tschimkenter Gebiet, Kasachische SSR (Geburtsurkunde Serie II – OG Nr. 463794)
Zeitpunkt der Erstellung des Zeugnisses: 1996.12.18. 13 Uhr 00

Name, Vorname und Vatersname ausgeschrieben: Ich, Weremej Boris Iwano-vitsch,
Datum und Geburtsort: wurde am 25.12.1935 im Moskauer Gebiet, Schaturskij Bezirk, Stadt Mischeronskij geboren,
Wohnort und Privattelefon: ich wohne in Moskau, Novoslobodskaja ul. Haus 54/56; Wohnung 69, Tel. 978-30-77,
Bezeichnung des Dokumentes, Serie, Nummer, durch wen und wann ausge-stellt: Personalausweis Pass XII-MJu Nr. 619339, ausgestellt 14 o/m Moskau, 6. Juni 1978,
Bezeichnung des Betriebes, Stellung und Diensttelefon: ich arbeite im Schu-kovsker LI und DB als Testpilot.
Ich, Weremej Boris Iwanovitsch, bezeuge, dass Grabovoi Grigori Petrovich mir am 27. November 1996 wirklich eine magnetische Aufzeichnung des Geprä-ches mit meiner Ehefrau – Weremej Inna Andrejevna - zur Verfügung gestellt hat, in der er mittels einer extrasensorischen Analyse den technischen Zustand des Flugzeuge TU 144LL vor dem ersten Flug am 29. November 1996 darstell-te sowie die Prognose der Ereignisse einige Tage vor dem zweiten Flug des Flugzeuges TU-144LL am 11. Dezember 1996 dem Hauptkonstrukteur Puchov A.A. und den Besatzungsmitgliedern.
Die extrasensorische Prognose von Grabovoi G.P. bestätigte sich in den fol-genden Positionen:

1) Vibration des Vorderflügels – „PK" - in einer Höhe H=1700m auf Grund von Plus-Temperaturen der äußeren Luft und des Verschiebens der Be-grenzung „PK" nach der Zahl M=0,4 in eine Höhe, geringer als die in der Flugaufgabe vorgesehenen (H=2000m).

Fortsetzung des vorliegenden Textes in der Anlage Nr. 1 zum ersten Blatt.
(Unterschrift)       Weremej B.I.

Blatt 2

## ANLAGE Nr. 1

zum Zeugnis über die extrasensorische Arbeit von Grabovoi Grigori Petrovich, geboren am 14. November 1963 in der Ansiedlung Kirovskij (Dorf Bagara), Kirovskij Bezirk, Tschimkenter Gebiet, Kasachische SSR (Geburtsurkunde Serie II – OG Nr. 463794)

Zeit des Beginns der Erstellung des Zeugnisses : 1996.12.18. 13 Uhr 00

2) extrasensorisch hat Grabovoi G.P. das Versagen des Längsneigungsan-zeigers (UUT) prognostiziert. Das Versagen trat während des ersten Fluges auf. Die Besatzung, welche über die Empfehlungen der Aerodynamiker LII und ZB für einen solchen Fall verfügte, haben die Aufgabe erfolgreich erfüllt und die Landung vollzogen.

3.) Durch Grabovoi G.P. wurde das Versagen im Steuersystem angenom-men, im ersten Flug gab es diesen Fall des Versagens im System der automa-tischen Steuerung (AU ABSU). Das Versagen äußerte sich in einer Schwingung des Flugzeuges nach dem Längs- und Seitenkanal. Das gefährliche Regime wurde eingestellt, das prognostizierte Versagen wurde zum zweiten Flug besei-tigt.

4) Abgang des Flugzeuges von der Längsachse VPP beim Starten zum Flug und beim Ausrollen nach dem Landen.

5) Das Versagen bestätigte sich, das von Grabovoi G.P. prognostiziert wurde, Höhen-Anzeiger (des zweiten Piloten) im System SWS sowie Abweichung in den Anzeigen IWR (des Indikators der vertikalen Regime) des rechten und lin-ken Piloten während des zweiten Fluges.

6) Während der Vorflugphasen – Besichtigung wurde von Grabovoi G.P. das Versagen eines der Kanäle des Systems der Bordmessungen (SBI) prognosti-ziert. Der Defekt wurde bei der Entschlüsselung der Aufzeichnungen auf der Erde nach dem zweiten Flug bestätigt.

7) Es bestätigte sich das Versagen im System der Steuerung des Vorderflü-gels (PK)- er hatte sich beim Zusammenlegen in der Luft nicht an den Rumpf angedrückt.

18.12.96
(Unterschrift)    Weremej B.I.

## Leitzentrum für kosmische Flüge

Russland, 141070, Moskauer Gebiet, Stadt Koroljev, ul. Pionerskaja 4
1997. 09.30. Ausg. Nr. 77

*Protokoll der Prognose von Grabovoi Grigori Petrovich über das Andocken des kosmischen Orbitalkomplexes „Mir" RF und des Raumschiffes „Atlantis" USA im Zeitraum ab dem 27. September 1997.*

Aufgabenstellung: Grabovoi G.P. erstellen Sie eine Prognose zum Andocken des kosmischen Orbitalkomplexes „Mir" RF und des Raumschiffes „Atlantis" USA im Zeitraum ab dem 27. September 1997.

Ort der Aufgabenstellung: Leitzentrum für kosmische Flüge der Russischen Föderation (ZUP)

Zeit der Aufgabenstellung: 26. September 1997, 13 Uhr 25 Minuten.

Die Aufgabe hat Blatov V.D. erstellt.

Die Prognose von Grabovoi G.P.:

Punkt 1: Das Andocken des kosmischen Orbitalkomplexes „Mir" RF und des Raumschiffes „Atlantis" USA , das für das Ende des Tages am 27. September 1997 geplant ist, wird realisiert.

Punkt 2: Unmittelbar vor dem Andocken kommt es zu einer Abweichung von der Achse.

Ort und Zeit der Antwort von Grabovoi G.P.: ZUP 26. September 1997.

Methode des Erhalts der Information von Grabovoi: mittels seines Hellsehens.

In der Praxis wurde das für den Tagesausgang am 27. September 1997 ge-plante Andocken des kosmischen Orbitalkomplexes „Mir" RF und des Raum-schiffes „Atlantis" USA vollzogen und unmittelbar vor dem Andocken kam es zu einer Abweichung von der Achse.

Schlussfolgerung: die Prognose von Grabovoi G.P. wurde bestätigt.

Die Angaben von Grabovoi G.P.: geboren am 14. November 1963, Pass Se-rie III – OG Nr. 586058, ausgestellt 01. Februar 1980.

Verantwortliche Dienstperson des ZUP:
Name: Blagov
Vorname: Viktor
Vatersname: Dmitrijewitsch
Stellung und Telefone: stellv. Flugleiter, 187-13-44.
Unterschrift: Name: Blagov
Dreieckiges Siegel: Dienst der Flugleitung

## Leitzentrum für kosmische Flüge

Russland, 141070, Moskauer Gebiet, Stadt Koroljov, ul. Pionerskaja 4
1997 10.06. Ausg. Nr. 120

*Protokoll der Prognose von Grabovoi Grigori Petrovich zur Arbeit des Bord-computers des kosmischen Orbitalkomplexes „Mir".*

Aufgabenstellung: Grabovoi G.P. erstellen Sie eine Prognose über die Arbeit des Bordcomputers des kosmischen Orbitalkomplexes „Mir" RF ab dem 26. September 1997.

Ort der Aufgabenstellung: Zentrum für kosmische Flüge der Russischen Föderation (ZUP)

Zeit der Aufgabenstellung: 26. September 1997 um 13 Uhr 27 Minuten.

Die Aufgabe hat Blatov V.D. erstellt.

Prognose von Grabovoi G.P.: Der Bordcomputer des kosmischen Orbital-komplexes „Mir" RF wird ab dem 26. September 1997 fünf Tage arbeiten.

Ort und Zeit der Antwort von Grabovoi G.P.: ZUP 26. September 1997.

Methode des Erhalts der Information von Grabovoi G.P.: mittels seines Hell-sehens.

In der Praxis hat seit dem 26. September 1997 der Bordcomputer des kosmi-schen Orbitalkomplexes „Mir" RF fünf Tage gearbeitet, danach wurde er aber ausgetauscht.

Schlussfolgerung : Die Prognose von Grabovoi G.P. wurde bestätigt.

Angaben zu Grabovoi G.P.: geboren am 14. November 1963, Pass Serie III – OG Nr. 586058, ausgestellt am 01. Februar 1980.

Verantwortliche Dienstperson des ZUP:
Name. Blagov
Vorname : Viktor
Vatersname. Dmitrijewitch
Stellung und Telefone: stellv. Flugleiter, Tel. 187-13-44.
Unterschrift.    Name: Blagov
Dreieckiger Stempel: Dienst der Flugleitung

## Leitzentrum für kosmische Flüge

Russland, 141070, Moskauer Gebiet, Koroljev, ul. Pionerskaja 4.
1997. 09.30. Ausg. Nr. 78

*Protokoll der Diagnostik der Triebwerke des Raumschiffes „Atlantis" USA, durchgeführt von Grabovoi Grigori Petrovich einige Sekunden nach der Formu-lierung der Aufgabe per Telefon.*

Aufgabenstellung: Grabovoi G.P. führen Sie eine Diagnostik der Triebwerke des Raumschiffes „Atlantis" durch.
Ort und Methode der Übergabe der Aufgabe: Aus dem Leitzentrum für kosmi-schen Flüge der Russischen Föderation (ZUP) wurde die Frage per Telefon formuliert: Grabovoi G.P. hat die Triebwerke diagnostiziert, indem er sich mit dem Handy in der Straße Neodym Arbat Moskau bewegte.
Zeit der Aufgabenstellung: 29. September 1997 um 12 Uhr 20 Minuten.
Die Aufgabe hat Blatov V.D. erstellt.
Diagnostik von Grabovoi G.P. : Es wurden die Parameter des unteren Trieb-werkes des Raumschiffes „Atlantis" USA verändert.
Ort, Methode und Zeit der Antwort von Grabovoi G.P.: Moskau, ul. Neodym Arbat, mittels Handy, unmittelbar nach Erhalt der Aufgabe, 29. September 1997.
Methode des Erhalts der Information von Grabovoi G.P. : mittels seines Hell-sehens
In der Praxis waren wirklich die Parameter des unteren Triebwerkes des Raumschiffes „Atlantis" USA verändert.
Schlussfolgerung : die Diagnostik von Grabovoi G.P. hat sich bestätigt.
Angaben zu Grabovoi G.P.: geboren am 14. November 1963, Pass Serie III – OG Nr. 586058, ausgestellt am 01. Februar 1980.

Verantwortliche Dienstperson des ZUP:
Name: Blagov
Vorname . Viktor
Vatersname: Dmitrijewitch
Stellung und Telefone: stell. Flugleiter, Tel. 187-13-44
Unterschrift     Name            Blagov
Dreieckiger Stempel : Dienst für Flugsteuerung

# DIE VERÖFFENTLICHTEN PROGNOSEN DES AKADEMIE-MITGLIEDES DER RAEN GRABOVOI GRIGORI PETROVICH ÜBER POLITISCHE; ÖKONOMISCHE UND SOZIALE EREIGNISSE MIT VOLLER BESTÄTIGUNG.

**1. Die Prognose von Grigori Grabovoi über die Situation mit dem Präsidenten der RF Jelzin B.N., über seine Zeit an der Macht und was mit ihm danach wird:**

Der Hauptprozess wird auf den März 2000 übertragen. Jelzin unterbreitet Vorschläge für Neuwahlen. Noch in Dezember tauchen in der Presse Gerüchte auf, dass er bis zu den Präsidentenwahlen zurücktritt. Für ihn wird ein Mann regieren (den Name darf jetzt noch nicht genannt werden), der bei den nächsten Präsidentenwahlen automatisch Präsident wird. Als Garant des Überganges wird er den führenden Parteien und der regierenden Macht gerecht. Zu besonderen Konfrontationen und Ausschreitungen wird es nicht kommen.

**Die Bestätigung der Prognose über die Situation mit dem Präsidenten der RF Jelzin B.N., über seine Zeit an der Macht und was mit ihm danach wird:** alle Fernsehkanäle, alle Massenmedien.

Diese Prognose wurde in den folgenden Zeitungen veröffentlicht:

*Im monatlichen Ergänzungsblatt zur Zeitung „Moskauer Eisenbahner" – „Informationsblatt des Passagiers" № 1, Juli 1999, in Druck gegeben am 07. Juli 1999, Auflage 20.000 Exemplare (Registriert im Staatlichen Pressekomitee der RF. Registrierungs-Nr. 019038 vom 01. Juli 1999), im Artikel „Das Ende der Welt wird nicht stattfinden";*

*In der Zeitung „Ihr Hausberater" № 13 (33), Juli 1999, in Druck gegeben am 01. Juli 1999, Auflage 28.000 Exemplare (Die Zeitung ist im Pressekomitee der RF am 26. März 1997 registriert. Registrierungs-Nr.*

*015900), im Artikel „Das Ende der Welt wird nicht stattfinden ".*

**2. Die Prognose von Grigori Grabovoi über die Entwicklung der Ereignisse in Jugoslawien:**

Im August 1999 wird der internationale Beschluss zur Kontrolle über die Territorien erreicht. Ein Teil wird von Russland kontrolliert und ein großer Teil von NATO-Ländern.

**Die Bestätigung der Prognose über die Entwicklung der jugoslawischen Ereignisse:** alle Fernsehkanäle, alle Massenmedien.

Diese Prognose wurde in folgenden Zeitungen veröffentlicht:

*Im monatlichen Ergänzungsblatt zur Zeitung „Moskauer Eisenbahner" - „Informationsblatt des Passagiers" № 1, Juli 1999, in Druck gegeben am 07. Juli 1999, Auflage 20.000 Exemplare (Registriert im Staatlichen Pressekomitee der RF. Registrierungs-Nr. 019038 vom 01. Juli 1999), im Artikel „Das Ende der Welt wird nicht stattfinden";*

*In der Zeitung „Ihr Hausberater" № 13 (33), Juli 1999, in Druck gegeben am 01. Juli 1999, Auflage 28.000 Exemplare (Die Zeitung ist im Pressekomitee der RF am 26. März 1997 registriert. Registrierungs-Nr. 015900), im Artikel „Das Ende der Welt wird nicht stattfinden ".*

**3. Die Prognose von Grigori Grabovoi zur finanzwirtschaftlichen Entwicklung Russlands:**

In den makroökonomischen Beziehungen beginnt ab Oktober 1999 die Stabilisierung des Rubels nicht nur im Verhältnis zum Dollar, sondern auch gegenüber dem gesamten Währungskorb. Das führt zur Normalisierung des wirtschaftlichen Lebens.

**Die Bestätigung der Prognose zur finanzwirtschaftlichen Entwicklung Russlands:**

Die zentralen Fernsehkanäle;

Die Zeitung „Wjersty" vom 21. September 2000 (die Zeitung ist im Presse- und Informationsministerium registriert. Registrierungs-Nr. 14418).

Die Publikation „Zum Schwimmen– mit einem Korb" mit der Erklärung des Vize-Premierministers A. Kudrin auf dem Bajkal-Wirtschaftsforum darüber, dass die Zeit gekommen ist, den Rubel nicht nur an den Dollar „anzubinden", sondern auch an den gesamten Währungskorb.

Diese Prognose wurde in folgenden Zeitungen veröffentlicht:

*Im monatlichen Ergänzungsblatt zur Zeitung „Moskauer Eisenbahner" – „Informationsblatt des Passagiers" № 1, Juli 1999, in Druck gegeben am 07. Juli 1999, Auflage 20.000 Exemplare (Registriert im Staatlichen Pressekomitee der RF. Registrierungs-Nr. 019038 vom 01. Juli 1999), im Artikel „Das Ende der Welt wird nicht stattfinden";*

*In der Zeitung „Ihr Hausberater" № 13 (33), Juli 1999, in Druck gegeben am 01. Juli 1999, Auflage 28.000 Exemplare (Die Zeitung ist im Pressekomitee der RF am 26. März 1997 registriert. Registrierungs-Nr. 015900), im Artikel „Das Ende der Welt wird nicht stattfinden".*

**4. Die Prognose von Grigori Grabovoi über die neue Regierungsmannschaft, über ihre Fähigkeit, neue Aufgaben zu erfüllen, über die zukünftigen Änderungen in den strukturellen Verbindungen der Leitung Russlands:**

Die Regierung vom Juni 1999 und der Premierminister Sergej Stepaschin sind zur Stabilisierung der Situation erforderlich, die zwischen dem Präsidenten, der Staatsduma und den anderen Strukturen entstanden ist. Sergej Stepaschin wird als Harmonisierer auftreten und man braucht ihn als Ideologen des gegenwärtigen Momentes. Russland wird das Leitungssystem vom Standpunkt der Kenntnis der weitreichenden strategischen Ziele strukturell verändern.

Die Präsidialverwaltung hat freilich viele positive Momente beim

Übergang des Landes vom alten Totalitarismus erbracht, wenn aber das zukünftige Wachstumspotential Russlands betrachtet wird, so muss man die strukturellen Verbindungen zwischen den Elementen der Macht und den Elementen der Realisierung ihrer Entscheidungen erneuern. Man braucht eine Netzstruktur der Leitung, die das Wirtschaftspotential viel breiter offenbaren kann und nicht nur ein Zehntel wie heute. Auf dieser Grundlage werden Verbindungsgruppen zwischen der Präsidialverwaltung, den Resolutionen der Duma und den regionalen Plänen geschaffen. In den Betrieben und administrativen Einheiten werden spezielle Abteilungen der strukturierten Entwicklung gebildet.

**Die Bestätigung der Prognose über die neue Regierungsmannschaft, über ihre Fähigkeit zur Lösung der neuen Aufgaben, über die zukünftigen Veränderungen in den Strukturverbindungen der Leitung Russlands:** alle Fernsehkanäle, alle Massenmedien berichteten über die Änderung der Strukturverbindungen zwischen der Macht und der Realisierung ihrer Resolutionen auf der Grundlage der Netzstruktur bei der Schaffung von sieben föderalen Bezirken entsprechend dem Erlass des Präsidenten der RF W.W. Putin im Mai 2000;

Die Bestätigung der Prognose über die Gründung in Betrieben und administrativen Einheiten von entsprechenden Abteilungen der strukturierten Entwicklung, darüber, dass zum Beispiel im Ministerium für Verkehrswesen (nach den Angaben der Zeitung „Gudok" vom 30. September 2000 im Artikel „Effektivität der Endstation der Reformen") ebensolche Bezirke in den Eisenbahnen errichtet wurden.

*Diese Prognose wurde in folgenden Zeitungen veröffentlicht:*
*Im monatlichen Ergänzungsblatt zur Zeitung „Moskauer Eisenbahner" – „Informationsblatt des Passagiers" № 1, Juli 1999, in Druck gegeben am 07. Juli 1999, Auflage 20.000 Exemplare (Registriert im*

*Staatlichen Pressekomitee der RF. Registrierungs-Nr. 019038 vom 01. Juli 1999), im Artikel „Das Ende der Welt wird nicht stattfinden";*

*In der Zeitung „Ihr Hausberater" № 13 (33), Juli 1999, in Druck gegeben am 01. Juli 1999, Auflage 28.000 Exemplare (Die Zeitung ist im Pressekomitee der RF am 26. März 1997 registriert. Registrierungs-Nr. 015900), im Artikel „Das Ende der Welt wird nicht stattfinden".*

**5. Die Prognose von Grigori Grabovoi über die Erhöhung der Stabilität der finanziellen Entwicklung Russlands anhand der Reservierung von Valutamitteln und des Pfandes nach regionalen Gebieten:**

Ein besonders wichtiger Teil der Stabilität des Systems eines Staates auf der Basis des Goldäquivalentes ist die Reservierung von Valutamitteln und Gold in jedem autonomen Teil des Budgets nach Gebieten. Das wird nicht wie eine konföderative Spielerei der Gouverneure aussehen, im Gegenteil, diese Strategie ist auf die Stabilitätssteigerung der Föderationssubjekte gerichtet und ihr Endziel ist die Steigerung der finanziellen Stabilität von Gesamt-Russland. Jedes Gebiet soll im exakt markierten Rahmen des gesamten finanziellen Planes des Landes bilanziert werden, und dafür entsteht die Notwendigkeit der Aufbewahrung des Goldvorrates in jeder einzelnen Region.

**Die Bestätigung der Prognose über die Erhöhung der Stabilität der finanziellen Entwicklung Russlands anhand der Reservierung von Valutamitteln und Gold nach den regionalen Gebieten:** alle Fernsehkanäle, Nachricht über die Einführung des Goldvorrates in der Region Krasnojarsk im September 2000.

*Diese Prognose wurde in der Erstausgabe der Zeitung „Entwicklungsvariante" veröffentlicht, die Nummer wurde am 16. März 2000 in Druck gegeben, Auflage 10.000 Exemplare.*

## 6. Die Prognose von Grigori Grabovoi über die Beibehaltung des Tempos des Wirtschaftswachstums in Russland:

Zur Vermeidung einer systematischen Desorganisation werden die Grundrichtungen in der Tätigkeit der konkreten Produktionen auf die Festigung der Prinzipien der wirtschaftlichen Rechnungsführung in der Wirtschaft Russlands gerichtet. Die Rückkehr dieses Begriffes nach allen Fehlern der Privatisierung wird auf die Inventur der Schulden im Rahmen des Goldvorrates zurückgeführt, und nicht bloß auf die Haushaltsposition der Region, des Gebietes oder der Stadt. Eben die Anhäufung von Goldreserven wird dazu beitragen, die entstehende Krise zu überleben und einen viel stabileren Übergang Russlands auf dem globalen Markt zu sichern. Es mögen Vorwürfe an die Gestalter dieser Strategie gemacht werden, die Anhäufung sei übermäßig, das Kapital sei nicht vollständig im Umlauf. Nichtsdestoweniger ist die Aufrechterhaltung der neuen Richtung weiterhin für viele Branchen von Nutzen. Deshalb wird es in der Industrie keinen weiteren Rückgang geben, ihr Wachstumsniveau bleibt ungefähr so wie heute.

Die Bestätigung der Prognose über die Aufrechterhaltung des Niveaus des Wirtschaftswachstums in Russland: alle Fernsehkanäle, die Zentralpresse bestätigten die Aufrechterhaltung des Entwicklungstempos der Wirtschaft in Russland in der vergangenen Periode.

*Diese Prognose wurde in der Erstausgabe der Zeitung „Entwicklungsvariante" veröffentlicht, die Nummer ist am 16. März 2000 in Druck gegeben, Auflage 10.000 Exemplare.*

## 7. Die Prognose von Grigori Grabovoi für Moskau für das Jahr 2000:

In Moskau wird es im Jahr 2000 wieder eine Reihe von Einbrüchen in Straßen und unter Häusern im Südwestbezirk, nah dem Stadtrand geben. Jedoch wird es keine besonderen Probleme mit der Behebung dieser Havarien geben.

Die Bestätigung der Prognose für Moskau für das Jahr 2000: die Information vom Präsidenten des Zentrums für Untertageforschungen, dem führenden Digger des Landes W. Michajlow: „Im Südwestbezirk von Moskau, neben den Gebäuden von MGIMO wurden Karst Löcher im Boden festgestellt. Im Bereich des Flusses Ramenki, neben der Autoservice-Station gibt es Risse der Erdkruste und Bodensenkungen, die auf die Konstruktionsfestigkeit eingewirkt haben. Im Ergebnis dessen sind viele unterirdische Kollektoren eingesunken und haben wegen des Schichtdruckes eine ellipsenartige Form angenommen".

*Diese Prognose wurde in der Erstausgabe der Zeitung „Entwicklungsvariante" veröffentlicht, die Nummer ist am 16. März 2000 in Druck gegeben, Auflage 10.000 Exemplare.*

**8. Die Prognose von Grigori Grabovoi zu Erdölpreisen in Russland:**

Die Erdölpreise in Russland werden mit dem Wechsel der Regierung, des Ministerkabinetts und des Premierministers in Verbindung stehen. Die Importpreise für Mineralölprodukte werden emporschnellen. Für den Export werden die „Verkaufs"-Preise ebenso hochgehen. Ihren Höhepunkt erreichen sie im August und erhöhen sich im Vergleich zum März um 10 %.

**Die Bestätigung der Prognose zu Erdölpreisen in Russland:** alle Fernsehkanäle, die Zentralpresse.

*Diese Prognose wurde in der Erstausgabe der Zeitung „Entwicklungsvariante" veröffentlicht, die Nummer ist am 16. März 2000 in Druck gegeben, Auflage 10.000 Exemplare.*

**9. Die Prognose von Grigori Grabovoi für Lebensmittel für das**

**Jahr 2000:**

Es wird keine besonderen Probleme mit Lebensmitteln im Jahre 2000 geben, außer einer Ausnahme mit dem Skandal zu Fleischlieferungen.

**Die Bestätigung der Prognose für Lebensmittel im Jahre 2000:** alle Fernsehkanäle, die Zentralpresse. Der Skandal um die Fleischlieferungen erwies sich auch als wahr: Verzicht auf Einkauf französischen Fleisches wegen der Feststellung darin des Virus des sogenannten Rinderwahnsinns.

*Diese Prognose wurde in der Erstausgabe der Zeitung „Entwicklungsvariante" veröffentlicht, die Nummer ist am 16. März 2000 in Druck gegeben, Auflage 10.000 Exemplare.*

**10. Die Prognose von Grigori Grabovoi über die Kriegsereignisse in Tschetschenien:**

Im Wesentlichen werden die Kriegshandlungen in Tschetschenien zum August 2000 beendet. Danach wird ein Paket politischer Entscheidungen angenommen. Die Wahl der Einwohner von Tschetschenien - im Rahmen von Russland zu bleiben – wird ihnen schwer fallen. Bis dahin wird seitens der Föderalmacht eine aktive propagandistische Kampagne ausgelöst, weil bei Tschetschenen selbst, unter dem Einfluss wiederum der internationalen Organisationen, die Einstimmung für die autonome Existenz wieder zum Ausdruck kommt.

**Die Bestätigung der Prognose über die Kriegsereignisse in Tschetschenien:** alle Fernsehkanäle, die Zentralpresse.

*Diese Prognose wurde in der Zeitung „Entwicklungsvariante" Nr. 1 veröffentlicht, in Druck gegeben am 07. April 2000, Auflage 10.000 Exemplare. Die Zeitung ist im Ministerium für Presse, Fernseh- Rundfunk und Massenmedien registriert. Registirerungszeugnis PI Nr. 77-1859.*

**11. Die Prognose von Grigori Grabovoi über Plutoniumenergie:**

Die Amerikaner verzichteten auf die Plutoniumenergie, jedoch besteht die Föderale Agentur für Atomenergie Russlands hartnäckig auf ihrer Entwicklung und plant sogar, Plutoniumkernreaktoren einzusetzen. Die Rede ist aber nicht nur vom Einstieg in das ökologisch schmutzige Zeitalter. Die russischen Gelehrten entdeckten auch die Erscheinung der Erregung mit Hilfe der Plutoniumreaktionen des Doublierens dieses Elementes (der Übertragung des Raumgewichtes) hunderte Kilometer von der Erdoberfläche. Dies verletzt nicht nur die globale Balance der Erdstabilität, sondern beginnt auch die kosmischen Erregungen des Mediums zu aktivieren.

**Die Bestätigung der Prognose von Grigori Graboboi über Plutoniumenergie:** Materialien der Anhörungen in der Staatsduma am 3. Oktober 2000 zum Thema „Grundrichtungen der Entwicklung von Leasing in Russland", wo die Föderale Agentur für Atomenergie über das Leasing von wärmeabführenden Baugruppen berichtete.

*Diese Prognose wurde in der Zeitung „Entwicklungsvariante" Nr. 1 veröffentlicht, in Druck gegeben am 07. April 2000, Auflage 10.000 Exemplare. Die Zeitung ist im Ministerium für Presse, Fernseh- Rundfunk und Massenmedien registriert. Registrierungszeugnis PI Nr. 77-1859.*

**12. Die Prognose von Grigori Grabovoi über die SBS-Agro Bank:**

Die SBS-Agro Bank wird sich nach und nach wieder erholen. Dort wird die Problemsituation nicht bis zur vollen Zerstörung führen.

Wenn die Aktionäre über die Möglichkeit der Rückkehr ihrer Mittel besorgt sind, so wird in den kommenden 2-3 Jahren die mögliche Rückzahlung über diese Bank nur anhand einer speziellen Verordnung der Topmanager praktiziert. Nicht alle eingelegten Geschäftsvorgänge können durchgeführt werden. In jedem Falle sind die Konsensunterschriften erforderlich.

**Die Bestätigung der Prognose über die SBS-Agro Bank:** alle Fernsehkanäle, die Zentralpresse.

In der Zeitung „Zeit MN" (registriert im Staatskomitee für Presse, Registrierungs-Nr. 017460) in der Zeitungsnummer vom 1. November 2000 im Artikel „Agro verspricht die Rückzahlung an SBS" erklärte der Direktor des Departements für öffentliche Kommunikationen der Agentur für Restrukturierung der Kreditorganisationen Alexandr Voznesenskij, dass „die Auszahlungen an die Geldeinzahler von SBS-Agro im Falle des Abschlusses einer Vergleichsvereinbarung 70% des Depositengeldes ausmachen werden, falls diese Vereinbarung nicht abgeschlossen wird, beträgt die Auszahlung nicht mehr als 40%. Im Falle des Abschlusses dieser Vereinbarung wird die Verrechnung im Laufe von 3 Jahren durchgeführt". Bis dahin wurde in der Presse über das Auflösen des SBS-Agro Filialnetzes der Banken und die Reorganisierung dieses in andere Strukturen berichtet.

*Diese Prognose wurde in der Zeitung „Entwicklungsvariante" Nr. 2 veröffentlicht, die Nummer wurde am 21.04.2000 in Druck gegeben, Auflage 10.000 Exemplare. Die Zeitung ist im Ministerium für Presse, Fernseh-Rundfunk und Massenmedien registriert. Registirerungszeugnis PI Nr. 77-1859.*

**13. Die Prognose von Grigori Grabovoi zum Gesetz über die Vereinbarung über die Einteilung der Produktion (SRP):**

Im August 2000 entstehen zusätzliche Fragen über die Rechte der Staaten, wo die Unternehmen entweder eine Akkreditierung oder eine juristische Registrierung haben. Die Sache besteht darin, dass sich beispielsweise die Rechte der Unternehmen auf die Erdölschelfe von den Rechten des Staates unterscheiden können, wo der Abbau der Lagerstätte betrieben wird. Das ist auf die Gesetzgebung einiger Länder zurückzuführen. Hier ergeben sich Unstimmigkeiten in der Gesetzgebung, wenn die Unternehmen sogar bei normaler Vorgehensweise nach internationalen Normen nicht bis zum Ende korrekt sind, und das führt zu Verlusten auf der russischen Seite.

**Die Bestätigung der Prognose zum Gesetz über die Vereinbarung über die Einteilung der Produktion (SRP):** alle Fernsehkanäle, die zentrale Presse. Materialien über die parlamentarischen Anhörungen in der Staatsduma der RF „Über die Rentenbeziehungen" im Oktober 2000, in denen die Möglichkeit diskutiert wurde, um das Gesetz über die SRP durch das Gesetz über die Rente zu ersetzen. Der Artikel „Direkte Einteilung. „Die Änderungsvorschläge zum Gesetz über SRP wurden neu aktiviert" in der Zeitung „Neueste Nachrichten" vom 25. Oktober 2000 (die Zeitung ist im Staatlichen Komitee für Presse der RF registriert, Registrierungszeugnis Nr. 019007 vom 30. September 1999).

*Diese Prognose wurde in der Zeitung „Entwicklungsvariante", Nr. 3-4 veröffentlicht, in Druck gegeben am 19. Mai 2000, Auflage 10.000 Exemplare. Die Die Zeitung ist in Russland im Ministerium für Presse, Fernseh-Rundfunk und Massenmedien registriert. Registirerungszeugnis PI Nr. 77-1859.*

**14. Die Prognose von Grigori Grabovoi über die Geldwäsche:**

Der Begriff der „Geldwäsche" besteht in Russland darin, dass damit der Devisengegenwert über bestimmte Kanäle maximal erhöht wird. Dafür werden die Auslandsbanken von Amerika, der Schweiz oder beliebiger anderer Länder benutzt, wo der Valutagegenwert in der Norm ist. Im September und bis Oktober 2000, danach im März 2001 und im Februar 2002 wird dieses Problem aufgerollt und von Mal zu Mal vom Standpunkt der Devisendeckung der in Russland verfügbaren finanziellen Mittel gelöst. Der Erhalt von sauberem Geld von den Industrie- und

Kommerzprojekten wird auf den wirtschaftlichen und staatlichen Niveaus entschieden. Bei der Geldwäsche aus dem Drogengeschäft, der gesetzwidrigen Teilnahme an Kriegshandlungen sowie auch bei der Wäsche von verborgenem und geklautem Geld werden die kontrollierenden Systeme in verschiedenen Ländern bemüht, derartige Geldwäsche zu verhindern. Für sie spielt es keine Rolle, ob das russisches oder amerikanisches Geld ist. Hier wird sich alles an der Vervollkommnung des Gesetzgebungsverfahrens der Länder stoßen.

**Die Bestätigung der Prognose über Geldwäsche:** alle Fernsehkanäle, die Zentralpresse.

Der Artikel „Geld waschen wird komplizierter" in der Zeitung „Neueste Nachrichten" vom 27. Oktober 2000 (die Zeitung ist im Staatskomitee für Presse der RF registriert, Registrierungszeugnis Nr. 019007 vom 30. September 1999). In diesem Artikel wird berichtet, dass die „Länder der Europäischen Union" neue radikale Maßnahmen zur Bekämpfung der Geldwäscherei und des organisierten Verbrechertums unternommen haben. Auf dem vereinigten Treffen der Finanzminister und Minister des Inneren der EG-Länder, das zum ersten Mal durchgeführt wurde, hat man beschlossen, die Bestrafung für Geldwäscherei zu verschärfen. Ferner wurde auch beschlossen zu akzeptieren, dass das Bankgeheimnis kein Hindernis für die Untersuchung der Strafsache sein kann, und dass die Sanktionen gegen Länder ausgearbeitet werden müssen, die die Bekämpfung der Geldwäscherei nicht unterstützen wollen.

Die Minister unterbreiteten den Vorschlag über die Ausarbeitung zum Juni 2001 von Sanktionen gegenüber den Ländern durch eine Arbeitsgruppe für Finanzoperationen, die sich der Kooperation mit der Weltgemeinschaft im Kampf gegen die Geldwäscherei weigern".

*Diese Prognose wurde in der Zeitung „Entwicklungsvariante" Nr.*

*3-4 veröffentlicht, in Druck gegeben am 19. Mai 2000, Auflage 10.000 Exsemplare. Die Zeitung ist in Russland im Ministerium für Presse, Fernseh-Rundfunk und Massenmedien registriert. Registirerungszeugnis PI Nr. 77-1859.*

**15. Die Prognose von Grigori Grabovoi zur Politik der Zentralbank der RF:**

Die Zentralbank der RF wird ihren Interessenbereich und Funktionen erweitern. Ab 2002 ermöglicht das, ihren Einfluss auch auf die politische Sphäre auszudehnen. Durch die sogenannte Steuer-ID - die Identifikationsnummer des Steuerzahlers wird die Bank des Landes auf die Zentralisierung des Bankdiskontes in der Art der heutigen Pass-Anmeldung Einfluss ausüben. Das ermöglicht zu wissen, wo sich jeder konkrete Mensch aufhält. Gegen dieses Niveau der Zentralisierung wird die Russische Orthodoxe Kirche gerade in diesem Moment auftreten, wenn die Kontrolle über den ökonomischen und sozialen Wohlstand der Bürger über Geld gestartet wird.

Das Wachstum und die Ökonomik der Devisen-und Goldreserven werden davon abhängig sein, wie der Unterschied zwischen dem kontrollierbaren und unkontrollierbaren Reserveniveau sein wird. Das nicht kontrollierte Niveau fällt auf den Kompetenzbereich von Spezialbehörden. Deshalb werden im Jahre 2004 dagegen die entsprechenden Gesetzgebungsakte angenommen, wonach das Niveau der Gold-und Devisenreserven in das Stimmabgabesystem eingeführt wird, das von jedem Bürger abhängt, der eine Einkommenserklärung eingereicht hat. Der Haushaltsbereich bekommt einen neuen Mechanismus der Geldverteilung (wie viel für Verteidigung, Bildungswesen, Medizin usw.) in der Art von Wahltechnologien. Jedoch wird im Weiteren die internationale Erfahrung angewandt, die eine Devisenkontrolle durch spezielle

Regierungsstrukturen vorsieht, jedoch unter Kontrolle der breiten Öffentlichkeit. Ein übriges Mal wird bewiesen, dass dies das Prärogativ des gewählten Staatsoberhaupts ist.

**Die Bestätigung der Prognose für die Zentralbank der RF:** Pressemitteilungen. Artikel „Ist die Einführung des Staatlichen Registers der Bevölkerung berechtigt?" in der Zeitschrift „Neueste Nachrichten" vom 04. November 2000 und Artikel „Die Liste von allen" in der Zeitung „Neueste Nachrichten" vom 23. November 2000 über die Konzeption des automatisierten Systems „Staatliches Register der Bevölkerung". Laut diesem Konzept ist die Einführung des lebenslangen persönlichen Kodes für jeden Bürger vorgesehen, dafür müssen die Information nach 17 Positionen eingesammelt werden (die Zeitung „Neueste Nachrichten" ist im Staatskomitee für Presse registriert, Registrierungszeugnis Nr. 019007 vom 30. September 1999). Artikel „Orthodoxen Gläubigen wird die PID-Nr. zugeordnet, ohne sie danach zu fragen" in der Zeitung „Moskauer Komsomolze" vom 03. November 2000 und ein Artikel in der Zeitung „Wjersty" vom 28. Oktober 2000 über die zahlreichen Hinwendungen der orthodoxen Gläubigen, die keine individuelle Steuernummer annehmen möchten, über die Anforderungen, „Diskriminierung und gesetzwidrige Handlungen in Bezug auf die orthodoxen Gläubigen im Ural" zu stoppen, eingegangen von Pfarrern des Ekaterinburger Episkopats (die Zeitung „Moskauer Komsomolze" ist im Ministerium für Presse und Information der RF registriert, Registrierungs-Nr. 1072, die Zeitung „Wjersty" ist im Ministerium für Presse und Information der RF registriert, die Registrierungs-Nr. 14418).

Artikel „Utopie auf den Karten" in der Zeitung „Wjersty" vom 12. Oktober 2000, in dem über die letzte Befragung berichtet wird, durchgeführt vom Fonds „Gesellschaftliche Meinung": „1500 Bürger Russlands erhielten die Karten mit der Auflistung von 27 Haushaltspositionen für das Jahr 2001. Jeder sollte sebständig fünf Positionen wählen, die nach seiner Meinung vorrangige Bedeutung haben. 62% der Steuerpflichtigen nannte das Gesundheitswesen. Die zweite Stelle nahm mit 52% das Bildungswesen ein, für die gründliche Finanzierung der Armee und Flotte äußerten sich 43% der Befragen" (die Zeitung „Wjersty" ist im Ministerium für Presse und Information der RF registriert, die Registrierungs-Nr. 14418).

*Diese Prognose ist in der Zeitung „Entwicklungsvariante" Nr. 5 veröffentlicht, die Nummer ist am 09. Juni 2000 in Druck gegeben, Auflage 10.000 Exemplare. Die Zeitung ist in Russland im Ministerium für Presse, Fernseh-Rundfunk und Massenmedien registriert. Registirerungszeugnis PI Nr. 77-1859.*

### 16. Die Prognose von Grigori Grabovoi über die Hypothek und die hypothekarische Kreditierung:

Die Hypothek und der Hypothekarkredit können sich nur unter der Bedingung entwickeln, wenn der wirtschaftliche Status des Landes hoch ist. Das zählt vor allem zum Gesamtaustauschvorgang in allen betreffenden Bestandteilen des Bruttoinlandsproduktes, sowie auch zu guten Entwicklungskennwerten solcher Branchen wie die Leichtindustrie, der Wohnbaukomplex, die Schwermetallurgie usw. Wenn diese Wirtschaftskomponenten hoch sind, dann hat auch die Hypothek gute Entwicklungschancen. Jedoch wird die Hypothekarkreditierung im heutigen Zustand Russlands nur davon abhängen, inwieweit in der Budgetvariante die indirekte Entwicklung der Hypothek selbst berücksichtigt ist. Deshalb sind die Perspektiven, derweilen das Budget zwischen den Branchen und Staatsstrukturen verteilt wird, doch nicht so aussichtsreich. Einige Regionen, die dank der Hypothekarkreditierung im Wohnungsbau zu führenden geworden sind, bestätigen nur diese Regel. Sie haben Beschlüsse der Exekutivorgane über Ressourcenversorgung. Die Banken nehmen Ressourcen als Pfand und finanzieren die Bautätigkeit anhand von Vorzugszinsen. Es gibt solange keinen gut organisierten Mechanismus: die Banken geben keinen Kredit, wenn die vereinbarte Deckung fehlt.

Warum wird die Information über die Hypothekarkreditierung vernachlässigt? Der Grund dafür besteht darin, dass das grundlegende Niveau dafür fehlt. Nur der Weg über Programm, über Budget ist heute real. Jedoch wird die Hypothek bei der Stabilisierung der Wirtschaft (das hohe Niveau des Bruttoinlandsproduktes (BIP) ist hier wie ein systembildendes Gesetz) wiederaufleben.

**Die Bestätigung der Prognose über die Hypothek und Hypothekarkreditierung:** Materialien der parlamentarischen Anhörungen in der Staatsduma der RF zur Hypothekarkreditierung im Oktober 2000, wo bestätigt wurde, dass die Hypothek ohne die staatliche Finanzierung im Rahmen eben des staatlichen Programms in Russland unmöglich ist.

*Diese Prognose wurde in der Zeitung „Entwicklungsvariante" Nr. 6 veröffentlicht, in Druck gegeben am 20. Juni 2000, Auflage 10.000 Exemplare. Die Zeitung ist in Russland im Ministerium für Presse, Fernseh-Rundfunk und Massenmedien registriert. Registirerungszeugnis PI Nr. 77-1859.*

## 17. Die Prognose von Grigori Grabovoi zur Havarieprophylaxe in den Öl-und Gaspipelines:

Für die Havarieprophylaxe muss man die entsprechende vorbeugende Wartung sowie die Reparatur der Ausrüstung durchführen. Es gibt jedoch noch einen zweiten Grund für Havarien, er besteht darin, dass der Umfang des Erdöls und Erdgases verheimlicht wird, damit jene Personen an den Gewinn kommen, die das Fehlen einer Kontrolle über die Förderung des Rohstoffes und über seinen Durchgang durch das Rohr ausnutzen.

Wie man die Prozente abschüttelt, die beim Durchgang natürlicherweise verlorengehen müssen, - hier gibt es keine Fragen. Die andere Sache ist, dass in einigen Fällen bei der Ausbeutung von Kohlenwasserstoff-Rohstoffen der Hauptteil direkt von der Bohranlage abgeführt wird. Das ist der Teil, der wenig bekannt ist, deshalb kann der Begriff „des Rohres" nicht immer als Hauptverlust qualifiziert werden. Es gibt Ausbeutungen, in denen bis zu 50% der Fördermenge auf die Seite geht.

**Die Bestätigung der Prognose über die Havarieprophylaxe in den Öl-und Gaspipelines:** alle Fernsehkanäle, die Zentralpresse berichten in den Oktober Materialien 2000 über das Diebstahlvolumen an Erdöl, „an der Pipeline vorbei".

*Diese Prognose wurde in der Zeitung „Entwicklungsvariante" Nr. 5 veröffentlicht, in Druck gegeben am 09. Juni 2000, Auflage 10.000 Exemplare. Die Zeitung ist in Russland im Ministerium für Presse, Fernseh-Rundfunk und Massenmedien registriert. Registrierungszeugnis PI Nr. 77-1859.*

Anlage D
# DOKUMENTE, DIE DIE IMBUCH ANGEFÜHRTEN KONKRETEN FAKTEN DER MATERIALISIERUNG UND DEMATERIALISIERUNG BESTÄTIGEN

# ZEUGNIS

über die extrasensorische Arbeit von Grabovoi Grigori Petrovich, geboren am 14. November 1963 in der Ansiedlung Kirowskij (Dorf Bagara), Kirowskij Bezirk, Tschimkenter Gebiet, Kasachische SSR (Geburtsurkunde Serie II – OG Nr. 463794)

Ort und Zeit der Ausfüllung: Chimki, Moskauer Gebiet      Datum: 1994.09.30
    Zeit: 20.10

Ich, Gluschko Swetlana Pawlowna,
Geburtsdatum und Geburtsort: geboren am 11. Dezember 1941, Iwanower Gebiet
Staat: Bürgerin RF
Wohnort und Privattelefon: wohne: Chimki, Moskauer Gebiet, ul. 9 Maja, 12, Wohnung 67
Bezeichnung des Dokumentes, Serie, Nummer, durch wen und wann ausgestellt: ich habe Personalausweis, ausgestellt durch die Redaktion der Zeitung „Megapolis-Kontinent", Berichterstatter in der Redaktion der Zeitung „Megapolis-Kontinent"

Am 22. September 1994 während des Treffens mit G. P. Grabovoi in der Stadt Chimki, Moskauer Gebiet, ul. Moskowskaja, Gebäude ZNIIME, Zimmer Nr. 120, ging das Gespräch über die Möglichkeit zur Materialisierung oder Teleportation (Übertragung von Gegenständen). Um mich von der Möglichkeit analoger Erscheinungen zu überzeugen, hat mir G. P. Grabovoi vorgeschlagen, irgendeinen Gegenstand in meiner Wohnung zu materialisieren, wohin er nicht ging und früher auch niemals war. Nach acht Tagen, am 30. September 1994, habe ich in meinem Vorzimmer, auf der Spiegelablage zwei Gegenstände bemerkt, die früher dort nicht waren und von niergendwoher kommen konnten. Kein Fremder war in dieser Zeit in das Haus gekommen, und der Sohn, der mit mir in der Wohnung wohnt, hatte diese Gegenstände nicht gebracht. Als ich sie erstmalig sah, habe ich sofort verstanden, dass das ein Ergebnis der Materialisierung ist, die G. P. Grabovoi vollzogen hat.

Die Reinheit des vorliegenden Experimentes besteht auch noch darin, dass G. P. Grabovoi meine Adresse nicht kannte und die Materialisierung über Distanz in meiner Wohnung durchführte, wo das auch abgesprochen wurde.

(Unterschrift)      /S. P. Gluschko/

30. September 1994, 20 Uhr 17 Minuten

**ISEA**

Telephono:0073712-629365
Telex: 116399 "OFFIS SU"
Telefax : 007 3712623571 (Tashkent)

## INTERSERVICEENERGO-ASIA LIMITED
### E. KHODJAEV STREET. 2 TASHKENT-700 032
### REPUBLIC OF UZBEKISTAN

### ZEUGNIS

Mit dem vorliegenden Zeugnis bestätige ich, Babajewa Tatjana Pawlowna, dass Grabovoi Grigori Petrovich, geboren am 14. November 1963 in der Ansiedlung Kirowskij (Dorf Bagara) des Kirowskij Bezirkes im Timkemsker Gebiet der Kasachischen SSR (Geburtsurkunde Serie II-OG Nr. 463794), indem er seine extrasensorischen Fähigkeiten nutzte, folgendes Experiment durchführte:

Ich habe mehrfach beobachtet, wie Grabovoi Grigori Petrovich, indem er den Knopf des Liftes nicht berührte, ihn dazu brachte, sich in der vorgegebenen Richtung zu bewegen und in der notwendigen Etage anzuhalten. Solche Experimente wurden durch ihn wiederholt im Beisein meines Ehemannes Babajew W. B. und mir im Lift des Hotels in Dehli im April 1994 durchgeführt.

(Unterschrift)
Babejewa T. P./

India Office : A. O. CONSULTANTS PVT. LTD., PMC Fortuna 3rd Floor.
Unit-A7, 234/3A. A.J.C. Bose Road. Calcutta-7C
Telephone : 91-33-2479706 Telelax : 91-33-2476039 Telex : 21-2421 CSEL IN.

Stempel der staatlichen Notariatskanzlei: 13. Juli 1996. Ich, AZIMOWA S.N.
staatlicher Notar 5. Schajhontohur staatliche Notariatskanzlei,
bescheinige die Echtheit der Unterschrift Babejewa Tatjana, welche in meiner Anwesenheit vollzogen wurde.
Die Person, die das vorliegende Dokument unterzeichnet hat, ist festgestellt
Registriert im Register Nr. 1381
Die staatliche Steuer wurde eingezogen

Staatlicher Notar                                                                                  (Unterschrift)
Amtssiegel der staatlichen Notariatskanzlei:
* УЗБЕКИСТОН РЕСПУБЛИКАСИ АДЛИЯ НАЗИРЛИГИ ТОШКЕНТ ШАХАР ХОКИМИЯГИ
* АДЛИЯ БОШКАРМАСИ 5 - СОМЛИШАЙХОНТОХУР ТУМАН
* ДАВЛАТ НОТАРИАЛ ИДОРАСИ

DIE AUFERWECKUNG VON MENSCHEN UND DAS EWIGE LEBEN - VON NUN AN UNSERE REALITÄT!

## ALLEN INTERESSIERTEN PERSONEN

Antragsteller: Liwado Ekaterina Iwanowna

## ANTRAG

darüber, dass Grabovoi Grigori Petrovich unter den Bedingungen eines reinen Experimentes im Gebäude der ZAO „Manometr" der Stadt Moskau einen metallischen Schlüssel mit einem Gewicht von 10,0 Gramm materialisierte.

Ich, Liwado Ekaterina Iwanowna, geboren am 16. August 1937 im Dorf Sartano des Mariupoler Bezirks des Donezker Gebietes /Ukraine/, Pass Serie XV-MJu Nr. 587245, ausgestellt am 14. Juli 1978, 13. Abteilung der Miliz, Moskau, bin Zeuge darüber, dass Grabovoi Grigori Petrovich am 12. November 1997 einen metallischen Schlüssel mit einem Gewicht von 10,0 Gramm materialisierte. Im Zeitraum, als Grabovoi Grigori Petrovich die Materialisierung vollzog, befand er sich in einer Entfernung von 10 Metern vom Schlüssel und materialisierte den Schlüssel im Verlaufe von 20 Minuten.

Die Materialisierung des Schlüssels aus einer Entfernung von 10 Metern führte Grabovoi Grigori Petrovich im Verlaufe von 20 Minuten unter der Adresse durch: Moskau, ul. Nischnjaja Syromjatnitscheskaja, Haus 5/7, ZAO „Manometr".

Die persönlichen Daten von Grabovoi Grigori Petrovich:
geboren am 14. November 1963 in der Ansiedlung Kirowskij, Kirowskij Bezirk, Tschimkenter Gebiet, Kasachische SSR, Geburtsurkunde Serie II-OG Nr. 463794.

Ich bitte, meinen Antrag auf der Grundlage der Dokumente, die meine Person ausweisen, und auf der Grundlage der oben genannten Beweise zu beglaubigen.

18. November 1997　　　　　　　(Unterschrift)　　　Liwado E. I.

Stempel der Notariatskanzlei:
Vierundzwanzigster November neunzehnhundertsiebenundneunzig Liwado Ekaterina Iwanowna
Stadt Moskau, 24. November 1997. Ich, Gabanjan N. G., Notar der Moskauer staatlichen Notariatskanzlei bescheinige die Echtheit der Unterschrift von Liwado Ekaterina Iwanowna, die in meiner Anwesenheit vollzogen wurde. Die Person ist festgestellt, die Handlungsfähigkeit wurde überprüft
Registriert im Register unter N 23-3040
Die staatliche Gebühr in Höhe von 4175 Rubel wurde eingezogen

Unterschrift des Notars

Stempel der Notariatskanzlei: Moskauer Staatliche Notariatskanzlei Nr. 12

Notar Gabanjan N. G.

DIE AUFERWECKUNG VON MENSCHEN UND DAS EWIGE LEBEN - VON NUN AN UNSERE REALITÄT!

## ALLEN INTERESSIERTEN PERSONEN

Antragsteller: Liwado Ekaterina Iwanowna

## ANTRAG

darüber, dass Grabovoi Grigori Petrovich unter den Bedingungen eines reinen Experimentes im Gebäude der ZAO „Manometr" der Stadt Moskau einen metallischen Schlüssel mit einem Gewicht von 10,0 Gramm materialisierte.

Ich, Liwado Ekaterina Iwanowna, geboren am 16. August 1937 im Dorf Sartano des Mariupoler Bezirks des Donezker Gebietes /Ukraine/, Pass Serie XV-Mju Nr. 587245, ausgestellt am 14. Juli 1978, 13. Abteilung der Miliz, Moskau, bin Zeuge darüber, dass Grabovoi Grigori Petrovich am 12. November 1997 einen metallischen Schlüssel mit einem Gewicht von 10,0 Gramm materialisierte. Im Zeitraum, als Grabovoi Grigori Petrovich die Materialisierung vollzog, befand er sich in einer Entfernung von 3 Metern vom Schlüssel und materialisierte den Schlüssel im Verlaufe von 5 Minuten.

Die Materialisierung des Schlüssels aus einer Entfernung von 3 Metern führte Grabovoi Grigori Petrovich im Verlaufe von 5 Minuten unter der Adresse durch: Moskau, ul. Nischnjaja Syromjatnitscheskaja, Haus 5/7, ZAO „Manometr".

Die persönlichen Daten von Grabovoi Grigori Petrovich:
geboren am 14. November 1963 in der Ansiedlung Kirowskij, Kirowskij Bezirk, Tschimkenter Gebiet, Kasachische SSR, Geburtsurkunde Serie II-OG Nr. 463794.

Ich bitte, meinen Antrag auf der Grundlage der Dokumente,
(Fortsetzung auf der Rückseite des vorliegenden Blattes)

Die meine Person ausweisen, und auf der Grundlage der oben dargestellten Beweise zu beglaubigen.

18. November 1997 (Unterschrift) Liwado E. I.
Stempel der Notariatskanzlei:
Vierundzwanzigster November neunzehnhundertsiebenundneunzig
Liwado Ekaterina Iwanowna
Stadt Moskau, 24. November 1997. Ich, Gabanjan N. G., Notar der Moskauer staatlichen Notariatskanzlei bescheinige die Echtheit der Unterschrift von Liwado Ekaterina Iwanowna, die in meiner Anwesenheit vollzogen wurde. Die Person ist festgestellt, die Handlungsfähigkeit wurde überprüft.
Registriert im Register unter N 23-3042
Die staatliche Gebühr in Höhe von 4175 Rubel wurde eingezogen

Unterschrift des Notars

Siegel der Notariatskanzlei: Moskauer Staatliche Notariatskanzlei Nr. 12

Notar Gabanjan N. G.

## ALLEN INTRESSIERTEN PERSONEN

Antragsteller. Lawruschkina Nadezhda Borisowna, wohnhaft unter Adresse: Moskau

**ANTRAG**
darüber, dass Grabovoi Grigori Petrovich unter den Bedingungen des reinen Experimentes im Gebäude des ZhSO der Gewerkschaften, gelegen unter der Adresse: Moskau, ul. Soljanka, Haus 14/2, Wohnung 110, den metallischen Schlüssel
mit
einem Gewicht von 10,0 Gramm teilweise dematerialisierte und dann materialisierte.

Ich, Lawruschkina Nadezhda Borisowna, geboren in Orechowo-Zujewo, Moskauer Gebiet am 6. Juni 1953, wohnhaft unter der Adresse: Moskau, ul. Malygina, Haus 8, Wohnung 178, Pass Serie XYIII- IK, Nr. 628733, ausgestellt OWD Orechowo-Zujewskij Gorispolkom, Moskauer Gebiet, 2. September 1980, bin Zeuge darüber, dass Grabovoi Grigori Petrovich den metallischen Schlüssel mit einem Gewicht von 10,0 Gramm am 20. November 1997 teilweise dematerialisierte und danach materialisierte.

In der Zeit, wo Grabovoi Grigori Petrovich die Dematerialisierung und Materialisierung des Schlüssels durchführte, befand sich der Schlüssel in einer Entfernung von 50 cm von ihm. Dabei gab es keinen physischen Kontakt. Das Experiment wurde innerhalb von 5 Minuten durchgeführt.

Die gegebenen Fakten sind auf den Fotos 1, 2, 3, 4 aufgeführt, aufgenommen unter gleichen Bedingungen. Auf dem F. 2 ist ein teilweise dematerialisierter Schlüssel aufgenommen im Verhältnis zu dem Schlüssel, dargestellt auf dem F. 1. Auf F. 2 ist sichtbar, dass die Stange, die den Halter und die Basis des Schlüssels verbindet, praktisch nicht zu sehen ist (Prinzip der diskreten Materialisierung). Auf dem F. 4 ist die Darstellung im Verhältnis zur Darstellung auf dem F. 3 herausgeführt hinter den dünnen Bildschirm (Prinzip der vollständigen Dematerialisierung des Objektes), auf dem F. 4 ist der erste Schritt der vollständigen Dematerialisierung dargestellt, bei der der physische Gegenstand, unter anderem, bei der Kontrolle mittels physischen Sehen, weniger deutlich wird.

Die Dematerialisierung und Materialisierung des Schlüssels über eine Entfernung von 50 cm führte Grabovoi Grigori Petrovich unter der Adresse durch: Moskau, ul. Soljanka, Haus 14/2, Wohnung 110, MKSO Gewerkschaften durch.

Die persönlichen Daten von Grabovoi Grigori Petrovitsch: geboren am 14. November 1963 in der Ansiedlung Kirowskij, Kirowskij Bezirk, Tschimkenter Gebiet der Kasachischen SSR, Geburtsurkunde, Serie XI OG Nr. 463794.

(Unterschrift) (Lawuschkina Nadezhda Borisowna)
(Unterschrift) (Liwado Ekaterina Iwanowna)

Das vorliegende Experiment führte Grabovoi Grigori Petrovich in Anwesenheit von zwei Zeugen durch:

1-ster Zeuge – Liwado Ekaterina Ivanowna, geboren am 16. August 1937 im Dorf Sartano, Donetzker Gebiet, Pass XV – XV – MJu Nr. 587245, ausgestellt von der 13. Abteilung der Miliz, Stadt Moskau, 14. Juni 1978

2-ter Zeuge – Lawruschkina Nadezhda Borisowna, geboren am 6. Juni 1953 in Orechowo-Zuewo, Moskauer Gebiet, Pass XVIII-IK Nr. 628733, ausgestellt vom OWD des Orechowo-Zuewskij Gorispolkoms, Moskauer Gebiet, 2. September 1980

Ich bitte meinen Antrag auf der Grundlage der Dokumente, die meine Person bescheinigen und auf der Grundlage der oben genannten Beweise zu beglaubigen.

Lawruschkina Nadezhda Borisowna
(Unterschrift)
Liwado Ekaterina Iwanowna
(Unterschrift)

Stempel der Notariatskanzlei, Moskau

25. November 1997. Ich, Semennikowa L.G., Notar, Moskau bescheinige die Echtheit der Unterschrift von Lawruschkina Nadezhda Borisowna, die in meiner Anwesenheit gemacht wurde. Die Person, die das Zeugnis unterzeichnet hat, ist festgestellt.
Registriert im Register unter N 18281
Die staatliche Gebühr in Höhe von 4175 Rub. wurde eingezogen

**Unterschrift Notar**

Siegel der Notariatskanzlei. Stadt Moskau, Semennikowa L.G.

Stempel der Notariatskanzlei: Insgesamt verschnürt, numeriert und versiegelt, 2 Blätter, Notar Semennikowa.
Siegel der Notariatskanzlei: Stadt Moskau, Semennikowa L.G

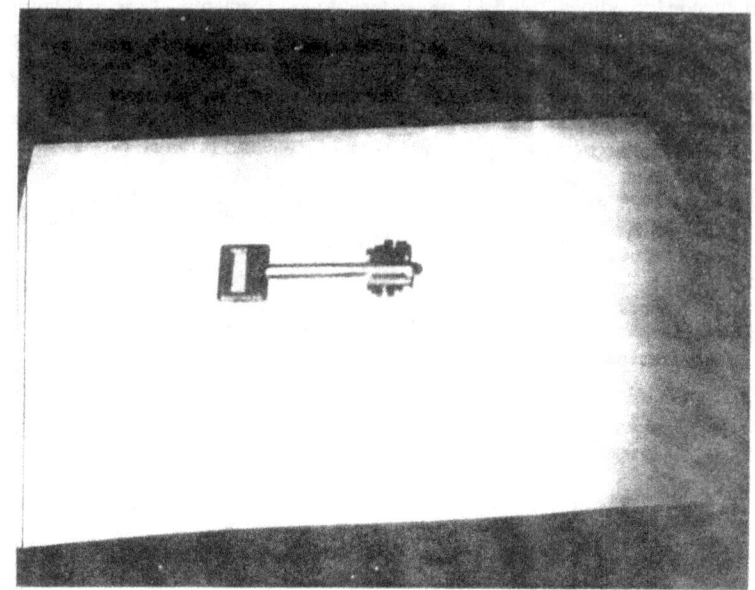

1

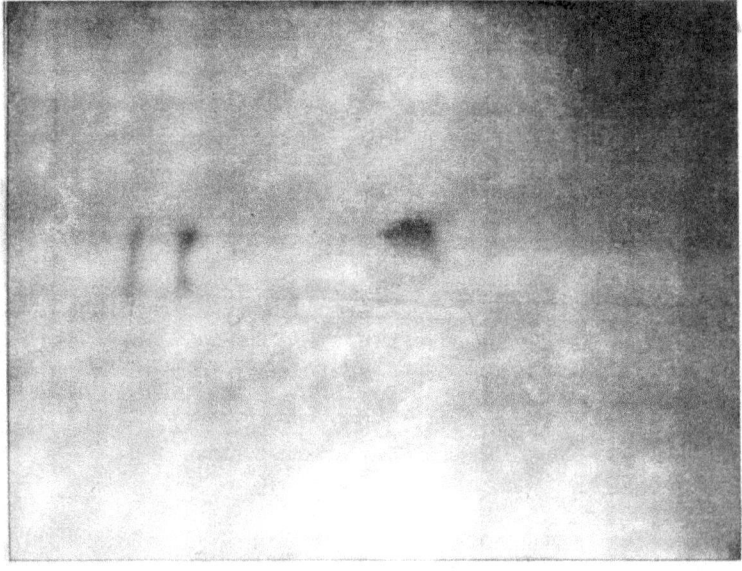

2

DIE AUFERWECKUNG VON MENSCHEN UND DAS EWIGE LEBEN - VON NUN AN UNSERE REALITÄT!

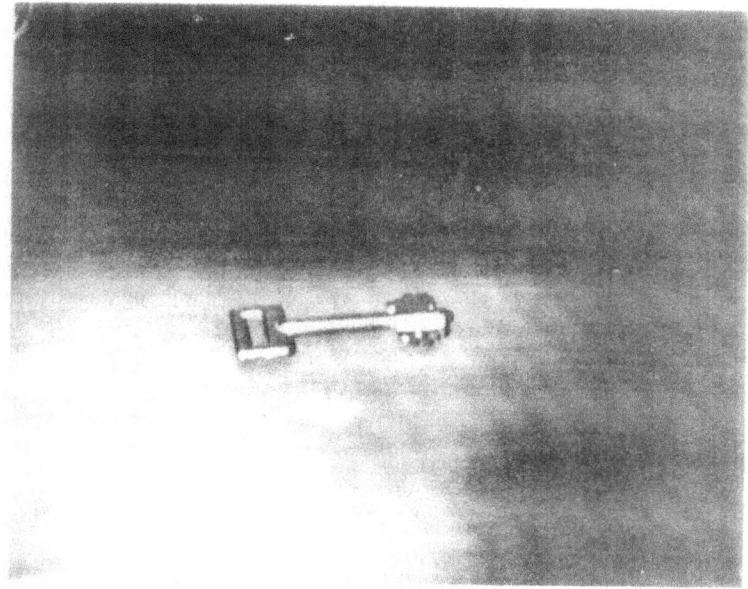

3

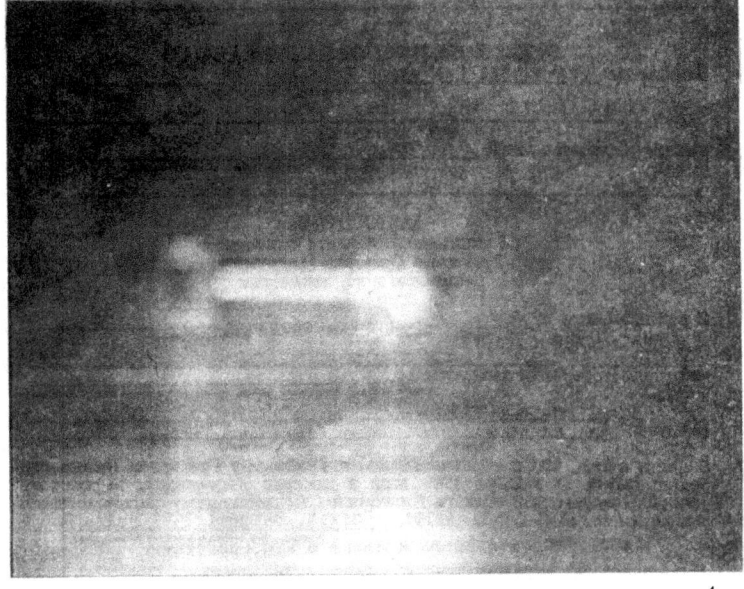

4

DIE AUFERWECKUNG VON MENSCHEN UND DAS EWIGE LEBEN - VON NUN AN UNSERE REALITÄT!

## ALLEN INTERESSIERTEN PERSONEN

Antragsteller: Salnikowa Swetlana Pawlowna

Interessierte Personen:

## ANTRAG
über die Feststellung des Faktes der Anerkennung von Grabovoi Grigori Petrovich als Heiler und Hellseher

Geburtsdatum und Geburtsort: ich wurde 1946.04.01 in Staniza Olowjannaja, Tschitinsker Gebiet geboren
Bezeichnung des Dokumentes, Serie, Nummer, durch wen und wann ausgestellt: ich habe Personalausweis Pass II-SN 653623 Udatschninskij o/m, Mirninskij Bezirk, Jakutien
Arbeitsstelle, Dienststellung und Diensttelefone: arbeite als wissenschaftlicher Mitarbeiter der Assoziation „Kosmonautik für die Menschheit"

In Verbindung damit, dass ich mich an Grabovoi Grigori Petrovich gewandt habe, geboren am 14. November 1963 in der Ansiedlung Kirowski, Kirowskij Bezirk, Tschimkenter Gebiet, Kasachische SSR, Geburtsurkunde Serie II-OG Nr. 463794,

Grund der Hinwendung: Moskau, Oktober 1997, Vorbereitung der Materialien zum Buch über G. P. Grabovoi
Erkläre ich, dass Grabovoi Grigori Petrovich, wirklich Gegenstände materialisiert.

Bei der Vorbereitung des Buches über G. P. Grabovoi erhielt ich von ihm einige Mappen mit Dokumenten. Im Arbeitsprozess stellte sich heraus, dass ein Dokument über sein Treffen mit Juko Labo aus den Philippinen nicht vorhanden ist. Nach einiger Zeit erschien dieses Dokument des Dolmetschers bei mir auf dem Tisch.

Zu den Terminen: Am 20. Oktober übergab ich an G. P. Grabovoi einen Teil des geschriebenen Materials, anhand dessen er verstand, dass mir das Dokument über Juko Labo fehlt.
Am 27.- 28. Oktober erschien dieses Dokument zusammen mit dem Zeugnis von Genkowa über das Treffen mit Wanga auf meinem Tisch.

Da ich schon die Kopie (Xerox) mit dem Zeugnis von Genkowa hatte, kann ich vergleichen und folgende Bemerkungen machen:
die materialisierten Dokumente haben die Nachteile der Kopien verloren – sie sind klar und richtig auf dem Blatt geordnet. Die Buchstaben sind etwas dünner gezeichnet.

Ich bitte meinen Antrag auf der Grundlage der Dokumente, die meine Person ausweisen, und auf der Grundlage der oben dargestellten Beweise zu beglaubigen.
(Unterschrift) Salnikowa S. P.
1997.11.17

Sechsundzwanzigster November neunzehnhundertsiebenundneunzig
Ich, Litowskaja Tamara O., Notar Moskau, bezeuge die Echtheit der Unterschrift von Salnikowa Swetlana Pawlowna, die in meiner Anwesenheit vollzogen wurde. Die Person, die dieses Dokument unterzeichnet hat, ist festgestellt

Registriert im Register unter N 1713
Nach Tarif sind 4.175 Rubel eingezogen
Notar: Unterschrift, Lizenz Nr. 282 vom 01.10.93 Anordnung Nr. 174 4 vom 02.11.93
Persönliches Siegel des Notars: Moskau Notar Litowskaja T. O.

DIE AUFERWECKUNG VON MENSCHEN UND DAS EWIGE LEBEN - VON NUN AN UNSERE REALITÄT!

## ISEA

Telephono:0073712-629365
Telex: 116399 "OFFIS SU"
Telefax : 007 3712623571 (Tashkent)

## INTERSERVICEENERGO-ASIA LIMITED
## E. KHODJAEV STREET. 2 TASHKENT-700 032
## REPUBLIC OF UZBEKISTAN

## ZEUGNIS

Mit dem vorliegenden Zeugnis bescheinige ich, Babajew Wiktor Bagirowitsch und meine Ehefrau Babajewa Tatjana Pawlowna, dass Grabovoi Grigori Petrovich, geboren am 14. November 1963 in der Ansiedlung Kirowskij (Dorf Bagara) des Kirowskij Bezirkes im Tschimkenter Gebiet der Kasachischen SSR (Geburtsurkunde Serie II-OG Nr. 463794), indem er seine extrasensorischen Fähigkeiten nutzt, folgendes Experiment durchgeführt hat:

Bei der Passkontrolle am Flughafen Taschkent stellte sich heraus, dass im Pass von Grabovoi Grigori Petrovich kein Stempel war, der die Ausreise aus dem Land genehmigte. Die Grenzer waren sehr verwundert darüber, dass so etwas überhaupt möglich sein konnte. Wir aber waren noch mehr verwundert, weil der Stempel im Pass im Beisein von drei Menschen eingedrückt wurde. Die dabei Anwesenden haben das bestätigt. Wie sich später herausstellte, hat Grabovoi Grigori Petrovich ihn extrasensorisch mit kontaktloser Methode entfernt. Grabovoi Grigori Petrovich hatte extrasensorisch den Stempel in seinem Pass gelöscht unter den Bedingungen bezeugter Existenz dieser Stempel, bevor er sie zu löschen begann, als Beweis dafür, dass die extrasensorische Löschung der Stempel auf Wunsch möglich ist.

Generaldirektor
„Interservisenergo-Azija"  (Unterschrift)  /Babajew W. B./

India Office : A. O. CONSULTANTS PVT. LTD., PMC Fortuna 3rd Floor.
Unit-A7, 234/3A. A.J.C. Bose Road. Calcutta-7C
Telephone : 91-33-2479706 Telelax : 91-33-2476039 Telex : 21-2421 CSEL IN.

Stempel der staatlichen Notariatskanzlei: 13. Juli 1996. Ich, AZIMOWA S.N. staatlicher Notar 5. Schajhontohur staatliche Notariatskanzlei, bescheinige die Echtheit der Unterschrift von Babajewa Tatjana, welche in meiner Anwesenheit vollzogen wurde.
Die Person, die das vorliegende Dokument unterzeichnet hat, ist festgestellt
Registriert im Register Nr. 1384
Die staatliche Steuer wurde eingezogen

Staatlicher Notar  (Unterschrift)

Amtssiegel der staatlichen Notariatskanzlei:
* УЗБЕКИСТОН РЕСПУБЛИКАСИ АДЛИЯ НАЗИРЛИГИ ТОШКЕНТ ШАХАР ХОКИМИЯГИ
* АДЛИЯ БОШКАРМАСИ 5 - СОМЛИШАЙХОНТОХУР ТУМАН
* ДАВЛАТ НОТАРИАЛ ИДОРАСИ

© Г. П. Грабовой, 2001

DIE AUFERWECKUNG VON MENSCHEN UND DAS EWIGE LEBEN - VON NUN AN UNSERE REALITÄT!

**ISEA**

Telephono:0073712-629365
Telex: 116399 "OFFIS SU"

Telefax : 007 3712623571 (Tashkent)

## INTERSERVICEENERGO-ASIA LIMITED
## E. KHODJAEV STREET. 2 TASHKENT-700 032
## REPUBLIC OF UZBEKISTAN

### ZEUGNIS

Mit dem vorliegenden Zeugnis bescheinige ich, Babajewa Tatjana Pawlowna, dass Grabovoi Grigori Petrovich, geboren am 14. November 1963 in der Ansiedlung Kirowskij (Dorf Bagara) des Kirowskij Bezirkes im Tschimkenter Gebiet der Kasachischen SSR (Geburtsurkunde Serie II-OG Nr. 463749) indem er seine extrasensorischen Fähigkeiten nutzt, das folgende Experiment zur Materialisierung eines Gegenstandes durchgeführt hat:

Ich, Babajewa T. P. war Augenzeugin eines interessanten Ereignisses. Es fand während meiner Dienstreise nach Indien im April 1994 statt. Mir ging mein Flugticket verloren. All mein Suchen war erfolglos. Wieviel und wo ich es auch immer suchte, ich konnte es nicht finden. Mir half Grabovoi Grigori Petrovich. Er sagte, dass ich mich beruhigen und in meiner Wirtschaftstasche suchen soll, wo ich schon gesucht habe, obwohl es dort nicht sein dürfte. Indem ich alles noch einmal herauszog, fand ich am Boden ein zerknittertes und leicht beflecktes Ticket. Diesem Wunder bin ich Grabovoi Grigori Petrovich verpflichtet, welcher das von mir verlorene Ticket materialisierte. Der einzige Unterschied des von Grabovoi Grigori Petrovich materialisierten Tickets, zu dem von mir verlorenen bestand darin, dass das von ihm materialisierte Ticket mit dem Saft eines Apfels befleckt war, der in der Tasche lag. Wie mir später Grabovoi Grigori Petrovich erklärte, hat er das deshalb gemacht, um beim Auffinden des Tickets an dem Platz, wo es früher nicht war, ich keinem Stress ausgesetzt war. Der erste Gedanke sollte sein, dass, eben weil das Ticket mit dem Saft des Apfels befleckt ist, so lag es früher in der Wirtschaftstasche, in der der Apfel lag, der den Saft abgegeben hatte, aber danach kamen mir bereits Gedanken über die wiederholte Durchsicht der Wirtschaftstasche und das absolut klare Fehlen des Tickets dort bis zum Beginn der distanzierten extrasensorischen Arbeit von Grabovoi Grigori Petrovich. Auf diese Weise zeigte Grabovoi Grigori Petrovich, wie er die Stufe der Empfänglichkeit des Menschen bei der von ihm durchgeführten Materialisierung berücksichtigt, um bei einem stark empfindsamen Menschen keinen Stress bei der Feststellung eines materialisierten Gegenstandes dort zu erzeugen, wo er wirklich bis zum Beginn der extrasensorischen Materialisierung nicht war, die von Grabovoi Grigori Petrovich durchgeführt wurde.

(Unterschrift) Babajewa T. P.

India Office : A. O. CONSULTANTS PVT. LTD., PMC Fortuna 3rd Floor.
Unit-A7, 234/3A. A.J.C. Bose Road. Calcutta-7C
Telephone : 91-33-2479706 Telelax : 91-33-2476039 Telex : 21-2421 CSEL IN.
Stempel der staatlichen Notariatskanzlei: 13. Juli 1996. Ich, AZIMOWA S.N.
staatlicher Notar 5. Schajhontohur staatliche Notariatskanzlei,
bescheinige die Echtheit der Unterschrift Babajewa Tatjana, welche in meiner Anwesenheit vollzogen wurde.
Die Person, die das vorliegende Dokument unterzeichnet hat, ist festgestellt
Registriert im Register Nr. 1382a
Die staatliche Steuer wurde eingezogen

Staatlicher Notar
(Unterschrift)
Amtssiegel der staatlichen Notariatskanzlei:
* УЗБЕКИСТОН РЕСПУБЛИКАСИ АДЛИЯ НАЗИРЛИГИ ТОШКЕНТ ШАХАР ХОКИМИЯГИ
* АДЛИЯ БОШКАРМАСИ 5 - СОМЛИШАЙХОНТОХУР ТУМАН
* ДАВЛАТ НОТАРИАЛ ИДОРАСИ

## ZEUGNIS

**über die extrasensorische Arbeit von Grabovoi Grigori Petrovich,**
geboren am 14. November 1963 in der Ansiedlung Kirowskij (Dorf Bagara),
Kirowskij Bezirk, Tschimkenter Gebiet, Kasachische SSR
(Geburtsurkunde Serie II – OG Nr. 463794)

Ort der Ausfüllung des Zeugnisses: Taschkent

Datum: 1994.II.01

Ich, Balakirewa Elena Dmitrewna,
Geburtsdatum und Geburtsort: geboren 1960.18.02. Südkasachstan. Tschikent
Wohnort und Privattelefon: ich wohne: Taschkent, Wohnblock Sputnik-4, Haus 50, Wohnung 217, Tel. 57-11-38
Bezeichnung des Dokumentes, Serie, Nummer, durch wen und wann ausgestellt: ich habe Personalausweis Pass XIV-JuS Nr. 632428, OWD Kuibyschewskij Rajisspolkom, Taschkent

Bezeichnung des Unterhnehmens, Dienststellung und Diensttelefone: arbeite als stellvertretender Generaldirektor für Ökonomie, Tel. 54-58-79.

In den ersten Tagen des Januar 1994 habe ich mich an G. P. Grabovoi gewandt bezüglich des Verlustes des Tickets (Flug) für das Flugzeug der Fluggesellschaft Uzbekistans über die Route Moskau – Taschkent vom 30. Dezember 1993.

Das Ticket hatte ich verloren ab dem Flughafen Domodedowo (nach dem Abflug) und in Taschkent konnte ich es schon nicht mehr finden.

Im Zusammenhang damit wurde mir das Jahresticket (Bonus) für das folgende Jahr 1994 entzogen.

Nach meiner Hinwendung zu Grabovoi G. P. entdeckte ich mein Flugticket an der Stelle, wo ich es früher gesucht hatte, aber zu diesem Moment nicht fand.

Schlussfolgerung: Ich denke, dass G. P. Grabovoi die Materialisierung des Flugtickets vom 30. Dezember 1993 vornahm.

(Unterschrift desjenigen, der das Zeugnis ausfüllte) / Balakirewa E. D.

## ALLEN INTERESSIERTEN PERSONEN

Antragsteller: Gusarowa Galina Alexejewna
Moskau, ul. Isakowskogo, Haus 2, Block 1, Wohnung 215, Tel. 944-33-66

**ANTRAG**
darüber, dass Grabovoi Grigori Petrovich 10 Seiten Papier an der Stelle dematerialisiert hatte, die er nicht kannte (er hatte keine Adresse)

Ich wurde am 29. Mai 1945 in Moskau geboren, Pass Serie XII- MJu 616980, ausgestellt am 24. Mai 1978, 109 o/m, Moskau

Ich bin Zeuge davon, dass Grabovoi Grigori Petrovich im September 1997 den Artikel "Mensch – Röntgen" aus dem Nachttischchen einer Verwandten meines Ehemannes, Kuzmenko Elena Pavlowna, dematerialisiert hatte, ihr Telefon: 249-95-24.

Dabei kannte Grigori Petrovich Grabovoi nicht die Stelle und die Adresse, wo der Artikel lag. Während der Einwirkung der Dematerialisierung, die Grabovoi Grigori Petrovich durchführte, verschwanden 10 Blatt Papier vom Format A4. Dabei waren als Zeugen der Dematerialisierung ihre Mutter Zwetkowa Anna Michailowna und ich, Gusarowa Galina Alexejewna.

Seitdem, als Grigori Petrovich Grabovoi die 10 Seiten Papier dematerialisierte, sind 3 (drei) Wochen vergangen.

Ich bitte, meinen Antrag auf der Grundlage der Dokumente, die meine Person bescheinigen und der oben angeführten Beweise zu beglaubigen.

(Unterschrift) /Gusarowa /
1997.09.25  Moskau

Stempel der Notariatskanzlei:
Zweiter Oktober neunzehnhundertsiebenundneunzig
02. Oktober 1997. Ich, Bratulenko O.L., Notar des Notariats-Bezirkes von Moskau
bescheinige die Echtheit
der Unterschrift von Gusarowa Galina Alexejewna, die in meiner Anwesenheit gemacht wurde. Die Person, die das
Dokument unterzeichnet hat, ist festgestellt. Das Dokument wurde laut verlesen.
Registriert im Register unter der Nr. 2-3912
Es wurden nach Tarif 20.000 Rubel eingezogen

Notar
Unterschrift

Persönliches Siegel des Notars: Moskau, Notar Bratulenko O.L.

## ALLEN INTRESSIERTEN PERSONEN

Antragsteller. Zwetkowa Anna Michailowna
Moskau, Studentscheskaja ul., Haus 31, Wohnung 39

## PROTOKOLL

Für alle interessierten Personen darüber, dass Grabovoi Grigori Petrovich
10 Blatt Papier in der Wohnung dematerialisierte und dabei
die Adresse meiner Wohnung nicht kannte

Ich wurde am 18. Juli 1911 in der Staniza Klegiskaja des Klegisker Bezirkes des Wolgograder Gebietes geboren

Pass Serie XXVI-MJu Nr. 547008. Ausgestellt von der 66 Abteilung der Miliz von Moskau am 26. Juni 1979

Ich bin Zeuge darüber, dass Grabovoi Grigori Petrovich im September 1997 den Artikel „Mensch-Röntgen" aus dem Nachttischchen meiner Wohnung dematerialisierte; Tel. 249-95-24.

Dabei kannte Grigori Petrovich Grabovoi nicht die Stelle und die Adresse, wo der Artikel lag. Während der Einwirkung der Dematerialisierung, die Grabovoi Grigori Petrovich durchführte, verschwanden 10 Blatt Papier vom Format A4. Dabei waren als Zeugen der Dematerialisierung meine Tochter Kuzmenko Elena Pawlowna und Gusarowa Galina Alexejewna.

Seitdem, als Grigori Petrovich Grabovoi die 10 Blatt Papier dematerialisierte, sind 3 (drei) Wochen vergangen.

Ich bitte, meinen Antrag auf der Grundlage der Dokumente, die meine Person bescheinigen und der oben angeführten Beweise zu beglaubigen.

(Unterschrift)        /Zwetkowa /        2.10.1997

DIE AUFERWECKUNG VON MENSCHEN UND DAS EWIGE LEBEN - VON NUN AN UNSERE REALITÄT!

## ALLEN INTERESSIERTEN PERSONEN

Antragsteller: Tschutkowa Tatjana Iwanowna

**ANTRAG**
über die Feststellung des Faktes der Anerkennung von Grabovoi Grigori Petrovich, dass er fähig ist, eine mit physischem Gehöhr über eine Entfernung zu höhrende Rede zu übergeben

Geburtsdatum und Geburtsort: Ich wurde am 22.12.1946 in Staniza Kanewskaja, Krasnodarskij Kraj geboren
Bezeichnung des Dokumentes, Serie, Nummer, durch wen und wann ausgestellt: Pass III-OB, Nr. 656912, ausgestellt OWD Moskowskij Rajispolkom, Rjazan, 12.04.79
Arbeitsstelle, Dienststellung: arbeite als Buchhalter.

Im Zusammenhang damit, dass ich mich an Grabovoi Grigori Petrovich gewandt hatte, geboren am 14. November 1963 in der Ansiedlung Kirowskij, Kirowskj Bezirk, Tschimkenter Gebiet, Kasachische SSR, Geburtsurkunde Serie II-OG Nr. 463794, Grund der Hinwendung: im November auf Grund der Erkrankung meines Enkels Radlewitsch Andrej, erkläre ich, dass Grabovoi Grigori Petrovich wirklich eine mit physischem Gehöhr über eine Entfernung zu höhrende Rede übergeben kann. Das wird damit bestätigt, dass meine Tochter, indem sie den Tag und die Uhrzeit der Sitzung kannte, nicht den Vornamen und Vatersnamen von Grabovoi kannte. Während der vorgesehnen Sitzung befand sie sich mit dem Enkel im Krankenhaus. Indem sie auf die Uhr schaute, und dachte, dass jetzt Grabovoi arbeiten müsste, aber wie heisst er? Und klar hörte sie: ich heisse Grigori Petrovich, ich arbeite mit ihrem Sohn, sorgen sie sich nicht, ich helfe ihm. Sie erstarrte und sagte maschinell, nun, danke. Die Tochter ist Ärztin und schätzt die Situation real ein, sie hörte dennoch physisch den Ton der Rede von Grigori Petrovich, obwohl er nicht in der Nähe war.

Die Tochter, Radlewitsch Natalja Wladimirowna, Telefon 765-06-48 oder 476-98-28

Ich bitte, meinen Antrag auf der Grundlage der Dokumente, die meine Person bescheinigen und auf der Grundlage der oben dargestellten Beweise zu beglaubigen.

(Unterschrift)                                              Tschutkowa
1998.02.02

Moskau, zweiter Februar neunzehnhundertachtundneunzig

Stempel der Notariatskanzlei: 4. Februar 1998. Ich, Smorgunowa E.A., Notar, Moskau, bescheinige die Echtheit der Unterschrift von Tschutkowa Tatjana Iwanowna, die in meiner Anwesenheit vollzogen wurde. Die Person ist festgestellt, die Handlungsfähigkeit wurde überprüft.
Registriert im Register unter N 10-286
Die staatliche Gebühr in Höhe von 23 Rubel 54 Kop. wurde eingezogen
Unterschrift des Notars

Siegel der Notariatskanzlei: Moskau Notar Smorgunowa E.A.

## ZEUGNIS
über die extrasensorische Arbeit von Grabovoi Grigori Petrovich

Ort der Ausfüllung des Zeugnisses: Moskau                    Datum:
                                                           1994.03.11
                                                        Zeit: 20.00-20.15

Ich, Schelikov Wadim Wladimirowitsch,
Geburtsdatum und Geburtsort: geboren am 12.11.1967
Arbeitsstelle, Dienststellung und Diensttelefone. MPSF „Kotllons", Stellv. Generaldirektor, Tel. 575-70-02
Wohnort und Privattelefon: wohne: Moskau, ul. B. Akademitscheskaja 8-1-2
Bezeichnung des Dokumentes, Serie, Nummer, durch wen und wann ausgestellt: habe Personalausweis Pass XXX-KK Ne. 510797, ausgestellt 10. Juli 1992, 1 o/m OWD, Chimki Nr.10

Ich bescheinige, dass Grabovoi Grigori Petrovich, geb. 14. November 1963 (hat Personalausweis Serie III-OG N 586058, ausgestellt 01.02.1980)

Nach der Abstimmung über ein Treffen an der Metro-Station „Retschnoj Woksal" neben meinem Auto WAZ-2101 Nr. m 81-00 NZh drang Grabovoi G.P. ohne irgend welche Schlüssel in mein geschlossenes Auto ein.

Das Ereignis vollzog sich auf folgende Weise:

Als ich das Auto verschlossen hatte und auch überprüft hatte, dass das Auto geschlossen ist, entstand bei mir der Gedanke, wenn bei Grabovoi G.P. der Wunsch (die Notwendigkeit) entsteht, in mein Auto einzudringen, so wird er das auch tun können. Danach entfernte ich mich vom Auto. Als ich nach wenigen Minuten zurückkam, sass G.P.Grabovoi schon in meinem Auto WAZ-2101 m 81-00 NZh und dabei war es mit den inneren Schlössern verschlossen, d.h. ich war Zeuge des Eindringens von Grabovoi G.P. in das verschlossene Auto.

(Unterschrift desjenigen, der das Zeugnis ausgefüllt hat)
Schelikov W.W.

DIE AUFERWECKUNG VON MENSCHEN UND DAS EWIGE LEBEN - VON NUN AN UNSERE REALITÄT!

Ministerium für allgemeine und Berufsausbildung der Russischen Föderation.
## ROSTOWER STAATLICHE UNIVERSITÄT

344006, Rostow am Don, ul. Bolschaja Sadowaja, 105.
Tel.
Für Nr.   vom 12.01.98

Von uns, Olechnowitsch Lew Petrowitsch, Doktor für chemische Wissenschaften, Sorosowsker Professor, Leiter des Lehrstuhles für Chemie der natürlichen und hochmolekularen Verbindungen der RGU und Kornilov Walerij Iwanowitsch, Kandidat der Wissenschaften, Sorosowsker Dozent des gleichen Lehrstuhles, Leiter des Laboratoriums für Chemie der Kohlehydrate des NII FOCh der RGU war vorgeschlagen worden, die Aufgabe der Auswahl der Vorzugsvariante des Zwischenzustandes des chemischen Prozesses, wie unten dargestellt, an Grabovoi Grigori Petrovich (geboren am 14.11.1963, Geburtsurkunde II-OG Nr.463794) zu stellen.

Die Lösung dieser Aufgabe ist möglich mit der Methode der kernmagnetischen Resonanz und der quantenmechanischen Berechnungen. G. P. Grabovoi, der überhaupt kein Chemiker ist und erst recht nicht Spezialist dieses engen Gebietes der organischen Chemie und nicht im Besitz spezieller Untersuchungsmethoden zur Untersuchung des Aufbaus des Stoffes, hatte sofort, indem er sich in seinem Office (Moskau, ul. Soljanka, 14/2) befand, ein schriftliches Gutachten zugunsten der Struktur (II) gegeben, indem er eine zusätzliche Schlussfolgerung darüber gab, dass im Magnetfeld die Realisierung einer dritten Struktur möglich ist, die von uns nicht berücksichtigt wurde. G. P. Grabovoi konnte vorher nicht wissen, dass die Autoren diesen Prozess gerade im magnetischen Feld beobachten, das fähig ist, auf den Charakter des Zwischenteilchens Einfluss zu nehmen. Eine analoge Schlussfolgerung wird mit unseren Vorstellungen abgestimmt, die auf der Grundlage des Experimentes erhalten wurden sowie auch mit den Ansichten anderer Spezialisten auf diesem Gebiet.

Auf der Grundlage des oben Dargestellten sind wir der Meinung, dass die Prognose, gegeben von Grabovoi G. P., auf den Fähigkeiten des Voraussehens der Prozesse gegeben wurde, die auf der molekularen Ebene stattfinden.

Doktor der chemischen Wissenschaften, Professor
Olechnowitsch L. P.
Kandidat der chemischen Wissenschaften, Dozent
Kornilov W. I.

Siegel der Rostower Universität: Staatliches Komitee der RSFSR für Wissenschaft und Hochschule. Rostower Rotbanner-Orden der Arbeit Staatliche Universität. Chemische Fakultät

## Ministerium für allgemeine und Berufsausbildung der Russischen Föderation
## ROSTOWER STAATLICHE UNIVERSITÄT

344006, Rostow am Don, ul. Bolschaja Sadowaja, 105.
Tel.
Für Nr.    vom 12.01.98

Von uns, Olechnowitsch Lew Petrowitsch, Doktor der chemischen Wissenschaften, Sorosowsker Professor, Leiter des Lehrstuhles für Chemie der natürlichen und hochmolekularen Verbindungen der RGU und Kornilov Walerij Iwanowitsch, Kandidat der chemischen Wissenschaften, Sorosowsker Dozent des gleichen Lehrstuhles, Leiter des Laboratoriums für Chemie der Kohlehydrate des NII FOCh der RGU war vorgeschlagen, die Aufgabe der Bestimmung der Ordnung der Menge der Migrationen der Acetylgruppe für den chemischen Prozess, wie unten dargestellt, an Grabovoi Grigori Petrovich (geboren am 14.11.1963, Geburtsurkunde II-OG Nr.463794) zu stellen.

Die schriftliche Antwort hat Grabovoi G. P. praktisch sofort gegeben, indem er sich in seinem Office (Moskau, ul. Soljanka, 14/2) befand und sie in 20 bis 30 Migrationen pro Sekunde bestimmt hatte, was mit den experimentellen Daten übereinstimmte. Eine zufällige Übereinstimmung in die nötige Grösse nehmen wir als wenig wahrscheinlich an, weil die Werte für den Stoff mit verschiedenen Vertretern sich in sehr breiten Grenzen befinden können.

Wir sind der Meinung, dass die von Grabovoi G. P. gegebene Lösung, der kein Spezialist auf diesem engen Gebiet der organischen Chemie ist und über keine speziellen Methoden zur Bestimmung der chemischen Struktur des Stoffes verfügt, auf der Grundlage seiner Fähigkeit zur Voraussage der Prozesse basiert, die sich auf dem molekularem Niveau vollziehen.

Doktor der chemischen Wissenschaften, Professor     (Unterschrift)
Olechnowitsch L. P.
Kandidat der chemischen Wissenschaften, Dozent     (Unterschrift)
Kornilov W. I.

Siegel der Rostower Universität: Staatliches Komitee der RSFSR für Wissenschaft und Hochschule.
Rostower Rotbanner-Orden der Arbeit Staatliche Universität. Chemische Fakultät

Ministerium für allgemeine und Berufsausbildung der Russischen Föderation
## ROSTOWER STAATLICHE UNIVERSITÄT

344006, Rostow am Don, ul. Bolschaja Sadowaja, 105
Tel.
Für Nr.   vom 12.01.98

Von uns, Kurbatov Sergeij Wasiljewitsch, Kandidat der chemischen Wissenschaften, Dozent des Lehrstuhles für Chemie für natürliche und hochmolekulare Verbindungen der RGU und Kornilov Walerij Iwanowitsch, Kandidat der chemischen Wissenschaften, Sorosowsker Dozent des gleichen Lehrstuhles, Leiter des Laboratoriums des NII FOCh der RGU wurde an Grabovoi Grigori Petrovich (geboren am 14.11.1963, Geburtsurkunde II-OG Nr. 463794) die Aufgabe vorgeschlagen, die umkehrbare Umgruppierung zu charakterisieren, wie unten dargestellt, im Plan der Bestimmung der Menge der Migrationen der Acetylgruppe in der Lösung bei 25 Grad Celsius.

Die Antwort wurde von Grabovoi G. P. in seinem Office (Moskau, ul. Soljanka 14/2) praktisch sofort gegeben und die Migrationsordnung wurde als 106 pro Sekunde bestimmt, was mit den experimentellen und Berechnungsdaten übereinstimmt. Eine zufällige Übereinstimmung ist sehr unwahrscheinlich, weil die Migration in den Verbindungen eines analogen Types von den Vertretern abhängt und sich in breiten Grenzen vollziehen kann (von 106 bis 10-6 mal pro Sekunde)

Wir sind der Meinung, dass die Lösung, die von Grabovoi G. P. gegeben wurde, auf seiner Fähigkeit zur Voraussage der Prozesse basiert, die sich auf dem molekularen Niveau vollziehen.

| | |
|---|---|
| Kandidat der chemischen Wissenschaften, Dozent<br>Kurbatov S. W. | (Unterschrift) |
| Kandidat der chemischen Wissenschaften, Dozent<br>Kornilov W. I. | (Unterschrift) |

Stempel der Rostower Universität: Staatliches Komitee der RSFSR für Wissenschaft und Hochschule.
Rostower Rotbanner-Orden der Arbeit Staatliche Universität. Chemische Fakultät

RSFSR Ministerium für Hoch- und mittlere Spezialausbildung.
# ROSTOWER ROTBANNER-ORDEN DER ARBEIT STAATLI-CHE UNIVERSITÄT

## WISSENSCHAFTLICHES FORSCHUNGSINSTITUT FÜR PHYSIKALISCHE UND ORGANISCHE CHEMIE (NIIFOCH)

344104, Rostow am Don, Pr. Statschki, 194/3, Tel. 28-57-00
vom 12.01.98

Von uns, Kurbatov Sergej Wasiljewitsch, Dozent des Lehrstuhles für natürliche und hochmolekulare Verbindungen der RGU und Kornilov Walerij Iwanowitsch, Kandidat der chemischen Wissenschaften, Dozent des gleichen Lehrstuhles, Leiter des Laboratoriums NIIFOCh der RGU, wurde an Grabovoi Grigori Petrovich (geboren am 14.11.1963; Geburtsurkunde II-OG Nr. 463794) die Aufgabe gestellt, die Geschwindigkeit der Umsetzung des Stoffes I in den Stoff II in der Lösung bei 25 Grad Celsius zu charakterisieren (Menge der Zyklisation – Rezyklisation pro Sekunde).

Die Antwort wurde von Grabovoi G. P. in seinem Office (Moskau, ul. Soljanka, 14/2) praktisch sofort schriftlich gegeben, und die Ordnung der Migration als fünf (5) pro Sekunde bestimmt, was dem Experiment entspricht, das nachfolgend mit Hilfe der JaMR-Spektroskopie und Berechnungen durchgeführt wurde.

Wir sind der Meinung, dass die Lösung, die von Grabovoi G. P. gegeben wurde, welcher über keine physikalisch-chemischen Methoden der Untersuchung des chemischen Stoffes verfügt, auf seiner Fähigkeit zur Voraussage der Prozesse basiert, die sich auf molekularem Niveau vollziehen.

Kand.chem.Wissenschaften, Dozent    (Unterschrift)
Kurbatov C. W.
Kand.chem.Wissenschaften, Dozent    (Unterschrift)
Kornilov W. I.

Siegel der Rostower Universität: Staatliches Komitee der RSFSR für Hochschulbildung.
Rostower Staatliche Universität. Wissenschaftliches Forschungsinstitut für physikalische und organische Chemie.

## ZEUGNIS

Blatt Nr.1

über die extrasensorische Arbeit von Grabovoi Grigori Petrovich, geboren am 14. November 1963 in der Ansiedlung Kirowskij (Dorf Bagara), Kirowskij Bezirk, Tschimkenter Gebiet, Kasachische SSR, (Geburtsurkunde, Serie II-OG Nr. 463794).

Ort der Ausfüllung des Zeugnisses: Taschkent

Datum:
1997.01.24
Zeit: 16:23

Ich, Rumjanzev Konstantin Alexandrowitsch
Geburtsdatum und Geburtsort: ich wurde am 16. März 1964 in Taschkent geboren
Staat: Bürger Uzbekistans
Wohnort und Privattelefon: ich wohne in Taschkent, ul. Fargona juli 95a,
1. Wohnblock, Wohnung 90, Tel. 915410
Arbeitsort, Dienststellung und Diensttelefone: Privater Kleinbetrieb „Wist", Tel. 410908, Technischer Direktor, Bezeichnung des Dokumentes, Serie, Nummer, durch wen und wann wurde das Dokument ausgestellt: Personalausweis Pass Serie SA, Nummer 0500835, ausgestellt am 03.April 1996 durch das Hamzinsker ROWD von Taschkent im Anwesenheit von zwei Zeugen

Erster Zeuge: Morozkina Marina Walerjevna
Geburtsdatum und Geburtsort: 27. März 1965, Taschkent
Wohnort und Privattelefon: Taschkent, ul. Baschkirskaja, Haus 2, Wohnung 9, Tel. 34-30-68
Arbeitsort, Dienststellung und Diensttelefone. MSTsch p/o Tasch.Traktornogo Zavoda; Arzt-Internist
Bezeichnung des Dokumentes, Serie, Nummer, durch wen und wann ausgestellt: Personalausweis Pass, Serie SA 0118402, UWD des Junus Abadsker Bezirks von Taschkent, 28.07.95

Zweiter Zeuge: Plykin Nikolai Dmitrijewitsch
Geburtsdatum und Geburtsort: 15. Februar 1977, Taschkent Ruz
Wohnort und Privattelefon: Taschkent, ul. Berusch, Haus 31, Wohnung 1, Tel. 42-20-94
Arbeitsort, Dienststellung und Diensttelefone: ZIWU NAK Ruz, Techniker – Operator EDVA
Bezeichnung des Dokumentes, Serie, Nummer, durch wen und wann ausgestellt: Personalausweis Pass, XVI – JuS Nr. 730079, ausgestellt am 26. Mai 1993 durch OWD des Ozhilbrovsker Bezirks von Taschkent.

Fortsetzung des vorliegenden Textes in der Anlage Nr.1 zum ersten Blatt

(Unterschrift und Name desjenigen, der das Zeugnis ausgefüllt hat) /Rumjanzev K.A./
(Unterschrift und Name des ersten Zeugen)
/Morozkina M.W./
(Unterschrift und Name des zweiten Zeugen) /Plykin N.D./

## ANLAGE Nr.1
### über die extrasensorische Arbeit von Grabovoi Grigori Petrovich,
geboren am 14. November 1963 in der Ansiedlung Kirowskij (Dorf Bagara), Kirowskij Bezirk, Tschimkenter Gebiet, Kasachische SSR, (Geburtsurkunde, Serie II-OG Nr. 463794).

Ort der Ausfüllung des Zeugnisses: Taschkent      Datum: 1997.01.24
                                                  Zeit: 16:23

Name, Vorname, Vatersname der Person, die das Dokument ausgefüllt hat: Rumjanzev Konstantin Alexandrowitsch

Mit dem vorliegenden Zeugnis bescheinige ich; dass ich mehrfach Zeuge des Vorhandenseins der extrasensorischen Fähigkeiten von Grabovoi Grigori Petrovich während des Studiums an der Taschkenter Universität war. Der Hochschullehrer, Dozent Gegel Galina Nikolajevna hat in Anwesenheit der gesamten Gruppe nach der Überprüfung der Kontrollarbeiten zur mathematischen Analyse ihre Verwunderung bezüglich der Arbeiten des Studenten Grabovoi Grigori Petrovich zum Ausdruck gebracht, der sofort richtige Antworten auf die Aufgabenstellungen schreibt, ohne Lösungen herbeizuführen. In dieser Zeit hatten wir ihn als begabten Menschen angesehen, der fähig ist, intuitiv die richtigen Antworten zu finden, weil wir den Begriff Hellsehen oder Extrasensorik nicht kannten. Durch das Prisma des heutigen Wissens kann man das oben Dargestellte als Hellsehen bezeichnen.

Zu dem gesamten oben von mir Dargestellten war ich wirklich Augenzeuge, was ich auch durch meine Unterschrift in Anwesenheit von zwei Zeugen bestätige.

Die im vorliegenden Zeugnis aufgeführten Fakten lagen im zweiten Kurs der Universität im Lehrjahr 1982 - 1983 vor.

(Unterschrift und Name desjenigen, der das Zeugnis ausgefüllt hat) /Rumjanzev K.A./
(Unterschrift und Name des ersten Zeugen)/Morozkina M.W./
(Unterschrift und Name des zweiten Zeugen /Plykin N.D./
   Stempel der staatlichen Notariatskanzlei: 5. Februar 1987. ICH, AZIMOWA S. N. staatlicher Notar der 5. Schajhontohur staatlichen Notariatskanzlei, beglaubige die Echtheit der Unterschrift des Bürgers Rumjanzev Konstantin Alexandrowitsch, die in meiner Anwesenheit vollzogen wurde.
   Die Person, die das Dokument unterzeichnet hat, ist festgestellt Registriert im Register Nr. 634
   Die staatliche Gebühr 600 wurde eingezogen

Staatlicher Notar(Unterschrift).
Amtssiegel der staatlichen Notariatskanzlei УЗБЕКИСТОН РЕСПУБЛИКАСИ АДЛИЯ НАЗИРЛИГИ ТОШКЕНТ ШАХАР ХОКИМИЯГИ
* АДЛИЯ БОШКАРМАСИ 5 - СОМЛИШАЙХОНТОХУР ТУМАН
* ДАВЛАТ НОТАРИАЛ ИДОРАСИ
   Stempel der staatlichen Notariatskanzlei: DOKUMENTIERT UND VERSCHNÜRT IN 2 BLÄTTERN.
Amtssiegel der staatlichen Notariatskanzlei: УЗБЕКИСТОН РЕСПУБЛИКАСИ АДЛИЯ НАЗИРЛИГИ ТОШКЕНТ ШАХАР ХОКИМИЯГИ
* АДЛИЯ БОШКАРМАСИ 5 - СОМЛИШАЙХОНТОХУР ТУМАН
ДАВЛАТ НОТАРИАЛ ИДОРАСИ

## ALLEN INTERESSIERTEN PERSONEN

Antragsteller: Jakowlewa Olga Nikolajewna
Moskauer Gebiet, Stadt Jubilejnyj, Wohnkomplex 1, Haus 6, Wohnung 14, Tel. 513-92-52

Ich wurde am 17.02.58 im Dorf Gorochowka des Woronescher Gebietes geboren, Pass, Serie XIX-IK 655676, ausgestellt am 25. März 1981, 1. O/M UWD Mytischi, Moskauer Gebiet.

**ANTRAG**

darüber, dass Grabovoi Grigori Petrovich mit seiner extrasensrischen Einflussnahme die Nebengeräusche von der Audioaufzeichnung seiner Stimme entfernte und einen Text mit seiner Stimme auf der Audiokassette ergänzte.

Ich bin Zeuge darüber, dass Grabovoi Grigori Petrovich am 27.02.97 mit seiner extrasensorischen Einwirkung die Nebengeräusche von der Audioaufzeichnung seiner Stimme entfernte und mit seiner Stimme auf der Audiokassette einen Text ergänzte. Dabei unterschied sich der ergänzte Text mit der Stimme von Grabovoi Grigori Petrovich in keinerlei Parametern von der Stimme Grabovoi Grigori Petrovich, vorher auf Audiokassette aufgenommen bei einem weiterem Gespräch mit ihm. Seine extrasensorische Einflussnahme hatte Grabovoi Grigori Petrovich durchgeführt, indem er nicht wusste, wo sich der Audiofilm befindet.

Ich bitte, meinen Antrag auf der Grundlage der Dokumente, die meine Person bescheinigen und auf der Grundlage der oben dargelegten Beweise zu beglaubigen.

(Unterschrift)          Name            Jakowlewna
          1997.11.18    Moskau

Stadt Moskau, achtzehnter November neunzehnhundertsiebenundneunzig
Ich, Wrobljewskaja L.E., Notar von Moskau, bezeuge die Echtheit der Unterschrift von Jakowlewa Olga Nikolajewna, die in meiner Anwesenheit vollzogen wurde.
Die Person, die dieses Dokument unterzeichnet hat, ist festgestellt
Registriert im Register unter N 2.10.157
Der Tarif sind 4.185 Rub. eingezogen


Notar:                 Unterschrift

Persönliches Siegel des Notars: Moskau, Notar Wrobljewskaja L.E.

DIE AUFERWECKUNG VON MENSCHEN UND DAS EWIGE LEBEN - VON NUN AN UNSERE REALITÄT!

## ALLEN INTERESSIERTEN PERSONEN

Antragsteller: Jakowlewa Olga Nikolajewna
Moskauer Gebiet, Stadt Jubilejnyj, Wohnkomplex 1, Haus 6, Wohnung 14, Tel. 513-92-52

Ich wurde am 17.02.58 im Dorf Gorochowka des Woronescher Gebietes geboren, Pass, Serie XIX-IK 655676, ausgestellt am 25. März 1981, 1. O/M Mytischi, Moskauer Gebiet.

**ANTRAG**

darüber, dass Grabovoi Grigori Petrovich mit seiner extrasensorischen Beeinflussung die Aufzeichnung von der Audiokassette so entfernt hatte, dass kein freier Platz mehr auf der Audiokassette verblieb.

Ich bin Zeuge darüber, dass Grabovoi Grigori Petrovich am 27.02.97 mit seiner extrasensorischen Beienflussung die Aufzeichnungen des Gespräches von der Audiokassette so entfernte, dass kein freier Platz mehr auf der Audiokassette verblieb. Bei der wiederholten Anhörung der Audiokassette mit dem aufgezeichneten Text bis zum gelöschten Abschnitt kam sofort der Anfang des Textes, der vorher (bis zur Beeinflussung von Grabovoi Grigori Petrovich) nach dem gelöschten Abschnitt des Textes der Audioaufnahme da war. Dabei kam es zu keinerlei störenden Geräuschen an der Stelle des Zusammenstossens der an die gelöschten Stellen angrenzenden Stellen. Die physikalischen Parameter des Bandes blieben damit ohne Veränderung. Seine extrasensorische Beeinflussung hatte Grabovoi Grigori Petrovich vollzogen, ohne zu wissen, wo sich die Audiokassette befand.

Grabovoi Grigori Petrovich wurde am 14. November 1963 geboren (Geburtsurkunde II-OG Nr. 463794).

Ich bitte, meinen Antrag auf der Grundlage der Dokumente, die meine Person bescheinigen und auf der Grundlage der oben dargelegten Beweise zu beglaubigen.

(Unterschrift)      Name      Jakowlewna
1997.11.18      Moskau

Stadt Moskau, achtzehnter November neunzehnhundertsiebenundneunzig
Ich, Wrobljewskaja L.E., Notar von Moskau, bezeuge die Echtheit der Unterschrift von Jakowlewa Olga Nikolajewna, die in meiner Anwesenheit vollzogen wurde.
Die Person, die dieses Dokument unterzeichnet hat, ist festgestellt
Registriert im Register unter N 2-10156
Der Tarif sind 4.185 Rub. eingezogen

Notar:      Unterschrift

Persönliches Siegel des Notars: Moskau, Notar Wrobljewskaja L.E.

## ALLEN INTERESSIERTEN PERSONEN

Antragsteller: Ladytschenko Konstantin Wladimirowitsach, wohnhaft unter Adresse: Moskauer Gebiet, Monino, ul. Maslowa, Haus 3, Wohnung 37

**ANTRAG**
darüber, dass Grabovoi Grigori Petrovich unter den Bedingungen der Reinheit des Experimentes vollständig die mit der Information geladene Computerdiskette mit einem Umfang von 1, 44 Megabyte dematerialisierte.

Ich, Ladytschenko Konstantin Wladimirowitsch, geboren am 15. Juni 1967 in Monino, Moskauer Gebiet, Personalausweis Offizier WP Nr. 096219, ausgestellt vom Tambower WWAUP, 21.Oktober 1989, bin Zeuge darüber, dass Grabovoi Grigori Petrovich am 22. November 1997 vollständig die mit der Information geladene Computerdiskette mit einem Umfang von 1,44 Megabyte dematerialisierte. Während der Dematerialisierung wusste Grigori Petrovich nicht, wo sich die Diskette befand.

Persönliche Daten von Grabovoi Grigori Petrovich:
geboren am 14 November 1963 in der Ansiedlung Kirowskij, Kirowskij Bezirk, Tschimkenter Gebiet, Kasachische SSR, Geburtsurkunde Serie II-OG Nr. 4637943.

Ich bitte meinen Antrag auf der Grundlage der Dokumente, die meine Person bescheinigen und der oben dargestellten Beweise zu beglaubigen.

25. November 1997 (Unterschrift)
Ladytschenko K.W.

Stempel der Notariatskanzlei:
Ladytschenko Konstantin Wladimirowitsch
26. November 1997. Ich, Bolkwadze T.N., Notar der 12. Moskauer staatlichen Notariatskanzlei
bescheinige die Echtheit der Unterschrift von Ladytschenko Konstantin Wladimirowitsach, die in meiner
Anwesenheit vollzogen wurde. Die Person ist festgestellt, die Handlungsfähigkeit wurde überprüft.
Registriert im Register unter N 2-1458
Die staatliche Gebühr in Höhe von 4175 Rubel wurde eingezogen

Unterschrift des Notars

Stempel der Notariatskanzlei: Moskauer Staatliche Notariatskanzlei Nr. 12

Notar Bolkwadze T.N

Blatt Nr. 1

# ZEUGNIS
über die extrasensorische Arbeit von Grabovoi Grigori Petrovich,
geboren am 14. November 1963 in der Ansiedlung Kirowskij, Kirowskij Bezirk,
Tschimkenter Gebiet, Kasachische SSR (Geburtsurkunde Serie II - OG Nr. 463794)
**über die extrasensorische Diagnostizierung von Programm-Apparate-Mitteln
von PEDV im November 1991**

Ort der Ausfüllung des Zeugnisses:      Taschkent 1996      Datum:
12.04
Zeit: 12-35

Ich, Walitov Radik Tafikowitsch
Geburtsdatum und Geburtsort: geboren am 12. Oktober 1960 in Taschkent
Staat: Bürger von Uzbekistan
Wohnort und Privattelefon: ich wohne in Taschkent, Wohnblock "Kuschbegi", Haus 16, Wohnung 35
Bezeichnung des Dokumentes, Serie, Nummer, durch wen und wann ausgestellt: ich habe Personalausweis Pass II-JuS Nr. 639885, ausgestellt am 26. November 1976 von Tschilanzaskij ROWD Taschkent
in Anwesenheit von zwei Zeugen:

Erster Zeuge: Trubkina Olga Alexandrowna
Geburtsdatum und Geburtsort: 20.09.56, Kajrakkum, Leninobader Gebiet
Wohnort und Privattelefon: Taschkent-72, Mirobadskij Bezirk, ul. Altynkulskaja 6-24
Arbeitsstelle, Dienststellung und Diensttelefone: Werk 243 GA, Personalabteilung, EDV-Operator
Bezeichnung des Dokumentes, Serie, Nummer, durch wen und wann ausgestellt: Personalausweis Pass SA 0325839, ausgestellt am 08.08.96 von Mirabadskij RUWD

Zweiter Zeuge: Grischkova Walentina Grigorjewna
Geburtsdatum und Geburtsort: 20.07.1939, Kzyl-Orda, Kasachische SSR
Wohnort und Privattelefon: Taschkent, ul. Tschimkentskaja 13, Wohnung 16, Tel. 565063
Arbeitsstelle, Dienststellung und Diensttelefone: Werk 243 GA, Leiter der Personalabteilung, Tel. 546800
Personalausweis: Pass III-JuS Nr. 729141, ausgestellt am 5.12.1977 von OWD Leninskij RIK Taschkent

         Fortsetzung des Textes in der Anlage Nr. 1 zum ersten Blatt

(Unterschrift der Person, die das Zeugnis ausgefüllt hat)      Walitov R.T.
(Unterschrift und Name des ersten Zeugen)
Trubkina O.A.

(Unterschrift und Name des zweiten Zeugen)      Grischkova

Blatt Nr.2

## ANLAGE Nr.1
**zum Zeugnis über die extrasensorische Arbeit von Grabovoi Grigori Petrovich,**
geboren am 14. November 1963 in der Ansiedlung Kirowskij (Dorf Bagara),Kirowskij Bezirk, Tschimkenter Gebiet, Kasachische SSR (Geburtsurkunde Serie II - OG Nr. 463794) **über die extrasensorische Diagnostizierung von Programm-Apparate-Mitteln von PEDV im November 1991**

Ort der Ausfüllung des Zeugnisses: Taschkent          Datum: 1996.12.04 Zeit: 12-35
Name, Vorname, Vatersname der Person, die das Zeugnis ausgefüllt hat:
Walitov Radik Tafikowitsch
Ich erkläre, dass ich Augenzeuge vom folgenden extrasensorischen Experiment von Grabovoi Grigori Petrovich war:

In meiner Anwesenheit wurden dem Extrasens Grabovoi G.P. im November 1991 zwanzig Disketten zur Diagnostizierung auf Virus vorgelegt. Grabovoi G.P. hat nach der visuellen Betrachtung der Disketten (d.h. ohne Benutzung der Computertechnik oder spezieller Software für die Feststellung von Virus, einfach nur auf Sicht) genau fünf mit Virus infizierte Disketten festgestellt.
Ausserdem wurde vom Extrasens Grabovoi G.P. die Arbeit zur extrasensorischen Beeinflussung auf die Programm-Mittel durchgeführt, um den Virus auf extrasensorischem Wege zu beseitigen. Beim Kopieren des Programmfiles von der mit dem Virus infizierten Diskette auf die Festplatte während der extrasensorischen Einwirkung von Grabovoi G.P. wurde der Programmfile in einem um den 10-fach geringeren Umfang als der Originals auf die Festplatte aufgezeichnet. Beim Kopieren sollte der Virus Dir von der Diskette auf die Festplatte übertragen werden, was aber nicht geschah, wie das Anti-Virusprogramm anti-Dir zeigte. Demzufolge wurde von Grabovoi G.P. eine extrasensorische Einwirkung auf die übertragende Information im Moment des Überschreibens von der Diskette auf die Festplatte ausgeübt, der Virus wurde vernichtet und von der Diskette auf die Festplatte nicht übertragen.
Diese Fakten spiegeln sich in den Protokollen Nr. 04/91 und Nr. 05/91 über die von Grabovoi G.P. durchgeführten extrasensorischen Arbeiten wider.
Ich bin der Meinung, dass dieses Experiment die extrasensorischen Fähigkeiten von Grabovoi Grigori Petrovich bestätigt hat, dass er sehr feine informationell-energetische Verbindungen auf den technischen Informationsträgern (Disketten) feststellen und den Prozess des Überschreibens der Information steuern kann, indem er den infomationellen Strom des Virus abhackt. Diese Fähigkeiten können bei ernsthaften Informationsmedien im Falle der Anwesenheit von künstlichen Störungen angewendet werden.
Für alles oben Dargestellte war ich wirklich Augenzeuge, was ich durch meine Unterschrift in Anwesenheit von zwei Zeugen bestätige.

(Unterschrift der Person, die das Zeugnis ausgefüllt hat)     Walitov R.T.
(Unterschrift und Name des ersten Zeugen)                     Trubkina O.A.
(Unterschrift und Name des zweiten Zeugen)                    Grischkova W.G.

Stempel der staatlichen Notariatskanzlei: 6. Februar 1997. Ich, Azimova S.N., staatlicher Notar der staatlichen Notariatskanzlei 5. SCHAJHONTOHUR bezeuge die Echtheit der Unterschrift, die in meiner Anwesenheit gemacht wurde.
Die Persönlichkeit, die dieses Dokument unterzeichnet hat, ist festgestellt
Registriert im Register unter Nr. 658
Die staatliche Gebühr 6000 wurde eingezogen
Staatlicher Notar                                             (Unterschrift)
Amtssiegel der staatlichen Notariatskanzlei: * УЗБЕКИСТОН РЕСПУБЛИКАСИ АДЛИЯ НАЗИРЛИГИ ТОШКЕНТ ШАХАР ХОКИМИЯГИ
* АДЛИЯ БОШКАРМАСИ 5 - СОМЛИШАЙХОНТОХУР ТУМАН
* ДАВЛАТ НОТАРИАЛ ИДОРАСИ
Stempel der staatlichen Notariatskanzlei: DOKUMENTIERT VERSCHNÜRT IN 3 BLÄTTERN
Amtssiegel der staatlichen Notariatskanzlei: * УЗБЕКИСТОН РЕСПУБЛИКАСИ АДЛИЯ НАЗИРЛИГИ ТОШКЕНТ ШАХАР ХОКИМИЯГИ
* АДЛИЯ БОШКАРМАСИ 5 - СОМЛИШАЙХОНТОХУР ТУМАН
* ДАВЛАТ НОТАРИАЛ ИДОРАСИ

DIE AUFERWECKUNG VON MENSCHEN UND DAS EWIGE LEBEN - VON NUN AN UNSERE REALITÄT!

## ISEA

Telephono:0073712-629365
Telex: 116399 "OFFIS SU"
Telefax : 007 3712623571 (Tashkent)

### INTERSERVICEENERGO-ASIA LIMITED
E. KHODJAEV STREET. 2 TASHKENT-700 032
REPUBLIC OF UZBEKISTAN

### ZEUGNIS

Mit dem vorliegenden Zeugnis bestätige ich, Babajewa Tatjana Pawlowna, dass Grabovoi Grigori Petrovich, geboren am 14. November 1963 in der Ansiedlung Kirowskij (Dorf Bagara) des Kirowskij Bezirkes im Timkemsker Gebiet der Kasachischen SSR (Geburtsurkunde Serie II-OG Nr. 463794), indem er seine extrasensorischen Fähigkeiten nutzte, folgendes Experiment durchführte:

Ich habe mehrfach beobachtet, wie Grabovoi Grigori Petrovich, indem er den Knopf des Liftes nicht berührte, ihn dazu brachte, sich in der vorgegebenen Richtung zu bewegen und in der notwendigen Etage anzuhalten. Solche Experimente wurden durch ihn wiederholt im Beisein meines Ehemannes Babajew W. B. und mir im Lift des Hotels in Dehli im April 1994 durchgeführt.

(Unterschrift) /
Babejewa T. P./

India Office : A. O. CONSULTANTS PVT. LTD., PMC Fortuna 3rd Floor.
Unit-A7, 234/3A. A.J.C. Bose Road. Calcutta-7C
Telephone : 91-33-2479706 Telelax : 91-33-2476039 Telex : 21-2421 CSEL IN.

Stempel der staatlichen Notariatskanzlei: 13. Juli 1996. Ich, AZIMOWA S.N.
staatlicher Notar 5. Schajhontohur staatliche Notariatskanzlei,
bescheinige die Echtheit der Unterschrift Babajewa Tatjana, welche in meiner Anwesenheit vollzogen wurde.
Die Person, die das vorliegende Dokument unterzeichnet hat, ist festgestellt
Registriert im Register Nr. 1381
Die staatliche Steuer wurde eingezogen

Staatlicher Notar (Unterschrift)

Amtssiegel der staatlichen Notariatskanzlei:
* УЗБЕКИСТОН РЕСПУБЛИКАСИ АДЛИЯ НАЗИРЛИГИ ТОШКЕНТ ШАХАР ХОКИМИЯГИ
* АДЛИЯ БОШКАРМАСИ 5 - СОМЛИШАЙХОНТОХУР ТУМАН
* ДАВЛАТ НОТАРИАЛ ИДОРАСИ

© Г. П. Грабовой, 2001

Anlage E
# DOKUMENTE, DIE DIE IMBUCH ANGEFÜHRTEN KONKRETEN FAKTEN DER ANWENDUNG VON TECHNISCHEN MITTELN FÜR DIE WIEDERHERSTELLUNG BESTÄTIGEN

DIE AUFERWECKUNG VON MENSCHEN UND DAS EWIGE LEBEN - VON NUN AN UNSERE REALITÄT!

## MRPIIN

## INTERNATIONALE REGISTRIERUNGSKAMMER FÜR INFORMATIONS-
## INTELLEKTUELLE NEUHEIT

### ZERTIFIKAT-LIZENZ

Registrierungs-Nummer 000285     Kennzahl 00014     Kode 00015

Entdeckung, Erfindung, Neuerung (Technologie, Projekt usw.): MODELL

**Grabovoi Grigori Petrovich**

Zusammenfassung:
Die Neuheit ist in den Prinzipien der Zersplitterung der Information, basierend auf den Postulaten der Gemeinsamkeit des Raumes und der Zeit in der Unendlichkeit und auf den Prinzipien der Verbindung der bekannten Eigenschaften des Raumes und der Zeit mit den Gesetzen ihrer gegenseitigen Entwicklung. Eröffnet ist die Methode der Archivierung einer beliebigen Information durch das Gebiet der unendlich entfernten Punkte. Der Raum wird als eine unveränderliche Struktur der Zeit betrachtet. Die Zeit wird als Funktion des Raumes betrachtet und der Punkt der Reproduktion der Materie als Folge der Reaktion der Zeit auf die Veränderung des Raumes. Die Berührungspunkte sind auch die Punkte der Archivierung einer beliebigen Information, was ermöglicht, technologische Systeme auf der Grundlage der EDVA zu schaffen. Die archivierte Information ergibt die statische Konstruktion der „vernünftigen" Maschine sowie die Prozesse ihrer Steuerung. Man kann die Information auch in einem beliebigen Stoff durch ununterbrochene Aufzeichnung archivieren und sie mit der Information ablesen, die keinen sichtbaren materiellen Träger hat. Durch diese Variante des anzuwendenden Archivierungsmodells kann man anhand einzelner Impulse eines speziellen Zusatzblocks zum Computer eine prinzipiell neue Art der Computertechnik schaffen, welche für die Erschaffung der erforderlichen Vernunftform benutzt werden kann, untergebracht in der Luft, im Vakuum oder in einem beliebigen Stoff.

Kurze Bezeichnung: **ARCHIVIERUNG DER INFORMATION IN EINEM BELIEBIGEN PUNKT DER RAUMZEIT**

Grundidee:
Die Internationale Registrierungskammer für informations-intellektuelle Neuheit präsentiert zur Registrierung im Internationalen Register von Globalen Informationssystemen intellektuelles Eigentum, welches als schöpferische Arbeit vom wissenschaftlichen Rat MRPIIN und anderen Strukturen als
MODELL
anerkannt wurde.
Diese Zertifikat-Lizenz ist ein Dokument, anhand dessen dem Besitzer das Recht gewährt wird, diese informations-intellektuelle Neuheit als Eigentum auf den internationalen Märkten in allen Ländern der Welt zu nutzen.

Vorsitzender der Kammer,
Ordentliches Mitglied der Internationalen
Akademie für Informatisierung und
der New Yorker Akademie der Wissenschaften

Datum: 19. Dezember 1997                    E.S. Tyzhenko-Dawtjan

© Г. П. Грабовой, 2001

# MRPIIN
# INTERNATIONALE REGISTRIERUNGSKAMMER FÜR INFORMATIONS-INTELLEKTUELLE NEUHEIT
## ZERTIFIKAT-LIZENZ

Registrierungs-Nummer 000283     Kennzahl 00012     Kode 00015
Entdeckung, Erfindung, Neuerung (Technologie, Projekt usw.): METHODE

**Grabovoi Grigori Petrovich**

Zusammenfassung:
Entwickelt ist die Technologie der Überführung der Information eines beliebigen Ereignisses in geometrische Formen, beschrieben von der orthodoxen Mathematik. Zur Veränderung des Ereignisses überführt ein spezielles Computerprogramm die primäre Form in die Form, welche das Ereignis auf die nötige Weise verändert. Das Programm basiert auf den Berechnungen der Winkelkoeffizienten zwischen den geänderten und ergänzten Formen, d.h. man berechnet das Vierfachintegral durch das Runge-Kutta-Verfahren. Die ergänzten Formen steuern bei speziellem Impuls auf beliebige Entfernung. Die Anwendung der Computertechnologie kann bei der Informationssteuerung in der Medizin, in genauen Technologien usw. nützlich sein.

Kurze Bezeichnung: **COMPUTERTECHNOLOGIE MIT DISTANZ-STEUERUNG**
Grundidee:
Die Internationale Registrierungskammer für informations-intellektuelle Neuheit präsentiert zur Registrierung im Internationalen Register von Globalen Informationssystemen intellektuelles Eigentum, welches als schöpferische Arbeit vom wissenschaftlichen Rat MRPIIN und anderen Strukturen als

METHODE
anerkannt wurde.
Diese Zertifikat-Lizenz ist ein Dokument, anhand dessen dem Besitzer das Recht gewährt wird, diese informations-intellektuelle Neuheit als Eigentum auf den internationalen Märkten in allen Ländern der Welt zu nutzen.

Vorsitzender der Kammer,
Ordentliches Mitglied der Internationalen
Akademie für Informatisierung und
der New Yorker Akademie der Wissenschaften

Datum: 19. Dezember 1997                    E.S. Tyzhenko-Dawtjan

## MRPIIN
## INTERNATIONALE REGISTRIERUNGSKAMMER FÜR INFORMATIONS-INTELLEKTUELLE NEUHEIT

## ZERTIFIKAT-LIZENZ

Registrierungs-Nummer 000286     Kennzahl 00020     Kode 00015
Entdeckung, Erfindung, Neuerung (Technologie, Projekt usw.): PRINZIP

**Grabovoi Grigori Petrovich**

Zusammenfassung:

Entdeckt ist die Eigenschaft der Materie, die es erlaubt, sofort die erforderliche Form auf der Grundlage des Einzelprogramms praktisch zu erhalten, eingelegt in irgendein Zeitintervall (protokollierte Zeugnisse sind verfügbar). Die Computertechnologien ermöglichen die Gewährleistung der Steuerung der Materie, der Wiederherstellung des Gewebes des Organismus sowie seine Sicherheit, Kontrolle über Maschinen, Erschaffung des Stoffes anhand des Prinzips der Überführung der Zeit in einen beliebigen Stoff – anhand des Prinzips der Unzerstörbarkeit der Struktur der Zeit bei Veränderung des Raumes; die Energiequelle aus der Zeit der vergangenen Ereignissen ist unbegrenzt, d.h. man kann ein beliebiges Ereignis der Vergangenheit durch eine unendliche Anzahl von Methoden unterteilen, u.a. auch durch die Methode der rücklaufenden Verbindung – die Steuerung der Zeit der zukünftigen Ereignisse. Man kann faktisch bei der Anwendung des angewandten Apparates auf der konzeptuellen Grundlage die Zeit der vergangenen Ereignisse benutzen. Demzufolge kann man nach Meinung des Autors die beliebige Materie aus dem Satz von „zufälligen" Ereignissen im beliebigen Zeitintervall wiederherstellen, was die Inkonsequenz der beliebigen Zerstörung bedeutet.

Kurze Bezeichnung: **ZEIT, DAS IST DIE FORM DES RAUMES**

Grundidee:

Die Internationale Registrierungskammer für informations-intellektuelle Neuheit präsentiert zur Registrierung im Internationalen Register von Globalen Informationssystemen intellektuelles Eigentum, welches als schöpferische Arbeit vom wissenschaftlichen Rat MRPIIN und anderen Strukturen als

PRINZIP anerkannt wurde.

Diese Zertifikat-Lizenz ist ein Dokument, anhand dessen dem Besitzer das Recht gewährt wird, diese informations-intellektuelle Neuheit als Eigentum auf den internationalen Märkten in allen Ländern der Welt zu nutzen.

Vorsitzender der Kammer,
Ordentliches Mitglied der Internationalen
Akademie für Informatisierung und
der New Yorker Akademie der Wissenschaften     E.S. Tyzhenko-Dawtjan

Datum: 19. Dezember 1997

## MRPIIN
## INTERNATIONALE REGISTRIERUNGSKAMMER FÜR INFORMATIONS-INTELLEKTUELLE NEUHEIT

## ZERTIFIKAT-LIZENZ

Registrierungs-Nummer 000287     Kennzahl 00018     Kode 00015
Entdeckung, Erfindung, Neuerung (Technologie, Projekt usw.): ENTDECKUNG

### Grabovoi Grigori Petrovich

Zusammenfassung:
    Vorgelegt sind neue Informationsgebiete, die die Eigenschaften und die Anordnungsplätze beliebiger Informationsobjekte bestimmen, welche zur Selbstentwicklung von nicht zerstörenden Gebieten der Schöpfung führen sowie konkrete Technologien der nicht zerstörenden Benutzung des schaffenden Gebietes. Entdeckt ist die völlige Identität (nach dem Prinzip des Automorphismus, Isomorphismus) beliebiger Informationsobjekte vor dem schaffenden Informationsgebiet (Protokolle der Ergebnisse sind in UNO notariell beglaubigt).
    Die Entdeckung des schaffenden Informationsgebietes vollzog sich durch die Widerspiegelung der zu realisierenden Informationsobjekte auf der inneren Oberfläche der Sphäre der vergangenen (bekannten) Informationsobjekte. Das Segment der Sphäre, die der zukünftigen Information entspricht, welches die Komponente der zu schaffenden Objekte festlegt, wird als Fläche der äußeren Oberfläche der Sphäre der bekannten Informationsobjekte ermittelt, die aus den Projektionen der Gebiete der zu realisierenden Objekte auf die äußere Oberfläche der Sphäre der bekannten Objekte bestimmt wird, und entsteht aus dem Zusammenwirken der in Bezug auf das schaffende Gebiet kriterial identischen Informationsgebieten durch die inneren Gebiete der Sphären, die in Bezug auf die Objekte der Realisierung dynamisch sind. Die Entdeckung ermöglicht es, beliebige Richtungen der schöpferischen Entwicklung nach dem Prinzip der Selbsterkenntnis unter Anwendung der Methode der orthodoxen Mathematik zu realisieren.
    Kurze Bezeichnung: **REPRODUZIERENDE, SICH SELBSTENTWICKELNDE SYSTEME, DIE DIE ÄUSSEREN UND INNEREN GEBIETE DER VIELFALT VON SCHAFFENDEN SPHÄREN WIDERSPIEGELN**
    Grundidee:
    Die Internationale Registrierungskammer für informations-intellektuelle Neuheit präsentiert zur Registrierung im Internationalen Register von Globalen Informationssystemen intellektuelles Eigentum, welches als wissenschaftliche Arbeit vom wissenschaftlichen Rat MRPIIN und anderen Strukturen als
ENTDECKUNG
anerkannt wurde.
    Diese Zertifikat-Lizenz ist ein Dokument, anhand dessen dem Besitzer das Recht gewährt wird, diese informations-intellektuelle Neuheit als Eigentum auf den internationalen Märkten in allen Ländern der Welt zu nutzen.

Vorsitzender der Kammer,
Ordentliches Mitglied der Internationalen
Akademie für Informatisierung und
der New Yorker Akademie der Wissenschaften      E.S. Tyzhenko-Dawtjan
Datum: 19. Dezember 1997

RUSSISCHE FÖDERATION
# PATENT
## FÜR DIE ERFINDUNG
### NR. 2148845

Durch die Russische Agentur für Patente und Warenzeichen wurde auf der Grundlage des am 14. Oktober 1992 in Kraft getretenen Patentgesetzes das vorliegende Patent für die Erfindung ausgestellt:

## VERFAHREN ZUR VORBEUGUNG VON KATASTROPHEN UND EINRICHTUNG ZU SEINER VERWIRKLICHUNG

Patentinhaber:

**Grabovoi Grigori Petrovich**

nach dem Antrag Nr. 99120836, Eingangsdatum: 07.10.1999

Priorität vom 07.10.1999

Autor(en) der Erfindung:

**Grabovoi Grigori Petrovich**

Das Patent wirkt auf dem gesamten Territorium der Russischen Föderation im Laufe von 20 Jahren ab dem 07. Oktober 1999 unter der Bedingung der rechtzeitigen Bezahlung der Gebühr für die Aufrechterhaltung des Patents. Registriert im Staatlichen Register für Erfindungen der Russischen Föderation.

Moskau, 10. Mai 2000
Generaldirektor
A.D. Kortschagin

Wappen der Russischen Föderation    (19) **RU** (11) **2148845** (13) **C1**

(51) 7 G01V9/00, 8/20

Bundesdienst für geistiges Eigentum,
Patente und Warenzeichen
(ROSPATENT)

(12) **BESCHREIBUNG DER ERFINDUNG**
zum Patent der Russischen Föderation

---

(21) Registriernummer des Antrags: 99120836/28    (22) Datum der Einreichung: 1999. 10. 07
(24) Beginn der Wirksamkeit des Patents: 1999. 10. 07
(46) Publikation der Formeln der Erfindung: 2000. 05. 10 Bul. Nr. 13
(72) Name des Erfinders: Grabovoj Grigorij Petrovich
(71) (73) Name des Patentinhabers:
(56) Analogien der Erfindung: RU 2107933 C1, 27.03.1998
   RU 2050014 C1, 10.12.1995. RU 2098850 C1, 10. 12. 1997. SU 1104459 A, 23.07.1984
(98) Postanschrift: 115230 Moskau, Kaschirskoe Chaussee 5-1-66, Kopaev V. G.

(54) VERFAHREN ZUR VERHÜTUNG VON KATASTROPHEN UND AN LAGE ZU SEINER VERWIRKLICHUNG

(57)    Nutzung: zur Verhütung von Katastrophen natürlichen Charakters oder vom Menschen verursachter Katastrophen. Wesen: Signale der Lichtstrahlung von einem Element, das der Zone der voraussichtlichen Katastrophe entspricht, werden bearbeitet mit Hilfe eines optischen Systems, das aus Kristall, zum Beispiel aus Bergkristall, hergestellte Messfühler enthält, ausgeführt in Form identischer Würfel, die entlang der Ausbreitungsrichtung der Strahlung verteilt und in einer gläsernen Kugel untergebracht sind. Der letzte Würfel ist mit Hilfe einer Lichtwellenleiterfaser mit dem Geber verbunden, der über einen Verstärker an ein Prozessorsystem angeschlossen ist. Im optischen System wird die normierte Strahlung erzeugt.

Bevorzugt ist eine Abtastung unterschiedlicher Bereiche des Elements durchzuführen, das zum Beispiel als Karte des Bereichs ausgeführt ist, dabei entspricht die Zone mit vergrößerten Charakteristika der normierten Strahlung dem Bereich der Entstehung der Katastrophe. So hat der Bereich der Entstehung der Katastrophe bei Katastrophen natürlichen Charakters Charakteristika, die die Charakteristika der Strahlung anderer Bereiche des Elements um 20 – 28% übertreffen, für vom Menschen verursachte Katastrophen beträgt die Erhöhung 10 – 12%.

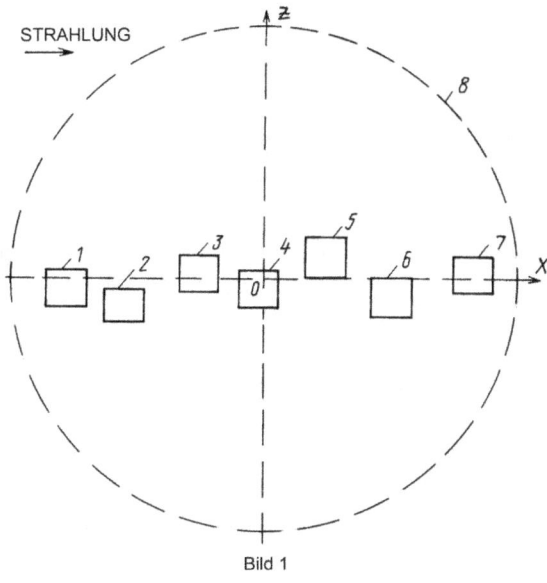

Bild 1

2148845

Das technische Resultat: Steigerung der Effektivität bei gleichzeitiger Vergrößerung des Anwendungsbereichs des vorliegenden Verfahrens und der Anlage.

Die Erfindung kann bei der Verhütung unterschiedlicher Katastrophen sowohl natürlichen Charakters, wie zum Beispiel Erdbebenkatastrophen, als auch vom Menschen verursachter Katastrophen, insbesondere in Produktionsobjekten, verwendet werden.

Dem vorliegenden Verfahren kommt in technischer Hinsicht das Verfahren zur Verhütung einer Katastrophe natürlichen Charakters – eines Erdbebens, am nächsten,

mit Speicherung und Bearbeitung von Signalen, die die Lage in der Zone der voraussichtlichen Katastrophe kennzeichnet (s. Verwaltungsdienst der UdSSR Nr. 1030496,

Kl. E 02 D 27/34, 1983). Entsprechend dem bekannten Verfahren werden Vibrationssignale in Form von Schwingungen der Erdkruste verarbeitet, die vom Epizentrum des Erdbebens ausgehen, indem man mit Hilfe eines Netzes von Seismografen elektrische Signale empfängt.

Die erhaltenen elektrischen Signale werden im Zentrum für die Sammlung, Speicherung und Bearbeitung von Informationen in Kommandosignale umgewandelt, die auf die in Form von Vibrationsquellen ausgeführten Strahlungsemitter gegeben werden. Die entstehenden oder die normalisierenden Signale in Form elastischer Wellenschwingungen, die auf die Zone des Erdbebenherds gerichtet werden. Die Dämpfung der seismischen Schwingungen erfolgt durch das Zusammenwirken von elastischen Schwingungen hoher Frequenz, die von der Vibrationsquelle ausgehen, mit Wellenschwingungen niederer Frequenz vom Epizentrum des Erdbebens.

Der Nachteil des bekannten Verfahrens ist seine niedrige Effektivität, weil die Gegenwirkung zur Erdbebenkatastrophe nur bei Erreichen eines hohen Grades seiner Entwicklung stattfindet, infolgedessen muss man vorher im Zentrum für die Sammlung, Speicherung und Bearbeitung von Informationen eine Reihe prognostischer Signale erhalten.

Außerdem verfügt das bekannte Verfahren über begrenzte funktionale Möglichkeiten, weil es nur für die Verhütung von Erdbeben genutzt werden kann, nicht für die Verhütung anderer Katastrophen, zum Beispiel vom Menschen verursachter Katastrophen.

Dem vorliegenden Verfahren kommt in technischer Hinsicht am nächsten die Anlage zur Verhütung einer Katastrophe natürlichen Charakters – eines Erdbebens, die einen die Lage in der Zone der angenommenen Katastrophe kennzeichnenden Signalwandler enthält, ein System zur Speicherung der Signale und einen Strahlungsemitter, der die Signale erzeugt, die die Normalisierung der Lage in der Zone der angenommenen Katastrophe ermöglichen

(s. Verwaltungsdienst der UdSSR Nr. 838014, Kl. E 02 D 31/08, 1981). In der bekannten Anlage wird ein Schwingungsgeber als Signalwandler benutzt, der mechanische Schwingungen, die bei einem Erdbeben entstehen, in elektrische Signale umwandelt, deren Größe proportional zur Amplitude der mechanischen Schwingungen ist. Das System der Signalverarbeitung besteht aus einem Vorverstärker, Blöcken zur Abgabe der Grundfrequenz, einem Block zum automatischen Phase-Tracking, in dem das Nutzsignal um 180° verschoben wird und einem Leistungsverstärker. Der Strahlungsemitter ist als Vibrationskompressor ausgeführt, der die Schwingungen erzeugt, die sich in der Gegenphase zu den bei einem Erdbeben entstehenden Schwingungen befinden, die die Normalisierung der Lage in der Zone der Entstehung des Erdbebens ermöglichen.

Ein Nachteil der bekannten Anlage sind seine begrenzten funktionellen Möglichkeiten, da sie nur bei der Entstehung einer Erdbebenkatastrophe angewendet werden kann. Außerdem ist infolge des ungewöhnlich hohen Energieverbrauchs die Nutzung der bekannten Anlage mit hohen Kosten verbunden, bedingt durch die Notwendigkeit der Ausstrahlung starker mechanischer Schwingungen über einen ziemlich langen Zeitraum.

Aufgabe dieser Erfindung ist die Erhöhung der Effektivität des Verfahrens der Verhütung von Katastrophen bei gleichzeitiger Erweiterung der funktionellen Möglichkeiten des vorliegenden Verfahrens und der Anlage, die für ihre Realisierung verwendet wird und die Senkung der Kosten für die Realisierung des Verfahrens.

Die Lösung der genannten Aufgaben wird durch das vorliegende Verfahren zur Verhütung von Katastrophen durch operative Vorhersage der entstehenden Katastrophe und Ausarbeitung von Signalen, die die Lage in der Zone der angenommenen Katastrophe normalisieren, gesichert, das mit Hilfe der neuen Anlage realisiert wird.

Entsprechend der Erfindung wird das Verfahren zur Verhütung von Katastrophen mittels Speicherung und Bearbeitung von Signalen verwirklicht, die die Lage in der Zone der angenommenen Katastrophe kennzeichnen, dabei werden Signale der Lichtemission des Elements bearbeitet, das der Zone der angenommenen Katastrophe entspricht, mit Hilfe eines optischen Systems aus Messfühlern, ausgeführt aus ausgerichteten Kristallen, die in einer Reihe in Richtung der empfangenen Strahlung liegen, in ihm wird die normierte Strahlung zur Normalisierung der Lage in der Zone der angenommenen Katastrophe erzeugt; am besten wird eine ununterbrochene Abtastung unterschiedlicher Bereiche des Elements, das der Zone der angenommenen Katastrophe entspricht, durchgeführt, wobei der Bereich der Entstehung der Katastrophe aus der

Vergrößerung der Charakteristik der Strahlung, die von dem optischen System ausgeht im Vergleich zu den Charakteristika anderer Bereiche, bestimmt wird; Bereiche der Entstehung einer Katastrophe natürlichen Charakters werden an der Vergrößerung der Charakteristik der diesem Bereich entsprechenden Strahlung um 20 – 28%

im Vergleich zu den Charakteristika anderer Bereiche bestimmt; der Bereich der Entstehung einer vom Menschen verursachten Katastrophe wird an der Vergrößerung der Charakteristik der diesem Bereich entsprechenden Strahlung um 10 – 12% im Vergleich zu den Charakteristika anderer Bereiche bestimmt.

Entsprechend der Erfindung enthält die Anlage zur Verhütung von Katastrophen einen Umformer der Signale, die die Lage in der Zone der angenommenen Katastrophe kennzeichnen, ein System der Speicherung der Signale und einen Strahlungsemitter, der die Signale erzeugt, die eine Normalisierung in dieser Zone ermöglichen, dabei besteht der Signalwandler aus dem Element, das der Zone der angenommenen Katastrophe entspricht, aus einem optischen System, das die aus ausgerichteten, in einer Reihe in Richtung der empfangenen Lichtemission liegenden Kristallen ausgeführten Messfühler enthält, die in Form gegenseitig versetzter identischer Würfel mit unterschiedlich ausgerichteten optischen Achsen ausgeführt sind, wobei die entsprechenden Flächen der Würfel parallel zueinander liegen, eine gläserne Kugel, in der die Würfel angebracht sind, die mit ihr eine nicht unterbrochene durchsichtige Struktur bilden, und den Geber der normierten Strahlung, verbunden mit dem letzten in Richtung der Strahlungsausbreitung liegenden Würfel durch eine LWL-Faser, der Geber ist an ein Prozessorsystem angeschlossen, das ein Programmpaket zur Bearbeitung der Signale des Gebers enthält; am besten ist der Signalwandler als eine

Verbindung des optischen Systems und der Karte des Bereichs auszuführen, in dem die Entstehung der Erdbebenkatastrophe angenommen wird; der Signalwandler wird in Form einer Verbindung des optischen Systems und eines telemetrischen Systems mit Monitor ausgeführt, auf dem das Element reproduziert wird, das der Zone der angenommenen, vom Menschen verursachten Katastrophe entspricht; ein Programmpaket des Prozessorsystems versorgt mit allen möglichen Parametern der Zone der angenommenen Katastrophen.

Dieser Erfindung ist die vom Einreicher ausgearbeitete Theorie der Wellensynthese in Verbindung mit der allgemeinen Formel Realität (s. Dissertation zur Erlangung des wissenschaftlichen Grads Doktor der physikalisch-mathematischen Wissenschaften, G. P. Grabovoj, Untersuchung und Analyse fundamentaler Definitionen optischer Systeme für die Prognose von Erdbeben und Katastrophen produktionsbedingten Charakters. – Moskau: Verlag RAEN, 1969, S. 9 – 19). Nach der Theorie der Wellensynthese kann man die Realität als periodische Durchdringung stationärer Bereiche mit dynamischen ansehen, dabei entsteht in den Zonen der Durchdringung eine Synthese einer dynamischen Welle mit einer stationären.

In den Kristallen erlaubt ein analoger Prozess durch die Lösung einer Umkehraufgabe aus einem stationären Medium in Form des Kristalls dynamische Komponenten der Wellensynthese zu erhalten, das heißt, eine Phase der Zeit. Bei einer bestimmten Lage der Kristalle im Raum erfolgt die Normierung des Mediums, das die Quelle eines bestimmten Lichtelements ist.

So ergibt sich die Möglichkeit das Medium zu normieren, die Information darüber ist in dem Lichtelement enthalten. Außerdem kann man die Zeit der Abweichung von der Norm bestimmen, nachdem die Ressourcen des optischen Elements erschöpft sind, zum Beispiel die Zeit des Erdbebens oder der Katastrophe. Die Normalisierung der Lage in der Zone der angenommenen Katastrophe erlaubt die Nutzung des Strahlungsemitters in Form des Mikroprozessors, die Normalisierung der Lage in der Zone der angenommenen Katastrophe erfolgt durch das optische System, das aus ausgerichteten, in einer Reihe in Richtung der empfangenen Lichtemission liegenden Kristallen besteht, in das die Information von einem strahlenden Medium gelangt. Als strahlendes Medium kann entweder die Karte des Bereichs oder das telemetrische System mit Monitor genutzt werden. Beim Auftreffen des Lichts von dem strahlenden Medium auf die Messfühler des optischen Systems erfolgt der Vorgang der Normierung des strahlenden Mediums durch den ersten Kristall in dem Moment, wenn das Lichtelement, das vom dritten Kristall ausgeht, durch den vierten Kristall geht, die folgenden Vorgänge der Normierung finden beim Durchgang des Lichtelements durch alle Kristalle statt.

Das Licht wurde als Informationsträger ausgewählt, weil das die Sichtbarmachung und die Registrierung der Gesetze der Verbindungen ermöglicht, die durch die Formel der allgemeinen Realität aufgestellt wurden. Den Prozess kann man verstärken durch Verwendung von Laserstrahlung. Als Quelle für die ausgehende Information kann man den Geber der normierten Strahlung nutzen, der zum Beispiel als Geber der Temperatur ausgeführt sein kann, verbunden mit dem letzten Messfühler. Die Speicherung der Signale, die vom Geber kommen erfolgt mit Hilfe des Prozessorsystems, mit dem der Geber und der Emitter verbunden sind. Die Nutzung eines alle möglichen Parameter der Zonen der angenommenen Katastrophen enthaltenden Programmpakets im Prozessorsystem ermöglicht es, die Effektivität der vorliegenden Anlage zu steigern. Im Allgemeinen ermöglichen es das vorliegende Verfahren und die Anlage, die Information in Form von Lichtimpulsen über Katastrophen, sowohl natürlicher Art als auch vom Menschen verursachte, umzuwandeln in eine kleinere oder zur Verhütung, dabei kann die Vorhersage und die Prophylaxe aller möglichen Katastrophenvorkommen von jedem beliebigen Punkt des Raums durchgeführt werden.

Die beiliegenden Zeichnungen stellen folgendes dar: Figur 1 – Lage der Messfühler im optischen System (Ansicht in der Projektionsebene OX, OZ, wobei OX die horizontale Richtung ist, OZ die vertikale), Figur 2 – die Lage der Messfühler im optischen System (Ansicht in der Projektionsebene OX, OY), Figur 3 – allgemeine Ansicht der Anlage, die bei der Durchführung des Verfahrens zur Verhütung von Katastrophen verwendet wird.

Die Anlage enthält: Messfühler 1, 2, 3, 4, 5, 6 und 7, ausgeführt in Form von Würfeln gleicher Größe, die in der Glaskugel 8 liegen und mit ihr ein monolithisches durchsichtiges System bilden, die Lichtwellenleiterfaser 9, die den letzten Messfühler mit dem Geber der normierten Strahlung 10, dem Laser 11, dem der Zone der angenommenen Katastrophe entsprechenden, zum Beispiel in Form einer Karte des Bereichs ausgeführten Element 12, verbindet, den Verstärker der vom Geber kommenden Signale 13, der am Eingang des Prozessorsystems 14 angebracht ist, das mit einem Programmpaket zur Bearbeitung der vom Geber kommenden Signale ausgerüstet und an das Display 15 und den Strahler 16 der Signale, die die Normalisierung der Lage in der angenommenen Katastrophe ermöglichen, angeschlossen ist, und das Objekt 17, das die Biosignale erzeugt.

Die Anzahl der Messfühler im optischen System kann mit 7,

14 u. dgl. gewählt werden. Die Messfühler 1 – 7 sind aus Kristall, zum Beispiel aus Bergkristall oder Diamanten, in Form von Würfeln gleicher Größe, zum Beispiel mit der Kantenlänge 20 mm. Bei der Fixierung der Würfel mit dem Material der Glaskugel 8 werden die seitlichen Kanten aller Würfel parallel zueinander gelegt.

Die Lage der Würfel 1 – 7 in der Kugel 8 und die Ausrichtung ihrer optischen Achsen sind so gewählt, dass eine Prophylaxe eines Katastrophenvorkommens, zum Beispiel von Erdbeben, mit einer Harmonisierung vor sich geht. Die Würfel sind versetzt in zwei senkrecht zueinander stehenden Ebenen, wie das in Figur 1 und Figur 2 gezeigt ist. Die vom optischen System ausgehenden Parameter werden unter Verwendung des an der der umgekehrten Karte 12 des Bereichs entgegen gesetzten Seite der Kugel 8 befindlichen Gebers der normierten Strahlung 10 registriert. Der Geber 10 ist am besten in Form eines verzögerungsarmen hochempfindlichen Schichtbauelements auszuführen, zum Beispiel als Temperaturgeber. Die Nutzung des Lasers 11 ermöglicht die Steigerung der Messgenauigkeit der Signale, die vom Geber 10 kommen. Die Verwendung des Objekts, das Biosignale erzeugt, ermöglicht zusätzlich die Normalisierung der Lage in der Zone der angenommenen Katastrophe. Die Arbeit der Anlage wird bei der Beschreibung des vorliegenden Verfahrens zur Verhütung von Katastrophen betrachtet.

Nach dem vorliegenden Verfahren wird die von dem der Zone der angenommenen Katastrophe entsprechenden und zum Beispiel in Form einer maßstabsgerechten Karte des Bereichs ausgeführten Element 12 ausgehende Lichtemission auf das optische System gerichtet, das aus der Glaskugel 8 besteht, in der die Messfühler 1 – 7 angebracht sind, die aus ausgerichteten Kristallen ausgeführt sind, die in einer Reihe in Richtung der empfangenen Strahlung liegen. Bei der Umwandlung der Lichtemission in diesem optischen System (s. Figur 3) erfolgt die Entwicklung der maximal normierten Form der Lichtmenge. Die Normierung erfolgt beim Durchgang des Lichtelements durch die Messfühler 1 – 7, deren wechselseitige Lage ruft die Harmonisierung dieser Lichtmenge hervor, was wiederum die Lage in der Zone der angenommenen Katastrophe normalisiert. Dabei ist der Grad der Verringerung der Katastrophenvorgänge abhängig von der Größe der Normierung der Lichtmenge. Die Signale vom Geber der normierten Strahlung 10 werden nachdem sie durch den Verstärker 13 gegangen sind, an das Prozessorsystem 14 geleitet, das das Programmpaket zur Bearbeitung der eintreffenden Signale enthält. Nach der Bearbeitung der Signale erhält man auf dem Display 15 eine Darstellung der Charakteristika der Signale. Bei der Vorhersage eines Katastrophenvorgangs wird der Strahlungsemitter 16 aktiviert, und in die Zone der angenommenen Katastrophe werden zusätzliche Signale gesendet, die die Normalisierung der Lage in dieser Zone ermöglichen. Am besten wird mit Hilfe der folgenden Absorption der Strahlung, die vom Element 12 auf alle Messfühler 1 – 7 trifft, eine ununterbrochene Abtastung der unterschiedlichen Bereiche des der Zone der angenommenen Katastrophe entsprechenden Elements 12 durchgeführt. Den Bereich der Entstehung der Katastrophe kann man dabei nach der Vergrößerung der Charakteristika der Strahlung dieses Bereichs im Vergleich zu den Charakteristika der Strahlung anderer Bereiche bestimmen. Bei der Entstehung einer Katastrophe natürlichen Charakters, zum Beispiel eines Erdbebens, hat der Bereich der Entstehung der Katastrophe Charakteristika der Strahlung, die um 20 – 28% höher sind als die Charakteristika der Strahlung anderer Bereiche des

Elements 12. Bei einer Vergrößerung der Charakteristika der Strahlung um weniger als 20% wird keine Katastrophe geschehen, und bei einer Vergrößerung der Strahlungscharakteristika um mehr als 28% kann man auf eine Entwicklung außerordentlicher Katastrophenvorgänge schließen, bei der Entstehung einer vom Menschen verursachten Katastrophe, die zum Beispiel mit der Störung des technologischen Zyklus eines Atomreaktors verbunden ist, wird der Bereich der Entstehung der Katastrophe nach der Vergrößerung der Strahlungscharakteristika um 10 - 12% bestimmt.

Bei einer Vergrößerung der Charakteristika der Strahlung um weniger als 10% wird keine Katastrophe geschehen, und bei einer Vergrößerung der Charakteristika der Strahlung um mehr als 12% kann man eine extreme Entwicklung der Ereignisse erwarten.

Wir bringen Beispiele für die Durchführung des vorliegenden Verfahrens mit Nutzung des Funktionsmusters der Anlage, die ein optisches System enthält, das aus einer Glaskugel besteht, in der sieben aus Bergkristalle gefertigte Messfühler, ausgeführt als Würfel gleicher Größe mit einer Kantenlänge von 20 mm, in einer Reihe angebracht sind. An den letzten Würfel in Richtung der Ausbreitung der Lichtemission ist mit einer Lichtwellenleiterfaser der Geber der normierten Strahlung angeschlossen, der als Dünnfilm – Temperaturgeber ausgeführt ist. Der Geber ist über einen Verstärker mit dem Eingang des Prozessorsystems verbunden, das die Möglichkeit der schnellen Berechnung eines vierfachen Integrators hat.

Beispiel 1. Es wurde die Entstehung einer Erdbebenkatastrophe im Bereich Kamtschatka untersucht. Die Glaskugel 8 mit den Messfühlern 1 – 7 wurde in einer Entfernung von 250 mm von der maßstabsgerechten Karte Kamtschatkas aufgestellt, dabei befand sich der Geber der normierten Strahlung 10 auf der Oberfläche der Kugel 8 auf der der Karte abgewandten Seite. Die vom Geber 10 ausgehenden Signale gingen durch den Verstärker 14 und trafen auf das Prozessorsystem 14, wo sie ununterbrochen bearbeitet, aufgezeichnet und auf das Display 15 geleitet wurden. Die Messungen wurden in einem Zeitraum, beginnend um 09 Uhr 03 Minuten am 26. Juni 1999 durchgeführt. Es wurde die Entstehung eines Erdbebens mit der Magnitude von 5,1 im Bereich Kamtschatka vorhergesagt, das um 09 Uhr 03 Minuten am 03. Juli 1999 stattfand, die Verringerung der Magnitude im Ergebnis der Anwendung der vorliegenden Anlage betrug 0,4 Punkte.

Beispiel 2. Unter den gleichen Bedingungen wie im vorhergehenden Beispiel wurde eine Abtastung des Elements 12 durchgeführt, das der Zone des angenommenen Erdbebens – der Karte Japans, entspricht. Es wurde die Entstehung eines Erdbebens mit der Magnitude 6,5 vorhergesagt, das um 09 Uhr 03 Minuten am 03. Juli 1999 stattfand. Die Verringerung der Magnitude im Vergleich zur ursprünglichen Vorhersage betrug 0,8 Punkte.

Beispiel 3. Unter Bedingungen analog dem Beispiel 1 wurde die Karte Alaskas abgetastet. Es war die genaue Zeit der Entstehung eines Erdbebens mit der Magnitude 4,8 vorhergesagt worden, das um 19 Uhr 26 Minuten am 04. Juli 1999 stattfand, wobei die Verringerung der Größe der Magnitude 0,5 Punkte betrug.

Beispiel 4. Unter Bedingungen analog dem Beispiel 1 wurde die Abtastung der Karte der Philippinen durchgeführt. Es wurde die genaue zeit der Entstehung eines Erdbebens mit der Magnitude 4,0 vorhergesagt, das um 13 Uhr 32 Minuten am 04. Juli 1999 stattfand, wobei die Verringerung der Größe der Magnitude im Ergebnis der Nutzung der vorliegenden Anlage 0,2 Punkte betrug.

Die Analyse der erhaltenen Werte zeigt, dass in allen Fällen eine volle Bestätigung der vorhergesagten Phase 7 Tage vor Beginn mit genauer Angabe der Zeit des Erdbebenbeginns erreicht wurde. Die Größe der Verringerung der Magnitude lag im Ergebnis der Verwendung der vorliegenden Anlage im Bereich 0,2 – 0,8.

Vorteile des vorliegenden Verfahrens und der Anlage für seine Durchsetzung sind die Erhöhung der Effektivität durch die genaue Vorhersage des Beginns der Katastrophenvorgänge und die Möglichkeit der Normalisierung der Lage in den Zonen angenommener Katastrophen aus der Entfernung. Die gleichzeitig vorliegenden Verfahren und die Anlage zu seiner Durchsetzung haben im Vergleich zu den bekannten Verfahren einen größeren Anwendungsbereich, weil sie für die Vorbereitung zur Verhütung und für die Verhütung von Katastrophen natürlichen Ursprungs, wie auch vom Menschen verursachter Katastrophen unter voller Beachtung der ökologischen Sauberkeit bei ihrer Anwendung genutzt werden können.

Außerdem werden die Kosten für die Realisierung des Verfahrens infolge der Einfachheit der Operationen des Verfahrens und die Möglichkeit der vielseitigen Anwendung der Anlage, mit deren Hilfe das Verfahren verwirklicht wird.

## FORMEL DER ERFINDUNG

1. Das Verfahren zur Verhütung von Katastrophen, einschließlich der Speicherung und

Bearbeitung der Signale, die die Lage in der Zone der angenommenen Katastrophe kennzeichnen, zeichnet sich dadurch aus, dass die Signale der Lichtemission von

einem Element, das der Zone der angenommenen Katastrophe entspricht, mit Hilfe eines optischen Systems bearbeitet werden, das aus Messfühlern besteht, die aus ausgerichteten, in einer Reihe in Richtung der empfangenen Strahlung liegenden Kristallen ausgeführt sind, dabei erzeugt man in ihm die normierte Strahlung zur Normalisierung der Lage in der Zone der angenommenen Katastrophe.

2. Das Verfahren nach Punkt 1 zeichnet sich dadurch aus, dass man eine

ununterbrochene Abtastung verschiedener Bereiche des Elements durchführt, das der Zone der angenommenen Katastrophe entspricht, dabei bestimmt man den Bereich der Entstehung der Katastrophe nach der Vergrößerung der Charakteristik der Strahlung, die aus dem optischen System kommt, im Vergleich zu den Charakteristika anderer Bereiche.

3. Das Verfahren nach Punkt 2 zeichnet sich dadurch aus, dass man den Bereich der Entstehung einer Katastrophe natürlichen Ursprungs nach der Vergrößerung der Strahlungscharakteristik bestimmt, die in diesem Bereich um 20 – 28% im Vergleich zu den Strahlungscharakteristika anderer Bereiche beträgt.

4. Das Verfahren nach Punkt 2 zeichnet sich dadurch aus, dass man den Bereich der Entstehung einer vom Menschen verursachten Katastrophe nach der Vergrößerung der Strahlungscharakteristik bestimmt, die in diesem Bereich um 10 – 12% im Vergleich zu den Strahlungscharakteristika anderer Bereiche beträgt.

5. Die Anlage zur Verhütung von Katastrophen enthält einen Umformer der Signale,

die die Lage in der Zone der angenommenen Katastrophe kennzeichnen, ein System der Speicherung der Signale und einen Strahlungsemitter, der die Signale erzeugt, die die Normalisierung der Lage in dieser Zone ermöglichen und sie zeichnet sich dadurch aus, dass der Signalwandler aus einem Element besteht, das der Zone der angenommenen Katastrophe entspricht, und aus einem optischen System, das Messfühler enthält, die aus ausgerichteten Kristallen bestehen, die in einer Reihe in Richtung der empfangenen Lichtemission liegen und in Form identischer Würfel, die wechselseitig versetzt sind und eine unterschiedliche Ausrichtung der optischen Achsen haben, dabei liegen die entsprechenden Flächen der Würfel parallel zueinander, und einer gläsernen Kugel, in der die Würfel angebracht sind, die mit ihr einen ununterbrochene durchsichtige Struktur bilden, und einen Geber der normierten Strahlung, der mit dem letzten in Richtung der Strahlungsausbreitung liegenden Würfel mittels einer Lichtwellenleiterfaser verbunden ist, wobei der Geber an das mit einem Programmpaket zur Bearbeitung der Signale des Gebers ausgerüstete Prozessorsystem angeschlossen ist.

6. Die Anlage nach Punkt 5 zeichnet sich dadurch aus, dass der Signalwandler in Form einer Verbindung des optischen Systems und der Karte des Bereichs ausgeführt ist, in dem die Entstehung der Erdbebenkatastrophe angenommen wird.

7. Die Anlage nach Punkt 5 zeichnet sich dadurch aus, dass der Signalwandler in Form einer Verbindung des optischen Systems und einem telemetrischen System mit Monitor ausgeführt ist, in dem das Element reproduziert wird, das der Zone der angenommen, vom Menschen verursachten Katastrophe entspricht.

8. Die Anlage nach Punkt 5 zeichnet sich dadurch aus, dass das Programmpaket des Prozessorsystems alle möglichen Parameter der Zonen der angenommenen Katastrophen einbezieht.

© Г. П. Грабовой, 2001

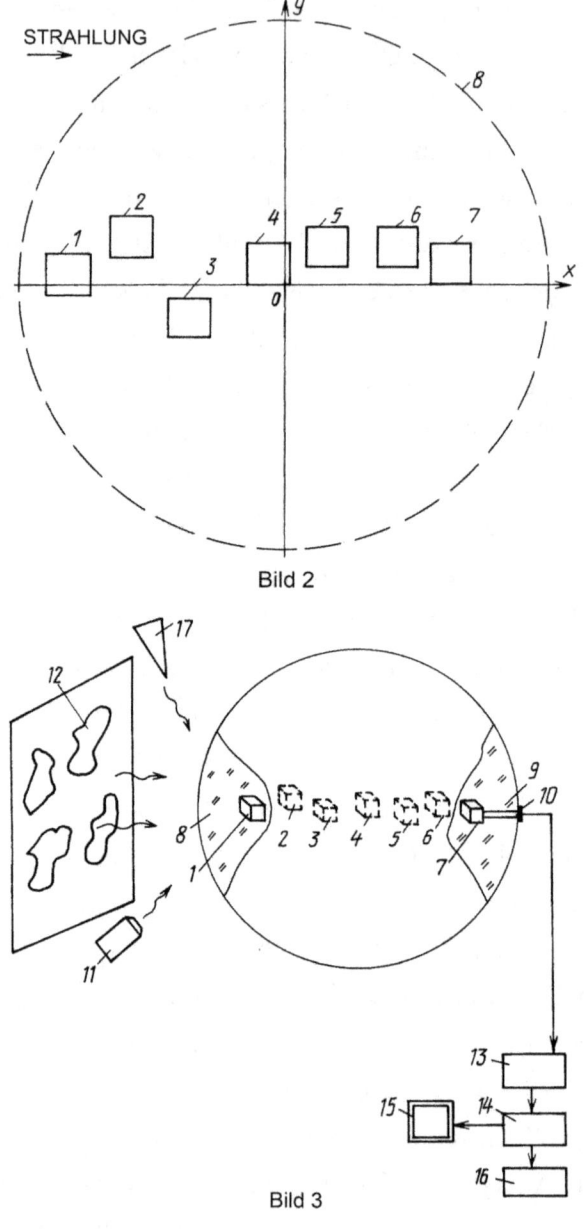

Bild 2

Bild 3

**2148845**

## MINISTERIUM FÜR KATASTROPHENSCHUTZ RUSSLANDS AGENTUR FÜR MONITORING UND PROGNOSTIZIERUNG VON NOTSTÄNDEN

VNII GOTschS

121352, Moskau, ul. Dawydkowskaja, 7  
(095) 449-83-44, 443-83-15 (Fax)  
7.07.99 Nr. ND / 275

An den Präsidenten RAEN  
Akademiemitglied Kuznetsow O.L.

Sehr geehrter Oleg Leonidowitsch!

Das Akademiemitglied der RAEN Grabovoi Grigori Petrovitsch führte den kristallinischen Modul der Prognose in die Ziffernform über, indem er die von ihm geschaffene Formel der gesamten Realität und die Theorie der Wellensynthese zur prophylaktischen Prognose von Erdbeben und Katastrophen benutzt hat. Als Faktenmaterial zum Beweis dessen, dass dieser Modul die Realisierung der prophylaktischen Prognose von Erdbeben ermöglicht, wurden die statistischen Angaben über die Erdbeben benutzt, die von der Zentralen Versuchs-Methodischen Expedition des geophysischen Dienstes der Russischen Akademie der Wissenschaften zur Verfügung gestellt wurden. Die Versuche des Ziffernmodells des Gerätes wurden anhand der Erdbeben der Vergangenheit und der Zukunft durchgeführt. Auf Basis der Erdbeben der Vergangenheit wurden sie anhand der Überführung der Anfangsparameter des Modells vor Beginn der Erdbeben durchgeführt, auf der Basis der Erdbeben der Zukunft - durch die Programmbearbeitung der elektronischen Karte des Ortes und der Extrapolationsangaben des Monitorings der Erdoberfläche durch Sputniks, vorgelegt vom VNII GOTschS. Als tatsächlich stattgefundene Erdbeben in der Vergangenheit wurden die Angaben über 1000 registrierte Erdbeben in der Periode vom 07. Januar 1901 bis zum 04. Juli 1918 benutzt (die Angaben sind in der Anlage auf 18 Blättern aufgeführt). Als Erdbeben in der Zukunft wurde im Juli 1999 die Bestätigung der Prognose für alle Gebiete erhalten, wo die Programmbearbeitung der elektronischen Karte des Ortes durchgeführt wurde (zum Beispiel: in der Zeitperiode von 09:03 Uhr bis 19:26 Uhr am 03. Juli 1999 sind Erdbeben in Gebieten auf Kamtschatka um 09:03 Uhr M5.1, in Japan um 09:30 Uhr M 6.2, auf Alaska um 19:26 M 5.4 bestätigt, und in der Zeitperiode von 05:38 Uhr bis zum 13:32 Uhr am 04. Juli 1999 wurden Erdbeben im Gebiet der Philippinen um 05:38 Uhr M 4.8, auf Kamtschatka um 13:32 Uhr M 4.0 bestätigt). In allen Fällen hat man die vollständige Bestätigung der Prognosephase erhalten. In der jetzigen Zeit muss man für die Überführung der Parameter des kristallinischen Moduls in der Ziffernform in die Form des Mikroprozessors, der im Laufe eines langen Zeitintervall ohne zusätzliche Berechnungen arbeitet, die Überführung in die Ziffernform der Charakteristiken der Laserstrahlung von der physischen Quelle aus vollziehen.

Mit freundlichen Grüßen  
Leiter der Agentur

Schachramanjan M.A.

RUSSISCHE FÖDERATION

## PATENT
## FÜR DIE ERFINDUNG
## NR. 2163419

Durch die Russische Agentur für Patente und Warenzeichen wurde auf der Grundlage des am 14. Oktober 1992 in Kraft getretenen Patentgesetzes das vorliegende Patent für die Erfindung ausgestellt:

## SYSTEM DER INFORMATIONSÜBERTRAGUNG

Patentinhaber:
**Grabovoi Grigori Petrovich**


nach dem Antrag Nr. 2000117595, Eingangsdatum: 06.07.2000
Priorität vom 06.07.2000
Autor(en) der Erfindung:
**Grabovoi Grigori Petrovich**


Das Patent wirkt auf dem gesamten Territorium der Russischen Föderation im Laufe von 20 Jahren ab dem 06. Juli 2000 unter der Bedingung der rechtszeitigen Bezahlung der Gebühr für die Aufrechterhaltung des Patents.

Registriert im Staatlichen Register für Erfindungen der Russischen Föderation.

Moskau, 20. Februar 2001

Generaldirektor
A.D. Kortschagin

Wappen der Russischen Föderation (19) **RU** (11) **2163419** (13) **C1**

(51) 7 H04B 10/30

Bundesdienst für geistiges Eigentum,
Patente und Warenzeichen
(ROSPATENT)

(12) **BESCHREIBUNG DER ERFINDUNG**

zum Patent der Russischen Föderation

(21) Registriernummer des Antrags: 2000117595/09  (22) Datum der Einreichung: 2000. 07. 06
(24) Beginn der Wirksamkeit des Patents: 2000. 07. 06
(46) Publikation der Formeln der Erfindung: 2001. 02. 20 Bul. Nr. 5
(72) Name des Erfinders: Grabovoj Grigorij Petrovich
(71) (73) Name des Patentinhabers:
(56) Analogien der Erfindung: SU 2111617 A1, 20.05.1998. Grabovoj G. P. Untersuchung und Analyse fundamentaler Definitionen optischer Systeme für die Prognose von Erdbeben und Katastrophen produktionsbedingten Charakters. - Moskau: Verlag RAEN, 1969, S. 9 – 19. Bodjakin V. I. Wohin gehst du, Mensch? Grundlagen der Evolutionslehre. - Moskau: SINTEG, 1998, S. 29 – 45, 79 – 95, 249. Postanschrift: 115230 Moskau, Kaschirskoe Chaussee 5-1-66, Kopaev V. G.

(54) SYSTEM DER INFORMATIONSÜBERMITTLUNG

(57) Die Erfindung gehört zur Nachrichtentechnik und kann in Systemen der drahtlosen Informationsübermittlung genutzt werden. Das technische Resultat besteht in der Steigerung der Zuverlässigkeit des Systems bei gleichzeitiger Steigerung seiner Störfestigkeit. In dem vorgeschlagenen System enthält der Signalgeber eine Empfangseinheit, bestehend aus gläsernen kugelförmigen Sensorelementen, die mittels Klebeverbindung fest am Stützelement angebracht sind und dem darauf angebrachten sphärischen Modul in Form einer gläsernen Kugel, in der Messfühler in Form identischer Würfel aus Kristall befestigt sind. Der Signalempfänger befindet sich in einiger Entfernung vom Signalgeber

© Г. П. Грабовой, 2001

und enthält eine den entsprechenden Elementen ähnliche Empfangseinheit und, davon getrennt, ein mit einer Anlage zur Umwandlung der Strahlung in Ausgangssignale ausgerüstetes sphärisches Modul.

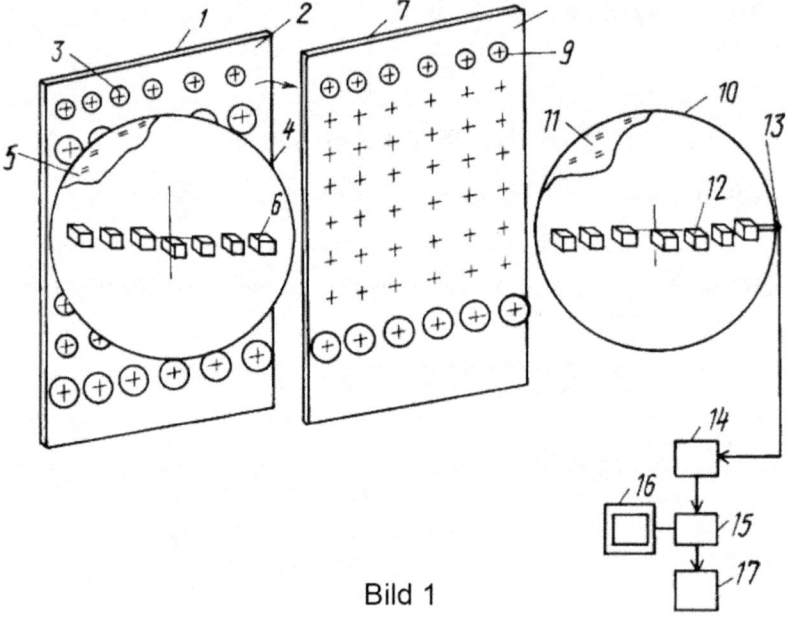

Bild 1

Die Durchmesser aller Messfühler, die zu einer Sensoreneinheit gehören, müssen veränderlich sein, müssen z. B. allmählich größer werden. Bei der Informationsübermittlung aktiviert der Operator die Messfühler des Signalgebers. Dann wird praktisch sofort die Strahlung der Aktivierung in den Empfangseinheiten des Signalempfängers reproduziert und durch die Messfühler des sphärischen Moduls genormt. Die ausgehende normierte Strahlung wird durch den Geber in elektrische Signale umgewandelt, und nach der Bearbeitung im Prozessor gelangt die übermittelte Information in die Registriereinrichtung.

Die Erfindung gehört in den Bereich der Nachrichtentechnik und kann in Systemen der Informationsübertragung, in denen eine drahtlose Verbindung zwischen dem Sender und dem Informationsempfänger angewendet wird, genutzt werden, besonders bei der Übermittlung von Informationen über bedeutende (Tausende Kilometer) Entfernungen.

Dem genannten System kommt in technischer Hinsicht das System der Übermittlung von Informationen am nächsten, das einen Sendeblock, einschließlich Stützelement, auf dem die Signalgeber befestigt sind, und eine von ihm getrennte Empfangseinheit, bestehend aus Stützelement mit darauf befestigten Signalempfängern und einer Anlage zur Umwandlung der Strahlung in Ausgangssignale enthält (s. Patent RF Nr.2111617, Kl. N 04 B 10/00). In dem bekannten System werden Laserstrahlen als Nachrichtenkanal zwischen dem Geber und dem Signalempfänger genutzt. Jeder Signalgeber ist als Lasergenerator ausgeführt mit einer Vorrichtung zur Modulierung des Laserstrahls durch ein Datensignal, verbunden mit der Quelle der Datensignale. Jeder Signalempfänger ist ausgeführt als Fotoempfangsanlage und als Anlage, die empfangene modulierte Laserstrahlung in elektrische Datensignale umwandelt.

Ein Nachteil des bekannten Systems der Datenübertragung ist seine geringe Betriebssicherheit, die durch die komplizierte Konstruktion des Systems, zu dem eine große Anzahl von komplizierten Signalgebern und Signalempfängern mit Mehrfunktionenverbindungen und komplizierte Systeme präziöser Steuerung mit beweglichen Elementen gehören, bedingt ist. In dem bekannten System kann die Verzögerung der Informationsübertragung bei der Übermittlung von Informationen zwischen weit auseinander liegenden Signalgeber und Signalempfänger, zum Beispiel bei der Übermittlung von Informationen über tausende Kilometer mit

Nutzung eines Satelliten mit einer Relaisstation, mehrere Zehntelsekunden betragen. Das bekannte System hat eine nicht genügende Störfestigkeit, weil bei der Entstehung eines Hindernisses auf der Linie der Laserverbindung Störungen in der Arbeit des Systems entstehen oder die übermittelten Signale werden abgebrochen.

Aufgabe der Erfindung ist die Erhöhung der Betriebszuverlässigkeit des Systems der Informationsübertragung bei gleichzeitiger Sicherung der Informationsübertragung ohne Verzögerungen und die Erhöhung der Störfestigkeit des Systems. Die Lösung dieser Aufgabe wird durch das neue Informationsübertragungssystem, gesichert, das aus dem Signalgeber und dem von ihm getrennten Signalempfänger besteht, wobei beide eine an der Oberfläche des Stützelements sicher befestigte Empfangseinheit, ausgeführt als Messfühler in Kugelform mit unterschiedlichen Durchmessern, und ein sphärisches Modul haben, ausgeführt als Glaskugel, in der in eine Richtung ausgerichtete Messfühler, ausgeführt in der Form identischer Würfel aus Kristall, in zwei senkrecht zueinander verschobenen Ebenen, befestigt sind, wobei die Elemente des Signalgebers den Elementen des Signalempfängers ähnlich sind, das sphärische Modul des Signalgebers befindet sich auf der Oberfläche des Stützelements, das sphärische Modul des Signalempfängers ist getrennt von seiner Empfangseinheit und hat eine Anlage zur Umwandlung der Strahlung in Ausgangssignale.

Dabei sind die Messfühler in Kugelform am besten gleichmäßig auf der Oberfläche des Stützelements zu verteilen und die Mittelpunkte dieser Elemente sind auf parallelen Ebenen anzubringen, auf der Oberfläche des Stützelements des Signalgebers, dicht bei jedem kugelförmigen Messfühler, ist die Darstellung eines bestimmten Buchstaben des Alphabets, oder einer bestimmten Zahl aus der Reihe der natürlichen

Zahlen, oder eines bestimmten Symbols anzubringen, die Messfühler in Kugelform sind auf der Oberfläche des Stützelements in gleichen Reihen anzubringen, die kugelförmigen Messfühler haben sich allmählich vergrößernde Durchmesser, die Anlage zur Umwandlung der Strahlung in Ausgangssignale ist als Geber auszuführen, der mittels Lichtwellenleiterfaser mit dem Würfel des sphärischen Moduls verbunden ist, der von der Empfangseinheit des Empfängers der Strahlung am weitesten entfernt ist, der Geber wird mit einem Verstärker verbunden, an dessen Ausgang ein Prozessor angeschlossen ist.

Dieser Erfindung ist das vom Autor aufgestellte Prinzip der Ähnlichkeit zugrunde gelegt, das auf der vom Autor ausgearbeiteten Theorie der Wellensynthese in Verbindung mit der Formel der allgemeinen Realität (s. Dissertation zur Erlangung des wissenschaftlichen Grads Doktor der physikalisch-mathematischen Wissenschaften, G. P. Grabovoj,

Untersuchung und Analyse fundamentaler Definitionen optischer Systeme für die Prognose von

Erdbeben und Katastrophen produktionsbedingten Charakters. – Moskau: Verlag RAEN, 1969,

S. 9 – 19)

Entsprechend der Theorie der Wellensynthese kann man die Realität als periodische Durchdringung stationärer Bereiche mit dynamischen ansehen, dabei entsteht in den Zonen der Durchdringung eine Synthese einer dynamischen Welle mit einer stationären. Jede Erscheinung der Realität kann man in Form optischer Systeme bestimmen, und da die menschliche Wahrnehmung durch Lichtmuster und Lichtelemente erfolgt, die eine Information enthalten, kann man die Informationsübermittlung in der ersten Etappe von dem die zu übermittelnde

Information erzeugenden Menschen zu dem die Information empfangenden optischen Messfühler des Menschen als eine Art optisches Übertragungssystem ansehen. Die zu übermittelnde Information, die durch die Gedanken des Operators-Mensch erzeugt wird, wird durch einen optischen Messfühler empfangen, auf den der Operator den Gedanken, der erzeugt wird, richtet.

Bekannt sind verschiedene optische Geräte, zum Beispiel der Apparat „Kamera-3000", der es ermöglicht, die Veränderung der Aura eines Menschen festzuhalten (s. Komkov V. N.

„Die Sensoren des Biofelds und der Aura". „Elektronische Technik, Serie 3, Mikroelektronik", 1999. Ausgabe 1 (153), S. 23). Da der Gedanke ein Teil der Aura ist, kann er auch in Form eines Elements eines „schwachen" optischen Systems übermittelt werden.

Bevorzugt ist der die Information aufnehmende Messfühler in Form einer Kugel ausgeführt, weil gerade die Kugelform des Messfühlers die maximale Aktivierung des Messfühlers auf Kosten der inneren Widerspiegelung ermöglicht. Die Strahlung der kugelförmigen Messfühler,

die aktiviert werden, ist hell, dabei werden jedem Operator, der die Information übermittelt, individuelle Charakteristika dieser Strahlung entsprechen, wodurch eine hohe Störunempfindlichkeit des vorliegenden Systems bestimmt wird. Die Sicherung der individuellen Aktivierung der kugelförmigen Messfühler wird durch die Nutzung eines Satzes solcher Elemente erreicht, die unterschiedliche Durchmesser haben, wodurch die Unterschiedlichkeit der Strahlung bestimmt wird, die von verschiedenen Elementen ausgeht.

Bevorzugt wird ein Satz kugelförmiger Messfühler benutzt, deren Durchmesser sich allmählich vergrößern. Die Anzahl der kugelförmigen Messfühler in einem Satz kann verschieden sein. Bevorzugt wählt man die Anzahl der Elemente so, dass sie gleich ist der Anzahl der Buchstaben des Alphabets, oder der Summe der Zahlen, die zur Reihe der natürlichen Zahlen gehören.

Alle kugelförmigen Messfühler, die zu einem Satz gehören, werden sicher an der Oberfläche des Stützelements angebracht, welches zum Beispiel in Form einer Platte ausgeführt ist. Das Stützelement mit den auf seiner Oberfläche befestigten kugelförmigen Messfühlern stellt die Empfangseinheit dar. Der Signalgeber und der Signalempfänger haben ähnliche Empfangseinheiten, was die Reproduktion der zu übermittelnden Information sichert.

Aus der Theorie der Wellensynthese und den Gesetzen der Quantenmechanik folgt,

dass der in Strahlung umgewandelte Gedanke gleichzeitig zwei Quantenzustände haben kann (s. G. P. Grabovoj „Untersuchungen und Analyse fundamentaler Definitionen optischer Systeme für die Verhinderung von Katastrophen und für die prognostisch orientierte Steuerung durch

Mikroprozessoren" „Elektronische Technik, Serie 3, Mikroelektronik", 1999. Ausgabe 1 (153),

S. 10). Einer dieser Zustände befindet sich auf dem Messfühler des Signalgebers, der andere

auf dem ihm ähnlichen Messfühler des Signalempfängers.

Für die Erleichterung der Arbeit des Operators-Mensch, der die zu übermittelnde Information erzeugt, sind die kugelförmigen Messfühler am besten gleichmäßig auf der Oberfläche des Stützelements zu verteilen und die Zentren der kugelförmigen Messfühler in parallele Ebenen zu legen, ebenfalls sind diese Elemente in Form gleicher Reihen zu legen.

Außerdem wird auf der Oberfläche des Stützelements dicht bei jedem kugelförmigen Messfühler die Darstellung eines entsprechenden Buchstabens des Alphabets, einer Zahl oder eines entsprechenden Symbols angebracht. Ebenso wie die Verwendung der kugelförmigen Messfühler beim ersten Schritt der Übertragung der Information, kann auch ein sphärisches Modul verwendet werden, in dem reihenweise Messfühler in Form identischer Würfel aus Kristall befestigt sind. Bei einer bestimmten wechselseitigen Lage der Würfel wird in ihnen die Normalisierung der durch den Gedanken des Operators-Mensch initiierten Strahlung erfolgen, die die Verbindung bestimmter Buchstaben des Wortes charakterisiert.

In der zweiten Etappe der Informationsübertragung wird die Strahlung, die von dem kugelförmigen Messfühler ausgeht, entsprechend dem Prinzip der Ähnlichkeit ohne irgendeine Verzögerung, praktisch augenblicklich, in einem ähnlichen kugelförmigen Messfühler, der zur Empfangseinheit des Signalempfängers gehört, reproduziert. Dann kommt die Strahlung in das sphärische Modul des Signalempfängers, das ähnlich dem sphärischen Modul des Signalgebers ausgeführt ist. Das sphärische Modul des Signalempfängers ist als gläserne Kugel ausgeführt, in der in eine Richtung ausgerichtete Messfühler, ausgeführt in der Form identischer Würfel aus Kristall, befestigt sind.

Nach dem Auftreffen der Strahlung auf den ersten Würfel, der der Empfangseinheit des Empfängers am nächsten liegt, erfolgt die Normierung der Strahlung durch den ersten Würfel in dem Moment, in dem die vom dritten Würfel ausgehende Strahlung durch den vierten Würfel geht. Die folgende Tätigkeit der Normierung erfolgt beim Durchgang der Strahlung durch alle Würfel. Das Licht wurde als Träger der Information ausgewählt, weil das die Sichtbarmachung und die Registrierung der Gesetze der Verbindungen ermöglicht, die durch die Formel der allgemeinen Realität aufgestellt wurden. Die Strahlung, die von einem beliebigen kugelförmigen Messfühler des Signalempfängers ausgeht, kommt nach der Normierung im sphärischen Modul des Empfängers aus dem Würfel, der von der Empfangseinheit des Empfängers am weitesten entfernt ist, dabei hängt die Größe der ausgehenden normierten Strahlung ab vom Durchmesser des kugelförmigen Messfühlers des Signalgebers, dem der strahlende kugelförmige Messfühler des Signalempfängers ähnlich ist.

Die Empfangseinheit und das sphärische Modul des Signalgebers werden ähnlich den entsprechenden Elementen des Signalempfängers ausgeführt, sie können aber unterschiedliche geometrische Ausmaße haben. So können die geometrischen Maße der Elemente des Signalempfängers 3 – 5mal größer sein als die entsprechenden Elemente des Signalgebers. Als Anlage, die die aus dem letzten Würfel austretende Strahlung umwandelt, kann ein Lichtwandler genutzt werden, der als Strahlungsempfänger und Mikroprozessor ausgeführt ist, der die Intensität der Strahlung umwandelt in Zahlenwerte, oder ein Sender normierter Strahlung, der mit dem letzten Würfel durch Lichtwellenleiterfaser verbunden und über einen Verstärker des elektrischen Signals an einen Prozessor mit Programmsteuerung angeschlossen ist.

Die beiliegenden Zeichnungen stellen folgendes dar: Figur 1 – Gesamtansicht des Systems der Informationsübertragung (in isometrischer Form), Figur 2 – die Empfangseinheit (von vorn), Figur 3 – ein einzelner kugelförmiger Messfühler, befestigt auf dem Stützelement.

Das vorliegende System der Informationsübertragung besteht aus der Empfangseinheit des Signalempfängers 1, mit dem Stützelement

2, auf dessen Oberfläche gleichmäßig verteilt die sicher befestigten kugelförmigen Messfühler 3; das sphärische Modul des Signalgebers 4, mit einer Glaskugel 5, in der die Messfühler 6 befestigt sind, ausgeführt als identische Würfel;

die Empfangseinheit des Signalempfängers 7, die der analogen Einheit des Signalgebers ähnlich ist und ebenfalls ein Stützelement 8 und kugelförmige Messfühler 9 hat, die darauf sicher befestigt sind; das sphärische Modul des Signalempfängers 10, das dem analogen Modul des Signalgebers ähnlich ist und auch eine Glaskugel 11 enthält, in der die Messfühler 12 befestigt sind, ausgeführt als identische Würfel; der Geber der normierten Strahlung 13, an den ein Verstärker 14 angeschlossen ist, verbunden mit dem Eingang des Prozessors 15 mit Programmsteuerung, an den das Display 16 und die Registriereinheit 17 angeschlossen sind; jeder kugelförmige Messfühler ist durch ein Befestigungselement sicher befestigt auf der Oberfläche des Stützelements.

Die kugelförmigen Messfühler 3 und 9 sind vorzugsweise aus durchsichtigem Material hergestellt, zum Beispiel aus Glas. Die Durchmesser aller Messfühler, die zu einer beliebigen Empfangseinheit gehören, zum Beispiel zur Einheit des Signalempfängers 1, müssen unterschiedlich sein, wobei jeder Durchmesser einem bestimmten Buchstaben, einer bestimmten Ziffer oder einem bestimmten Symbol entspricht. Am besten, wenn sich die Durchmesser allmählich vergrößern, zum Beispiel von 1 – 53 mm. Analog müssen sich auch die Durchmesser aller kugelförmigen Messfühler 9 voneinander unterscheiden, die zur Empfangseinheit des Signalempfängers 7 gehören. Jeder kugelförmige Messfühler ist mit Hilfe eines Befestigungselements 18 sicher auf der Oberfläche des entsprechenden Stützelements befestigt, zum

Beispiel mit einer Klebeverbindung. Die kugelförmigen Messfühler sind am besten auf der Oberfläche des Stützelements in gleichen Reihen anzubringen (s. Figur 2, ein Teil der Elemente ist nicht eingezeichnet), wobei die Durchmesser der Elemente sich in jeder Reihe allmählich vergrößern.

Jedes sphärische Modul 4 oder 10 (s. Figur 1) enthält eine gläserne Kugel. Zum Beispiel enthält das sphärische Modul 4 die Glaskugel 5, in der entlang einer Geraden, senkrecht zur Oberfläche des Stützelements 2 die Messfühler 6 in Form identischer Würfel angebracht sind, die mit der Kugel ein monolithisches System bilden. Die Anzahl der Würfel kann 7, 14 u. dgl. betragen. Gewöhnlich benutzt man 7 Würfel. Die Würfel 6 oder 12 sind aus Kristall hergestellt, zum Beispiel aus Diamant oder Bergkristall. Die der Reihe nach im sphärischen Modul angebrachten Würfel haben verschieden Ausrichtungen der optischen Achsen. Die Kanten angrenzender Würfel liegen parallel, aber die Würfel selbst sind in zwei senkrecht zueinander stehenden Ebenen angebracht. Das sphärische Modul des Signalgebers 4 ist vorzugsweise im Zentrum des Stützelements 2 anzubringen. Das sphärische Modul des Signalempfängers 10 ist von der Empfangseinheit des Signalempfängers 7 am besten 200 – 1000 mm entfernt.

Das vorliegende Informationsübertragungssystem arbeitet folgendermaßen. Operator (nicht eingezeichnet), der die Information überträgt, ist der Mensch, der den Gedanken hervorbringt. Im Laufe von 0,1 – 5 sec. (die Zeit ist abhängig vom bioenergetischen Feld des Menschen) aktiviert der Operator die Messfühler 3 der Empfangseinheit des Signalgebers 1.

Die vom optischen System des Operators ausgehenden Signale werden durch die kugelförmigen Messfühler 3 des Signalgebers verstärkt und werden ohne Verzögerung, praktisch augenblicklich, in den entsprechenden Messfühlern 9 des Signalempfängers reproduziert, dabei wird das Signal, das durch ein beliebiges Element des Signalgebers 3 übermittelt wird, durch das ähnliche Element 9 des Signalempfängers entsprechend dem Prinzip der Ähnlichkeit reproduziert. Die Strahlung der Messfühler 9 des Signalempfängers wird dann durch die Messfühler 12 des sphärischen Moduls des Signalempfängers 10 umgewandelt. Der Umfang der zu übermittelnden Nachricht entspricht dem Umfang der Information, die in der optischen Form gebildet wird. Zum Beispiel, die Information, die auf einer CD enthalten ist, kann nach ihrer Aufnahme durch den Operator vollständig an den Signalempfänger übermittelt werden.

Beim Durchgang der Strahlung durch die Elemente 12, die als Würfel ausgeführt sind, erfolgt die durch die wechselseitige Lage der Würfel bestimmte Normierung der Form des Lichtvolumens. Jedem Durchmesser eines Messfühlers 9 entspricht dabei eine bestimmte Größe der normierten Strahlung, die von dem am weitesten von der Empfangseinheit des Signalempfängers entfernten Würfel 12 ausgeht. Die normierte Strahlung, die von diesem Würfel ausgeht, wird durch die Lichtwellenleiterfaser an den Geber der normierten Strahlung 13 übertragen, und die vom Geber kommenden elektrischen Signale kommen nach dem Durchgang durch den Verstärker 14 zum Prozessor 15 mit Programmsteuerung. Die im Prozessor 15 verarbeiteten Signale, die der übermittelten Information entsprechen, können in Form von Buchstaben, Ziffern und/oder Symbolen auf das Display 16 geführt werden und kommen dann zur Registrieranlage 17, die mit einer Schreib- und Speichereinheit für die eingehende Information zur späteren Bearbeitung ausgerüstet ist.

Das vorliegende Übermittlungssystem besitzt im Unterschied zu dem bekannten System eine bedeutend höhere Betriebszuverlässigkeit, da die Konstruktion des vorliegenden Systems äußerst vereinfacht ist und keine beweglichen Elemente hat. Das vorliegende System sichert im Unterschied zu dem bekannten System die Informationsübermittlung über bedeutende (viele Tausend Kilometer) Entfernungen ohne irgendwelche Verzögerungen. Außerdem hat das vorliegende System eine größere Störunempfindlichkeit, weil die zwischen seinem Signalempfänger und Signalgeber befindlichen Hindernisse für die Informationsübermittlung kein Hindernis darstellen.

## FORMEL DER ERFINDUNG

1. Das System der Informationsübertragung, bestehend aus dem Signalgeber und dem von ihm getrennten Signalempfänger, jeder von ihnen enthält eine Empfangseinheit, ausgeführt als kugelförmige optische Messfühler, die unterschiedliche Durchmesser haben und sicher auf der Oberfläche des Stützelements befestigt sind, und ein sphärisches Modul, ausgeführt als gläserne Kugel, in der in eine Richtung ausgerichtete optische Messfühler, ausgeführt in der Form identischer Würfel aus Kristall, Bergkristall oder Diamant in zwei senkrecht zueinander verschobenen Ebenen, befestigt sind, wobei die Elemente des Signalgebers den Elementen des Signalempfängers ähnlich sind, das sphärische Modul des Signalgebers liegt auf der Oberfläche des Stützelements seiner Empfangseinheit, die optischen Messfühler des Signalgebers

empfangen die vom Operator erzeugte Information, die zu übermitteln ist, das sphärische Modul des Signalempfängers ist getrennt von seiner Empfangseinheit und mit der Anlage zur Umwandlung der Strahlung in Ausgangssignale verbunden.

2. Das System nach P. 1 ist dadurch gekennzeichnet, dass kugelförmige optische Messfühler

gleichmäßig auf der Oberfläche des Stützelements verteilt sind, wobei die Zentren dieser

Elemente in parallelen Ebenen liegen.

3. Das System nach P. 1 oder 2 ist dadurch gekennzeichnet, dass sich auf der Oberfläche des

Stützelements des Signalgebers dicht bei jedem kugelförmigen optischen Messfühler die Darstellung eines bestimmten Buchstabens von allen Buchstaben des Alphabets, oder eine

bestimmte Zahl der gesamten Reihe natürlicher Zahlen, oder ein bestimmtes Symbol beliebiger Form befindet.

4. Das System nach P. 1 ist dadurch gekennzeichnet, dass die kugelförmigen optischen Messfühler auf der Oberfläche des Stützelements in gleichförmigen Reihen liegen.

5. Das System nach jedem beliebigen der oben genannten Punkte ist dadurch gekennzeichnet,

dass sich die Durchmesser verschiedener optischer Messfühler allmählich vergrößern.

6. Das System nach P. 1 ist dadurch gekennzeichnet, dass die Oberfläche des Stützelements

orthogonal zu der Richtung liegt, nach der die Würfel des sphärischen Moduls ausgerichtet sind.

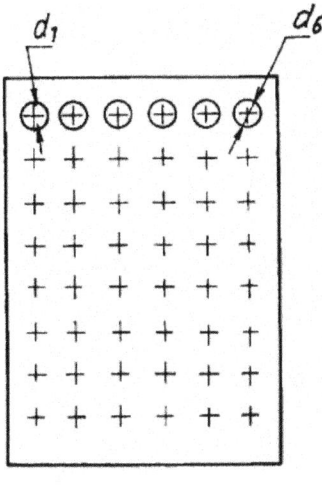

Bild 2

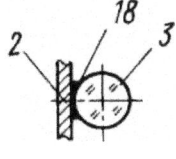

Bild 3

## UNTERNEHMEN FÜR PERSPEKTIVISCHE FORSCHUNGEN «WISSENSCHAFTLICHES ZENTRUM»

103460 Moskau, Zelenograd, Juzhnaja prom.zona,  Telefon: 530-98-30
projezd 4806, dom 4, korp. str. 1, PPI „NTs"
r/s 40602810300050001000
Zelenograd. Filiale AKB "Moskowskij Industrialnyj Bank"
BIK 04453435 k/c 30101810300000000435

PPI „NTs"
/Dr. der Techn. Wiss., Prof. Garjainow S.A./

### SCHLUSSFOLGERUNGEN AUS DEM PROTOKOLL DER TESTPRÜFUNGEN DES LABORMUSTERS DES INFORMATIONSMODULS – DES SYSTEMS DER INFORMATIONSÜBERTRAGUNG VOM 14. AUGUST 2000

Aus dem Protokoll der Prüfung des Labormusters des Informationsmoduls, geschaffen und berechnet von Grabovoi G.P., ist bewiesen, dass mit der Anwendung des Systems der Informationsübertragung der schwachen Signale auf dem Niveau der gedanklichen Konzentrationen – durch den Empfänger der optischen Strahlung Signale registriert sind. Die Übertragung des Gedanken wurde anhand gedanklicher Konzentration des Operators auf dem Sensor der Gedankengestalten durchgeführt oder anders auf dem wahrnehmenden Block des Signalsenders (im Bericht Zeichnung 1 auf der Seite 4, Block 1-a), der als empfindliche Elemente der sphärischen Form ausgeführt ist, und nach dem Ähnlichkeitsprinzip wurde der Gedanke auf der Grundlage der Autorentheorie der Wellensynthese und der Formel der gesamten Realität auf den Signalempfänger übertragen, der über einen ähnlichen Aufnahmeblock verfügt (auf der Zeichnung 1 Seite 4, was der übertragenden Einheit 1-6 entspricht). Vom Signalempfänger wurde der Gedanke durch die Änderung der Intensität des optischen Leuchtens registriert. Unter Berücksichtigung dessen, dass in Übereinstimmung mit der Theorie der Wellensynthese, das kristallinische System, beschrieben im Patent von Grabovoi G.P. „Verfahren zur Verhinderung von Katastrophen und Einrichtung für seine Verwirklichung" in Übereinstimmung mit dem Antrag auf Erfindung Nr. 99120836/28 (022309) vom 07.10.99 auf die Sphäre umgerechnet wurde, die die verteilten Sphären von kleinerem Maß enthält, und dabei die Gedankenübertragung fixiert wurde, woraus folgt, dass sie der Sender und Empfänger von optischen Elementen ist und als Sphären und Kuben verwirklicht werden kann.

Da die Konzentration des Gedanken verschiedene Operatoren durchgeführt haben, kann man die Schlussfolgerung ziehen, dass die Übertragung der Gedankengestalten unter Anwendung dieses Systems der Informationsübertragung, von einem beliebigen Menschen verwirklicht werden kann.

Wissenschaftlicher Leiter
der Abteilung für Aspiranturen
PPI „NTs"       Dr. der Phys.-math. Wiss., Dr. der Techn. Wiss. G.P. Grabovoi
                Dr.-Ing. B.I. Tschjernyj

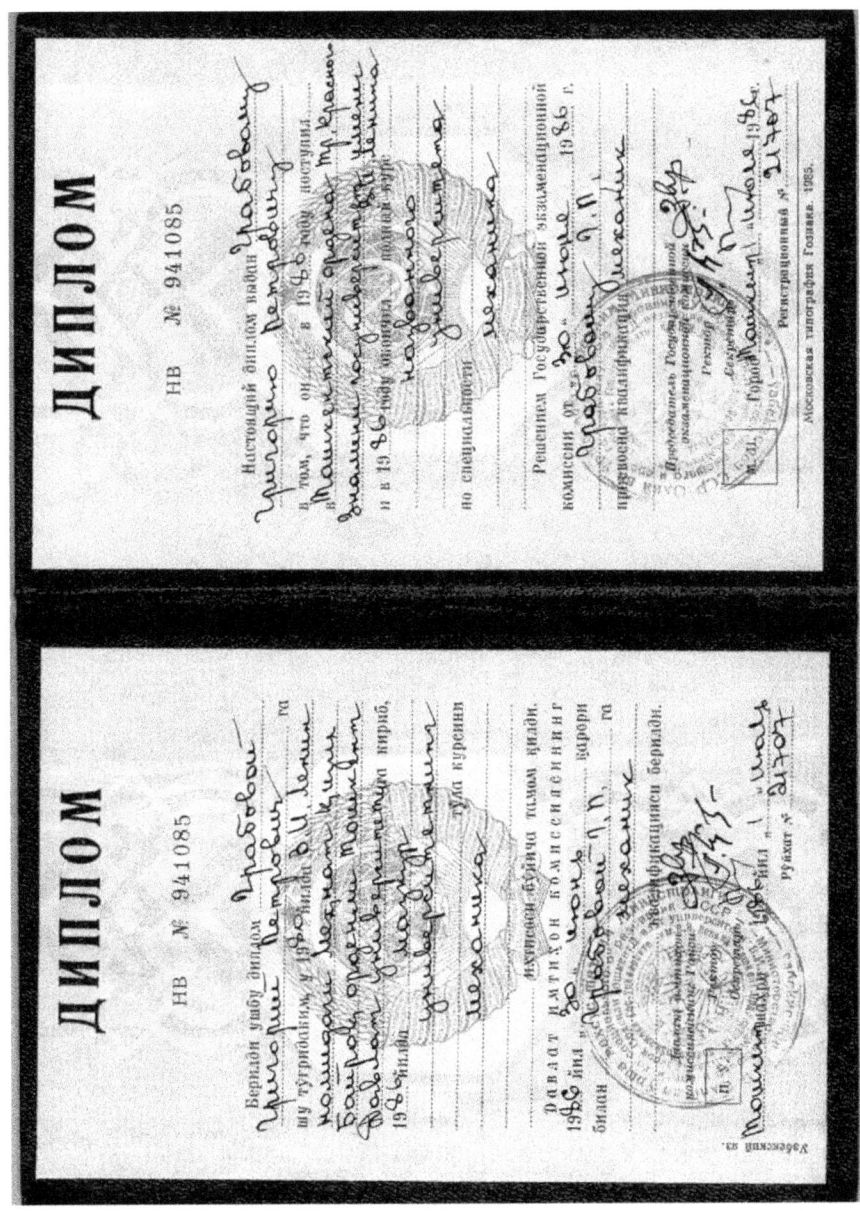

Diplom Nr. 941085

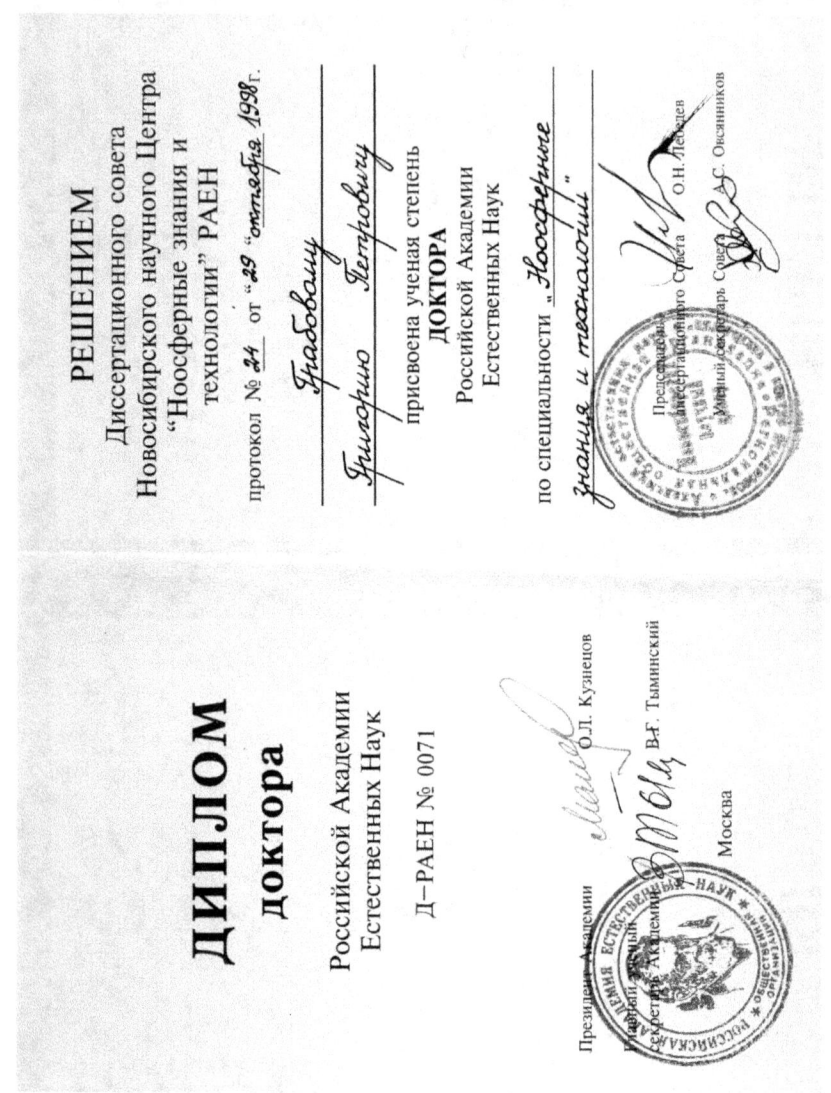

Doktordiplom der russischen Akademie der Naturwissenschaften

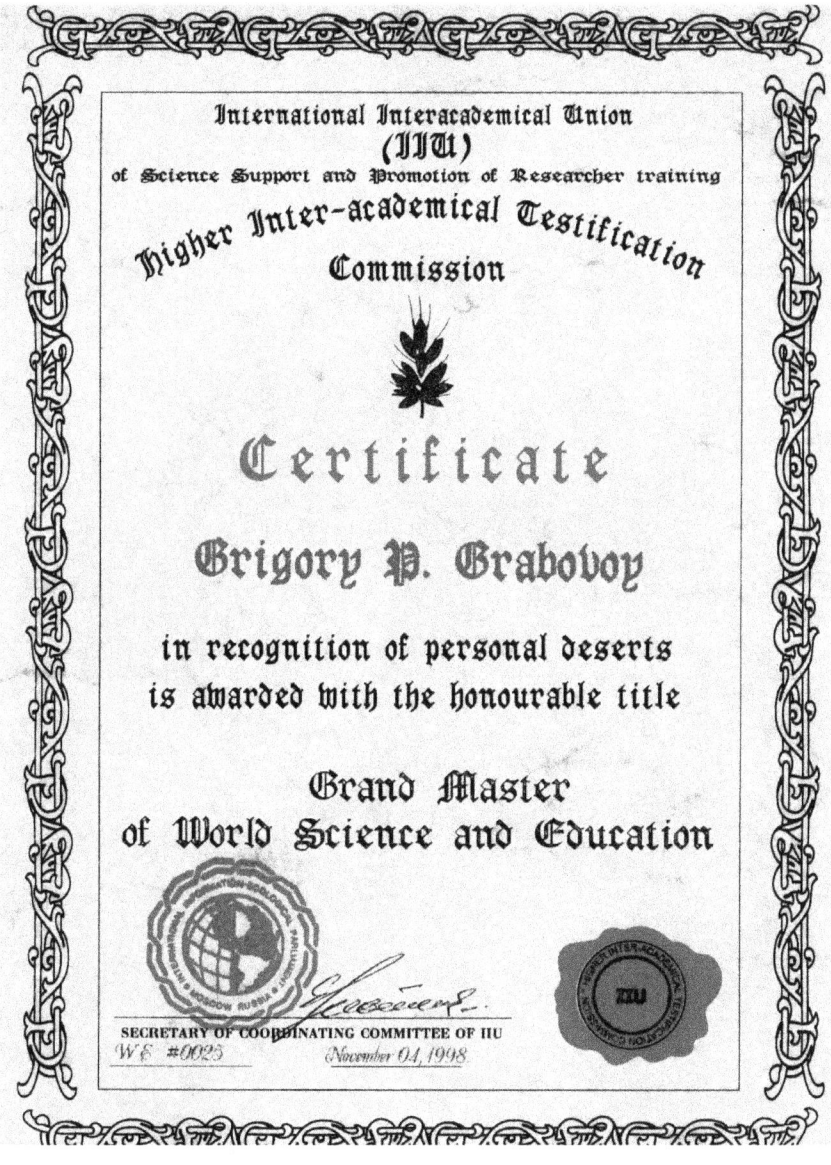

DIE AUFERWECKUNG VON MENSCHEN UND DAS EWIGE LEBEN - VON NUN AN UNSERE REALITÄT!

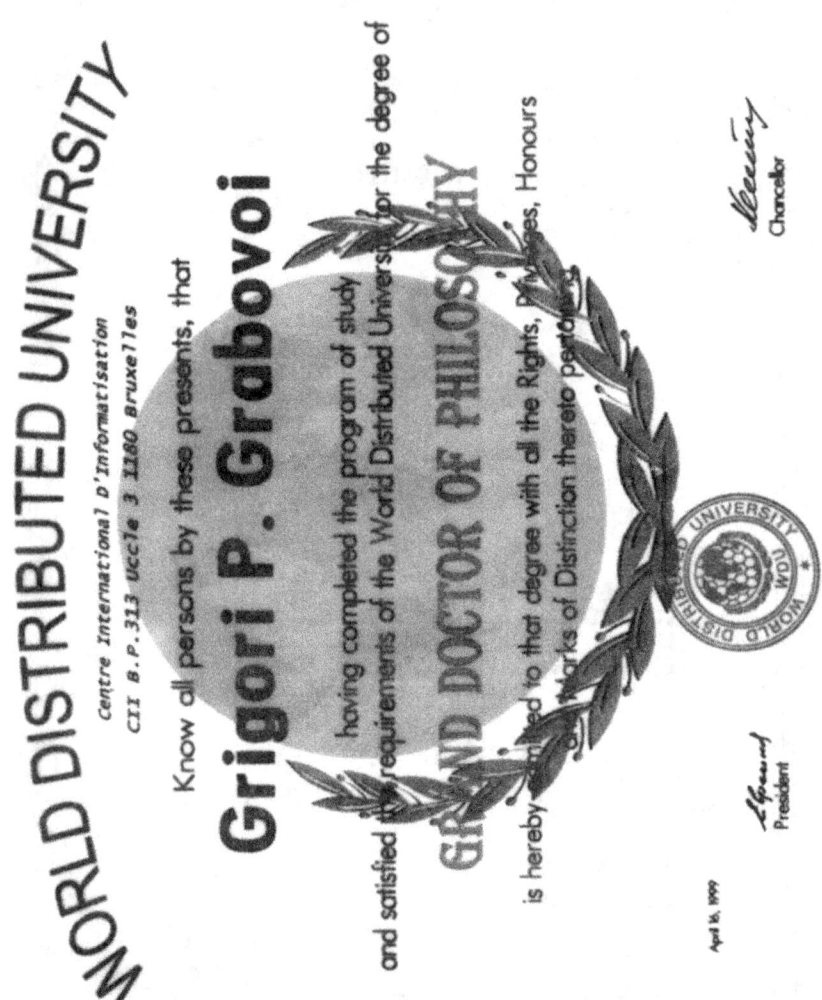

DIE AUFERWECKUNG VON MENSCHEN UND DAS EWIGE LEBEN - VON NUN AN UNSERE REALITÄT!

## Российская Федерация

### ВЫСШИЙ
АТТЕСТАЦИОННО-КВАЛИФИКАЦИОННЫЙ
### КОМИТЕТ

## ДИПЛОМ
### ДОКТОРА НАУК

ДТ № 0129

Москва

### Российская Федерация

Решением
Высшего аттестационно-квалификационного комитета
от 20 апреля 1999 г. № 62

*Грабовому*

*Григорию Петровичу*

присуждена ученая степень
### ДОКТОРА
### ТЕХНИЧЕСКИХ НАУК

Председатель Высшего
аттестационно-квалификационного комитета

Главный ученый секретарь Высшего
аттестационно-квалификационного комитета

Doktordiplom der Wissenschaften Nr. 0129

Doktordiplom der Wissenschaften Nr. 0052

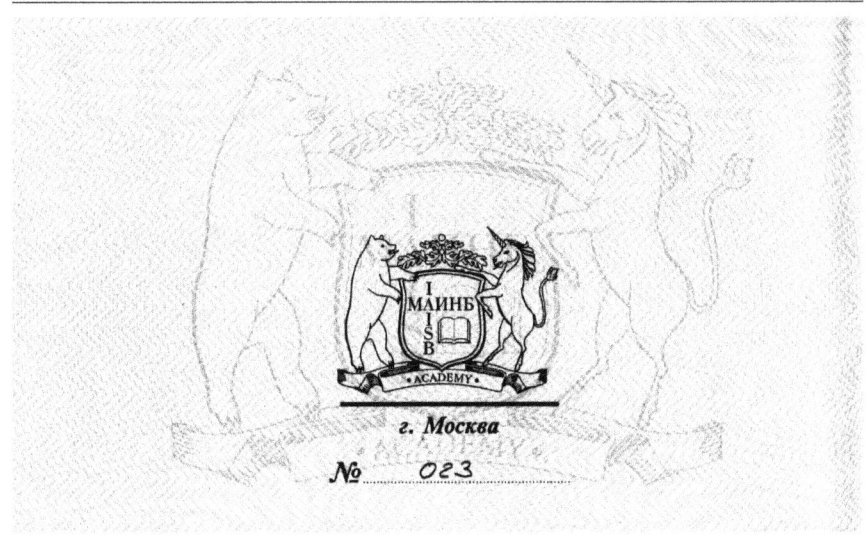

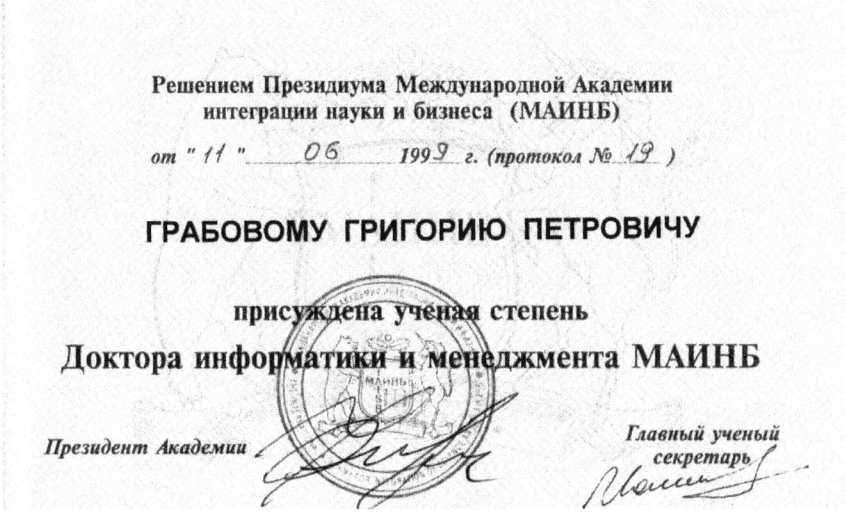

Doktor der Informatik und des Managment Nr.023

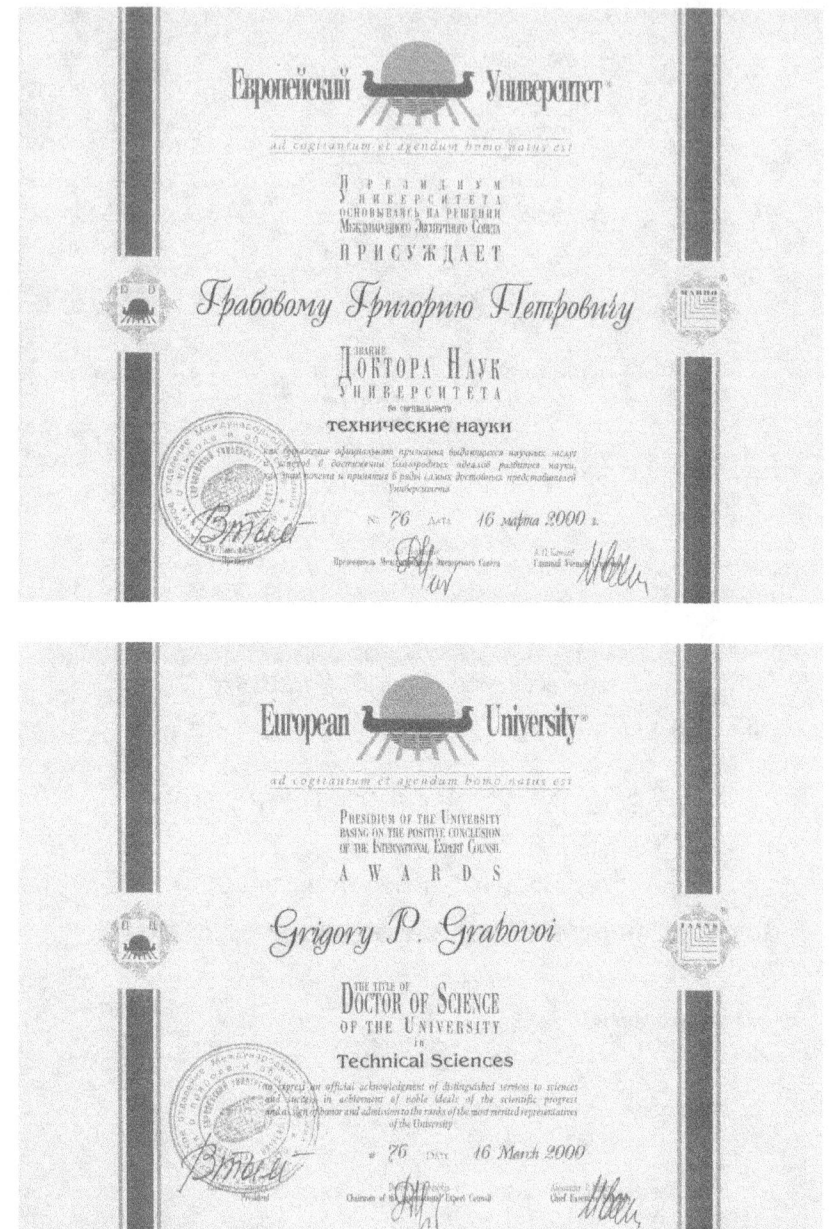

Doktor der Wissenschaften der Universität (Spezialisierung) Technische Wissenschaften

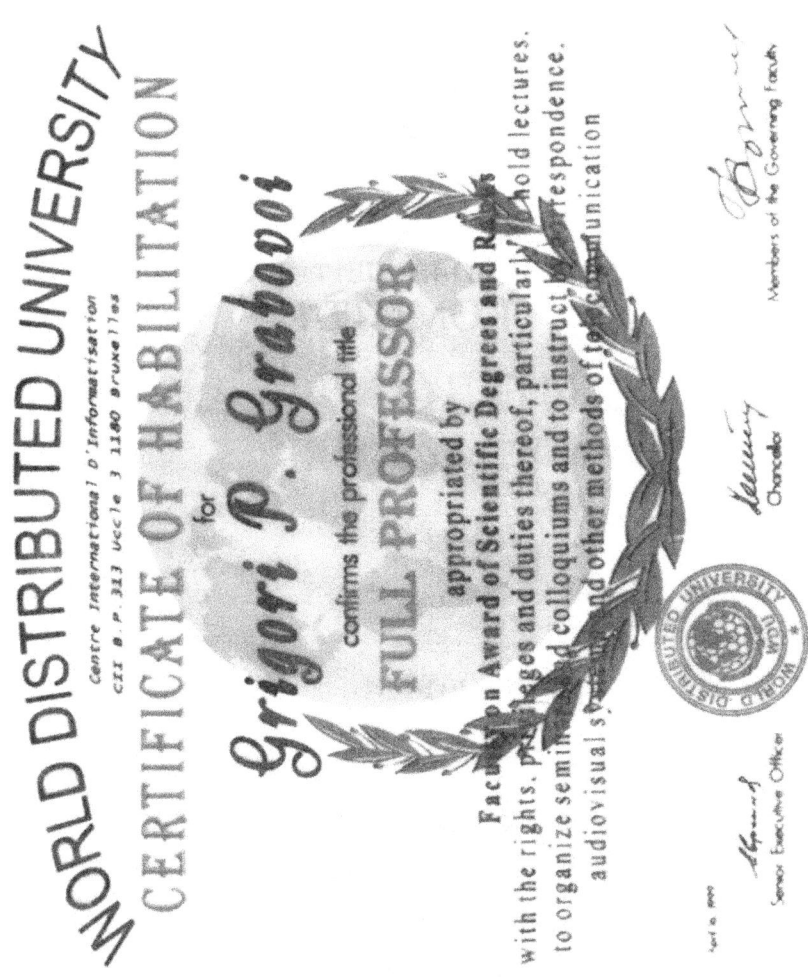

DIE AUFERWECKUNG VON MENSCHEN UND DAS EWIGE LEBEN - VON NUN AN UNSERE REALITÄT!

## Российская Федерация

# ВЫСШИЙ
## АТТЕСТАЦИОННО-КВАЛИФИКАЦИОННЫЙ
# КОМИТЕТ

## ДИПЛОМ
### ПРОФЕССОРА

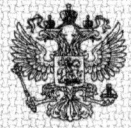

ПР № 0057

Москва

**Российская Федерация**

Решением
Высшего аттестационно-квалификационного комитета
от 20 апреля 1999 г. № 62

*Грабовому*
*Григорию Петровичу*

присвоено ученое звание
**ПРОФЕССОРА**
по специальности 05.02.2
"Безопасность особо сложных объектов"

Председатель Высшего
аттестационно-квалификационного комитета

Главный ученый секретарь Высшего

Professor Diplom Nr. 0057

© Г. П. Грабовой, 2001

Российская Федерация

ВЫСШАЯ
межакадемическая
АТТЕСТАЦИОННАЯ
КОМИССИЯ

## АТТЕСТАТ
ПРОФЕССОРА

ПР N 0182

Москва

Российская Федерация
Решением
Высшей межакадемической аттестационной комисси
от 15 июля 1999г. N 0208-П
*Грабовому*
*Григорию Петровичу*
ПРИСВОЕНО УЧЕНОЕ ЗВАНИЕ
**ПРОФЕССОРА**
по специальности «Аналитические и структурно-
аналитические приборы и системы».

Председатель Высшей аттестационной комиссии
Главный ученый секретарь Высшей аттестационной комиссии

Professor Attestat Nr. 0182

# DIE AUFERWECKUNG VON MENSCHEN UND DAS EWIGE LEBEN - VON NUN AN UNSERE REALITÄT!

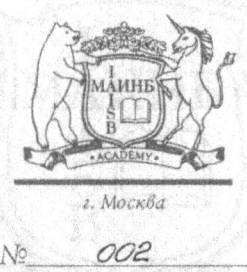

№ 002

Решением Президиума Международной Академии интеграции науки и бизнеса (МАИНБ)

от "24" 08 1999 г. (протокол № 40)

**ГРАБОВОМУ ГРИГОРИЮ ПЕТРОВИЧУ**

присвоено ученое звание
ПРОФЕССОРА МАИНБ
по специальности

**Системная информатика**

Президент Академии

Главный ученый секретарь

Professor des Instituts MAINB Nr. 002

## РОССИЙСКАЯ
### АКАДЕМИЯ ЕСТЕСТВЕННЫХ НАУК

на основании Устава Академии

ИЗБРАЛА

*Грабового*
*Григория Петровича*

## ДЕЙСТВИТЕЛЬНЫМ ЧЛЕНОМ АКАДЕМИИ

по секции
*„Ноосферные знания и технологии"*

"09" марта 1998 г.

Президент     О. Кузнецов
Главный ученый секретарь     В. Тыминский

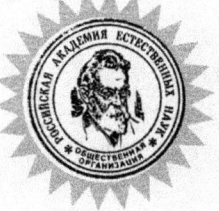

НЗТ № 458

Mitglied der Akademie Abteilung der „Noosphäre Kenntnisse und Technologien" Nr.458

DIE AUFERWECKUNG VON MENSCHEN UND DAS EWIGE LEBEN - VON NUN AN UNSERE REALITÄT!

**INTERNATIONAL INFORMATIZATION ACADEMY**

In General Consultative Status with the Economic and Social Council of the United Nations

Headquarters: New York, Washington, Geneva, Riga, Moscow, Montreal

Presented to

# GRIGORI P. GRABOVOI

in recognition and certification of being elected

## ACADEMICIAN

of this Academy

N 10-11061

Date: June 10, 1998

President

Chancellor

DIE AUFERWECKUNG VON MENSCHEN UND DAS EWIGE LEBEN - VON NUN AN UNSERE REALITÄT!

# New York
# Academy of Sciences

Serving Science, Technology, and Society Worldwide Since 1817

Presented To

*Grigori P. Grabovoi*

An Active Member of this Academy

*August 1998*

To Remain in Good Standing by Fulfilling the Responsibilities of Membership

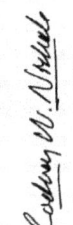
President and CEO

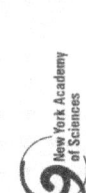
New York Academy of Sciences

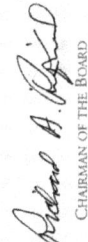
Chairman of the Board

© Г. П. Грабовой, 2001

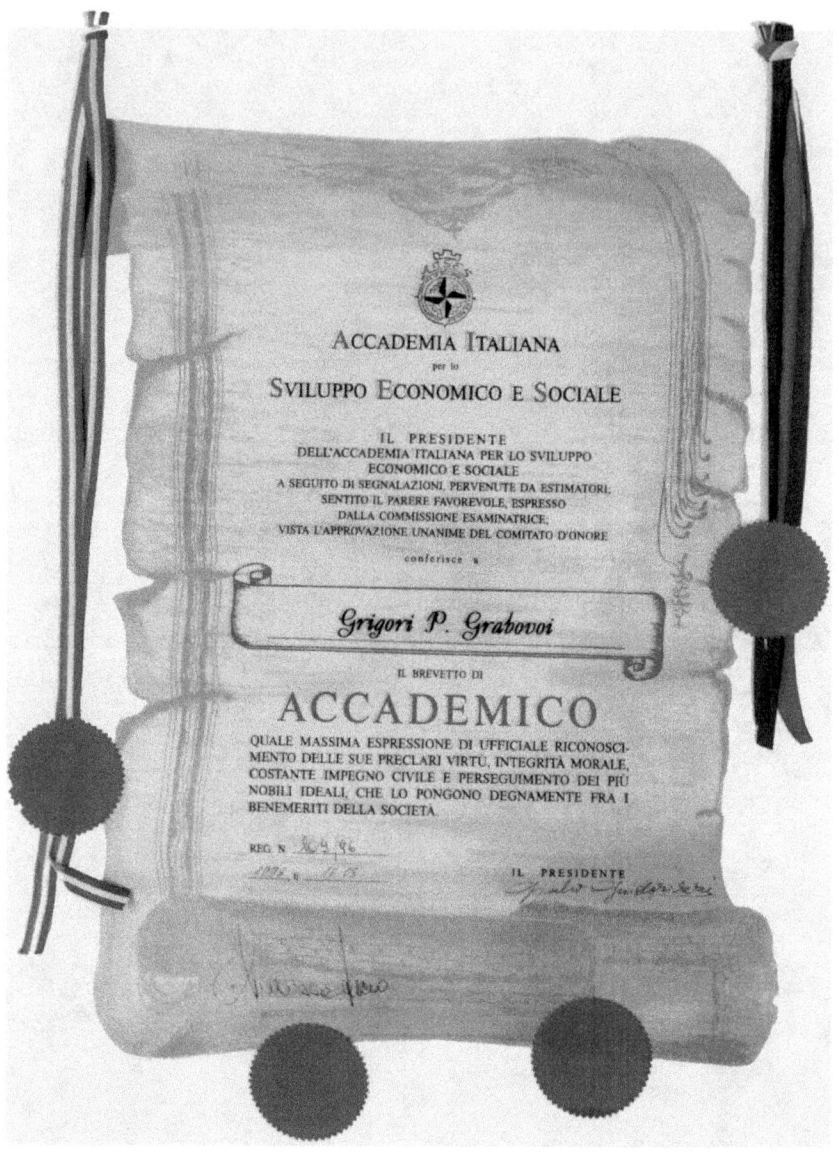

DIE AUFERWECKUNG VON MENSCHEN UND DAS EWIGE LEBEN - VON NUN AN UNSERE REALITÄT!

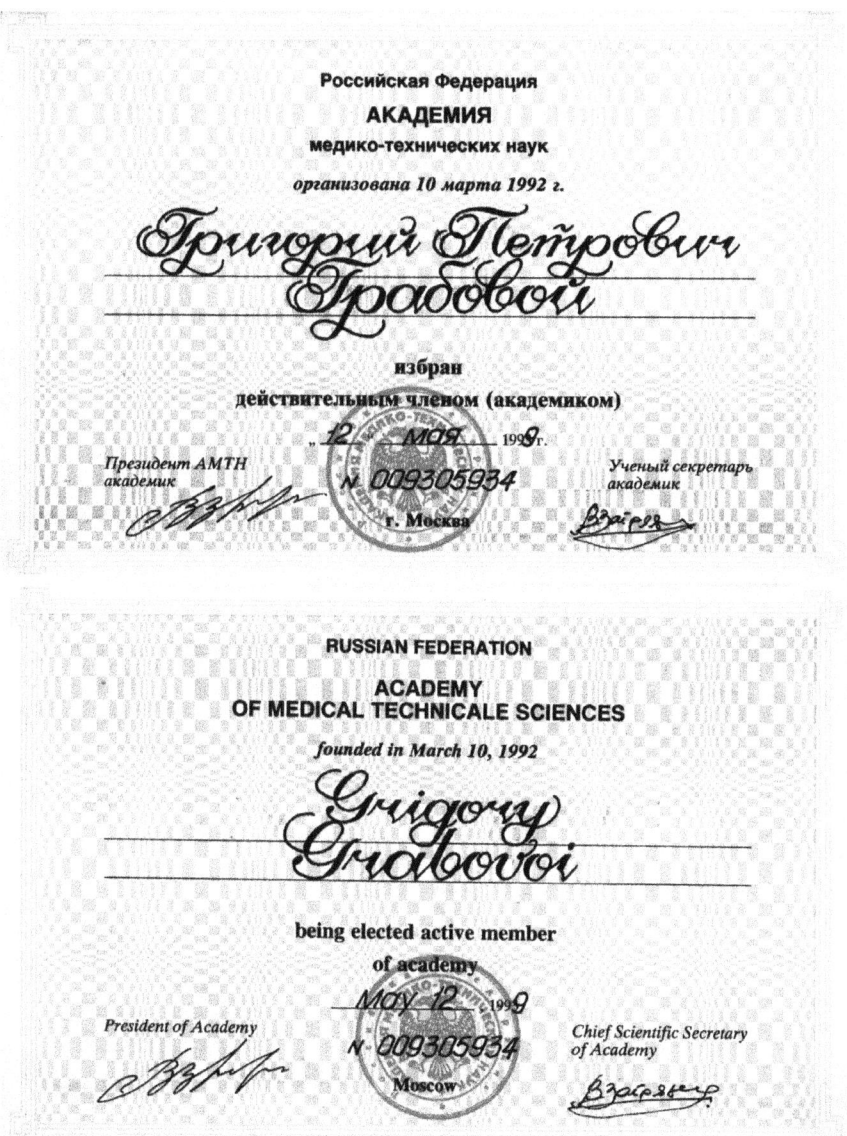

Mitglied der Akademie der medizinisch-technischen Wissenschaften

DIE AUFERWECKUNG VON MENSCHEN UND DAS EWIGE LEBEN - VON NUN AN UNSERE REALITÄT!

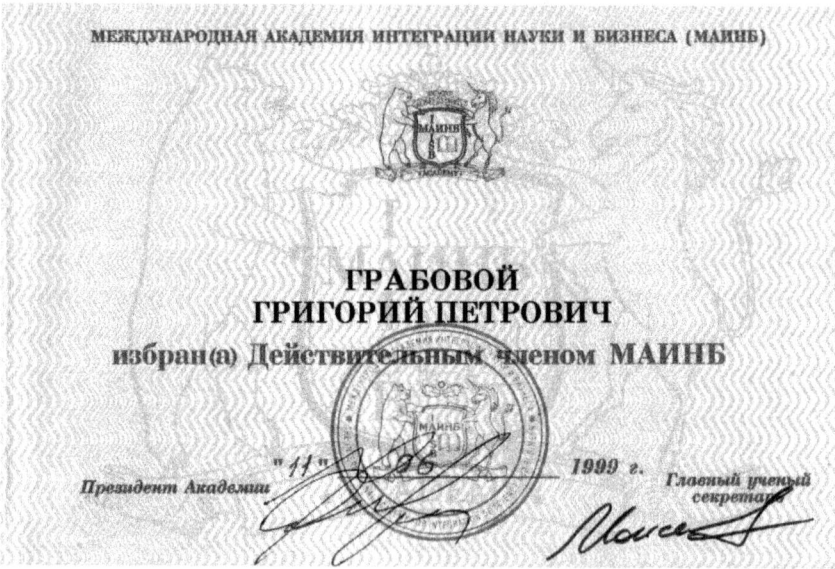

Mitglied des Instituts MAINB

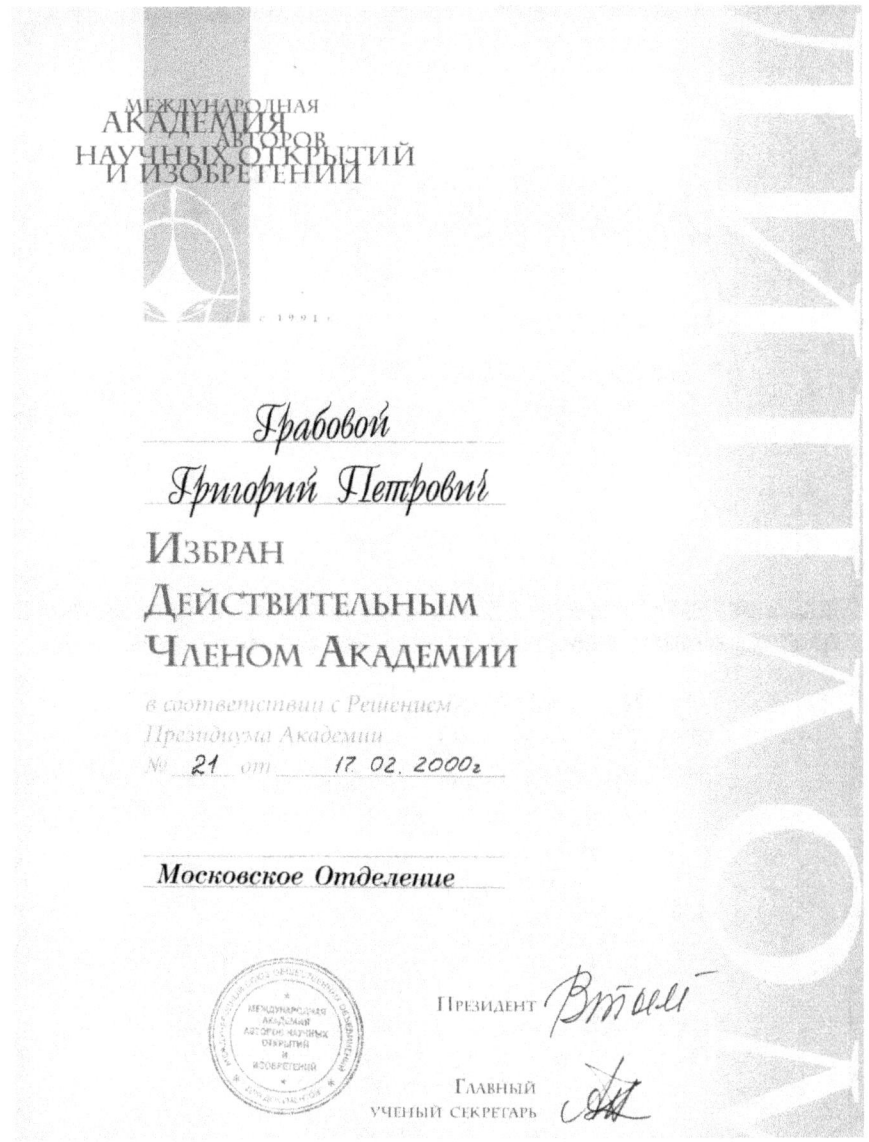

Mitglied der internationalen Akademie der Autoren der wissenschaftlichen Endeckungen und Erfindungen.

DIE AUFERWECKUNG VON MENSCHEN UND DAS EWIGE LEBEN - VON NUN AN UNSERE REALITÄT!

# ДИПЛОМ
## РОССИЙСКОЙ АКАДЕМИИ КОСМОНАВТИКИ
### имени К.Э. ЦИОЛКОВСКОГО

РЕГИСТРАЦИОННЫЙ № ДА-1478

Москва «23» февраля 2001 г.

## РОССИЙСКАЯ АКАДЕМИЯ КОСМОНАВТИКИ
### имени К. Э. ЦИОЛКОВСКОГО
на основании Устава
**ИЗБРАЛА**

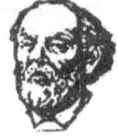

«4» декабря 2000 г. (протокол № 9/53)

Грабового
Григория Петровича
действительным членом /академиком/
РОССИЙСКОЙ АКАДЕМИИ КОСМОНАВТИКИ
имени К. Э. ЦИОЛКОВСКОГО

Президент — В.П. Сенкевич
Главный ученый секретарь — А.М. Никулин

Diplom der russischen Akademie der Weltraumfahrt Nr. DA-1478

MCS Russlands
**Ministerium für Zivilschutz,
Notstandssituationen und Beseitigung
der folgen von Naturkatastrophen/**
AGENTUR für MONITORING
und PROGNOSTIZIERUNG
von NOTSTANDSSITUATIONEN
VNII GOCHS

121352, Moscau, ul. Davydkowskaya, 7
(095) 449-83-44, 443-83-15 (Fax)
23.07.99   Nr. 1-14/940

An den Hohen Akademischen Attestierungsausschuss

Der Akademiker Grabovoi G. P. hält Vorlesungen im Bereich der modernen Technologien für Vorbeugung und Beseitigung von Notstandssituationen im Zentrum für die Aus- und Weiterbildung von Fachkräften bei der Agentur für Monitoring und Prognostizierung von Notstandssituationen Russlands. Die Thematik der Vorlesungen ist „Methoden der Fern-Vorbeugung von Katastrophen" (Lernprogramm Nr. 10):

-mathematische Modellierung der Vorbeugung von Katastrophen;

-Handhabung der irrationalen Steuerung von Vorbeugung von Katastrophen;

-spezifische Methoden der Vorbeugung von globalen Katastrophen, die eine Gefahr für die ganze Welt darstellen;

-Sammelanalyse traditioneller und untraditioneller Methoden für die Vorbeugung von Notstandssituationen.

Leiter der Agentur
Geschäftsführer der VNII GOCHS

Professor
/Unterschrift/                    M. Schachramanjan

## Internationales Zentrum der Lehrsysteme (IZLS)

Ministerium für
Naturschätze Russlands
/Unterschrift/_____
28.03.01
/Stempel/

Amt für die komplementäre Berufsausbildung bei dem Bildungsministerium Russlands
/Unterschrift/_____
/Stempel/

Vorsitzender des Internationalen Zentrums der Lehrsysteme
/Unterschrift/__ S.I. Peschkov
/Stempel/

### Lernplan
### für den Lehrgang „Technologien der vorbeugenden Prognostizierung und sicheren Entwicklung"

**Ziel:** Das Erlernen der Methoden der Technologie der vorbeugenden Prognostizierung und sicheren Entwicklung
**Zielgruppe:** Fachleute aus Unternehmen und Naturschutz - Behörden
**Stundenzahl:** 1186 Stunden
**Tagesablauf:** 6 Stunden täglich (mit Freistellung)

| lfd. Nr. | Abschnitten- und Fächerbezeichnung | Stunden insgesamt | Vorlesungen | Praktische Übungen | Prüfungsform |
|---|---|---|---|---|---|
| 1. | Analyse des ökologischen Zustandes der Region und der Technologien der Antikrisenverwaltung | 498 | 128 | 370 | Testat |
| 2. | Instrumente und Module der vorbeugenden Prognostizierung und deren Anwendung | 396 | 124 | 272 | Testat |
| 3. | Strategie der Beschlussfassung auf Grund der Ergebnisse der vorbeugenden Prognostizierung | 99 | 30 | 69 | Testat |
| 4. | Optimierung der regenerativen Steuerung für die sichere Entwicklung | 197 | 43 | 154 | Testat |
| 5. | Staatliche Prüfung | 6 | | | |
| | **GESAMT:** | **1186** | **325** | **865** | |

Autor des Lehrgangs, Leiter des Departements
„Technologien der vorbeugenden Prognostizierung
und sicheren Entwicklung" des internationalen
Institut-Netzes UNESCO/ IZLS
(Internationales Zentrum der Lehrsysteme)
/Unterschrift/            Grabovoi G. P.,

Dr. phys.-math. Wissenschaft,
/Stempel/            Professor
ICES Chair-Network

## ICES

INTERNATIONAL CENTRE OF EDUCATIONAL SYSTEMS (ICES)
МЕЖДУНАРОДНЫЙ ЦЕНТР ОБУЧАЮЩИХ СИСТЕМ (МЦОС)
CENTRE INTERNATIONAL DES SYSTEMS D'EDUCATION (CISE)
INTERNATIONALES ZENTRUM FÜR AUSBILDUNGSSYSTEME (IZAS)

UNDP Reg. Nr. 05973
UNIDO Reg. Nr. 002353
UNEP Reg. of 24.05.99

Logo UNESCO

INTERNATIONALES DEPARTEMENT - UNESCO/ICES
„ÜBERMITTLUNG von TECHNOLOGIEN für die SICHERE ENTWICKLUNG"

Departement der „Technologien der vorbeugenden Prognostizierung und sicheren Entwicklung"
des internationalen Institut-Netzes UNESCO/ICES
in Antwerpen, Belgien

# ZERTIFIKAT

Hiermit wird bescheinigt, dass

**SCHASCHKOV Evgeniy Michaylowitsch**

den Präsenz-Lehrgang der komplementären Berufsausbildung im Lernbereich des Professors, Doktors der physik-mathematischen Wissenschaft Grigoriy Petrovitsch Grabovoi „Technologien der vorbeugenden Prognostizierung und sicheren Entwicklung" (der Lizenz des Bildungsministeriums Nr. 16-788 vom 13/07/1999 entsprechend) erfolgreich beendet hat

Internationales Zentrum der Lehrsysteme (ICES), das im Rahmen des Entwicklungsprogramms der Organisation der Vereinten Nationen (PRUNO) unter der Registernummer 05973, im Rahmen des Programms wirtschaftlicher Entwicklung der UNO unter der Registernummer 002350 (UNIDO), im Rahmen des Programms des Umweltschutzes der UNO im Register vom 24.05.99 (UNEP), im Justizministerium der Russischen Föderation unter der Registernummer 162 eingetragen ist, und das bei dem ICES gegründete internationale Institut-Netz UNESCO/ICES „ Übermittlung von Technologien für die sichere Entwicklung",

dem Abkommen zwischen UNESCO und ICES vom 26. August 1996 sowie den Artikeln 1-6, 8.6 der „Konvention über die Anerkennung von Lehrgängen, Hochschuldiplomen und akademischen Graden in den Ländern der Europäischen Region" (UNESCO, Paris, 1973-1993), der Europäischen Konvention (UNESCO, Bangkok, 1979), der Regionalen Konvention der Asien- und Pazifikländer (UNESCO, Bangkok, 1983), der Konvention zwischen dem Europarat und UNESCO (Lissabon, 1997) folgend,

empfehlen den zuständigen Behörden der Länder, die diese Konventionen unterzeichnet oder sich an diese angeschlossen haben, das vorliegende Zertifikat anzuerkennen.

Vorsitzender des Departments „Technologien der vorbeugenden Prognostizierung und sicheren Entwicklung" des internationalen Institut-Netzes UNESCO/ICES

/Unterschrift/      G. P. Grobovoi
            /Stempel/

Vorsitzender des ICES, Koordinator des internationalen Institut-Netzes UNESCO/ICES

/Stempel/  /Unterschrift/  S. I. Peschkov

Moscau, 4. August 2000

Registernummer: K2-20000828

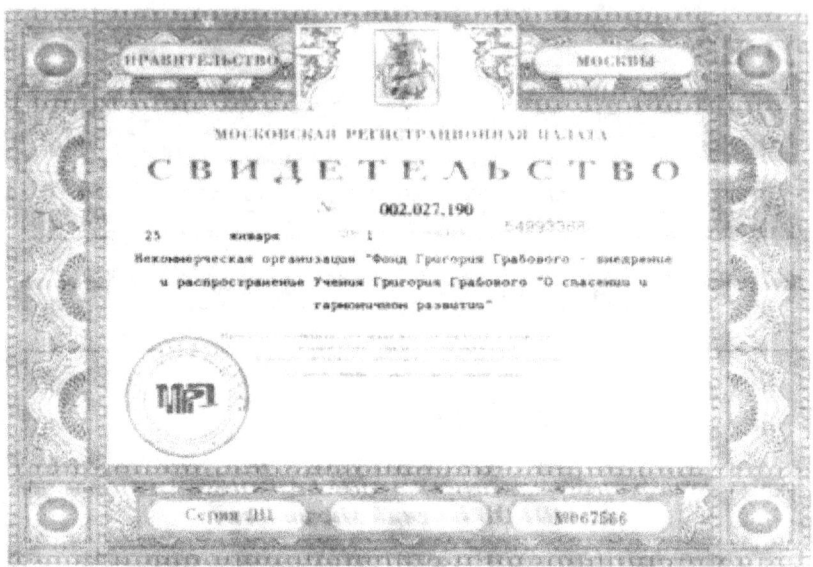

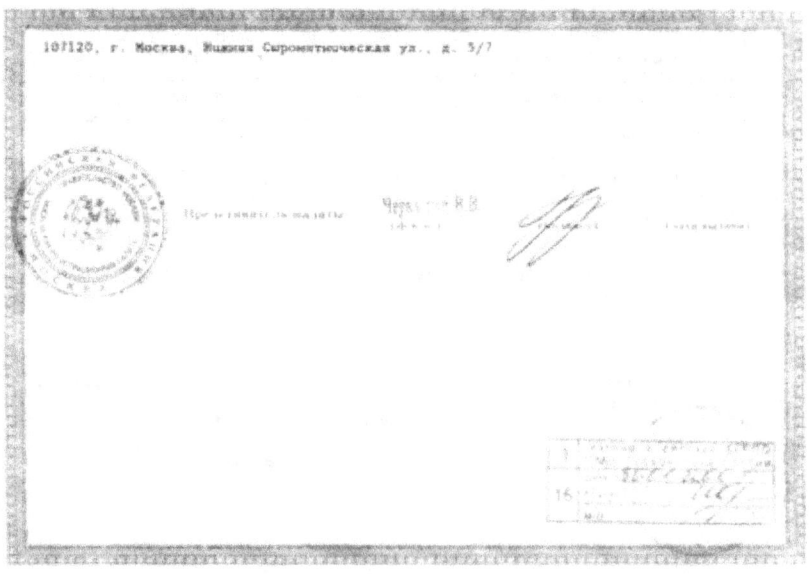

Anlage F
## PHÄNOMEN DER AUFERWECKUNG

Die Auferweckung als Erscheinung war schon immer bekannt. Die Zeugnisse darüber durchdringen die gesamte Geschichte. Man kann an die berühmten Mysterien des alten Griechenlands erinnern. Bei den Persern existierten darüber vollkommen klare Vorstellungen. Es wurde davon gesprochen, dass eine Zeit kommen wird, wann die höchste Gottheit alle Toten auferweckt, wobei in ihren ehemaligen Körpern.

Dies überschneidet sich mit den Vorstellungen des Christentums darüber, dass sich die Auferweckung aller Toten während des zweiten Kommens von Christus vollzieht, wobei die Rede ebenfalls von der Auferweckung eben im physischen Körper ist.

Diese Fragen und mit ihnen verbundene Probleme haben den Verstand vieler Denker beschäftigt, von der Antike bis in unsere Tage.

Der klassische Text, in welchem über die Auferweckung gesprochen wird, ist die Bibel. Die Bibel ist das schriftliche Zeugnis, das die Fakten der Auferweckung bestätigt, von Jesus Christus vollbracht. Christus, wie wir wissen, hat auch unheilbare Krankheiten geheilt.

Man kann auch Beispiele der Auferweckung aus der Geschichte der orthodoxen Kirche aufführen. Erinnern wir uns zum Beispiel an die Auferweckung, die von solchen Heiligen durchgeführt wurde, wie Warlaam Chutynskij, Sergij Radonezhskij, Ioann Kronstadtskij.

In unserer Zeit lebt in Indien der heilige Bchagawan Schri Satja Sai Baba. Es gibt Angaben, die die von ihm durchgeführte Auferweckung bestätigen.

Auf diese Weise hatten die Fakten der Auferweckung ihren Platz in der Geschichte. Jedoch waren das bis jetzt einzelne isolierte Fälle. Jetzt aber beginnt die Etappe der massenweisen Auferweckung, die Auferweckung aller. Die Auferweckung hat den Mechanismus des Anwachsens vom Typ einer Kettenreaktion. Dabei beginnen sogar Teilkenntnisse über die Methoden und Prinzipien der Auferweckung zu funktionieren. Zum Beispiel, als dieses Buch von mir noch nicht vollständig zu Ende geschrieben wurde, hatte ich das Manuskript an Zinowjewa Natalja Filippowna gegeben. Sie arbeitete nach dem Manuskript „Auferweckung der Menschen und das ewige Leben – von nun an unsere Realität!" mit dem Ziel der Auferweckung des Ehemannes und im Dezember 2000 traf sie sich mit ihm als Auferweckten. Und mit dem auferweckten Bruder traf sie sich im Januar 2001, obwohl, wie sie mir erzählte, arbeitete sie nur an der Auferweckung des Ehemannes (das Zeugnis ist am Ende dieser Anlage aufgeführt). Ausgehend von meiner Praxis ist ein solcher Prozess vom Typ einer Kettenreaktion typisch, wenn eines, als ob wie selbstverständlich, das andere nach sich zieht. Man zeigte mir Angaben über Fälle, als nach einer von mir durchgeführten Auferweckung in den Familien sich Massenauferweckungen vollzogen. Der Schöpfer gibt den Menschen unvergleichbar mehr, als sie erwarten können. Darin erscheint die Liebe Gottes zu jedem. Und in der Liebe des Schöpfers – ist die allgemeine Rettung und das ewige Leben aller.

Darüber, dass die Zeit der allgemeinen Auferweckung und des ewigen Lebens im physischen Körper kommt, war schon lange bekannt. Ich bringe einige Zitate aus der Bibel.

„Deine Toten werden leben, meine Leichname werden auferstehen" (Buch des Propheten Jesaja, 26, 19).

„Wahrlich, wahrlich, ich sage euch: Es kommt die Stunde und ist schon jetzt, dass die Toten hören werden die Stimme des Sohnes Gottes, und die sie hören werden, die werden leben" (Evangelium von Johannes, 5, 25).

In der unten angeführten Aussage des Apostels Paulus wird vermerkt, dass es die Auferstehung eben aller gibt, der Gerechten und der Ungerechten.

„Ich diene also dem Gott meiner Väter, dass ich glaube allem, was geschrieben steht im Gesetz und in den Propheten, und ich habe die Hoffnung zu Gott, auf welche auch sie selbst warten, nämlich, dass zukünftig sei die Auferstehung der Toten, der Gerechten und der Ungerechten" (Apostelgeschichte, 24, 15).

An vielen Stellen der Bibel wird darüber gesprochen, dass sich eine qualitative Umbildung des Menschen und seines Körpers vollzieht. Über Jesus Christus sagt man, dass „Er unseren nichtigen Leib verklären wird, dass er ähnlich seinem verklärten Leibe nach der Wirkung werde, mit der er auch alle Dinge sich untertänig machen kann" (Brief an die Philipper, 3, 21).

„Also auch die Auferstehung der Toten. Es wird gesät verweslich, und wird auferstehen unverweslich. Es wird gesät in Unehre, und wird auferstehen in Herrlichkeit. Es wird gesät in Schwachheit, und wird auferstehen in Kraft" (Erster Brief an die Korinther, 15, 42-43).

An einigen Stellen wird darüber gesprochen, wie der Prozess der Auferweckung vor sich geht. Zum Beispiel, „So spricht der Herr, HERR von diesen Gebeinen: Siehe, ich will einen Odem in euch bringen, dass ihr sollt lebendig werden. Ich will euch Adern geben und Fleisch lassen über euch wachsen und euch mit Haut überziehen und will euch Odem geben, dass ihr wieder lebendig werdet, und ihr sollt erfahren, dass ich der HERR bin" (Buch des Propheten Hesekiel, 37, 5-6). Und gleich dort steht: „Und ich will euch ein neues Herz und einen neuen Geist in euch geben und will das steinerne Herz aus eurem Fleische wegnehmen und euch ein fleischernes Herz geben; ich will meinen Geist in euch geben" (36, 26-27). Im Ergebnis vollzieht sich die Verwandlung des Menschen.

Sie ist mit der Verwandlung eines bornierten Kleinkindes in einen gereiften und klugen Mann zu vergleichen. Und das, was jetzt der Mensch als ob durch ein getrübtes Glas sieht, sehr ungenau, meist als eine Annahme, sieht er nach seiner Umbildung klar und deutlich, direkt, von Gesicht zu Gesicht: „Da ich ein Kind war, da redete ich wie ein Kind und war klug wie ein Kind und hatte kindische Anschläge; da ich aber ein Mann ward, tat ich ab, was kindisch war. Wir sehen jetzt durch einen Spiegel in einem dunklen Wort; dann aber von Angesicht zu Angesicht. Jetzt erkenne ich's stückweise; dann aber werde ich erkennen, gleichwie ich erkannt bin" (Erster Brief an die Korinther, 13, 11-12).

Darüber wird eben auch an anderen Stellen gesprochen, zum Beispiel: „Meine Lieben, wir sind nun Gottes Kinder; und es ist noch nicht erschienen, was wir sein werden. Wir wissen aber, wenn es erscheinen wird, dass wir ihm gleich sein werden; denn wir werden ihn sehen, wie er ist" (Erster Brief des Johannes, 3, 2).

In der folgenden Äußerung des Apostels Paulus wird davon gesprochen, dass der Körper des Auferweckten in einen unvergänglichen, einen unzerstörbaren umgewandelt wird, und der Tod hört überhaupt auf zu existieren: „Seht, ich enthülle euch ein Geheimnis: Wir werden nicht alle entschlafen, aber wir werden alle verwandelt werden - plötzlich, in einem Augenblick, beim letzten Posaunenschall. Die Posaune wird erschallen, die Toten werden zur Unvergänglichkeit auferweckt, wir aber werden verwandelt werden. Denn dieses Vergängliche muss sich mit Unvergänglichkeit bekleiden und dieses Sterbliche mit Unsterblichkeit. Wenn sich aber dieses Vergängliche mit Unvergänglichkeit bekleidet und dieses Sterbliche mit Unsterblichkeit, dann erfüllt sich das Wort der Schrift: Verschlungen ist der Tod vom Sieg" (Erster Brief an die Korinther, 15, 51-54).

Damit die Auferweckung Massencharakter annehmen würde, muss das entsprechende Verständnis vorhanden sein. In diesem Buch habe ich erstmals in der Geschichte die grundlegenden Prinzipien und Methoden der Auferweckung dargestellt. Erstmalig wird die Auferweckung als Wissenschaft dargestellt. Und deshalb ist auch der Fakt nicht zufällig, dass viele von denen, die nur einen Teil dieses Buches gelesen haben, schon selbständig auferwecken können.

Wie ich schon gesagt habe, hat in der heutigen Zeit das Problem der Auferweckung einen ganz besonderen Charakter angenommen. Da die moderne Welt dicht an die Gefahr der Selbstvernichtung herangegangen ist, so tritt unter diesen Bedingungen die Auferweckung als ein wirklicher Weg der Rettung auf. Und da sich die Auferweckung auf dem Geist aufbaut, so ist das schon die reale Rettung ohne Rückkehr.

Mit Beginn der allgemeinen Auferweckung beginnt eine neue Etappe in der Entwicklung unserer Zivilisation. Von nun an wird das ewige Leben zu unserer Realität.

Als Beispiel über die schnelle Aneignung des Wissens über die Auferweckung führe ich in dieser Anlage einen konkreten Fakt der Übergabe dieses Wissens auf.

## ALLEN INTERESSIERTEN PERSONEN
Antragsteller: Sinowjewa Natalia Filipowna

## ZEUGNIS

über die erhaltenen Ergebnisse aus dem Studium und der Anwendungen der Technologien, dargelegt in den Druckwerken von Grabovoi Grigori Petrovich im Buch „Die Auferweckung von Menschen und das ewige Leben sind von nun an unsere Realität".

Zeit des Beginns der Ausstellung des Zeugnisses: 2001.02.22. 18:09 Uhr
Ich wurde geboren 1947.09.03 in Moskau.

Hiermit beglaube ich, dass ich beim Studium und der Anwendung der Technologien, dargelegt in den Druckwerken von Grabovoi Grigori Petrovich, geboren am 14 November 1963 in der Ansiedlung Kirowskij, Kirowskij Bezirk, Tschimkenter Gebiet, Kasachische SSR (Geburtsurkunde, Serie II-OG Nr. 463794, Pass Serie III OG Nr. 586058, ausgestellt am 01.02.1980), das Folgende erreicht habe: Tausendmal Danke an Grigori Petrovich Grabovoi für jenes große Wunder, das geschehen ist. Vielen Dank für seine Bücher, die mir im schwierigen Moment geholfen haben, die Überzeugung und seelische Kraft der Ruhe zu bekommen. Und dafür, dass ich hingelenkt wurde zu lernen, danke ich ständig innerlich Grigori Petrovich Grabovoi.

    Mein Mann Sinowjew Nikolaj Fjedorowitsch ist am 29. November 1938 in der Stadt Tula geboren worden, und ist aus dem Leben am 26. September 2000 weggegangen. Ich habe begonnen, nach dem Buch von Grigori Petrovich Grabovoi „Die Auferweckung von Menschen und das ewige Leben sind von nun an unsere Realität" zur Wiederbelebung meines Mannes ab dem 12. Oktober 2000 zu arbeiten. Und schon am 13. Dezember 2000 um 13 Uhr 30 Minuten habe ich mich mit ihm in der Metro Station „Kurskaja" auf der Rolltreppe getroffen, als er schon wieder im physischen Körper war.

    Mein Bruder Gribanow Nikolaj Filipowitsch ist am 7. Juni 1941 in der Stadt Moskau geboren worden, und ist aus dem Leben am 4. Februar 1979 im Alter von 37 Jahren weggegangen.

    Ich bitte, meine Erklärung zu beglaubigen aufgrund der Dokumente, die meine Persönlichkeit beglaubigen, und aufgrund der oben dargelegten Beweise.

Die Fortsetzung des Textes erfolgt in der Anlage Nr. 1 zu diesem Blatt.
(Unterschrift)    Sinowjewa 2001.02.27

## ANLAGE Nr. 1

Zeugnis über die erhaltenen Ergebnisse beim Studium und der Anwendung der Technologien, dargelegt in den Druckwerken von Grabovoi Grigori Petrovich im Buch „Die Auferweckung von Menschen und das ewige Leben sind von nun an unsere Realität"
geboren am 14 November 1963 in der Ansiedlung Kirowskij, Kirowskij Bezirk, Tschimkenter Gebiet, Kasachische SSR (Geburtsurkunde, Serie II-OG Nr. 463794)

Diese Zusammenstellung der Erklärung (in Anlage Nr. 1) begann zur Moskauer Zeit: 2001.02.22. 18:09 Uhr
(Die oben angeführten Daten dieses Blattes werden durch folgendes Zeugnis ergänzt:)
Und ich bin meinem Bruder auf dem physischen Niveau in seinem physischen Körper am 20. Januar 2000 begegnet. Wir haben uns mit ihm im Bus Nr. 119, der in der Straße Grimau in Moskau fuhr, getroffen.

Ich bitte, meine Erklärung zu beglaubigen aufgrund der Dokumente, die meine Persönlichkeit beglaubigen, und aufgrund der oben dargelegten Beweise.
Ich beglaubige die Fortsetzung des Textes in der Anlage Nr. 1 zum oben dargestellten Inhalt.
(Unterschrift) Sinowjewa
2001.02.27

Stempel der Notariatskanzlei: 27 Februar 2001
Registriert im Register unter Nr. 1-483
Notar (Unterschrift)

Rundes Amtssiegel
Stempel: Insgesamt gibt es 2 beurkundete Blätter,
die von der Presse durchnummeriert und befestigt sind.
Notar (Unterschrift)

ANLAGE G
ÜBUNGEN FÜR JEDEN TAG DES MONATS
FÜR DIE ENTWICKLUNG DES BEWUSSTSEINS, FÜR DIE
ENTWICKLUNG DER LEBENSEREIGNISSE
IN EINE WOHLTUENDE RICHTUNG, ZUR ERLANGUNG
EINER VOLLKOMMENEN GESUNDHEIT UND ZUR HER-
STELLUNG DER HARMONIE MIT DEM PULSSCHLAG DES
UNIVERSUMS

## Liebe Leserin, lieber Leser,

die nachfolgenden Übungen für jeden Tag im Monat dienen dazu, ein Bewusstsein zu entwickeln, unser Leben (unsere „Lebensereignisse") in eine angenehme und wohltuende Richtung zu steuern, um ganzheitliche Gesundheit und Harmonie mit dem Pulsschlag des Universums herzustellen oder zu erhalten. Ich rate Ihnen, sich jeden Tag ein wenig Zeit für die hier beschriebenen Übungen zu nehmen.

Für jeden Monatstag werden drei, diesem Tag entsprechende, Übungen empfohlen. Durch die Konzentrationsübungen wird die Steuerung von Lebensereignissen initialisiert. Dabei werden verschiedene Methoden angewandt. Im Konzentrationsprozess sollten Sie immer das konkrete Ziel, das Sie erreichen wollen, im Auge behalten. Also das konkrete Ziel sehen, das Sie erreichen wollen.

Als Ziel kann die Realisierung eines gewünschten Ereignisses genommen werden, zum Beispiel: Heilung einer Krankheit, die Entwicklung eines Mechanismus für die Erkenntnis der Weltprozesse. Das wichtigste ist, immer eine Abstimmung bzw. Regulierung der Information auf eine allgemeine Rettung und harmonische Entwicklung durchzuführen. Diese Regulierung kann auch ein Kampf mit dem Ergebnis der Zerstörung der konventionellen Informationsebene bedeuten, da Sie selbst die Arbeit der Rettung leisten müssen .

Praktisch, also auf Ihrer persönlichen Empfänglichkeitsebene können Sie die Konzentrationsübungen folgendermaßen durchführen:
- Bestimmen Sie Ihr Konzentrationsziel gedanklich in Gestalt einer Sphäre, z. B. einer geometrischen Form, der Sphäre des Konzentrationszieles.

© Г. П. Грабовой, 2001

- Stimmen Sie sich damit geistig darauf ein, die von Ihnen gewünschten Lebensereignisse so zu erschaffen wie die Schöpfung (das Universum) es vorsieht und Sie es wünschen.
- Kontrollieren Sie während des Konzentrationsprozesses - auf verschiedene Objekte, auf konkrete Zahlen, oder auf die Erkenntnis der Realität - die Platzierung Ihrer Zielsphäre.
- So verschieben Sie durch ihre geistige Willenskraft die Zielsphäre in den Bereich Ihrer bewussten Wahrnehmung, die so - im Moment der Konzentration – mehr Licht erhält.

Dieses ist aber nur eine der Varianten der Konzentrationstechnologien. In der Praxis kann man eine Vielzahl anderer Möglichkeiten finden. Sehr effektiv sind dabei aber natürlich die Methoden, die auf dem Verständnis der Weltprozesse durch Konzentration basieren.

In der ersten Übung für jeden Monatstag führen Sie die Konzentration auf ein beliebiges Element der äußeren oder inneren Realität aus.

In der zweiten Übung auf eine Zahlenfolge aus sieben und neun Zahlen.

In der dritten Übung werden Technologien zur Steuerung von Lebensereignissen in wörtlicher Form gegeben.

Achten Sie besonders auf Folgendes: Man muss unbedingt verstehen, dass die Effektivität unserer Konzentration zum größten Teil von unserem Zugang zu ihr, unserer Konzentrationsfähigkeit, abhängt. Öffnen Sie sich diesem schöpferischen Prozess. Hören Sie auf Ihre innere Stimme, die Ihnen die praktische Seite dieser Konzentrationen vorsagt.

Man kann z. B., wie ich bereits beschrieben habe, eine Zahlenreihe auf dem Papier aufschreiben und sich darauf konzentrieren. Bei der Konzentration auf eine Reihenfolge aus neun Zahlen, stellt man sich vor, dass man sich im Zentrum einer Sphäre befindet, und die Zahlen auf ihrer Innenfläche sind. Die Information über das Konzentrationsziel kann sich innerhalb dieser Sphäre in Form einer Kugel befinden. Sie müssen sich darauf konzentrieren, die am hellsten leuchtende Zahl zu identifizieren. Sobald Sie den ersten Gedanken erhalten, dass irgendeine Zahl aus der Zahlenreihe, auf der Innenfläche der Sphäre, mehr leuchtet als die anderen, fixieren Sie diese Zahl. Anschließend verbinden Sie gedanklich die innere Kugel, das Ziel der Konzentration, mit der stärker leuchtenden Zahl.

Bei Konzentration auf eine Reihenfolge aus sieben Zahlen kann man sich vorstellen, dass die Zahlen sich auf der Oberfläche eines Würfels befinden, auf irgendeiner seiner Flächen. Dabei können Sie die Zahlen beliebig so verschieben, dass ein maximaler Effekt für Sie erreicht wird. Sie können aber auch ganz anders handeln. Gedanklich können Sie jede Zahl mit irgendeinem Element der äußeren oder inneren Welt verbinden. Dabei ist es nicht unbedingt nötig, dass diese Elemente gleichartig sind. So können Sie eine Zahl z. B. mit einem Baum assoziieren, eine andere mit einem Gefühl. Darüber entscheiden Sie selbst. Bei dieser Methode stellen Sie die Zahlen symbolisch den ausgewählten Elementen der Realität gleich. Immer können diese Realitätselemente nicht nur physisch, sondern auch gedanklich sein. Das heißt, Sie können sich diese Elemente auch geistig vorstellen.

Die verschiedenen Verfahren geben Ihnen zusätzliche Steuerungsmöglichkeiten. Sie können die Struktur Ihrer Konzentration ändern, sowie die Einstimmung darauf. Sie können auch die symbolische Gleichstellung der Zahlen zu den Realitätselementen abwechseln. Das Resultat: die Effektivität Ihrer Konzentration wächst. So können Sie die Zeit, die für die Erfüllung Ihres Vorhabens notwendig ist, besser steuern. Und das ist im praktischen Leben sehr wichtig. Da, wo augenblickliche Rettung erforderlich ist, muss Ihre Konzentration ein sofortiges Resultat bringen. Wenn es aber um eine harmonische Entwicklung geht, muss der Zeitfaktor keine wesentliche Rolle spielen. Entscheidend ist es, hier die Harmonie Ihrer Entwicklung unter Berücksichtigung aller Umstände sicherzustellen. Genau dafür sind die Konzentrationsübungen da.

Bei diesen Übungen muss alles individuell sein. Jeder soll sich selbst sein Entwicklungssystem aussuchen. Dabei ist es wichtig, Folgendes zu beachten:

Die Auswahl eines eigenen Entwicklungssystems kann man nicht allein durch Logik treffen. Natürlich bestimmen Sie Ihre Ziele und streben danach sie zu erreichen, aber in Ihrer Seele gibt es Aufgaben für Sie, die schon früher festgelegt wurden. Deswegen können sich zuerst diese früheren Aufgaben realisieren, während Sie sich konzentrieren. Diese früheren Aufgaben sollen nicht nur zu Ihrer persönlichen Entwicklung, sondern zu einer Entwicklung der ganzen Gesellschaft beitragen. Bei der Erfüllung dieser Aufgaben spüren Sie, dass Sie gerade dieses als erstes machen müssen. Sie empfinden das in Ihrem tiefsten Inneren, auf dem Entwicklungsstand der Seele, auf dem Entwicklungsstand der Schöpfung . Und deswegen, wenn wir über die Konzentration sprechen, sprechen wir vor allem über die Harmonie aller und von allem. Dabei muss man verstehen, dass diese Harmonie unter einem unumgänglichen Element immer auch das Element der Rettung meint - wenn die Situation so eine Einmischung verlangt. Obwohl die Hauptaufgabe der Harmonie die Sicherstellung derartiger Entwicklungen der Ereignisse ist, dass überhaupt keine Bedrohungen entstehen können.

Und selbstverständlich soll man eine harmonische Entwicklung so erschaffen, dass sie ewig ist. Dazu führen die von mir erschaffenen und erprobten Konzentrationsübungen für jeden Tag des Monats. Bei der Anwendung dieser Konzentrationen erhalten Sie die Harmonie, die Ihren Weg glücklich und kontinuierlich macht - und Sie können sich selbst und die Anderen retten und ewig leben.

Die Konzentrationen helfen Ihnen, in beliebigen Situationen aktiv und steuernd auf eine Situation einzuwirken, und nicht in passivem Zustand zu bleiben. Die Erkenntnis, dass Sie beim Durchführen der Konzentrationen für Ihre Anliegen real den Prozess der allgemeinen Rettung und der ewigen harmonischen Entwicklung ausführen, eröffnet Ihnen die vom Schöpfer gegebene Freiheit. Und dies formt die allgemeine universelle Entwicklung, zusammen mit Ihrem wahren Glück.

Die Konzentrationsübungen sind für 31 Tage vorgesehen. Wenn Sie diese also z. B. im Februar, der nur 28 Tage hat, üben, dann gehen Sie am 1. März zur Übung für den ersten Monatstag über. Der Monatstag aus der Übungsliste soll also mit dem Kalendertag übereinstimmen. Die Konzentrationen können Sie zu jeder Tageszeit ausführen. Die Anzahl und die Dauer der Übungen während des Tages bestimmen Sie selbst.

Es ist zweckmäßig, die Übungen sowohl systematisch als auch vor wichtigen Angelegenheiten/Situationen/Terminen durchzuführen. Wenn Ihnen die erste Übung zu kompliziert erscheint, können Sie diese auslassen und die zwei anderen durchführen, das Resultat erhalten Sie trotzdem und mit der Zeit werden immer mehr Übungen unter der ersten Nummer verständlicher und einfacher erscheinen. Machen Sie erst einmal das, was Sie verstehen und was Ihnen gefällt. Und nun zu den Übungen:

## 1. Monatstag

**1.** Am ersten Tag des Monats erfolgt die Konzentration auf den rechten Fuß. Diese Übung kann man mehrmals am Tag machen. Die Konzentration verbindet Sie mit dem Stemmpunkt der äußeren Welt. Gedanklich stemmen Sie sich mit Füßen und Beinen gegen die Erde. Die Erde ist in Ihrem Bewusstsein eine tragende Stütze.

Die Steuerung im System der vollen Wiederherstellung basiert darauf, dass der Stemmpunkt gleichzeitig ein Schaffungspunkt ist. Da er ein Schaffungspunkt ist, können Sie sofort mit Hilfe dieser Konzentration ihr Bewusstsein entwickeln. Sie erkennen, dass nach demselben Prinzip, nach dem alles auf der Erde wächst und sich entwickelt, z. B. Pflanzen, auch die Materie Ihres eigenen Körpers entsteht. Nach demselben Prinzip können Sie eine beliebige äußere Realität aufbauen. Das Verstehen von all dem liegt dieser Konzentration zugrunde.

Aber während der Konzentration müssen Sie nicht unbedingt an diesen tiefen Mechanismus denken. Sie können sich einfach auf den rechten Fuß konzentrieren und sich dabei in ihrem Bewusstsein das Ereignis, das Sie brauchen, vorstellen. Dieser Mechanismus des Realitätsaufbaus, über den ich gerade gesprochen habe, wird automatisch ausgeführt. Und Sie erhalten das gewünschte Ereignis auf eine harmonische Weise, weil diese Steuerung gleichzeitig auch für die Harmonisierung der Ereignisse sorgt.

**2.** Konzentrieren Sie sich intensiv auf die siebenstellige Zahlenreihe:

**1845421** ;

Konzentrieren Sie sich intensiv auf die neunstellige Zahlenreihe:

**845132489**.

**3.** Konzentrieren Sie sich auf die Welt, auf alle Gegenstände der Welt, und spüren Sie, dass jeder Gegenstand der Welt ein Teil Ihrer Persönlichkeit ist. Danach werden Sie fühlen, dass ein Windhauch von jedem Gegenstand der Welt Ihnen eine Lösung „zuflüstert". Und wenn Sie erspürt haben, dass jeder Gegenstand ein Teil von ihrem Bewusstsein hat, dann sehen Sie die Harmonie, die die Schöpfung uns beschert hat.

## 2. Monatstag

**1.** An diesem Tag erfolgt die Konzentration auf den kleinen Finger der rechten Hand. Wie auch im vorherigen Fall behalten Sie, während Sie sich auf den kleinen Finger der rechten Hand konzentrieren, gleichzeitig jenes Ereignis in Ihrem Bewusstsein, das Sie herbeiführen möchten. Prinzipiell müssen Sie bei der Ausführung dieser Übung auch nicht unbedingt unbeweglich bleiben. Sie können mit dem kleinen Finger der rechten Hand etwas anfassen oder berühren. Handeln Sie so, wie Sie es für richtig halten.

Wichtig ist dabei folgendes: im Großen und Ganzen haben Sie natürlich viele aufnahmefähige Elemente. Außer dem hier angesprochenen kleinen Finger gibt es noch neun andere Finger und viele andere Teile des Körpers. Aber aus dieser Menge der aufnahmefähigen Elemente sollen Sie sich in diesem Moment nur auf einen konzentrieren - nämlich auf den kleinen Finger der rechten Hand. Dadurch wird die Steuerung harmonisiert.

Auch diese Übung kann man mehrmals am Tag machen, in individuell bequemen Intervallen. Man kann die neue Konzentration nach 20 Sekunden beginnen, oder nach einer Stunde und mehr. Sie können zwei Konzentrationen pro Tag durchführen oder zehn, oder noch mehr. Auch die Dauer jeder Konzentration wählen selbst. Vertrauen Sie Ihrer Intuition, verlassen Sie sich auf Ihre innere Stimme. Lernen Sie Ihrer inneren Stimme zu lauschen und zu hören, was sie Ihnen sagt. Das bezieht sich auf alle Übungen.

**2.** Konzentrieren Sie sich intensiv auf die siebenstellige Zahlenreihe:

**1853125** ;

Konzentrieren Sie sich intensiv auf die neunstellige Zahlenreihe:

**849995120**.

**3.** Konzentrieren Sie sich und sehen Sie die Harmonie der Welt in Verbindung mit sich selbst und mit Ihnen. Sie müssen diese Welt so erschaffen, wie der Schöpfer es vorgemacht hat. Schauen Sie auf die Welt und Sie werden das Bild sehen, das war. Schauen Sie auf die Welt und Sie werden das Bild sehen, das sein wird. Schauen Sie auf die Welt und Sie werden sehen, wie die Welt jetzt ist und was Sie in dieser Welt jetzt sind. So wird die Welt für immer und ewig sein.

## 3. Monatstag

**1.** Am 3. Monatstag erfolgt die Konzentration auf eine beliebige Pflanze. Die Pflanze kann physisch sein, so wie sie in der äußeren Realität existiert. Dann können Sie sich während der Konzentration die Pflanze einfach anschauen. Oder Sie können sich die Pflanze gedanklich vorstellen. Dann konzentrieren Sie sich auf die Gestalt der Pflanze.

In dieser Konzentration wird die Methode der Widerspiegelung angewandt. Der Sinn ist folgender: während Sie sich auf die ausgewählte Pflanze konzentrieren, stellen Sie sich vor, wie sich in dem Licht, das von der Pflanze widergespiegelt wird, das für Sie gewünschte Ereignis formt. Besser gesagt, Sie sehen es real vor sich, Sie bauen es real vor sich auf.

Ein mit Hilfe dieser Übung aufgebautes Ereignis wird harmonisch. Hilfreich für diesen Prozess ist auch, dass die Pflanze schon in Harmonie in dieser Welt existiert

**2.** Konzentrieren Sie sich intensiv auf die siebenstellige Zahlenreihe:
**5142587** ;
Konzentrieren Sie sich intensiv auf die neunstellige Zahlenreihe:
**421954321**.

**3.** Schauen Sie sich die Realität an und Sie werden sehen, dass es viele Welten gibt. Wählen Sie sich die Welt aus die Sie brauchen. Treten Sie an diese Welt heran und erweitern Sie sie. Sehen Sie diese Welt aus dem Blickwinkel des Beobachters. Nähern Sie sich ihr, legen Sie Ihre Hände auf sie und erspüren Sie die Wärme, die sich von Ihrer Welt ausbreitet. Rücken Sie diese Welt zu sich heran und schauen Sie den Schöpfer an. Schauen Sie, was er Ihnen sagt und was er Ihnen rät. Sie können dieses Wissen mit Ihrem Wissen vergleichen und so die ewige Welt erhalten.

## 4. Monatstag

**1.** An diesem Tag konzentrieren Sie sich auf Kristalle oder Steine. Man kann dafür auch nur ein Sandkörnchen nehmen. Angenommen, Sie haben irgendeinen Stein ausgesucht. Dann stellen Sie sich um ihn herum eine Sphäre vor, während Sie sich auf den Stein konzentrieren, Das ist die Informationssphäre. Geistig sehen Sie, wie in dieser Sphäre alle Ereignisse die Sie brauchen, erscheinen. Sie legen die von Ihnen benötigten Ereignisse einfach in diese Sphäre, hinein. Auf diese Weise steuern Sie ihre Ereignisse durch Ihre Konzentration darauf.

**2.** Konzentrieren Sie sich intensiv auf die die siebenstellige Zahlenreihe:

**5194726** ;

Konzentrieren Sie sich intensiv auf die die neunstellige Zahlenreihe :

**715043769**.

**3.** Schaffen Sie die Welt so, als ob Sie immer und ununterbrochen ist, als ob jede Bewegung dieser Welt nur Sie, als einmalige? Persönlichkeit, betreffen. Wenn Sie jene Einheit der Welt erhalten, die Ihnen konkrete Methoden der Steuerung in dieser Welt und mit dieser Welt gibt, so wird Ihre Welt überall sein und Sie werden zu ihr kommen. Sie werden sie in die Hände nehmen, und Ihre Hände werden zu jener Welt, die Ihre Welt hält. Und Sie werden sehen, dass Sie sich mit der ewigen Welt berühren, mit der Welt aller Welten und es wird die einzige für alle. Es wird die kollektive

Welt sein, die Sie gewählt haben und die jeder gewählt hat. Schaffen Sie diese Welt so, dass sie für alle und für Sie selbst ideal ist. Das Ideal muss nicht abgesondert sein. Sie müssen das Ideal aller Menschen - und sich selbst - in Ihrer einheitlichen Welt sehen, wie auch in der einheitlichen Welt des Universums.

Beachten Sie den Blickwinkel, den Ihnen diese Methoden geben. Die Methoden müssen harmonisch sein. Eine Methode muss aus der anderen folgen, genau so wie die zweite aus der ersten folgt. Eine Straße entlang gehend sehen Sie, dass jeder folgende Schritt aus dem vorherigen entsteht. Sie können aus einer sitzenden Position aufstehen und sehen, dass jede Bewegung vielfältig sein kann. Sie kann aus einer vorherigen Bewegung herausgehen, und aus ihr selbst kann die nächste vorherige Bewegung entstehen.

## 5. Monatstag

**1.** An diesem Tag sollen Sie sich auf die Elemente der Realität konzentrieren, die als Resultat Ihres Zusammenwirkens mit den anderen Realitätselementen entstehen. Ich erkläre, was das bedeutet:

Wenn Sie ihre Aufmerksamkeit auf irgendeinen Gegenstand richten, so konzentrieren Sie dadurch Ihr Bewusstsein auf diesen Gegenstand. Durch die Verbindung mit Ihnen verfügt dieses Element der Realität über einen gewissen Grad Ihrer Konzentration und ein bestimmtes Volumen Ihrer Kenntnisse. Ein Teil der von Ihnen erhaltenen Information und etwas von Ihrem Zustand, Ihrer Energie, gibt dieser Gegenstand an die anderen Elemente der Realität weiter. Genau wie z. B. das Licht der Sonne, das auf verschiedene Gegenstände fällt, teilweise von ihnen zurückgestrahlt wird und dadurch andere Objekte erhellt.

Wenn Sie sich also auf irgendeinen Gegenstand konzentriert haben, wird dieser nach dem Zusammenwirken mit Ihnen bereits etwas von sich an das äußere Milieu weiter geben. Ihre Aufgabe besteht also darin, dass Sie nachdenken und herausfinden, was jedes Element der Realität von sich selbst an die äußere Umgebung weiter gibt. Sie können selbstverständlich auch nur bei einem Element bleiben. Konzentrieren Sie sich darauf und stellen sich gleichzeitig das gewünschte Ergebnis vor. Das ist die Methode. Die Besonderheit liegt darin, dass die Konzentration auf das von Ihnen visualisierte, sekundäre Element zur Realisierung des erwünschten Ergebnis führt.

Mit Hilfe des logischen Denkens, mit Hellsichtigkeit, oder irgendwelchen anderen geistigen Methoden finden Sie also heraus, was genau das von Ihnen gewählte Element, nach der Zusammenwirkung mit Ihnen, an die äußere Realität abgibt. Während Sie sich auf das sekundäre Element der Realität konzentrieren und sich gleichzeitig das erwünschte Ereignis vorstellen, erreichen Sie seine Realisation.

2. Konzentrieren Sie sich intensiv auf die die siebenstellige Zahlenreihe:

**1084321** ;

Konzentrieren Sie sich intensiv auf die die neunstellige Zahlenreihe:

**194321054**.

3. Wenn Sie sich den Himmel ansehen, wissen Sie, dass es die Erde gibt. Wenn Sie sich die Erde ansehen, können Sie sich den Himmel denken. Wenn Sie sich unter der Erde befinden, können Sie sich vorstellen, dass der Himmel über ihr existiert. Diese einfachen Wahrheiten sind die Quelle der ewigen Welt. Verbinden Sie den Himmel mit der Erde und Sie werden sehen, dass alles, was unter der Erde ist, auch über der Erde sein kann. Gehen Sie Ihrem Geist entgegen und finden Sie die Auferstehenden da, wo es sie gibt.

Bringen Sie die Unendlichkeit zur Wahrheit der Welt und Sie werden sehen, dass die Welt unendlich ist. Wenn Sie das erkennen, sehen Sie den wahren Schöpfer - weil er Ihnen gegeben hat, was Sie haben - und Sie schaffen so, wie er geschaffen hat. Er befindet sich sehr nahe bei Ihnen. Er ist Ihr Freund, er liebt Sie. Sie müssen Ihm nur Ihre Hände entgegenstrecken und erschaffen, wie er es tut. Sie sind sein Geschöpf und Sie sind der Schöpfer selbst. Nur ein Schöpfer kann Schöpfer erschaffen. Sie müssen mit dem Schöpfer in Harmonie sein. Sie müssen offen für Ihn sein und werden so ewig in allen eigenen Erscheinungen und Schöpfungen sein. Alles, was Sie korrigieren wollen, können Sie immer korrigieren.

Alles was Sie schaffen wollen, können Sie da erschaffen, wo Sie sich befinden - und dann, wann Sie es wollen. Für die Vervollkommnung gibt es die Ewigkeit. Für Ihre Taten wird die Ewigkeit durch die Taten des Schöpfers vervielfacht. Sie sind derjenige, den der Schöpfer in Ihnen gesehen hat, den er in Ihnen erschaffen hat. Aber Sie sind auch derjenige der will, dass der Schöpfer sich mit seinen Schöpfungen in der Ewigkeit verkörpert, in der Sie sich selbst sehen. Der Schöpfer, der in Ihnen anwesend ist, ist jener Schöpfer, der zusammen mit Ihnen in jeder ihrer Taten mitwirkt. Wenden Sie sich an Ihn und Sie werden Harmonie erhalten.

## 6. Monatstag

1. An diesem Tag führen Sie eine Konzentration mit folgendem Kernpunkt durch: Veränderung der Bewusstseinsstruktur nach der Konzentrationsdichte, aufgrund der Wahrnehmung von fernen Objekten.

Diese Konzentrationsmethode ist dann hilfreich, wenn Sie wollen, dass das benötigte Ereignis an irgendeiner bestimmten Stelle stattfindet. Sie brauchen dann nur ihr Bewusstsein genau in diesem Umfeld zu konzentrieren. Die Methode können Sie ebenso erfolgreich anwenden, wenn Sie umgekehrt nicht wollen, dass ein bestimmtes Ereignis/Situation stattfindet, wenn es/sie Ihnen ungünstig erscheint. In diesem Fall müssen Sie die negative Information auflösen. Auflösen bedeutet hier: „defokusieren" - Ihr Bewusstsein an dieser Stelle auflösen, die Konzentration dort wegnehmen und verlagern. Die so entstehende Entladung führt zur Nicht-Verwirklichung eines/einer ungünstigen Ereignis/Situation.

Die Verwirklichung des erwünschten Ereignisses an einem ausgewählten Ort kann man mit Hilfe der Bewusstseinskonzentration auf ferne Elemente seines Bewusstseins erhalten. Diese Steuerungsmethode hatte ich schon früher erwähnt. Bei Ihrer Anwendung benutzt man die Bewusstseinselemente, die für die Wahrnehmung ferner Objekte verantwortlich sind. Dabei können Sie wirkliche physische Objekte wahrnehmen, so wie Sie mit Ihrer normalen Sehkraft sehen, oder Sie können ferne Objekte im Geiste betrachten. In beiden Fällen benutzen Sie die fernen Elemente Ihres Bewusstseins. Und wenn Sie dabei in Ihrem Bewusstsein das Ereignis, das Sie an dieser Stelle realisieren wollen, fixieren, dann wird es genau an der Stelle stattfinden.

Der Kernpunkt dieser Methode ist also folgender: je entfernter die Bereiche Ihres Bewusstseins für die Darstellung einer Information gewählt sind, desto besser werden Sie bearbeitet und desto vollständiger wird das Ereignis realisiert werden. Und das Ereignis wird dabei an der richtigen Stelle stattfinden.

Bezüglich der destruktiven Kräfte kann man die Defokusierungs-Methode nehmen. Wenn Sie ihr Bewusstsein defokusieren, können Sie negative Informationen so weit ausdünnen, dass Sie nicht mehr wahrnehmbar wird, als ob Sie überhaupt nicht da wären.

2. Konzentrieren Sie sich intensiv auf die die siebenstellige Zahlenreihe:

**1954837** ;

Konzentrieren Sie sich intensiv auf die die neunstellige Zahlenreihe:

**194321099**.

3. Wenn Sie die Welt so sehen, als ob Sie „verkehrt" ist, müssen Sie immer wissen, dass die beliebig verkehrte, zerstreute oder zusammengepresste Welt trotzdem immer die Welt der Einheit, der Harmonie und des Segens ist. Sie müssen verstehen, dass hinter allen „verkehrten", mehrdeutigen oder nicht charakteristischen Zuständen der Welt immer Gottes Segen steht. Sie können diese Harmonie immer haben, wissend, dass Sie ewig waren, ewig sind und ewig sein werden. Keine vordergründige Information wird diesen Gotteswillen ändern können.

## 7. Monatstag

**1.** Am 7. Tag des Monats konzentrieren Sie sich auf maximal entfernte Bereiche des Bewusstseins. In der Praxis haben wir dann mit ihnen zu tun, wenn wir auf ferne Wolken oder auf ferne Gegenstände, wie z. B. Bäume und deren Blätter gucken.

Für die Materialisierung irgendeines Objekts oder zur Erfüllung von irgendeinem Ereignis ist es nötig, eine große Menge an Informationen zu verarbeiten. Maximal entfernte Bereiche des Bewusstseins ergeben die schnellste Bearbeitung der Information. Deswegen, je weiter Bewusstseinsbereiche Sie wählen, desto schnellere Informationsbearbeitung können Sie erreichen.

Das Wissen um diese Faktoren wird folgendermaßen benutzt: Sie gucken sich mit Ihrer normalen Sehkraft eine Wolke an oder sehen Sie vor Ihrem geistigen Auge und bauen gleichzeitig im eigenen Bewusstsein das gewünschte Ereignis auf dieser Wolke auf (oder alternativ auch auf einem Blatt, wenn Sie auf ein entferntes Blatt eines Baumes gucken). Durch Benutzung maximal entfernter Bereiche des Bewusstseins kann man in diesem Fall schnell das erwünschte Resultat erreichen. Dabei wird das Stattfinden des Ereignisses auf harmonische Weise durchgeführt. Weil die Wolke nicht zerstören kann, genauso wie auch Blätter keinen Schaden zufügen können. Und als Resultat erhalten Sie auf harmonische Weise das erwünschte Ereignis.

**2.** Konzentrieren Sie sich intensiv auf die die siebenstellige Zahlenreihe:

**1485321** ;

Konzentrieren Sie sich intensiv auf die die neunstellige Zahlenreihe:

**991843288**.

**3.** Sie sehen, dass die Welt sich nach Ihrem Ebenbild und durch Ihre Zusammenarbeit mit dem Willen des Schöpfers entwickelt. Sie sehen, dass die Welt die von allen anerkannte Schöpfung ist, und wenn Sie die Welt über Ihre Taten verändern wollen, dann führen ihre Taten zu allgemeinem Segen, Ihre Taten festigen sich, Ihre Gesundheit kräftigt sich und der allgemeine Segen tritt ein. Der allgemeine Segen - das ist die Tat der Welt, die Sie in das Reich Gottes führt und dahin, dass Sie ein universelles und individuelles Leben, für immer und ewig, erhalten.

## 8. Monatstag

**1.** An diesem Tag lernen Sie zu steuern, während Sie sich auf eine Ereignisfolge konzentrieren. Stellen Sie sich vor, dass Sie an der See sitzen und sich einen schnell vorbeifahrenden Fischkutter anschauen. Vor ihm ist das Wasser ruhig, nach ihm entstehen Wellen. Die Wellen sind die Folge der Wirkung des Kutters. Schauen wir uns ein wachsendes Blatt eines Baumes an. Dieses Blättchen kann man auch als Folge der Existenz des Baumes betrachten. Wolken kamen auf und die ersten Regentropfen sind auf die Erde gefallen. Die Regentropfen kann man auch als Folge der Existenz der Wolken betrachten.

Um Sie herum gibt es ähnliche Beispiele in großer Anzahl. Sie nehmen eine beliebige Erscheinung und konzentrieren sich auf eine ihrer Folgen. Dabei halten Sie in Ihrem Bewusstsein das gewünschte Ereignis - und es tritt ein!

Diese Steuerungsmethode ist sehr effektiv. Mit ihrer Hilfe kann man auch vergangene Ereignisse verändern.

**2.** Konzentrieren Sie sich intensiv auf die siebenstellige Zahlenreihe:

**1543218** ;

Konzentrieren Sie sich intensiv auf die neunstellige Zahlenreihe:

**984301267**.

**3.** Sie sehen, dass die Unendlichkeit der Linienführung der Zahl 8 in sich die Welten, die Sie schon in den vorherigen 7 Tagen getroffen haben, verbindet. Und wenn sich Ihre Welt mit allen Welten verbindet, sehen Sie, dass Sie soviel Freude in der Seele haben, wie verschiedenartig die Welt ist. Wenn Sie jedes Teilchen der Welt als allgemeine Freude aufnehmen, werden Sie sehen, dass die Freude ewig ist, genauso wie der Segen ewig ist. Und in diesem Fall der allgemeinen Freude heben Sie die Hände hoch und sehen sich den Segen Gottes an, der Sie zur Ewigkeit aufruft.

Sehen Sie die Ewigkeit da, wo sie ist. Sehen Sie die Ewigkeit da, wo es sie nicht gibt. Sehen Sie die Ewigkeit da, wo sie immer war, und Sie werden da zum Schöpfer der Ewigkeit, wo es sie aus der Sicht eines anderen nicht gibt. Wenn Sie die Ewigkeit gesehen haben und sie erschaffen, werden Sie immer ewig sein, in allem, in beliebiger Ewigkeit und beliebiger Welt. Sie sind der Schöpfer nach Gestalt und dem Ebenbild Gottes, und die Ewigkeit schafft Sie nach der Gestalt und dem Ebenbild Gottes. Die Ewigkeit schaffend, werden Sie sich selbst erschaffen. Während Sie sich selbst erschaffen, erschaffen Sie das Ewige, genauso wie das einige Ewige die andere Ewigkeit erschaffen kann und so, wie der Schöpfer alles gleichzeitig erschaffen hat.

## 9. Monatstag

**1.** Am 9. Tag des Monats beschäftigen Sie sich mit folgender Aufgabe: der Konzentration auf maximal entfernte Bereiche des Bewusstseins, in maximal angenäherte Punkte ihres Bewusstseins. Das bedeutet die Konzentration besteht darin, dass Sie maximal entfernte Bereiche Ihres Bewusstseins in maximal angenäherte Bereiche überführen. Dabei muss die Überführung so erfolgen, als ob Ihre Wahrnehmung von maximal entfernten Bereichen Ihres Bewusstseins sowie von maximal angenäherten Bewusstseinsbereichen ein und dieselbe wäre. In diesem Fall können Sie einen einheitlichen Impuls zum Aufbau eines beliebigen Elementes der Welt erhalten.

Sobald Sie das erreicht haben, sind Sie ein Spezialist der Steuerung geworden. Dann brauchen Sie nur in einem Zustand der geistigen Einstimmung zu sein, dass alles normal sein sollte, und es wird alles normal sein. Es genügt einfach, einen Wunsch zu haben und es wird genau so kommen. Dieser einheitliche Impuls, von dem ich erzählt habe, entwickelt einen besonderen geistigen Zustand. Dieser Zustand ist nicht ganz mit dem Denken verbunden, weil das Denken in diesem Zustand, als solches, ausbleiben kann. Das kann einfach eine Einstimmung sein, z. B. auf Güte, auf Schaffung oder Herstellung der Harmonie. Die Gegenwart der Einstimmung auf diesen Zustand führt bereits zur günstigen Entwicklung der Ereignisse.

Ich betone, dass diese Konzentrationsmethode eine besondere Wahrnehmungsform betont. Die Wahrnehmung befindet sich in Ihrem Bewusstsein und stellt ein Teil Ihres Bewusstseins dar. Sie strukturieren sie extra auf eine Weise, die im Endeffekt so arbeitet wie ich es gesagt habe. Die beschriebene Konzentrationsmethode berührt tiefe Steuerungsfragen aufgrund Ihres Bewusstseins.

2. Konzentrieren Sie sich intensiv auf die die siebenstellige Zahlenreihe:

**1843210** ;

Konzentrieren Sie sich intensiv auf die die neunstellige Zahlenreihe:

**918921452**.

3. Wenn Sie sich die Welt als eine sehr tiefe Wesenheit des Weltalls ansehen, werden Sie sehen, dass alles was in der Natur existiert, dass jeder der in der Natur existiert, z. B. eine Pflanze, ein Mensch, ein Tier, jedes Molekül oder auch das, was noch nicht oder schon erschaffen wurde. Das alles hat eine einheitliche Grundlage Gottes, der die Mechanismen alles Erschaffenen gezeigt hat. Wenn Sie einmal gesehen haben wie man erschafft, so können Sie selbst alles erschaffen.

Kommen Sie dazu durch den Ursprung von Ihrem eigenen „ich". Kommen Sie dazu durch die Tiefe Ihres „ich" und Sie werden sehen, wie ihr „ich" sich zusammen mit dem ganzen Universum entwickelt. Sie werden sehen, dass Ihr „ich" wächst und sich in die Welt verwandelt. Sie sind die Welt. Sie sind die Realität. Sehen Sie dies mit den Augen der ganzen Welt.

Betrachten Sie es durch die Augen der ganzen Welt, betrachten Sie es durch die Augen von jedem, betrachten Sie es durch Ihre eigenen Augen, und Sie werden sehen, dass Ihre Seele Ihre Augen „sind". Gucken Sie mit der Seele auf die Welt und Sie werden die Welt so sehen, wie sie ist, und Sie können sie so korrigieren, wie es nötig ist und Sie werden die Welt so sehen, wie Sie sie benutzen müssen um die Ewigkeit zu erreichen. Sie werden immer den Weg wissen, wenn Sie die Welt von sich aus, aus sich heraus, und außer sich betrachten.

## 10. Monatstag

**1.** An diesem Tag praktizieren Sie eine Konzentration mit folgendem Kernpunkt: Konzentration auf alle Objekte der äußeren Realität die Sie gleichzeitig, während eines einzigen Wahrnehmungsimpulses aller dieser Objekte, erfassen können. Sie stimmen sich darauf ein, dass Sie alle Ihrer Wahrnehmung zugänglichen Objekte, während einem einzigen Moment, wahrnehmen würden. Als Resultat dieser augenblicklichen Wahrnehmung, müssen Sie sich aller dieser äußeren Objekte bewusst werden.

Selbstverständlich kann sich am Anfang dieser Praxis die Wahrnehmung aller Informationen über alle Objekte nur teilweise ergeben. Nehmen Sie das ruhig hin. Das endgültige Ziel Ihrer Arbeit ist die vollständige Wahrnehmung aller Objekte. Mit der Zeit werden Sie diese Fähigkeit immer mehr beherrschen. Sie werden am Anfang sogar bei der augenblicklichen Wahrnehmung der umgebenden Objekte klitzekleine Informationen von jedem Objekt mitbekommen, z. B. die Vorstellung davon, dass es diese Objekte irgendwo gibt, dass Sie existieren. Im Grunde genommen, brauchen Sie, um eine Information über das Objekt zu erhalten, nur den richtigen Punkt der Konzentration zu finden und sich einzustimmen.

Sie werden dann jedes beliebige Objekt wahrnehmen können und Zugang zu allen Bereichen der Steuerung erhalten. Und weil Sie bei dieser Konzentrationsmethode lernen gleichzeitig große Mengen von Objekten wahrzunehmen, erlaubt Ihnen dieses Praktikum sofort, eine große Informationsmenge zu regulieren. Als konkretes Beispiel kann ich so ein Resultat dieser Praxis vorführen: angenommen es steht vor Ihnen ein Computer. Sobald Sie einen Blick auf sein Äußeres werfen, werden Sie sofort wissen, wie man diesen Computer steuert, und was man überhaupt durch seine Benutzung erhalten kann.

Die hier gezeigte Konzentrationsart wird Ihnen erlauben, Information von einem beliebigen Objekt zu erhalten. Genau so, mit Hilfe dieser Praxis, erlernen Sie beliebige Information von Objekten zu steuern. Dabei kann der Zugang zur Steuerung logisch sein, oder auch unlogisch - auf geistiger Basis.

**2.** Konzentrieren Sie sich intensiv auf die siebenstellige Zahlenreihe:

**1854312** ;

Konzentrieren Sie sich intensiv auf die neunstellige Zahlenreihe:

**894153210.**

**3.** Die Vereinigung von zwei Zahlen, der 1, und der neuen Zahl 0, hat dazu geführt, dass Sie die Welt zuerst so gesehen haben, als ob die Zahl Null in der Eins enthalten ist. Wenn Sie die Zahl 1 betrachten und vergrößern bis sie durch Zugabe der Zahl 0 zur 10 wird, führen Sie eine Handlung durch. Somit muss Ihre Aktion und Handlung nach diesem Prinzip harmonisch sein. Sie müssen sehen, dass jede Ihrer Aktionen, qualitativ und quantitativ, jede Ihrer Manifestationen wesentlich vergrößern kann. Sie sind die Manifestation der Welt. Harmonisieren Sie sie mit dem, was Sie sehen. Achten Sie auf sich selbst und Ihre Gedanken. Sie müssen da sein, wo Sie sind, Sie müssen da sein, wo Sie nicht sind, Sie müssen überall sein, denn Sie sind Schöpfer und Gestalter. Und Ihre Harmonie muss zu der Ewigkeit führen. Die Auferstehung ist ein Element der Ewigkeit. Die Unsterblichkeit ist genauso ein Element der Ewigkeit. Sie müssen für sich die wahre Ewigkeit finden, wo Unsterblichkeit und Auferstehung nur gesonderte Fälle der Ewigkeit sind. Sie müssen der Schöpfer aller und von Allem sein. Und was hinter dem Auferstehen und der Unsterblichkeit folgt, hinter der wahren Unsterblichkeit, das müssen Sie wissen und sich genau vorstellen. Wahre Unsterblichkeit gebiert den nächsten Status der Ewigkeit, den nächsten Status der Welt und den nächsten Status der Persönlichkeit. Sie müssen dazu bereit sein und immer wissen, dass andere Aufgaben, die Aufgaben der Ewigkeit die vor Ihnen geboren sind, und die Sie vor sich selbst stellen, neue Welten gebären die Sie in Ihrem Bewusstsein errichten.

Und diese Welt, genauso wie 1 und 0 = 10 ergeben, diese Welt ist auch das, was Sie immer haben werden, wenn Sie ewig werden, weil Sie schon ewig sind. Ihre Unsterblichkeit ist in Ihnen selbst enthalten, sie sind ewig und unsterblich, es ist genug sich darüber bewusst zu werden. Gehen Sie auf dieses Niveau durch den Weg der zugänglichen, verstandesmäßigen Tat, einer wie der Verbindung mit der 1 und 0, und Sie erhalten diese Unsterblichkeit in jeder Ihrer Taten, in jeder Ihrer Erscheinungen und in jedem Ihrer Schritte.

Ich habe bis hierhin Konzentrationsübungen für die ersten 10 Tage des Monats gegeben. Im Prinzip könnten Sie weitere Konzentrationen bis zum Ende des Monats selbst herausfinden. Das könnte man auf Basis der Folgegrundverbindungen im Bereich der Information machen. Das was Sie schon wissen könnten Sie weiter entwickeln, wenn Sie die ganze Arbeit von der Position der Fundamentalsteuerung betrachten. Allerdings werde ich die Konzentrationen weiter vorgeben, dieses aber in kürzerer Form machen.

## 11. Monatstag

**1.** Am 11. Tag des Monats konzentrieren Sie sich auf die Ereignisse, die sich durch die Zusammenwirkung der Tiere mit dem Menschen manifestieren. Wohnt bei Ihnen im Haus z. B. ein Hund, eine Katze, oder irgendein Vogel – vielleicht ein Papagei? Denken Sie nach, welcher tiefere Sinn hinter diesen Kontakten mit den Tieren steht. Das heißt, sowohl aus unserer Sicht als auch aus deren Sicht?

Sich der Denkprozesse und der Wahrnehmung der anderen Teilnehmer am Leben bewusst zu werden, erlaubt Ihnen in die Struktur der Steuerung der gesamten Realität hineinzufinden.

**2.** Konzentrieren Sie sich intensiv auf die die siebenstellige Zahlenreihe:

**1852348** ;

Konzentrieren Sie sich intensiv auf die die neunstellige Zahlenreihe:

**561432001**.

**3.** So wie Sie die Zahl 1 durch das Hinzufügen der Zahl 0 um ein 10-faches vergrößert haben, erhalten Sie auch die nächste Zahl, wenn Sie zur Zahl 1 noch eine 1 hinzufügen. Die Zahl 11 ist die Verkörperung Ihrer Inneren Welt, die alle sehen. Sie sind die Wesenheit, die alle immer sehen können. Jeder kann Ihre harmonische Erfahrung, die Sie in Ihrer Entwicklung machen, für sich erhalten. Teilen Sie Ihre Erfahrung und Sie erhalten ewiges Leben.

## 12. Monatstag

**1.** An diesem Tag konzentrieren Sie sich auf die Erscheinungen, bei denen eine Frage zur Erschaffung des Ganzen entstehen kann. Fällt z. B. einer Gans oder einem Schwan eine Feder aus? Konzentrieren Sie sich in diesem Fall darauf, was man tun könnte, damit die Feder an Ihre Stelle zurückkehrt. Wie könnte man sie zurückversetzen? Sie versuchen zu verstehen, wie man das einheitliche Ganze schaffen oder wieder erschaffen könnte!

Oder nehmen wir ein anderes Beispiel: von einem Baum fällt ein Blatt. Wie kann man erreichen, dass das Blatt wieder auf seinen Platz zurückkehrt und der Baum zusammen mit dem Blatt in seinem ursprünglichen Zustand erscheint? Es handelt sich hier um eine Konzentration auf die Zusammenfügung getrennter Elemente der Realität in ein einheitliches Ganzes, das ihre Norm darstellt. Das Praktizieren dieser Konzentration bedingt die Steuerung der Ereignisse. In dieser Konzentration, wie auch in allen anderen, kann man als Objekt der Betrachtung auch sich selbst nehmen. Sie können ein beliebiges Ihrer Organe wiederherstellen.

Zu mir kam einmal eine Frau mit der Bitte um Rat. Bei einer Operation wurde ihr die Gebärmutter entfernt. Sie können sich vorstellen, was das für eine Frau bedeutet? Ich habe daraufhin die gleichen Prinzipien und die Methode angewandt, die sie jetzt auch kennen - diese Frau hat wieder eine funktionsfähige und gesunde Gebärmutter ...

**2.** Konzentrieren Sie sich intensiv auf die die siebenstellige Zahlenreihe:

**1854321** ;

Konzentrieren Sie sich intensiv auf die die neunstellige Zahlenreihe:

**485321489**.

**3**. Vereinigen Sie sich mit der Welt in Ihrer Hülle, mit dem wie Sie die Welt in eigenen Handlungen aufnehmen und Sie werden sehen, dass Ihre Handlungen - das ist das Wesenheit der Welt - mit Ihnen überall und immer harmoniert.

Sie werden sehen, dass Gott, als er uns seinen Segen beschert hat, Einheit mit uns wollte. Wir sollen Einheit da haben, wo Gott Entwicklung gibt. In der Entwicklung liegt die Einheit mit Gott. In der göttlichen, wahrhaftigen und erbauenden Entwicklung in jedem Moment Ihrer Bewegung entsteht Einheitlichkeit. Sie bewegen sich und entwickeln sich in die Richtung der Ewigkeit, und das wird für immer Ihre Einheit mit dem Schöpfer, in Ihrer ewigen Entwicklung sein. Die Ewigkeit des Lebens - das ist die wahrhaftige Einheit mit dem Schöpfer.

## 13. Monatstag

1. Am 13. Tag konzentrieren Sie sich auf irgendein unbekanntes einzelnes Element der Realität. Angenommen Sie nehmen irgendein Objekt wahr. Das kann z.B. ein Lastwagen, eine Palme oder ein Stein sein. Was für ein Gegenstand, das spielt keine Rolle. Hier ist die Hauptsache, dass Sie aus dem ausgewählten Objekt irgendwelche Fragmente oder Teile bewusst aussondern. Sagen wir, ein Lastwagen kann man sich aus vielen getrennten Teilen bestehend vorstellen. Ihre Aufgabe hier ist, existierende Verbindungen zwischen einzelnen Teilen herauszufinden. Wenn Sie diese Verbindungen finden und gleichzeitig in Ihrem Bewusstsein das benötigte Ereignis behalten (z. B. Heilung von irgendjemandem oder Erwerb der Hellsichtigkeit), dann erreichen sie dass dieses Ereignis stattfindet. So können Sie Ihre Möglichkeiten der Steuerung der Realität vervollkommnen.

Ich erinnere daran, dass man so mit allen Formen umgehen kann, außer der Form des Menschen. Mit dem Menschen darf man das so nicht machen. Der Mensch muss immer ganzheitlich wahrgenommen werden. Das ist ein Gesetz!

2. Konzentrieren Sie sich intensiv auf die siebenstellige Zahlenreihe:

**1538448** ;

Konzentrieren Sie sich intensiv auf die neunstellige Zahlenreihe:

**154321915.**

**3.** Sie werden die Gesichter sehen, die diese Welt vor uns aufgebaut hat. Sie werden die Mechanismen sehen, die diese Welt vor uns aufgebaut hat. Sie werden die Welt sehen, die vor uns war. Sie werden empfinden, dass Sie immer da waren, und diese Empfindung übertragen Sie auf diese Gesichter. Mit dieser Empfindung bauen Sie diese Mechanismen wieder auf. Und Sie werden sehen, dass alles um Sie herum was künstlich nachgebildet worden ist oder von der Natur erschaffen wurde, der Schöpfer ist. Er verkörpert sich in dem, was Sie sehen. Die Verkörperung - das ist die Welt, die gerade erschaffen wird.

So können Sie beliebige Technologien finden die von geistiger, intellektueller, technischer oder welcher Art auch immer, aber unbedingt von schöpferischer Entwicklung sind. Schauen Sie sich diese Entwicklung an, wie eine gleichberechtigte allerorts existierende Entwicklung der beliebigen Realitätselemente und beliebigen Informationselemente und Sie werden das Wesen erkennen, das gleichzeitig Ihre Seele, Ihre Persönlichkeit und Ihr Schöpfer ist. Individualität des Schöpfers und alles von Ihm geschaffene bildet die Grundlage der Weltharmonie, diese Harmonie ist allem eigen, ist immer da und immer verständlich. Der Schöpfer der Sie individuell erschaffen hat, hat alle gleichzeitig erschaffen. Genauso werden Sie die Welt individuell schaffen und gleichzeitig für alle, für alle Zeiten und Dimensionen.

## 14. Monatstag

1. An diesem Tag konzentrieren Sie sich auf die Bewegung der Sie umgebenden Objekte. Beobachten Sie diese Objekte und fragen Sie sich, warum bewegt sich diese Wolke, warum regnet es, warum können Vögel fliegen, warum geschieht das alles überhaupt? Sie bemühen sich, für sich den Sinn der Information aus jedem Ereignis zu finden. Wenn Sie sich so konzentrieren und gleichzeitig in Ihrem Bewusstsein das gewünschte Ereignis behalten, erreichen Sie dessen Erfüllung. Gleichzeitig vervollkommnen Sie sich in der Kunst der Steuerung.

2. Konzentrieren Sie sich intensiv auf die siebenstellige Zahlenreihe:
**5831421** ;
Konzentrieren Sie sich intensiv auf die neunstellige Zahlenreihe:

**999888776**.

3. An diesem Tag sollen Sie Ihre Hände ansehen wie die Hände, die das Licht des Lebens widerspiegeln. Sie sollten Ihre Finger so sehen wie die Finger, die das Licht der Hände widerspiegeln. Sehen Sie an diesem Tag Ihren Körper an, der in klarem Licht des Schöpfers strahlt, der in klarem Licht der Liebe, Güte und Gesundheit für alle strahlt, und der in klarem Licht meiner Lehre über ewiges Leben strahlt.

An diesem Tag können Sie meine Lehre über das ewige Leben nachempfinden und sich in Gedanken an mich wenden. Sie können sich natürlich genauso an einem beliebigen anderen Tag an mich wenden und in einem beliebigen anderen Zustand. Und Sie können immer darum bitten, was Sie für das ewige Leben und die allgemeine Erschaffung erhalten wollen. Wenden Sie sich an mich und Sie erhalten Hilfe. Sie können sich aber auch an sich selbst wenden und selbstständig das erfahren, was Sie von mir erhalten haben oder sich wünschen. Sie können diese Kenntnisse erfahren, anwenden und anderen zeigen. An diesem Tag können Sie mit mir in Harmonie sein, so wie Sie mit mir an allen beliebigen Tagen harmonieren können, wenn Sie es wünschen.

Wenn die Zeit nicht mehr als Zeit und Raum gemessen wird, können Sie sich immer an mich wenden und immer mit der Bitte um Hilfe zu mir kommen, mit der Bitte um ein Gespräch, mit der Bitte um ein Ereignis, oder einfach nur so. Sie sind frei, so frei wie Sie immer waren. Machen Sie sich das zur Regel, verbreiten Sie diese Regel und Sie erhalten ewiges Leben dort, wo ich bin. Sie erhalten ewiges Leben dort, wo Sie sind und Sie erhalten ewiges Leben dort, wo alle sind. Sie erhalten Ewigkeit, wo es alles immer gibt. Dieses Prinzip wird immer glaubwürdig und wahrhaft für alle sein, denn es ist schon wahrhaft und glaubwürdig für alle, und Sie sind schon diejenigen, die in der Ewigkeit sind, denn Sie sind schon die Ewigkeit selbst.

## 15. Monatstag

1. Am 2. Tag des Monats haben Sie sich auf Ihren kleinen Finger der rechten Hand konzentriert. Am 15. Tag können Sie diese Konzentrationsübung mit einem anderen Teil Ihres Körpers, z. B. einem anderen Finger oder Nagel etc., ganz nach Ihrem Ermessen, praktizieren. Ansonsten wird die Konzentration genauso durchgeführt, wie ich es am 2. Tag (Seite 4) vorgegeben habe.

2. Konzentrieren Sie sich intensiv auf die siebenstellige Zahlenreihe:
   **7788001** ;
   Konzentrieren Sie sich intensiv auf die neunstellige Zahlenreihe:
   **532145891**.

3. An diesem Tag können Sie Gottes Wonne empfinden, welche uns den höheren Intellekt beschert hat, der seinerseits Gott dankbar für seine Erschaffung ist. Für die Schaffung jedes seiner Elemente und für die Schaffung eines Zustands, dass er das ganze Universum wiedergeben kann, weil Gott überall gegenwärtig ist. Nach diesem Prinzip können Sie auch die Dankbarkeit der Pflanze und des Tieres in Beziehung zu Ihnen empfinden. So wie Sie auch die Dankbarkeit von anderen Menschen empfinden und deren Liebe. Sie werden sehen, dass sie auch geliebt werden. In der Liebe ist Erbauung, Güte und sie durchdringt alles.

Die allgemeine Liebe, die von allen erreichbar ist, und die alle erreicht, das ist auch der Schöpfer. Das ist der Schöpfer, der die

Welt in Ihrer Erscheinung verkörpert. Sie sind die Erscheinung der Liebe des Schöpfers, weil er auch die Liebe in Beziehung zu Ihnen ist. Sie haben von Anfang an die Gabe des Schöpfers erhalten und Sie sind selbst der Schöpfer, weil Sie vom Schöpfer als ewigem Gott-Gestalter allumfassend erschaffen worden sind. Sie sollen dahin gehen wo er ist - und er ist überall. Sie sollen dahin gehen, wohin er Sie ruft und er ruft Sie überall hin. Er ist da, wo Sie sind. Er ist überall, wo Sie sind. Sie sind in der Bewegung des Schöpfers. Sie sind die Verkörperung seiner Ewigkeit - gehen Sie dem Sorgen des Schöpfers nach. Er hat die ewige Welt mit allen Verbindungen erschaffen und Sie werden sehen, dass die Welt ewig erschaffen wird. Sie werden sehen, dass die Welt das Ewige von Ihnen verkörpert. Sie sind der Schöpfer, der alles Ewige erschafft und der Schöpfer hat bei der Erschaffung der ewigen Welt, auch Sie für ewig erschaffen.

## 16. Monatstag

1. An diesem Tag konzentrieren Sie sich auf die Elemente der äußeren Realität, mit denen Ihr Körper in Kontakt tritt. Von Kindheit an erinnern wir Russen uns an die schöne Redewendung „Sonne, Luft und Wasser sind unsere besten Freunde". In dieser Konzentration bemühen Sie sich, sich bewusst zu werden, wie Sie mit diesen Freunden zusammen wirken.

Sie konzentrieren sich auf die Wärme, die Ihnen die Sonnenstrahlen geben. Sie fühlen deren Berührung und Sie spüren ihre Wärme. Sie fühlen einen leichten Wind, der sie umweht. Sie empfinden seinen Hauch, oder es können auch stärkere Windböen oder absolut stillstehende Luft sein. Und wenn es dabei sehr heiß ist, und eine hohe Luftfeuchtigkeit herrscht, dann empfinden Sie gleichzeitig Wärme, Luft und Wasser auf Ihren Wangen. Die erfrischende Wirkung des Wassers können Sie auch erfahren, wenn Sie sich waschen, eine Dusche nehmen oder schwimmen.

Diese Konzentration kann man auch in der kalten Jahreszeit durchführen, dabei haben Sie immer ein unbedecktes Gesicht. Und während der warmen Zeit, besonders im Sommer am Strand, kann Ihr ganzer Körper den Kontakt mit der Sonne, Luft und Wasser genießen. Dazu können Sie auch noch den Kontakt mit der Erde hinzufügen.

Die Konzentration ist sehr wichtig denn dadurch treten Sie in die bewusste Zusammenwirkung mit den Elementen der Natur. Diese Praxis kann man selbstverständlich jeden Tag durchführen. Wenn sie während der Konzentration gleichzeitig das gewünschte

Ereignis im Bewusstsein behalten, bewirken Sie dessen Realisation.

2. Konzentrieren Sie sich intensiv auf die siebenstellige Zahlenreihe

**1843212** ;

Konzentrieren Sie sich intensiv auf die neunstellige Zahlenreihe:

**123567091**.

3. Fühlen Sie die Harmonie da wo sie ist, denn sie ist überall und immer da. Es ist die Harmonie des Schöpfers. Fühlen Sie die Harmonie da wo sie ist und sein wird. Das ist die Harmonie Ihrer Entwicklung. Fühlen Sie die Harmonie da wo sie ist, wo sie war und sein wird und da wo sie nicht war, wo es sie nicht gibt und wo sie immer sein wird. Das ist die Harmonie der Veränderung. Es ist die Harmonie der Wandlung. Die Wandlung in das ewige Leben. Kommen Sie überall zu sich selbst, fühlen Sie überall diese Harmonie und Sie werden sehen, wie sich Wellen der Freude und der Liebe von Ihrer Harmonie ausbreiten. Sie werden sehen, dass Sie die Welt in Ihrem ewigen Status der Standhaftigkeit für immer harmonisch machen. Sie sind der Kämpfer, aber schon in der ewigen göttlichen Güte für ein ewiges Leben und ewigen Glauben.

## 17. Monatstag

**1.** Am 17. Tag des Monats konzentrieren Sie sich auf die Elemente der äußeren Realitäten, die Sie, von Ihrem Standpunkt aus, immer umgeben. Das sind der Sie umgebende Raum, die Sonne, der Mond, die Ihnen bekannten Sternbilder und was auch immer in Ihrer Vorstellung existiert. Sie konzentrieren sich auf irgendeines von diesen Elementen und behalten, wie immer, das benötigte Ereignis für seine Realisation, in Ihrem Bewusstsein.

**2.** Konzentrieren Sie sich intensiv auf die siebenstellige Zahlenreihe:
**1045421** ;
Konzentrieren Sie sich intensiv auf die neunstellige Zahlenreihe:
**891000111**.

**3.** Betrachten Sie mit wachen Augen das Auferstehen von allem. Sie werden sehen, dass die Wiederherstellung der Welt die Realität ist, in der Sie leben. Sie werden spüren, dass Sie sich in der ewigen Welt befinden. Bewegen Sie sich auf diesem Pfad voran und Sie werden den Weg, der Sie ruft erkennen. Gehen Sie diesen Weg und Sie werden den Schöpfer sehen, der ewig ist, und Sie werden Ihre Ewigkeit genießen. Und dieser Genuss, das ist die Ewigkeit des Lebens. Und der Schöpfer, das ist der Schöpfer, der Sie erschaffen hat. Seine Liebe ist grenzenlos und Seine Einfachheit ist vertrauensvoll. Er ist einfach und durchsichtig, wie Sie ihn sich vorstellen, wie Sie früher schon über Ihn dachten. Er ist genauso gütig und konstruktiv, wie Sie es früher schon gewusst haben. Er ist Ihr Schöpfer und er weist Ihnen den Weg. Gehen Sie seinen Weg, weil sein Weg Ihr Weg ist.

## 18. Monatstag

**1**. An diesem Tag konzentrieren Sie sich auf unbewegliche Objekte. Das kann ein Gebäude, ein Tisch oder auch ein Baum sein. Wählen Sie das aus, was Ihnen gefällt. Dann müssen Sie das individuelle Wesen des gewählten Objektes, seinen Sinn finden. Der Sinn für Sie ist, dass Sie verstehen müssen, was dieses Objekt für Sie bedeutet. Das ist die Konzentration.

Ich brauche bei der Beschreibung der Übungen ab jetzt nicht mehr hinzufügen, dass Sie während der Konzentration das gewünschte Ereignis im Bewusstsein behalten müssen, um es zu steuern. Das wird auch weiterhin vorausgesetzt.

**2**. Konzentrieren Sie sich intensiv auf die siebenstellige Zahlenreihe:

**1854212** ;

Konzentrieren Sie sich intensiv auf die neunstellige Zahlenreihe:

**185321945**.

**3**. Sie gehen dahin, wo es Leute gibt. Sie gehen dahin, wo es Ereignisse gibt, wo etwas passiert. Sie arbeiten da, wo es Widerstand gibt. Und wenn Sie das erkennen, wird der Widerstand durchsichtig, seine Kräfte schwächen ab und Sie werden die Welt der Ewigkeit auch dann sehen, wenn noch Widerstand da ist. Gehen Sie und seien Sie überall, wo Sie wollen. Sie können überall sein. Sie können die ganze Welt des Wohlstands umarmen, und deswegen kämpfen Sie mit dem Widerstand um ein ewiges Leben. Der Widerstand fällt, Sie werden das Licht des ewigen Lebens sehen und es aufnehmen. So wird es immer und ewig für alle Zeiten sein.

## 19. Monatstag

**1.** Am 19. Tag konzentrieren Sie sich auf die Erscheinungen der äußeren Realität, in denen sich etwas das zuerst als Ganzes existierte, in die Gesamtheit der getrennten Elemente verwandelt. Ein Beispiel für so eine Erscheinung ist eine Wolke, die sich in Regentropfen verwandelt. Ein anderes Beispiel ist eine volle Baumkrone, die sich in getrennte, fallende Blätter verwandelt.

Während dieser Konzentration auf ähnliche Erscheinungen, bemühen Sie sich Gesetze zu finden, aufgrund derer die Entwicklung solcher Ereignisse nicht zugelassen werden könnten. Solche Gesetze zu finden, das ist der Sinn dieser Konzentration.

**2.** Konzentrieren Sie sich intensiv auf die siebenstellige Zahlenreihe:

**1254312** ;

Konzentrieren Sie sich intensiv auf die neunstellige Zahlenreihe:

**158431985.**

**3.** Das Kämpfen des Geistes für seinen wahrhaftigen Platz in der Welt, sowie auch das Kämpfen Ihrer Seele für die Verkörperung des Schöpfers führen dazu, dass Ihr Intellekt und Ihr Verstand unter Kontrolle sein werden. Ihr Bewusstsein wird Teil des universellen Bewusstseins und Ihr Anteil des Bewusstseins wird zum allgemeinen Bewusstsein. Sie werden zu dem, wer Sie sind. Ihre Ewigkeit erscheint in Ihren Betrachtungen, Ihr Nachdenken wird zur Ewigkeit, Ihre Gedanken machen die Welt ewig. Sie werden da sein, wo Sie sind und Sie werden da sein, wo Sie nicht sind. Sie werden immer da sein, obwohl die Welt aus Zeitabständen besteht, und da wo Sie sein werden wird der Zeitabstand zu einer Welt, und der Raum wird sich mit der Ewigkeit verbinden. Die Zeit tritt ab und Sie werden in Bewegung sein. Sie werden in ewiger Zeit sein, Sie werden die ewige Zeit fühlen und diese ewige Zeit kommt zu Ihnen. Jeder Moment Ihrer Zeit erscheint ewig. Fühlen Sie die Ewigkeit in jedem Augenblick und Sie werden sehen, dass Sie sie bereits zur Verfügung haben.

## 20. Monatstag

1. An diesem Tag wird die Konzentration auf entfernte Gebiete des Bewusstseins angewendet. Ihre Aufgabe ist es, anderen Menschen zu helfen. Stellen Sie sich vor, dass Sie einem anderen Menschen etwas erklären müssen, was er nicht weiß und nicht versteht. Im Allgemeinen ist uns schon bekannt, dass jeder Mensch in Wirklichkeit schon alle Kenntnisse hat, dass in seiner Seele alles schon von Anfang an da ist. Deswegen besteht Ihre Aufgabe darin ihm zu helfen, die Information zu verstehen, die er schon besitzt.

Übrigens, sich der in der eigenen Seele bereits vorhanden Kenntnisse genau bewusst zu werden, ist mit wahrem Verstehen verbunden.

Das Aufwecken eines Menschen zur Wahrnehmung der benötigten Information, die in seiner Seele aufbewahrt wird, ist am einfachsten über die entfernten Bereiche seines Bewusstseins durchzuführen. An diese heranzukommen ist am einfachsten durch die entfernten Bereiche des eigenen Bewusstseins.

Durch diese Übung beteiligen Sie sich schon aktiv am Rettungsprogramm. In Zusammenhang damit präzisiere ich, was prinzipiell für Ihre Konzentration da sein muss. Ihre Konzentration muss so erfolgen, dass sich daraus sofort für alle ein positiver Effekt ergibt und dass für alle unverzüglich eine günstige Entwicklung sichergestellt wird. Das alles unabhängig von dem Standort der anderen Leute. Physisch können sich die Leute weit weg von Ihnen befinden, trotzdem erhalten Sie Hilfe von Ihnen. Kurz gesagt kann man diese Übung als Konzentration auf allgemeinen Erfolg bezeichnen. Gemeint ist, dass dank ihrer Arbeit die Entwicklung konkreter Situationen für alle in eine günstige Richtung verlaufen wird.

Wenn gewünscht, besonders am Anfang der Praxis, kann man an diesem Tag noch eine andere Übung dazu nehmen: Sie konzentrieren sich dabei auf solche entfernten Objekte wie die Sonne, die Planeten oder die Sterne und Sternbilder. Auch wenn Sie diese mit Ihrer normalen Sehkraft gar nicht sehen können, ist Ihre Aufgabe bei dieser Konzentration sich zu bemühen zu begreifen, was diese Objekte aus der Sicht der Information sind.

2. Konzentrieren Sie sich intensiv auf die siebenstellige Zahlenreihe:
**1538416** ;
Konzentrieren Sie sich intensiv auf die neunstellige Zahlenreihe:
**891543219** .

3. Schauen Sie sich die Welt vom höchsten Punkt Ihres Bewusstseins an, von der tiefsten Position Ihrer Seele und mit der tiefsten Leidenschaft zum allgemeinen Wohlstand. Betrachten Sie die Welt so, als ob sie noch geschaffen wird und schaffen Sie die Welt so wie sie jetzt ist. Aber während Sie die Welt so schaffen wie sie jetzt ist, verändern Sie den Weltzustand, mit seinen Lastern, in eine bessere Richtung. In die Richtung von schöpferischem Erschaffen und ewigen Lebens.

Sie werden sehen, dass die Laster durchaus nicht Laster sind, sondern falsches Verständnis der Welt. Verstehen Sie die Welt richtig, so wie der Schöpfer sie Ihnen gibt und Sie werden sehen, dass der Schöpfer überall ist und die Richtigkeit überall ist. Man muss nur einen Schritt darauf zu machen, die gegebenen Umstände nicht leugnen und auf immer und ewig zu dieser Richtigkeit kommen. Dann werden Sie sehen, dass die Welt sich neu geordnet hat. Und Sie werden sehen, dass das Universum zu Ihrem geworden ist. Sie werden sehen, dass der Schöpfer mit Ihnen zufrieden ist und Sie werden sehen, dass Sie auch Schöpfer sind und überall, immer und ewig, schaffen können. Sie erweisen sich so als Helfer des Schöpfers und Sie erweisen sich als Helfer für jeden anderen. Sie, wie auch der Schöpfer selbst, erschaffen den Schöpfer und hier kommen Sie zu einem Punkt der Einigkeit aller.

Dieser Punkt der Einigkeit aller - das ist Ihre Seele. Ihre Seele erschafft dieses Licht des Lebens. Das Leuchten Ihrer Seele, das ist es was Sie in die Höhe, in die Weite und Breite ruft. Das Leuchten Ihrer Seele ist die Welt selbst. Sie sehen die Welt, weil Ihre Seele sie sieht. Sie sehen die Seele, weil Sie die Augen der Seele haben. Betrachten Sie sich von allen Seiten und Sie werden die allgemeine Einheit mit der Welt sehen, mit der ganzen Welt, die überall und immer existiert. Ihr Gedanke ist der Gedanke der Welt. Ihr Wissen ist das Wissen der Welt. Verteilen Sie das Wissen des Lebens, verbreiten Sie das Licht Ihrer Seele und Sie werden das ewige Leben in dem Zustand sehen, in dem Sie sich in ihm befinden. Sie werden sehen, dass das ewige Leben schon lange bei Ihnen ist. Es gab es immer, es war immer da, es wird es immer geben. Sie sind es - das ewige Leben!

## 21. Monatstag

1. Am 21. Tag des Monats konzentrieren Sie sich intensiv auf rückwärts laufende Zahlenreihen. Beispiel: 16, 15, 14, 13, 12, 11, 10. Die verwendeten Zahlen in diesen Reihenfolgen müssen sich im Intervall von 1 bis 31 befinden (maximale Anzahl der Monatstage). Somit stehen Ihnen 31 Zahlen zur Verfügung. Bei der Zusammenstellung der Zahlenfolgen verlassen Sie sich ganz auf Ihr inneres Gefühl.

2. Konzentrieren Sie sich intensiv auf die siebenstellige Zahlenreihe:
**8153517** ;
Konzentrieren Sie sich intensiv auf die neunstellige Zahlenreihe:
**589148542**.

3. Schauen Sie sich an, wie ein Bergbach von den Bergen herunterfließt. Sehen Sie, wie der Schnee schmilzt. Wenden Sie dann ihren geistigen Blick auf diese Bilder, wenn Sie es mit Ihren Augen gesehen haben. Sie werden sehen, dass sich Ihre Gedanken nicht von Ihren Augen unterscheiden. Sie werden sehen, dass Ihr Bewusstsein sich nicht von Ihrem Körper unterscheidet und Sie werden sehen, wie Ihre Seele Ihren Körper baut. Vergessen Sie dieses Wissen nicht, von Sekunde zu Sekunde übertragend, anderen weitergebend, aus dem Augenblick die Ewigkeit schaffend. Sie werden sich so ewig bauen, als ob Sie, ohne sich zu bemühen, früher lebten. Und eben dieses ewige Aufbauen, das ist das ewige

Leben. Bauen Sie um sich herum ebenfalls andere Objekte nach dem gleichen Prinzip. Bauen Sie Welten.

Schaffen Sie Freude, sähen Sie das Korn und schaffen so das Brot. Geben Sie Instrumente und geben Sie Maschinen, so, dass die Maschinen unschädlich und nicht vernichtend sind, und Sie werden sehen, dass Sie in dieser Welt wohnen und dass es Ihnen beschert ist und dass sich in den Maschinen der Schöpfer und Ihr Bewusstsein äußern. Halten Sie die Maschine an, wenn sie Sie bedroht.

Bauen Sie den Körper auf, wenn er krank ist. Verwirklichen Sie das Auferstehen, wenn jemand verstorben ist, lassen Sie das Sterben von jemand anderem nicht zu. Sie sind der Schöpfer, Sie sind der Gestalter, nehmen Sie, tun Sie und gehen Sie in Harmonie mit der Welt vorwärts. In Harmonie mit allem Erschaffenden, in Harmonie mit dem, was noch irgendwann in der Unendlichkeit der Welt erschaffen wird und in Harmonie mit sich selbst.

## 22. Monatstag

**1**. An diesem Tag konzentrieren Sie sich auf solche Elemente der Realität, die sich durch unendliche Wiedererzeugung charakterisieren. Konkretes Beispiel: Die Ewigkeit - oder der Begriff des unendlichen Raumes. Ich erinnere hier nochmal daran, dass, während Sie über z. B. die Ewigkeit nachdenken, Sie gleichzeitig das benötigte Ereignis in ihren Bewusstsein aufbauen und behalten müssen.

**2**. Konzentrieren Sie sich intensiv auf die siebenstellige Zahlenreihe:
   **8153485** ;

Konzentrieren Sie sich intensiv auf die neunstellige Zahlenreihe:
   **198516789**.

**3**. Ihre Seele ist eine bereits gebildete Struktur, Ihre Seele ist auch eine wieder herstellbare Struktur. Schauen Sie sich an, wie Ihre Seele erschaffen wird und schauen Sie sich an, wie sie wieder hergestellt wird. Im Akt der Wiederherstellung finden Sie Ihre Seele. Öffnen Sie Ihre Welt und schauen Sie sich an, wo der Schöpfer sich wiederhergestellt hat, schauen Sie sich den Mechanismus des Wiederherstellens an, und Sie werden die Liebe sehen. Liebe, das ist das, was der Welt Licht bringt. Liebe, das ist das, worauf sich die Welt aufbaut. Die Liebe ist das, was immer existiert und was ursprünglich da war. Schauen Sie, wer die Liebe erschaffen hat und Sie werden sich selbst sehen. Die Liebe, die zu Ihnen gehört, das sind Sie, die zu der Liebe gehören. Bauen Sie mit Liebe, bauen

Sie mit Wohltat, bauen Sie mit großer Freude des gemeinsamen Lebens und gemeinsamen Glücks, und Sie werden imstande sein, die Freude zu sehen, die auch alle, Sie umgebende, sehen.

Sehen Sie sich die Freude der Sie umgebenden an und Ihr Herz wird mit Glück erfüllt. Seien Sie im Glück, seien Sie in Harmonie und das Glück bringt Ihnen die Ewigkeit. Schauen Sie mit Ihren ewigen Augen, schauen Sie mit Ihrem ewigen Körper, schauen Sie sich mit Ihrem ewigen Blick Ihre Verwandten an und schenken ihnen die Ewigkeit.

Schauen Sie sich durch Ihre Ewigkeit alle Menschen an und schenken ihnen die Ewigkeit. Schauen Sie sich durch Ihre Ewigkeit die ganze Welt und Ihre Umgebung an und schenken Sie ihnen die Ewigkeit. Die Welt blüht auf und wird zu einer Blume, die ewig blüht. Und diese Blume wird Ihre Welt sein, die auch die Welt aller ist. Sie werden leben und Ihr Glück wird unendlich sein.

## 23. Monatstag

1. Am 23. Tag konzentrieren Sie sich auf die Entwicklung aller Elemente der Realität, in Richtung der Realisierung der Aufgaben Gottes.

2. Konzentrieren Sie sich intensiv auf die siebenstellige Zahlenreihe:
**8154574** ;
Konzentrieren Sie sich intensiv auf die neunstellige Zahlenreihe:
**581974321**.

3. Schauen Sie sich die Welt an, was muss man für sie tun? Schauen Sie sich Ihre alltäglichen Angelegenheiten an, erblicken Sie Ihre Gefühle und schauen sie sich diese an. Sehen Sie, wie Ihre Gefühle mit den Ereignissen verbunden sind. Warum Sie vorwärts schauen, warum Sie etwas empfinden, warum geht es Ihnen so und nicht anders? Warum das Wort „anders" in der Welt nicht gegenwärtig sein kann, da die Welt einheitlich und vielfältig in ihrer Einheit ist. Warum das Wort „einheitlich" Vielfältigkeit bedeutet.

Nehmen Sie die Natur der Ereignisse in ihrer konkreten Angelegenheit wahr. Schauen Sie sich diese Angelegenheit von allen Seiten an. Schauen Sie sich Ihren Körper an und stellen sie ihn durch einen geistigen Augenblick wieder her. Schauen Sie sich Ihr Bewusstsein an, und machen Sie es zu einem, dass alle ihre Fragen löst. Schauen Sie sich Ihre Seele an und sehen Sie ein, dass es dort schon lange alles gibt.

## 24. Monatstag

1. An diesem Tag erzeugen Sie während der Konzentration aus der menschlichen Form ein beliebiges anderes Objekt, z. B. eine Videokassette, einen Kugelschreiber oder eine Pflanze. Sie sollen erkennen, aus welchem Element der Form des Menschen z. B. eine Videokassette entsteht, wie man die Gestalt des Menschen erfassen muss, damit man ein beliebiges anderes Objekt erzeugt.

2. Konzentrieren Sie sich intensiv auf die siebenstellige Zahlenreihe:
   **5184325** ;
   Konzentrieren Sie sich intensiv auf die neunstellige Zahlenreihe:
   **189543210.**

3. Sie haben die Realität gesehen, wie sie ist. Sie sind zu der Realität gekommen, die sich als Realität erwiesen hat. Schauen Sie sich alle Tage, vom Ersten bis zum Vierundzwanzigsten, an und Sie werden sehen, dass Ihre Liebe unendlich ist. Schauen Sie sich die Welt an und wie Sie mit Liebe schauen. Schauen Sie sich das Gefühl an, wie Sie es aufbauen, schauen Sie sich das Gefühl an, wie ein ewiges Geschöpf und so kommen Sie zur Liebe und zur Ewigkeit. Sie kommen für immer zu ihr und Sie bleiben ewig mit Ihr. Der Schöpfer – Ihr Gott - hat Sie als liebendes Wesen geschaffen. Sie sind die Schöpfung Gottes und Sie lieben. Die Liebe ist das Leben, und das Leben ist die Liebe.

Leben sie Ihre Liebe, wo immer Sie sind, Geben Sie Liebe an den Orten, an denen sie bestimmen. Und an denen Sie sich vorherbestimmen. Liebe äußert sich nicht in Worten, Liebe wird nicht durch Gefühle ausgedrückt. Aber Ihr Handeln – da, wo Sie erschaffen - das ist die Liebe.

## 25. Monatstag

**1.** Am 25. Tag können Sie sich auf beliebige Gegenstände Ihrer Wahl konzentrieren. Dabei ist es wichtig, dass Sie ein paar unterschiedliche Konzentrationsgegenstände haben, damit Sie eine gewisse Vergleichsmenge haben. Aus dieser Menge vereinigen Sie verschiedene Konzentrationsgegenstände, mittels Analyse, nach irgendeinem Vergleichsmerkmal, in Gruppen: z. B. kann man ein Videorekorder und eine Kassette in einer Gruppe unterbringen, weil sie einander ergänzen. Den Videorekorder und ein Radio kann man auch in einer Gruppe zusammenfassen wenn man sie als Produkte betrachtet, die durch Nutzung von Elektronik gemacht wurden.

Man kann in einer Gruppe Gegenstände vom selben Typ unterbringen, z. B. zwei verschiedene Bücher. Wenn man sie jedoch nach ihrem Inhalt oder ihrer Thematik beurteilt, so können diese Bücher in verschiedene Gruppen eingeordnet werden. Wie Sie sehen, können Sie hier Ihrer Phantasie also freien Lauf lassen. Sie können sich einfach zuhause hinsetzen, ich umsehen und die Sie umgebenden Gegenstände für diese Konzentration benutzen.

**2.** Konzentrieren Sie sich intensiv auf die siebenstellige Zahlenreihe:

**1890000** ;

Konzentrieren Sie sich intensiv auf die neunstellige Zahlenreihe:

**012459999**.

**3**. Kommen Sie durch Gedanken über sich selbst zu sich selbst. Fangen Sie die Gedanken über sich selbst auf, wie eine Spiegelung. Sehen Sie sich selbst, wie Sie sich die Anderen ansehen. Sehen Sie sich, wie Sie sich jeden ansehen. Sehen Sie sich selbst, wie Sie sich den Ast eines Baumes, das Blatt einer Pflanze, den morgendlichen Tau oder den Schnee auf dem Fensterbrett ansehen. Sie werden das sehen, was ewig ist. Sie werden sehen, dass Sie ewig sind.

## 26.Monatstag

1. An diesem Tag des Monats lernen Sie, gleichzeitig das Ganze und seine Teile - die Gesamtheit und das Detail - zu sehen. Diese Konzentration hilft Ihnen, diese Fähigkeit zu entwickeln. Sie werden das Ganze und seine Einzelteile auf einen Blick erkennen können.

Angenommen, vor Ihnen ist eine Kuhherde. Sie sehen die ganze Herde und gleichzeitig können Sie sich auf irgendeine Kuh konzentrieren und versuchen zu verstehen, woran sie denkt, wie sie sich weiterentwickeln wird. Oder Sie können sich nach demselben Prinzip einen ganzen Ameisenhaufen anschauen und sich gleichzeitig auf eine einzelne Ameise konzentrieren.

2. Konzentrieren Sie sich intensiv auf die siebenstellige Zahlenreihe:

**1584321** ;

Konzentrieren Sie sich intensiv auf die neunstellige Zahlenreihe:

**485617891**.

3. Nehmen Sie zur Kenntnis, dass Sie sich ständig entwickeln. Erkennen Sie, dass Ihre Entwicklung ewig ist. Beschäftigen Sie sich damit, was sich als ewig erweist.

Denn jede Bewegung ist ewig, jeder Gegenstand ist eine Verkörperung der Ewigkeit, jede Persönlichkeit ist Ewigkeit und jede Seele ist eine Vielzahl von Ewigkeiten.

Gehen Sie von der einheitlichen Ewigkeit zu den vielfältigen Ewigkeiten, und Sie werden sehen, dass es für alle nur eine Ewigkeit gibt. Kommen Sie dadurch zum Einblick in Ihre Seele und Sie werden feststellen, dass Sie der Schöpfer von dem sind, was Sie brauchen.

Verwenden Sie dieses Wissen zum Erschaffen von Allem und Sie werden sehen, dass alles durch Sie erschaffen worden ist. Verwenden Sie dieses Wissen auch zum Erschaffen Ihres Körpers und Sie werden verstehen, dass Ihr Körper sich jederzeit selbst wieder herstellen kann. Verwenden Sie es für die Gesundheit Anderer und bei der Heilung Anderer werden Sie für sich entsprechende Erfahrungen sammeln.

Die Heilung von Anderen ist immer eine Erfahrung für sich selbst. Die Wiederherstellung von Allem ist immer eine gute Erfahrung für Sie. Schaffen Sie mehr Gutes, geben Sie mehr Freude und Glück und Sie erhalten Ewigkeit in Form von konkreten Steuerungsinstrumenten für Ihr Bewusstsein.

Dehnen Sie Ihr Bewusstsein auf den genauen Zustand der Ewigkeit aus. Da, wo sie sich erweitert, überholen Sie sie. Überholen Sie die Ewigkeit in der Unendlichkeit und erblicken Sie sich selbst als Verkörperung des Schöpfers. Sie erschaffen dort, wo die Ewigkeit sich erst noch erweitert. Sie, der Schöpfer der Ewigkeit, Sie kontrollieren die Ewigkeit, und die Ewigkeit ordnet sich Ihnen immer unter.

## 27. Monatstag

1. Am 27. Tag des Monats führen Sie die gleiche Konzentration wie am neunten Tag aus, aber zusätzlich fügen Sie jedem angestrebten Element eine unendliche Entwicklung hinzu.

2. Konzentrieren Sie sich intensiv auf die siebenstellige Zahlenreihe:
**1854342** ;
Konzentrieren Sie sich intensiv auf die neunstellige Zahlenreihe:
**185431201**.

3. Helfen Sie denen, die Hilfe brauchen und helfen Sie denen, die keine Hilfe brauchen. Helfen Sie sich selbst, wenn Sie Hilfe brauchen und helfen Sie sich selbst, wenn Sie keine Hilfe brauchen. Schauen Sie sich das Wort "Hilfe" in seiner weiteren Form an und schauen Sie sich „Güte" als Verkörperung von Hilfe, an. Sie sind „gutherzig" und helfen. Sie sind der Schöpfer und Sie bringen Hilfe.

Jeder Akt ihres Schaffens bringt auch Ihnen Hilfe. Alles von Ihnen Erschaffene ist auch eine Hilfe für Sie. Sie haben eine unendliche Anzahl Helfer, so wie auch Sie anderen unendlich helfen. Sie sind im Gemeinsamen mit allen verbunden, Sie helfen immer allen und alle helfen immer Ihnen.

Bringen Sie die Gesellschaft durch gemeinsame Verbindungen und in gegenseitiger Hilfe zum Wohlstand. Geben Sie allen das Glück und Sie werden sich in einer gemeinsamen Weltharmonie wieder finden, wobei Gott der Schöpfer alles ist, was um sie herum erschaffen wurde. Es ist alles, was Sie erschaffen haben, und es ist die Verkörperung Gottes in allem Erschaffenen.

Die Verkörperung Gottes, als Ihrem Schöpfer, zeigt sich in Ihrer Seele bereits nach Erhalt der Unendlichkeit des Lebens durch wahres Verstehen der Welt in der Selbstentwicklung. Die Unendlichkeit des Lebens ist die Unendlichkeit des Schöpfers.

Um unendlich leben zu können, muss man bis in die Unendlichkeit schaffen und sich bis in die Unendlichkeit erneuern. Um unendlich schaffend zu sein, muss man aber nichts besonderes tun, denn wir sind bereits für die Ewigkeit erschaffen worden, um die unendlich Erschaffenden zu sein. Handeln Sie so, dass jeder Ihrer Gedanken, jede Ihrer Bewegungen und jede Ihrer Taten die Ewigkeit erschaffen.

## 28. Monatstag

**1.** An diesem Monatstag führen Sie die gleiche Konzentrationsmethode durch, wie am achten Tag, aber mit einem wichtigen Unterschied:

Sie haben vielleicht gemerkt, dass man am vorhergehenden, dem 27. Tag, bei der Bestimmung der Konzentrationsart die Zahlen 2 und 7 addiert hat: 2 + 7 = 9. Hier haben wir jedoch eine andere Situation. Die Zahl 28 besteht aus der 2 und der 8. In diesem Fall multipliziert man die 2 mit der 8: 2 X 8 = 16. Die 8 wird also verdoppelt und deswegen wird das Programm vom 8. Tag wiederholt.

Aber diese Wiederholung soll nicht die genaue Kopie der vorherigen Arbeit sein. Sie müssen etwas verändern. Und in erster Linie sollten Sie etwas in sich selbst verändern, z. B. etwas in Ihrer Sichtweise dieser Konzentration. Nach altem Schema ausgeführt sollen Sie in ihr etwas Neues finden, sie von einer anderen Seite betrachten. Ihr Verstehen und Ihre Wahrnehmung dieser Konzentrationen sollen sich ständig ausdehnen und vertiefen. Das ist ein schöpferischer Prozess. Er fördert Ihre Entwicklung.

**2.** Konzentrieren Sie sich intensiv auf die siebenstellige Zahlenreihe:

**1854512** ;

Konzentrieren Sie sich intensiv auf die neunstellige Zahlenreihe:

**195814210**.

**3.** Sehen Sie sich, wie Sie die ganze Welt betrachten. Schauen Sie sich den Schöpfer an, so wie der Schöpfer Sie anschaut und erlangen Sie Verständnis dafür, was der Schöpfer von Ihnen will. Schauen Sie sich seinen Blick an und Sie werden seinen Blick sehen. Sie werden sehen, dass der Blick des Schöpfers ebenfalls auf die fernen Erscheinungen der Welt gerichtet ist und Ihre Aufgabe ist es, diese Erscheinungen der Welt zu steuern.

Sie müssen die beliebigen Erscheinungen der Welt harmonisch machen. Das ist Ihre wahre Aufgabe. Sie müssen Welten erzeugen und erschaffen, die immer harmonisch sein werden. Denn der Schöpfer hat bereits erschaffen, der Schöpfer hat bereits gemacht und Ihre Aufgabe ist es, diesem Weg zu folgen, weil Sie nach dem Ebenbild und der Gestalt Gottes erschaffen sind, so wie der Schöpfer selbst erschaffen wurde.

Der Schöpfer hat sich selbst erschaffen, aber Er hat auch Sie erschaffen. Erschaffen Sie sich selbst und erschaffen Sie alle Anderen. Geben Sie allen allgemeinen Wohlstand und Sie werden die Welt haben, die für Sie, für alle und für den Schöpfer erschaffen wurde. Erschaffen Sie für den Schöpfer, weil er Sie erschaffen hat. Erschaffen Sie für den Schöpfer, weil er alles erschaffen hat. Und deswegen erschaffen Sie alles was Sie erschaffen immer auch für den Schöpfer.

## 29. Monatstag

1. An diesem Tag des Monats führen Sie eine verallgemeinernde Konzentration aus: Sie müssen alle Konzentrationen, vom ersten bis zum achtundzwanzigsten Tag, durchsehen. Aber Sie müssen sie in einem Impuls wahrnehmen. Das ist wichtig! Sie erfassen den in einem Monat zurückgelegten Weg durch einen einzigen Moment der Wahrnehmung. Dabei unterziehen Sie Ihre Arbeit einer bestimmten Analyse. An diesem Tag erschaffen Sie eine Plattform für die Arbeit des nächsten Monats. Sie können sich alles was Sie gemacht haben, in Gestalt einer gewissen Sphäre vorstellen und diese auf eine unendliche, gerade Linie setzen, deren Anfangsabschnitt auch den nächsten Monat in sich beinhaltet. Dadurch erschaffen Sie sich nicht nur für den nächsten Monat eine Plattform, sondern auch für Ihre unendliche Weiterentwicklung.

2. Konzentrieren Sie sich intensiv auf die siebenstellige Zahlenreihe:
**1852142** ;
Konzentrieren Sie sich intensiv auf die neunstellige Zahlenreihe:
**512942180**.

3. Schauen Sie sich die Welt mit Ihren eigenen Augen an. Schauen Sie sich die Welt mit allen Ihren Gefühlen an. Schauen Sie sich die Welt mit allen Ihren Zellen an. Schauen Sie sich die Welt mit Ihrem ganzen Körper an und mit allem, womit Sie sehen

können, und mit allem, was Sie sind. Schauen Sie sich die Welt und sich selbst an - und schauen Sie in sich hinein.

Schauen Sie sich die Welt mit dem Wissen an, dass die Welt um Sie herum ist, dass sie Sie umhüllt. Schauen Sie sich die Realität an, die das Leben gibt. Schauen Sie sich die Realität an, die Ewigkeit gewährt und Sie werden sehen, dass, wohin Sie auch immer sehen, es nur diese Realität gibt, die die Ewigkeit und das Leben gewährt.

Der Schöpfer dieser Realität ist Gott. Und Gott, der diese Realität erschaffen hat, hat das ewige Leben erschaffen. Er sieht Sie so, wie Sie sich selbst sehen und er sieht Sie so, wie Sie sich selbst nicht sehen. Er ist Ihr Schöpfer. Er ist Ihr Gott.

## 30. Monatstag

1. An diesem Tag führen Sie die erste Konzentration auf ihrer erbauten Plattform. Diese Konzentration bildet den Grundstein Ihrer Arbeit für den nächsten Monat.

Konzentrieren Sie sich auf die Harmonie der Welt. Sie müssen sie sehen, sie finden, sich an ihr erfreuen und sie bewundern. Dabei staunen Sie, wie der Schöpfer alles so vollkommen erschaffen hat. Das heißt, bewundern Sie die Harmonie der Welt, die durch die Vollkommenheit des Schöpfers entsteht.

2. Konzentrieren Sie sich intensiv auf die siebenstellige Zahlenreihe:

**1852143 ;**

Konzentrieren Sie sich intensiv auf die neunstellige Zahlenreihe:

**185219351**.

3. Das Prinzip, nach dem Sie alle vorhergehenden Tage aufgebaut haben, ist an diesem Tag grundlegend weil der Februar, der nach der gegenwärtigen Zeitrechnung 28 oder 29 Tage hat, dieses Prinzip vom 30. Tag an auf den ersten und den zweiten Tag des Folgemonats überträgt.

Gerade diese Einigung zeigt den ewigen Zyklus des Lebens. Finden Sie die Ewigkeit in allen Ihren vorangegangenen Harmonisierungen. Finden Sie Ewigkeit in diesem einfachen Beispiel, denn ein Monat hat 30 Tage, ein anderer – der Februar – hat 28 oder 29 Tage und nur durch diesen einen Monat Februar haben wir die gemeinsame Einigung der Zahl 30 mit den Zahlen 1 und 2. Und die Einigung der Zahlen, von unterschiedlicher Beschaffenheit und unterschiedlichem Ursprung, äußert sich über die Einigung und den gemeinsamen Ursprung aller.

Finden Sie diesen gemeinsamen Ursprung in allem, in jedem Element der Information, finden Sie den gemeinsamen Ursprung da, wo er nicht sofort zu sehen ist. Finden Sie ihn da, wo er offensichtlich ist und finden Sie ihn da, wo er sofort zu sehen ist. Und Sie werden sehen, Sie werden erkennen, Sie werden empfinden und Sie werden geistig erfüllt sein.

## 31. Monatstag

**1.** Am 31. Tag des Monats konzentrieren Sie sich auf die gesonderten Bereiche jedes einzelnen Volumens.

Angenommen, irgendwo wächst ein Baum. Sie begreifen, dass unter dem Baum die Erde ist, über ihm und um ihn herum ist Luft. Alle diese gesonderten Bereiche verbinden sich in Ihrem Bewusstsein dadurch, dass Sie in ihnen den ewigen Wiederaufbau des Lebens sehen.

Das Leben ist ewig. Sie sollten das erkennen. Denken Sie, die Umgebung beobachtend, sie empfindend, und sich in ihr auflösend, daran und die Erkenntnis dieser Wahrheit erreicht Sie: JA, DAS LEBEN IST EWIG!

**2.** Konzentrieren Sie sich intensiv auf die siebenstellige Zahlenreihe:

**1532106** ;

Konzentrieren Sie sich intensiv auf die neunstellige Zahlenreihe:

**185214321**.

**3.** Konzentrieren Sie sich an diesem Tag auf sich selbst. Sie sind absolut und vollständig gesund und alle um Sie herum sind gesund. Die Welt ist ewig. Alle Lebensereignisse sind schöpferisch. Sie sehen alles immer nur in einem positiven Licht und alles ringsum ist immer fördernd.

Zu den vorherigen Übungen möchte ich noch einige Anmerkungen hinzufügen:

Ich wiederhole noch einmal, dass Sie selbst die Anzahl der Konzentrationen und deren Dauer bestimmen

Sie müssen selbst entscheiden, welches Resultat für Sie im gegebenen Moment am wichtigsten ist, wonach Sie vor allem streben

Wenn Sie ein bestimmtes Resultat zu einer bestimmten Zeit erhalten möchten, fügen Sie diese Zeit dem Konzentrationsziel hinzu und Sie erlangen es durch die Konzentration

Denken Sie daran, dass alle Übungen schöpferische Übungen sind

Die Übungen fördern Sie in Ihrer Entwicklung

Mit Hilfe dieser Konzentrationen werden Sie geistig wachsen und das hilft Ihnen, weitere Konzentrationen bereits auf einem höheren Niveau auszuführen, was Ihnen weitere Entwicklung garantiert, und so weiter

Dieser Prozess ist unendlich. Schon nach kurzer Zeit werden Sie feststellen, dass sich Ihr Leben in eine positive Richtung verändert

Allerdings, wenn man genau ist, dann muss man sagen, dass Sie selbst angefangen haben, es zu ändern, dass Sie begonnen haben, die Steuerung Ihres Lebens in Ihre eigenen Hände zu nehmen

Diese Übungen tragen zur Weiterentwicklung Ihres Bewusstseins bei, sie tragen zu einer Entwicklung ihrer Lebensereignisse in eine positive Richtung bei, sie tragen zur Erlangung einer vollkommenen Gesundheit und zur Erlangung vollkommener Harmonie mit dem Pulsschlag des Universums bei.

# NACHWORT

Retten Sie sich und Sie retten die anderen. Retten Sie die anderen und Sie retten sich. Die Bewegung zur Welt – das ist die Wahrheit der Welt. Und die Bewegung zum Bewusstsein – das ist die Wahrheit des Begreifens. Ihre Mission ist eine allgemeine. Sie müssen nach einem solchen Weg streben, der für Sie vorherbestimmt ist. Ihr Weg – das ist der Weg in der Ewigkeit. Ihr Leben – das ist die Schöpfung. Ihre Gestalt – das ist die Gestalt Gottes. Ihr Bewusstsein – das ist die Gestalt des Verstandes. Ihre Schöpfung – das ist die Gestalt der Wahrheit. Sie sind Erschaffer, sowie auch Gott – der Schöpfer ist. Sie sind die Wahrheit, denn die Wahrheit – das ist Gott. Wenn Sie auf die Welt mit klaren und weit geöffneten Augen schauen, widerspiegeln diese Augen diejenige Realität, dass Sie von Gott erschaffen wurden. Wenn Sie auf Gott schauen, widerspiegeln diese Augen die Wahrheit der Welt. Ihre Augen sind vom Schöpfer erschaffen und Sie können so schauen, wie Er erschaffen hat, Sie schauen und erschaffen. Ihre Augen – das ist Ihr Bewusstsein, Ihre Seele – das ist alles, was Sie schaffen. Ihr Körper – das ist Ihr Bewusstsein. Ihre Hände – das ist Ihr Bewusstsein. Sie schauen auf sich selbst und Sie schaffen sich selbst. Sie schauen auf die Menschen und Sie erschaffen die Menschen. Sie schauen auf die Welt und Sie schaffen die Welt. Sie nehmen die Welt wahr und die Welt schafft Sie. Sie nehmen die Welt wahr und die Welt schafft sich selbst. Sie schauen auf die Realität und die Realität sieht Sie. Sie sehen die Realität ebenso, wie Sie alle ringsumher sehen. Wenn Sie zum Gipfel der Welt gehen, befindet sich die Welt neben Ihnen. Wenn Sie zu ihr gehen, befindet sich die Welt auf dem Gipfel. Wenn Sie sie sehen, sehen Sie Ihre Liebe.

© Г. П. Грабовой, 2001

Ihre Liebe – das ist Ihre Erschaffung, die von Gott beschert wurde und von Ihm ein für alle Mal geschaffen wurde. Und ebenso wie die Liebe, von Gott erschaffen, die immer, überall und allerorts existierte, ebenso übergebe ich Ihnen dieses Buch für alle Zeiten Ihres Lebens und für alle Zeiten des gesamten Lebens. Sie werden das ein für alle Mal haben, und Sie werden das deswegen haben, weil es Sie immer gibt. Wenn es Sie immer gibt, bewegen Sie sich nach oben und der Weg vor Ihnen ist mit Blumen ausgelegt. Wenn Sie überall sind, bewegen Sie sich allerorts und der Weg vor Ihnen ist mit Raum und Welten ausgelegt. Wenn Sie überall sind, besteht der Weg vor Ihnen aus Blumen. Nehmen Sie diese Blumen und verbreiten sie, schenken Sie jedem eine Blume dieses ewigen Lebens. Weisen Sie den Weg, machen Sie den Weg zu einem blitzschnellen und gleichwertigen für alle. Jeder soll das ewige Leben haben und jedem soll den Weg beschert werden. Jeder hat ihn in seiner Seele. Öffnen Sie Ihre Seele und zeigen Sie die Blume Ihrer Freude allen Umherstehenden. Erkennen Sie diese Realität in dem Geist, in dem Sie sie schon erkannt haben. Kommen Sie zu dem, was Sie schon wissen. Seien Sie derjenige, wer Sie schon sind. Retten Sie sich selbst und retten Sie die anderen und Ihr Verstand wird blitzartig in der Ewigkeit und die Ewigkeit wird zur Verkörperung Ihres Verstandes. Und wenn Sie im Augenblick Ihres Verstandes sich selbst erblicken – wird das die Auferweckung von allen und allem. Und jeder, wer anwesend ist, soll auferweckt werden, und jeder, wer abwesend ist, soll auferweckt werden, und jeder, wer lebt, soll niemals sterben; und auf der Grundlage des Prinzips der allgemeinen Unsterblichkeit führen Sie die allgemeine Auferweckung durch, denn das moderne Wissen, das Wissen der Rettung und die wahre Rettung basieren darauf, was Sie wissen sollen. Die Ankunft des Erlösers besteht darin, dass Sie begreifen, was Sie schon in Ihrem Wissen haben, und Sie werden dieses Wissen nehmen. Darin besteht auch die Ankunft des Erlösers bei jedem. Sie können diese Kenntnisse haben und müssen sich mit diesen Kenntnissen retten. Und die allgemeine Rettung erreicht alle. Denn wir können gerettet werden, wenn sich jeder einzeln rettet, denn wir können gerettet werden, wenn sich alle gemeinsam retten. Wir bewegen uns dorthin, wo es die Rettung immer gibt. In jedem Fall werden wir uns retten. Ihre Aufgabe ist es, die Rettung bis zum Niveau der Aktion anzunähern und die Aktion muss die Rettung im ewigen Leben werden. Denn nur das ewige Leben ist die wahre Rettung, denn nur die wahre Rettung ist das ewige Leben.

Grigori Grabovoi

# LITERATURVERZEICHNIS

1. Grabovoi G.P. «Das Prinzip der vollen Wiederherstellung ähnlichen Systeme». Das Thema im wissenschaftlichen Vortrag bei der XV. Konferenz der jungen Fachkräfte über die Wechselwirkung der optischen Systeme und der physischen Materie. Taschkent, Herausgeber TashKBM, 1991.

2. Grabovoi G.P. «Die Struktur der ewigen Selbstreproduktion der Materie in den Prozessen der Wechselwirkung der warmen Masse». Das Material TashGU nach der Wechselwirkung der warmen Masse» zum Protokoll №22/92 NAK. Taschkent, Herausgeber NAK RUz, 1992.

3. Grabovoi G.P. «Die grundlegenden Gesetze der Wiederherstellung der Materie und der ewigen schöpferischen Entwicklung in der Bildung der die Sicherheit gewährleistenden Prognose». Taschkent, Herausgeber WEO „Die Rampe", 1993.

4. Grabovoi G.P. « Prinzipien und Methoden des Wiederbelebens und des ewigen Leben. Die Methodologie der Heilungen und der Steuerung der Erreignisse». Moskau, Herausgeber „Kapas" AG, 1994.

5. Grabovoi G.P. «Die Anwendung der Prinzipien und der Methoden der Wiedererweckung und des unendlichen Lebens in der Steuerung der Ereignisse». Moskau, Herausgeber „Kapas" AG, 1994.

6. Grabovoi G.P. «Die Methoden der Bildung der Materie mittels des eigenen Bewusstsein». Moskau, Herausgeber „Kapas" AG, 1994.

7. Grabovoi G.P. «Das Unendliche Leben und die Abwesenheit der Zerstörungen als Gesetz der harmonischen Konstruktion der Welt». Das Interview für die Zeitschrift « Metropole - der Kontinent». Moskau, Herausgeber „Kapas" AG, 1995

8. Grabovoi G.P. « Prinzipien der Sendung der wiederherstellenden Handlung der Technologien des Wiederbelebens und das ewige Leben». Moskau, Herausgeber „Kapas" AG, 1996.

9. Grabovoi G.P. « Genetische Systeme des Wiederbelebens und des ewigen Lebens». Moskau, Herausgeber „Kapas" AG, 1996.

10. Grabovoi G.P. « Prinzipien des Wiederbelebens in der Medizin und Steuerung von Ereignissen. Die Hauptstrukturen der Medizin der ewigen Entwicklung». Moskau, Herausgeber „Kapas" AG, 1996.

11. Grabovoi G.P. «Der Kurs der Vorlesungen nach der Steuerung der Ereignisse und der Bildung der Materie mit Hilfe des eigenen Bewusstseins. Das ewige Leben der Seele und des Körpers nach den Gesetzen des Schöpfers». Moskau, Herausgeber „Kapas" AG, 1997.

12. Grabovoi G.P. « Angewandten Strukturen des Gebietes der schaffenden Information». Moskau, Herausgeber RAEN, 1998.

13. Grabovoi G.P. «Praxis der Steuerung. Weg der Rettung». Band 1, 2, 3. Moskau, Herausgeber Teilhaftigkeit, 1998.

14. Grabovoi G.P. « Das Wiederbeleben». Moskau, Herausgeber

A.W. Kalaschknikow, 1999.

15. Grabovoi G.P. « Grundlegende Bestimmungen optischer Systeme in der Steuerung der Mikroprozesse». Die Zeitschrift „Mikroelektronika", Ausgabe 1 (153). Moskau, Herausgeber ZNII „Elektronika", 1999.

16. Grabovoi G.P. «Das Vereinheitlichte System des Wissens». Moskau, Herausgeber A.W.Kalaschnikow, 2000.

17. Grabovoi G.P. «Wiederherstellung des Organismus des Menschen durch Konzentration auf Zahlen». Moskau, Herausgeber A.W.Kalaschnikow, 2001